Hendee's Radiation Therapy Physics

Fourth Edition

# 亨迪放射治疗物理学

## （第 4 版）

托德·鲍里克基

编　著〔美〕丹尼尔·J. 斯坎德贝格

乔治·斯塔克斯查尔

主　译　何　侠

天津出版传媒集团

天津科技翻译出版有限公司

著作权合同登记号：图字：02-2016-221

图书在版编目(CIP)数据

亨迪放射治疗物理学/(美)托德·鲍里克基
(Todd Pawlicki),(美)丹尼尔·J.斯坎德贝格
(Daniel J. Scanderbeg),(美)乔治·斯塔克斯查尔
(George Starkschall)编著；何侠主译.—天津：天
津科技翻译出版有限公司,2018.6(2021.8重印)
　书名原文：Hendee's Radiation Therapy Physics
　ISBN 978-7-5433-3830-2

　Ⅰ.①亨…　Ⅱ.①托…　②丹…　③乔…　④何…　Ⅲ.
①肿瘤-放射疗法-物理学　Ⅳ.①R730.55

　中国版本图书馆 CIP 数据核字(2018)第 084702 号

Title：Hendee's Radiation Therapy Physics by Todd Pawlic-
ki, Daniel J. Scanderbeg, George Starkschall
ISBN：9780470376515

授权单位：John Wiley & Sons Limited.
出　　　版：天津科技翻译出版有限公司
出 版 人：刘子媛
地　　　址：天津市南开区白堤路 244 号
邮政编码：300192
电　　　话：(022)87894896
传　　　真：(022)87895650
网　　　址：www.tsttpc.com
印　　　刷：山东韵杰文化科技有限公司
发　　　行：全国新华书店
版本记录：889mm×1194mm　16 开本　20 印张　4 页彩插　400 千字
　　　　　2018 年 6 月第 1 版　2021 年 8 月第 2 次印刷
　　　　　定价：148.00 元

(如发现印装问题,可与出版社调换)

# 译者名单

**主　译**

何　侠　　教授、主任医师、博士研究生导师、博士后指导老师
　　　　　江苏省肿瘤医院放疗科主任
　　　　　南京医科大学放射治疗教研室主任

**副主译**

翟振宇　　研究员级高级工程师
　　　　　江苏省肿瘤医院放疗科物理室主任

冯平柏　　主任医师
　　　　　江苏省肿瘤医院放疗科副主任
　　　　　南京医科大学放射治疗教研室副主任

尹　丽　　博士、副主任医师、硕士研究生导师
　　　　　江苏省肿瘤医院放疗科秘书
　　　　　南京医科大学放射治疗教研室秘书

**译　者**（按姓氏汉语拼音排序）

戴　翔　　泰兴市人民医院放疗科
高恒东　　瓦里安医疗临床应用培训部
耿长冉　　南京航空航天大学核科学与工程系
龚春慧　　南京航空航天大学核科学与工程系
古　亮　　泰兴市人民医院放疗科
郭　昌　　江苏省肿瘤医院放疗科物理室
韩晶晶　　江苏省肿瘤医院放疗科物理室
蒋明华　　江苏省肿瘤医院放疗科物理室
李　军　　苏北人民医院肿瘤放射治疗中心
牟忠德　　江苏省肿瘤医院放疗科物理室
时飞跃　　南京市第一医院肿瘤放射治疗中心
宋　威　　江苏省中医院放射治疗中心
孙丹丹　　新乡医学院第一附属医院放射治疗中心

汪　琪　江苏省肿瘤医院放疗科物理室

王丽君　江苏省肿瘤医院放疗科

吴俚蓉　江苏省肿瘤医院放疗科

许　浩　复旦大学肿瘤医院放疗科物理室

叶　峰　江苏省肿瘤医院放疗科物理室

鱼红亮　江苏省肿瘤医院放疗科

张　彬　江苏省肿瘤医院放疗科物理室

张丝雨　江苏省肿瘤医院放疗科

郑佳俊　江苏省肿瘤医院放疗科物理室

# 中文版序言

随着计算机及软件技术、多模态影像技术的飞速发展，肿瘤放射治疗设备及技术也日新月异。最佳的肿瘤放射治疗，是由放射肿瘤医师、放射物理师和放射治疗师组成的专业团队共同完成的；团队成员的技术素质决定了放射治疗实施的优劣结果。而放射物理学是肿瘤放射治疗的重要基础，物理技术的改进和优化，是放射治疗学科发展及治疗效果提高的先导和基石。

继第3版《放射治疗物理学》出版后，伴随现代物理学、影像技术、计算机科学的发展，时隔十余年，放射治疗物理学领域也发生了很多变化，调强放射治疗、图像引导放射治疗、数字成像、质子治疗、新技术方法引入放射治疗质量控制及治疗相关数据的巨增等，对肿瘤临床放射治疗产生了巨大影响。原版作者与时俱进，第4版《亨迪放射治疗物理学》在内容上不仅反映了放射治疗物理学的基础知识和整体发展进程，更充分体现了最近十年放射物理学中出现的新变化，这对当前放射治疗临床实践有着相当强的指导和参考作用。

江苏省肿瘤医院是国内最早开展放射治疗的肿瘤中心之一，也是江苏省放射治疗中心和放射治疗质控中心，各类放射治疗技术开展较早，放射物理学剂量监测和验证等技术属国内领先。何侠教授是南京医科大学放射治疗教研室主任，是江苏省放射治疗学科带头人，在国内肿瘤放疗界也具有崇高的声誉。由何侠教授组织相关专家及学术骨干翻译的第4版《亨迪放射治疗物理学》，不仅可作为放射肿瘤医师的重要参考书，更是放射物理师、治疗师必读的专业教材；特别是对新入门的放射物理学专业及剂量学专业的相关人员具有极其重要的学习价值。

中国工程院院士
山东省肿瘤医院院长

2018 年 3 月

# 中文版前言

　　放射治疗与手术治疗、化学药物治疗共同组成肿瘤三大治疗手段。放射物理学是放射治疗的重要基础，是医学物理学的一个重要分支；放射物理学将放射物理的基本原理和概念应用于肿瘤放射治疗的实施过程中：包括研究放疗设备的结构、性能以及各种射线在人体内的分布规律，探讨提高肿瘤剂量、降低正常组织受量的物理方法。

　　自 1895 年伦琴发现 X 射线后的一百多年以来，放射肿瘤学取得的成就紧密扎根于放射物理学的进展。放射物理学在近十余年发生了很多变化，如调强放疗、影像引导放疗、数字成像、质子治疗等新技术的实现，放疗质控新方法的实施，促使肿瘤放射治疗学的面貌发生了革命性的进步。在此背景下，亟需一本充分体现和反映当今时代肿瘤放射物理学的新概念和新成果的图书。

　　第 4 版《亨迪放射治疗物理学》系众多专家努力合作完成，包括放射物理学家、放射治疗专家、高校教授等，他们共同对肿瘤放射治疗中的各种物理问题进行详细论述，特别是对医学物理变化较大的部分，如数字成像和 CT 模拟成像、影像引导的放射治疗、质子放射治疗、放射治疗信息化和其质量安全改进等内容进行了描述。我们将第 4 版翻译为中文，奉献给广大读者，希望对专业人士有所提示和帮助。本书重点推荐给放射肿瘤学医师，同样也希望对医学物理师、治疗师及广大医学物理专业和剂量学专业的在校学生有所裨益。

　　参与本书翻译的人员较多，受思维方式、参考资料可得性的限制，对一些词条的翻译可能会有差别，但我们会努力做到统一、不影响内容的理解，希望同行们指正，也敬请读者能够给予谅解。

　　感谢为此版翻译做出努力和帮助的所有专家及同仁。

江苏省放射治疗质控中心主任
江苏省肿瘤医院放疗科主任
南京医科大学放射治疗教研室主任

2018 年 3 月于江苏南京

# 第 4 版前言

第 3 版《放射治疗物理学》在十多年前出版。从那以后放射治疗物理学发生了很多变化。举几个例子来说，调强放射治疗已成为当今放射治疗标准给量方法；实时或近乎实时影像已经使图像引导放射治疗有了更多运用；数字成像已经替代了胶片屏幕成像用于定位和几何验证；质子治疗在很多放疗中心已经可以实现；一些新的方法已经引入放射治疗质量控制，其重点更多的是放在过程分析而不是某次测量；患者和设备的相关数据剧增，迫使我们提高对放射治疗中信息作用的认识。以上这些变化还会继续下去，这使我们确信，此时应该编写一本最新版《放射治疗物理学》，并应该包括上述所有进展的相关信息。

另一个主要变化是本书前 3 版的主要作者，非常热衷医学物理学的亨迪现已经退休。这样就需新增一些作者来传承《放射治疗物理学》一书的传统。鉴于亨迪在医学物理界的巨大影响，本书就以他的名字命名为《亨迪放射治疗物理学》，亨迪博士的影响将一直贯穿于本书中。

与上一版本相比，本书做了很多重大调整以反映医学物理学的变化，包括对一些已有章节的修订，最主要的就是成像相关章节。这些章节反映了胶片和常规模拟的应用日益减少，数字成像和 CT 模拟的应用日益增多。新版增加了一些新的章节，包括影像引导放射治疗、质子放射治疗、放射治疗信息化，以及质量和安全改善。上述所有内容在放射治疗物理学中都起着非常重要的作用。

此外，我们还在一定程度上缩小了读者圈，不再将此书用于广泛的读者群，诸如医学物理学研究生、医学剂量学学生，我们的重点读者是放射肿瘤学住院医师。我们的经验告诉我们，一本教科书不可能适用于所有的人群。一本为医学物理学研究生设计的实用但又有一定难度的物理教科书很可能会使大多数医学生望而却步，因为他们没有与医学物理学研究生相同的背景。我们尽力使内容既有足够的深度又能使医学生看得懂，那些感兴趣的学生可以在基本层面上理解该书内容。我们同样希望医学物理学学生、医学剂量学学生也能将这本书作为他们学习中有益的补充材料。

本书所有作者要感谢对本书撰写做出巨大贡献的同事们，包括那些提供过资料和参与过讨论的人们。George Starkschall 要感谢得克萨斯大学 MD 安德森肿瘤中心的同事们，特别是 Peter Balter 医生，他为成像基础一章提供了大量资料，还有 Narayan Sahoo 医生，他为质子放疗这一章提供了很多材料。Todd Pawlicki 和 Daniel J. Scanderbeg 要感谢加利福尼亚大学圣地亚哥分校的同事们。

最后，我们所有人都要感谢自己的家人，感谢他们的理解和支持才使我们得以离开家人去完成第 4 版的撰写工作。

Todd Pawlicki,PhD
Daniel J. Scanderbeg,PhD
George Starkschall,PhD

# 第 3 版前言

1996 年,当我和 Geoff Ibbott 在出版《放射治疗物理学》第 2 版时,我们就预期这本书能被充分认可。尽管读者对这本书的热情程度是对我们的一种回馈,却使我们的前一版的出版商大吃一惊。由于他们当时正在与一家更大的出版社商讨并购事宜,所以当该书脱销之后无法加印。结果在后来的 6 年里第 2 版一直没有再次印刷,但我们一直允许老师和学生复印该书用于个人使用。

在第 2 版出版不久,我和 Geoff 就意识到应该尽快发行新版本,因为放射治疗技术进展非常迅速。在过去的 5 年里,适形和调强放射治疗、高剂量率和血管近距离治疗、影像引导放疗和术中放疗已成为全世界范围内临床放疗领域的标准治疗手段。与此同时,直线加速器 X 射线已经取代了 $^{60}$ 钴 $\gamma$ 射线,成为放疗外照射的标准参照教学模式,肿瘤治疗中放射线和放射源的校准和应用的各种新方案已被制订。新版将会详细地讨论这些先进的放疗技术和相关进展。

在第 3 版的编纂过程中,我和 Geoff 有幸让 Eric Hendee 加入我们,成为作者团队中的第三个成员。Eric 在放疗物理学领域的丰富经验,以及他清晰的阐述,使他成为团队中杰出的一员。在新版书里,我们以我们所理解的当下人们学习的方式来展现内容。在整本书中,我们大量使用了独立分段、图示、重点、补充、示例和思考题。我们希望能够通过这种方法帮助学生将本书当作主要的学习资源,而不仅仅只当作课堂补充。我们认为这种方法很重要,因为学习的课堂时间正在成为日益强调医疗产出和责任的牺牲品。另外,我们越来越多的人被迫接受碎片化信息而不是完整持续地接受,主要是因为我们生活在信息时代。我们且不谈这种信息吸收过程最终所造成的社会后果,但我们承认它存在的广泛性,在本书中我们尝试来适应它。

用电离辐射治疗患者是一件复杂的工作,它需要医生、物理师、放射治疗师、放射剂量员和护士们的紧密合作。他们在一起合作时,可以给患者提供一个各自独立工作时无法达到的医疗水平。但要取得最大化的成功,每个成员都要拥有坚实的放射治疗物理知识储备。撰写本书的目的正是为读者提供这种基础知识。希望我们的努力能在某种程度上使读者的学习变得更加充实而有乐趣。

第 3 版的完成离不开很多人的努力,包括几位为本书提供数据和图示的研究员,在此我们对他们的帮助表示感谢。Luna Han 是本书的编辑,来自新的出版商 John Wiley & Sons 出版公司,是她鼓舞并帮助我们在截止日期之前完成了工作。我们的编辑助理 Mary Beth Drapp 来自密尔沃基,Elizabeth Siller 来自休斯敦,他们将内容与作者学术专长结合。我们认为对于我们的作者来说,他们所面临的挑战远远超出了写作的本身。最后且最重要的一点是,Geoff 要对 Diane 表达感谢,Eric 要对 Lynne 表达感谢,而我要对 Jeannie 表达感谢,感谢她们在图书出版过程中付出的耐心。

William R.Hendee

# 第 2 版前言

　　1981 年的第 1 版《放射治疗物理学》是以平装本作为我的第 2 版《医学放射物理学》的补充材料出版的。第 1 版重点介绍了一个正在发展的放疗新时代,涉及高能 X 射线、电子束、一致性校准方案、计算机制订治疗计划以及再次出现的封闭放射源的近距离治疗相关话题。它被一群特别善于接受的读者高度认可,所以出版商的库存很快就告罄。这本书已经有好几年没再印刷了,一些物理教师告诉我他们已经在课堂上使用该书的复印本了。

　　第 1 版的反响一直十分令人满意,但它也一直存在一个问题,很多读者抱怨这本书没有涉及放射物理学原理。他们不愿意再去买一本诊断放射物理学的书来学习这些原理。近来已经有一些老师呼吁新版书的问世,并认为新版应该包括物理学基本原理以及它们在放疗中的应用;出版商 Mosby-Year Book 公司也希望新书的出版。本书便是我对他们的鼓励做出的回应。

　　自从本书第 1 版出版以来,放射治疗在很多方面都发生了变化。高能 X 射线和电子束已成为很多医生在治疗癌症时更爱选择的技术;封闭放射源的插植治疗已经变得更常见、更复杂;成像技术和计算机已常规运用于制订放射治疗计划;用复杂的技术进行解剖影像融合已成为可能,并且计算机可以运用这些影像制订多维的放射治疗计划;剂量校准方法已被大幅修订;放疗质量保证本身几乎已自成为一课题。显然这些内容无法全部写入这本新版《放射治疗物理学》。希望该书的第 2 版能在讲解放射物理基础原理及对癌症患者放射治疗应用方面满足放射物理师、放射肿瘤医生和放射治疗师的需求。

　　在第 2 版的准备中,我不得不面临一个困境。我的工作安排几乎没有足够的余地来从事这项工作,我需要一位合作作者,而这位合作作者必须拥有丰富的放射治疗物理学知识,而且还必须擅长写作,这位合作作者还应该能让我觉得可以和他在这项工作上一直轻松愉快地合作好几年。这时我想到了一位特别的人,我很高兴 Geoff Ibbott 答应成为我的合作作者。自 20 世纪 60 年代末,我和 Geoff 曾在一个团队有过很多项目的合作,其中包括在科罗拉多大学合作了 18 年。如果读者能从本书中学到我从 Geoff 那儿学来的一半,我觉得这本书就算成功了。

　　很多人都对第 2 版的准备工作给予了极大的支持,一些研究员提供了大量数据和图示,对此我表示感谢。我们来自 Mosby 公司的编辑 Elizabeth Corra 具有坚持不懈和耐心的精神。而 Terri Komar 和 Claudia Johnson 两人在其各自的办公室中发挥了有益的组织和编辑能力。最后 Geoff 要对 Diane,而我则要对 Jeannie 表达衷心的感谢,感谢她们的宽容,因为我们花费了无数个夜晚和周末在电脑前工作。我们不能确定她们为什么要容忍这种侵扰,但我们知道一切尽在不言之中。

William R.Hendee

# 第 1 版前言

1970 年,当《医学放射物理学》(*Medical Radiation Physics*)出版时,放射学研究既包括放射诊断学的应用,又包括放射治疗学的应用,在此领域里工作的医生和研究生需要掌握这两种应用。从那以后,放射学领域分成了两个专业,即诊断影像学和放射肿瘤学,实习医生在这两个领域里分别需要掌握的知识量也大大增加。在准备第 2 版《医学放射物理学》时,我将其内容限于诊断影像学方面。

本书是对第 2 版《医学放射物理学》中有关放射治疗物理学的补充版本。由于这是一个补充说明版本,在第 2 版《医学放射物理学》里涉及的放射物理学的基本原理并没有在本书复述。对于像原子和原子核结构、放射线的产生和相互作用、X 射线发生器和球管设计、放射单位和测量这样的内容,读者在第 2 版《医学放射物理学》中都能查到。本书中的内容是在读者掌握了放射物理学原理的前提下编写的。

自从第 1 版《医学放射物理学》出版以来,放射肿瘤学已经从 $^{60}$ 钴治疗时代发展到一个复杂的临床专业,现在它使用兆伏级 X 射线和电子束;用微型电脑获取剂量数据并为患者设计复杂的放射治疗计划。这一进展体现在书中很多章节内容都大幅增加,以及有关当今放射肿瘤学实践内容的增加。比如在放疗设备这一章用很大篇幅增加了直线加速器的内容;而吸收剂量测量这一章增加了高能 X 射线剂量测量时需考虑的相关问题的有关内容。本书还新加了一整章电子束测量的内容;在放射野剂量学相关章节中增加了组织模体比和组织最大剂量比、散射空气比,以及对斗篷野和其他不规则野剂量估算的计算技术内容;从对计算机模拟合成剂量分布有用的减量线、剂量梯度、极坐标和其他方法的角度讨论了等剂量分布。

对于像 $^{192}$ 铱、$^{125}$ 碘和 $^{137}$ 铯这样封闭放射源的使用,本书在插植治疗相关章节中进行讨论。而相关章节中的辐射防护内容已全部重写,使其更易被理解、更能与放射肿瘤学相关。在本书编撰过程中,Josephine Ibbott 女士给予了很大的帮助,她为每章准备了很多新的插图;此外要感谢 Sarah Bemis 女士,是她将手稿输入电脑,并且使整个编书的过程井然有序。我还要感谢 Geoffrey S. Ibbott 女士,她对于原稿提出了很多有益的批评意见;感谢 Russell Ritenour 博士协助验证了所有问题的解决方法。

William R.Hendee

# 目　录

第1章　原子结构和放射性衰变 ……………………………………………………… 1

第2章　X射线和γ射线与物质的相互作用 ………………………………… 15

第3章　粒子辐射与物质的相互作用 ……………………………………… 27

第4章　放射设备 ………………………………………………………………… 32

第5章　电离辐射的测量 ………………………………………………………… 53

第6章　MV级X射线和电子束剂量的校准 ………………………………… 72

第7章　中心轴上点剂量的计算 ………………………………………………… 91

第8章　外照射的剂量计算 …………………………………………………… 104

第9章　外照射治疗计划设计与执行 ………………………………………… 116

第10章　医学成像基础 ………………………………………………………… 138

第11章　诊断影像及其在肿瘤放射治疗中的应用 ………………………… 146

第12章　肿瘤精准治疗:影像引导与自适应放疗 ………………………… 161

第13章　计算机系统 …………………………………………………………… 172

第14章　放射肿瘤信息学 ……………………………………………………… 186

第15章　质子放射治疗物理学 ………………………………………………… 192

第16章　插植治疗的源和剂量计算 ………………………………………… 202

第17章　近距离治疗计划 ……………………………………………………… 216

第18章　辐射防护 ……………………………………………………………… 232

第19章　质量保证 ……………………………………………………………… 250

第20章　患者安全与质量改善 ………………………………………………… 275

附录:思考题答案 ……………………………………………………………… 293

索引 ……………………………………………………………………………… 301

# 第 1 章

# 原子结构和放射性衰变

目的

引言

原子和原子核结构

　　原子的单位

　　质量亏损和结合能

　　电子能级

　　核稳定性

放射性衰变

放射性衰变的类型

α 衰变

β 衰变

γ 发射和内转换

放射性平衡

天然放射性和衰变系列

放射性核素的人工生产

总结

思考题

参考文献

## 目的

通过学习本章,读者应该能够:

● 理解原子核的不稳定性和放射性衰变之间的关系。

● 描述放射性衰变的不同模式和它们发生的条件。

● 解释衰变图。

● 描述和使用放射性衰变的基本方程。

● 进行样品活度的基本计算。

● 描述核素瞬态和长期平衡的原理。

● 讨论人工放射性核素生产的原理。

# 引言

千百年来,哲学家和科学家一直都被物质的组成所困惑,即使是现在,高能加速器中不时探测到的新粒子表明这仍然是一个谜。特定领域中的一些可以解释物质的组成和结构的模型,在其他领域则有明显缺陷。如最古老的模型之一,即古希腊哲学家[1]设想的物质的原子理论,对于理解许多物理过程,包括一些对放疗物理研究比较重要的物理过程来说,仍然是有用的理论基础。本书应用了原子模型,但应该知道这仅仅是模型而已,真正的物质组成仍然是一个谜。

## 原子和原子核结构

原子是具有独特物理、化学特性的物质的最小单元,一共 118 种,其中 92 种天然存在,其余为人工制造。原子的中心是带正电的核,学名为原子核,其外由外围轨道上运动电子所形成的电子云包围。原子核的直径大致在 $10^{-14}$m 量级,由质子和中子组成,它们都被称为核子。质子是亚原子粒子,质量为 $1.6734 \times 10^{-27}$kg,带 $1.6 \times 10^{-19}$C 的正电荷。中子也是亚原子粒子,其质量为 $1.6747 \times 10^{-27}$kg,不带电。原子核周围所包围的电子云的直径约为 $10^{-10}$m。

电子的质量是 $9.108 \times 10^{-31}$kg,带 $1.6 \times 10^{-19}$C 的负电荷。在中性原子状态,原子核内的质子的数目和周围轨道上的电子数目相同。如果原子的电子数目多于或少于质子的数目则称为负离子或正离子。

原子用符号 $_Z^A X$ 表示，其中 $A$ 是原子核中核子的数目，$Z$ 是原子核中质子的数目(或中性原子的电子数目)，$X$ 表示该原子所属元素的化学符号，核子的数目 $A$ 被称为原子的质量数，而 $Z$ 被称为原子的原子序数。$A$–$Z$ 是原子核内的中子数 $N$。每个元素都有特定的原子序数，但可能有几个和原子核内中子数相关的质量数。例如，氢元素的原子序数是 1，表示氢的原子核只有一个质子，但是可能有 0 个($_1^1 H$)、1 个($_1^2 H$)或 2 个($_1^3 H$)中子。原子的形式 $^1H$、$^2H$ 和 $^3H$(下标 1 可以省略，因为和化学符号在一起显得多余)代表氢的三种同位素，它们所包含的中子数目不同却都包含一个质子。元素的同位素有相同的 $Z$ 和不同的 $A$，反映了不同的中子数 $N$。同中子异位素则表示 $N$ 相同而 $A$、$Z$ 不同。$^3H$、$^4He$ 和 $^5Li$ 是这类元素，因为每个原子核都有两个中子($N=2$)。同量异位素表示有相同的 $A$，不同的 $Z$ 和 $N$。$^3H$ 和 $^3He$ 是这类元素($A=3$)。同质异能素是相同原子的不同能量状态，因此它们的 $Z$、$N$、$A$ 完全相同。例如 $^{99m}Tc$ 和 $^{99}Tc$ 是同质异能素，它们是同样的原子但是能量状态有明显差别。$^{99m}Tc$ 中的 m 表示它是一种只能存在有限时间(半衰期为 6h)的亚稳定态，之后则转变为 $^{99}Tc$。术语核素指的是任何形态的原子核。

## 原子的单位

千克、焦耳、米和库伦等单位可以用来描述宏观世界的属性，用于原子级别则显得太大。更适合用于原子尺度的单位包括用于质量的原子质量单位(u)、用于能量的电子伏特(eV)、用于长度的纳米(nm)以及用于电荷的电子电荷(e)。

原子质量单位定义为最常见的碳原子 $^{12}C$ 质量的 1/12，该碳原子有 6 个质子、6 个中子和 6 个电子。$1u=1.66×10^{-27}kg$。根据定义可知，$^{12}C$ 的原子质量为 12.000 00u。以 u 为单位，组成原子各个粒子的质量可以表示为：

电子=0.000 55u

质子=1.007 27u

中子=1.008 66u

每种原子有自己的特征原子质量 $A_m$。一种同位素的摩尔质量是用克为单位表示的元素的总质量，数字上相当于同位素的原子量。例如，$^{12}C$ 的摩尔质量恰好是 12g。一摩尔质量的任何同位素均包含 $6.022\ 8×10^{23}$ 个原子，这个值是著名的阿伏伽德罗常数 $N_A$。根据以上表述，可以计算出：

每克元素的原子的数量=$N_A/A_m$

每克元素的电子的数量=$(N_A Z)/A_m$

每个原子的质量(克)=$A_m/N_A$

## 例1–1

比较每克 $^{12}C$ 和每克 $^{40}Ar$ 的电子数。

$^{12}C$ 的原子序数是 6，原子质量是 12.000。因此每克 $^{12}C$ 的电子数是 $6.0228×10^{23}×6/12.000=3.0114×10^{23}$ 个。

$^{40}Ar$ 的原子序数是 18，原子质量是 39.948。因此每克 $^{40}Ar$ 的电子数是 $6.0228×10^{23}×18/39.948=2.714×10^{23}$ 个。

注意，尽管碳和氩的原子质量和原子序数相差很大，但是相互间的电子密度相差不到 10%。这是因为大多数物质原子的质量数大约是原子序数的 2 倍，所以电子密度相对固定。

电子伏特(eV)是能量单位，相当于一个电子在一伏电位差的电场中加速所得到的动能。$1keV=10^3eV$，$1MeV=10^6eV$。1 纳米(nm)为 $10^{-9}m$。电子电荷量=$1.6×10^{-19}C$，$1eV$ 相当于 $1.6×10^{-19}J$。

## 例1–2

一个电子在 400 000V(400kV)电势差的电场中加速，最后的动能($E_k$)是多少？

$E_k=(1e)(400\ 000V)=400\ 000eV=400keV$

## 质量亏损和结合能

中性的 $^{12}C$ 原子包含 6 个质子、6 个中子和 6 个电子，所有这些成分的总质量是：

6 个质子质量=6(1.007 27u)=6.043 62u

6 个中子质量=6(1.008 66u)=6.051 96u

6 个电子质量=6(0.000 55u)=0.003 30u

$^{12}C$ 的组成成分的总质量=12.098 88u

然而根据定义，一个 $^{12}C$ 原子的质量却是 12.000 00u。这意味着 $^{12}C$ 所有组成成分的总质量超过了原子的实际质量。对 $^{12}C$ 而言，质量亏损 0.098 88u。此质量差一定用于将 $^{12}C$ 原子分割为各个独立组成成分。质量亏损可以按照等效质量和能量的爱因斯坦质能方程 $E=mc^2$ 来描述，其中 $E$ 是能量，$m$ 是质量，$c$ 是真空中的光速($3×10^8m/s$)。根据质能方程可以计算出 1u 的质量等效为 931MeV 的能量。例如，电子的质量等效能量为

(0.000 55u)(931MeV/u)=0.511MeV。

和 $^{12}$C 的质量亏损相关的能量为 (0.098 88u)(931MeV/u)=92.0MeV。一个原子质量亏损的等效能定义为该原子的结合能，也就是将该原子分离为其组成成分所需的能量。原子的全部结合能几乎都和原子核相关，反映了原子核把各个粒子结合在一起的强核力的影响。对 $^{12}$C 而言，每个核子的平均结合能为 92.0MeV/12=7.67MeV。每个核子的平均结合能为原子的结合能除以核子数所得的商，因此原子里的电子对结合能的微小贡献可以忽略。

## 例1-3

$^{16}$O 的原子质量为 15.994 92u，每个核子的平均结合能是多少？

8 个质子的质量=8(1.007 27u)=8.058 16u
8 个中子的质量=8(1.008 66u)=8.069 28u
8 个电子的质量=8(0.000 55u)=0.004 40u

$^{16}$O 的组成成分的质量=16.131 84u
$^{16}$O 原子的质量=15.994 92u
质量亏损=16.131 84u−15.994 92u
　　　　=0.136 92u
$^{16}$O 的结合能=(0.136 92u)(931MeV/u)
　　　　　　　=127.5MeV
每个核子的平均结合能=(127.5MeV)/16
　　　　　　　　　　=7.97MeV

每个核子的平均结合能和不同同位素的质量数的关系如图 1-1。元素的质量数为 50~100 时，每个核

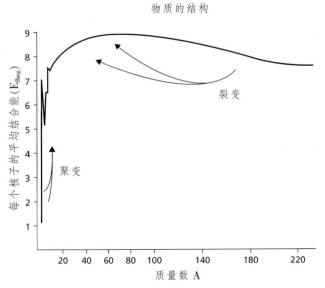

图 1-1　每个核子的平均结合能和质量数的关系。

子平均结合能达到最大值。重元素通过分裂成轻元素可以获得结合能，即重元素分裂为轻元素会释放能量，这个过程称为原子核裂变。当一个中子加到元素 $^{233}$U、$^{235}$U 和 $^{239}$Pu 的原子核内时，这些元素会自发裂变。这个过程是核反应堆和裂变武器释放能量的原因。与之类似，当轻元素合并生成每个核子具有较高结合能的元素时也会释放能量，这一过程称为核聚变，是不受控制的聚变反应的能量来源，如氢弹。非受控核裂变指使用铀或钚的原子弹的过程，受控核裂变指核反应堆中的过程。

## 电子能级

1913 年，尼尔斯·波尔提出了电子在原子核周围轨道上绕原子核旋转的原子模型[2]。该模型代表了对建立在经典物理学基础上的原子结构的否定。波尔模型的假设是，每个轨道或"壳层"可以容纳的最多电子数是 $2n^2$，n 代表电子壳层数。第一壳层(n=1 或 K 层)能容纳最多 2 个电子，第二壳层(n=2 或 L 层)可以包含最多 8 个电子，第三壳层(n=3 或 M 层)最多可以容纳 18 个电子，以此类推。某一电子轨道上可以容纳的最大电子数目由泡利不相容原理决定，该原理指出任意原子(或原子系统)内两个电子不可能具有相同的四个量子数。四个量子数分别是指主量子数、角量子数、磁量子数和自旋量子数。最外层的电子如果占据 M、N 或 O 电子壳层，则被称为价电子层，其上的电子不能超过 8 个，如 M 层或更高层超过 8 个电子，则额外电子开始占据下一层即产生新的最外层。最外层的价电子数决定原子的化学特性和元素的归属类别。图 1-2 即为典型原子的电子轨道实例。

电子只要保持在某一轨道上，其能量就不会改变。但是，电子从一个轨道运动到距原子核更远的轨道则需要能量以克服带正电的原子核对带负电的电子的静电吸力。与之类似，电子从距核较远的轨道向距核较近的轨道运动则会释放能量。这个转换只有在距核较近的轨道出现空位时才能发生。这一空位的出现可能是因为某些物理过程导致该轨道上的电子被发射出去。

从一个原子中完全去除一个电子所需的能量被定义为电子的结合能。原子核的正电荷(即原子的 Z) 和电子被去除前所处的某一壳层是影响结合能的主要因素。次要影响因素是电子亚层特定能量和电子按其轨道旋转时其沿自身轴旋转的方向。某一原子的电子轨道可以根据该轨道上的电子的结合能加以区分。

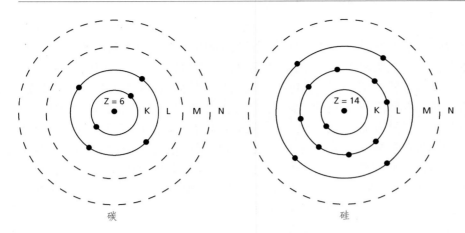

**图 1-2**　按照波尔模型绘制的碳原子($Z=6$)和硅原子($Z=14$)的电子"轨道"。

　　图 1-3 比较了氢原子($Z=1$)和钨原子($Z=74$)的电子轨道的结合能，钨的结合能比氢原子高得多，这是因为钨原子核的正电荷比氢原子大得多，对电子的吸力也就更强。对氢原子而言，一个电子从离核较远的外层移动到 K 层会以紫外线的方式释放能量，而电子移动到钨原子的 K 层则会释放出 X 射线，它是一种电磁辐射，其能量比紫外线高得多，实际释放出的能量等于起始和落入两个电子轨道结合能的差。例如，钨原子的一个电子从 L 层移动到 K 层释放出 58.2keV(69 500–11 280=58 220eV)的能量，而电子从 M 层落到 K 层释放出 66.7keV(69 500–2810=66 690eV)的能量。电子转换轨道释放出的 X 射线称为特征 X 射线，因为它们的能量是原子的原子序数和特定的壳层电子所特有的。特征 X 射线有时也被称为荧光 X 射线。

　　在重原子内一个 L 层电子落到 K 层后，在 L 层会产生一个空位。通常这个空位会立即被一个更外层的

电子填入，通常是 M 层。这个新生成的空位又会被另一个来自更远轨道的电子填充。因此，一个原子内层的空位通常会导致一系列伴随着特征辐射的电子迁移，常为电磁辐射。对钨原子而言，电子移动到 K 和 L 层会释放 X 射线，而迁移到 M 层和更高层所释放出的射线则由于能量太低而不认为是 X 射线。

　　电子落入离原子核更近的轨道所释放的能量并不总是以电磁辐射的形式释放。它可以将能量传递给更外层的电子，导致该电子从它的轨道发射出来。发射的电子被称为俄歇电子，它的动能等于传递来的能量减去该电子从其轨道发射出来所需的结合能。例如，钨原子的一个 L 层电子移动到 K 层会发射出 58 220eV 的能量。如果该能量传递给另一个 L 层电子，这个电子将被发射出来，同时带有动能 46 940eV(58 220–11 280)。俄歇电子通常从导致能量发射的初始电子相同能级的轨道上产生，此时俄歇电子的动能为 $E_{bi}-2E_{bo}$，其中 $E_{bi}$ 是接纳迁移电子的内层电子轨道的结合能，$E_{bo}$ 是初始电子和俄歇电子所在轨道的结合能。

## 例1-4

　　金原子的 L 层电子[$(E_b)_L=13.335$keV]移动到 K 层[$(E_b)_K=80.713$keV]，求产生的俄歇电子的动能 $E_k$?

$$E_k=E_{bi}-2E_{bo}=(80.713-2\times13.335)\text{keV}$$
$$=54.043\text{keV}$$

　　特征电磁辐射的发射和俄歇电子的释放是电子轨道变换时的两种能量释放方式。荧光产额 $w$ 是指有电子空位时一个更高层电子填充后产生特征辐射的概率：

$$w=\frac{\text{发射的特征辐射数}}{\text{电子空位数}}$$

　　对于低原子序数 $Z$ 的核素，俄歇电子的发射较特

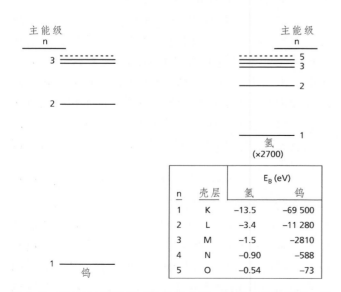

| n | 壳层 | $E_B$ (eV) | |
|---|------|------|------|
| | | 氢 | 钨 |
| 1 | K | –13.5 | –69 500 |
| 2 | L | –3.4 | –11 280 |
| 3 | M | –1.5 | –2810 |
| 4 | N | –0.90 | –588 |
| 5 | O | –0.54 | –73 |

**图 1-3**　氢($Z=1$)和钨($Z=74$)的结合能。为使二者能置于一张图修改了标尺。

征辐射更为频繁,如图 1-4 所示。随着 Z 增加,荧光产额将会增加,特征辐射比俄歇电子产生更频繁[3]。

## 核稳定性

很多种原子的原子核处于稳定状态。一般而言,就是这些原子组成通常的物质。在稳定的较轻原子核内,中子的数目大致等于质子的数目。类似于构成原子的核外结构的电子壳层,在将质子和中子放入核能级时存在高度的对称性。核子安排到原子核的能级可以参考原子核的壳模型。对于较重的稳定原子,中子数目的增加快于质子数目的增加,提示相对于质子,更高的能级与中子的距离更近。在稳定原子的原子核内,中子的数目(即中子数)是质子的数目(即原子序数)的函数,其关系如图 1-5。Z 超过 83 则不存在稳定的元素,图上所示为不稳定性最低元素(即变化前相对寿命较长的同位素)的中子/质子比(N/Z)。

当原子核的 N/Z 和图 1-5 所描绘的曲线偏离时,则失去平衡,这些不稳定的原子核易于发生变化以达到更稳定的质子和中子配置。这些变化伴随粒子和电磁辐射(光子)的发射,同时伴有大量能量的释放,这些能量的释放会增加最终所生成的原子核的核子结合能。这些变化即所谓的原子核的放射性衰变,该过程被称为放射性。如果初始和最终的原子核内质子的数目不同,即 Z 改变了,该原子核便从一种元素转变为另一种元素。放射性衰变的各种不同过程总结在表 1-1 中。

亨利·贝克勒尔[5]于 1896 年发现了放射性,他观察到铀盐发射出的辐射(后来知道是 β 粒子)。由于把放射性样品放在马甲口袋内,贝克勒尔经历了皮肤灼伤。这是已知的最早的射线照射的生物效应。

# 放射性衰变

放射性可以用数学方法描述,而不参考放射性原子的衰变模式。衰变率(每单位时间衰变的原子数)与样品内包含的放射性原子的数目 N 成正比:

$$\Delta N/\Delta t = -\lambda \Delta N \qquad (1\text{-}1)$$

其中 $\Delta N/\Delta t$ 为衰变率,常数 λ 为样品中某种原子的衰变常数,负号表示衰变过程中样品内的放射性原子的数量在减少。衰变常数可以表示为:

$$\lambda = -(\Delta N/N)/\Delta t$$

由此可见,它表示原子衰变份额速率。λ 的值为样品中原子类型的特征值,与核素的种类相关。λ 的单位是(时间)$^{-1}$,其值越大代表原子核越不稳定,衰变越快。

公式(1-1)描述了放射性样品的预期衰变率,但

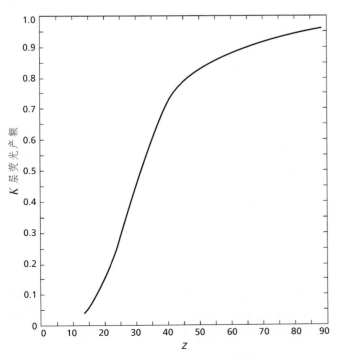

图 1-4　K 层荧光产额与原子序数的关系[4]。

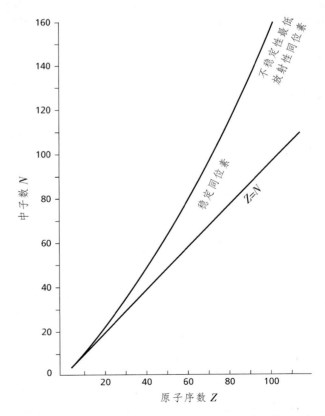

图 1-5　稳定的(或不稳定性最低的)原子核的中子数(N)与质子数(原子序数 Z)的关系。

表 1-1  放射性衰变过程

| 衰变类型 | 新元素 $A$ | 新元素 $Z$ | 新元素 $N$ | 注释 |
|---|---|---|---|---|
| 负电子($\beta$-) | $A$ | $Z+1$ | $N-1$ | $E_{\beta-mean} \approx E_{max}/3$ |
| 正电子($\beta$+) | $A$ | $Z-1$ | $N+1$ | $E_{\beta-mean} \approx E_{max}/3$ |
| 电子俘获同质异能素 $\gamma$ 发射 | $A$ | $Z-1$ | $N+1$ | 特征辐射+俄歇电子,如果 $T_{1/2}>10^{-6}$s,则为亚稳态 |
| 内转换(IC) | $A$ | $Z$ | $N$ | IC 电子:特征辐射+俄歇电子 |
| $\alpha$ | $A-4$ | $Z-2$ | $N-2$ | |

是在任何时间点实际的衰变率由于统计波动而与预期衰变率有所不同。衰变常数 $\lambda$ 有时也称为转换常数。原子核的衰变常数是一个真正的常数,不受诸如温度、气压、磁场、电场以及重力等外部因素的影响。样品的衰变率又被称为样品的放射性活度 $A$（即：$A = \Delta N/\Delta t$）。1 贝克勒尔(Bq)放射性活度定义为每秒一个原子的衰变,即 1Bq=每秒一次衰变(dps)。常用的活度单位是兆贝克勒尔(MBq),1MBq=$10^6$dps。以前的活度单位是居里(Ci),定义为 1Ci=$3.7\times10^{10}$dps。1910 年,1 克镭的活度定义为 1Ci。尽管以后的测量发现 1 克镭的衰变率为 $3.61\times10^{10}$dps，居里的定义仍然为 $3.7\times10^{10}$dps。

一些居里相关单位有 pCi($10^{-12}$Ci)、nCi($10^{-9}$Ci)、μCi($10^{-6}$Ci)、mCi($10^{-3}$Ci)、kCi($10^3$Ci)、MCi($10^6$Ci)。Bq 和 Ci 的关系是:1Bq=1dps=$2.7\times10^{-11}$Ci。放射性样品单位质量放射性活度（如 MBq/mg）被称为样品的比活度。

## 例1-5

1. $^{60}_{27}$Co 的衰变常数为 0.131$y^{-1}$,求含有 $10^{15}$ 个原子的样品活度(以 MBq 为单位)？

$A = \lambda N$
$= 4.2\times10^6$ 个原子/s=$4.2\times10^6$Bq
$= 4.2$MBq

2. 样品的比活度(以 MBq/g 为单位)是多少？$^{60}$Co 的摩尔质量为 59.9338。

样品质量=($10^{15}$ 个原子)(59.9338g/mol)/($6.023\times10^{23}$ 个原子/mol)
$=9.95\times10^{-8}$g
比活度=(4.2MBq)/($9.95\times10^{-8}$g)
$=4.2\times10^7$MBq/g

通过积分方法,经过一段时间 $t$ 后,样品中剩余的放射性原子数量 $N$ 可以表示为:

$$N=N_0 e^{-\lambda t} \qquad (1-2)$$

$N_0$ 是 $t=0$ 时原子的数量,式(1-2)显示母原子的数量 $N$ 随时间呈指数减少,也可以写成:

$$A =A_0 e^{-\lambda t} \qquad (1-3)$$

$A$ 是时间为 $t$ 时样品的活度,$A_0$ 是时间 $t=0$ 时的活度。

经过时间 $t$ 后,已经衰变过的放射性原子的数量 $N^*$ 为 $N_0-N$,或者：

$$N^*=N_0(1-e^{-\lambda t}) \qquad (1-4)$$

在时间 $t$ 内,某一原子未衰变的可能性是 $N/N_0$ 或 $e^{-\lambda t}$,发生衰变的可能性是 $1-N/N_0$ 或 $1-e^{-\lambda t}$。

对于比较小的 $\lambda t$ 值,衰变的可能性($1-e^{-\lambda t}$)可以近似为 $\lambda t$,或者单位时间衰变概率 $p$ 约为 $\lambda$。放射性衰变必须根据衰变概率来描述,因为任何放射性原子核在特定时间周期内是否衰变并不确定。

放射性样品的物理半衰期 $T_{1/2}$ 系指样品中一半的原子发生衰变所需要的时间,和样品的衰变常数成反比。

$$T_{1/2}=(\ln2)/\lambda=0.693/\lambda$$

每种放射性同位素有特有的衰变常数和半衰期。放射性样品的平均寿命 $t_{avg}$,是指样品内原子的平均衰变时间。平均寿命 $t_{avg}=1/\lambda=1.44(T_{1/2})$。

## 例1-6

例 1-5 中$^{60}_{27}$Co 的半衰期和平均寿命是多少？

$T_{1/2}=0.693/\lambda=0.693/0.131y^{-1}$
$=5.3$y
$T_{avg}=1.44 \cdot T_{1/2}=1.44\times5.3$y
$=7.63$y

图 1-6(a)所示为放射性样品中剩余放射性活度百分比和时间的关系曲线。图 1-6(b)则显示该变量被重新绘制在半对数坐标图上（竖的对数轴为活度,横轴为时间）,生成一条直线。半对数图生成直线变量关

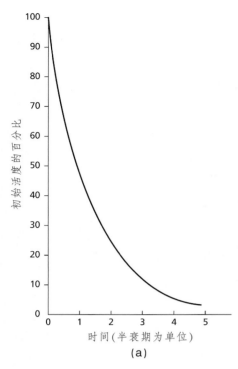

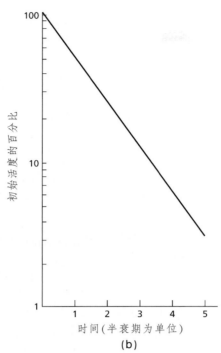

图 1-6　放射性样品初始活度的百分比和以半衰期为单位的时间的关系。(a) 线性坐标。(b) 半对数坐标。

系是因为活度按照指数关系变化,半对数图也可以用于绘制多种放疗中使用的变量(如放射性衰变、辐射的衰减以及照射后的肿瘤细胞生存率)。

## 例1-7

$^{131}$I 的物理半衰期是 8.0d。

某 $^{131}$I 样品的质量为 100μg,求样品中 $^{131}$I 的原子数量?

原子数 $N$=(克数)(原子/摩尔质量)/(克数/摩尔质量)

$$=(100 \times 10^{-6}g)(6.02 \times 10^{23} \text{ 个原子/mol})/(131g/mol)$$

$$=4.6 \times 10^{17} \text{ 个原子}$$

20 天后还有多少 $^{131}$I 原子?

$N=N_0\, e^{-(0.693t/T)}$

$$=(4.6 \times 10^{17} \text{ 个原子})e^{-(0.693/8d)(20d)}$$

$$=8.1 \times 10^{16} \text{ 个原子}$$

求 20 天后样品的活度?

$A=\lambda N$

$$=(0.693/8.0d)(1/86\ 400s/d)(8.1 \times 10^{16} \text{ 个原子})$$

$$=8.2 \times 10^{10} \text{ 个原子/s}$$

$$=8.2 \times 10^{4}MBq$$

求 $^{131}$I 样品的比活度?

SA=$8.2 \times 10^{4}$MBq/0.1mg

　　=$8.2 \times 10^{5}$MBq/mg

如果周五上午 8 点需要活度为 $8.2 \times 10^{4}$MBq 的样品,则周一上午 8 点需要订活度多大的样品?

时间=4d

$N=N_0\, e^{-\lambda t}$

$8.2 \times 10^{4}$MBq= $N_0 e^{-(0.693/8d)(4d)}$

$8.2 \times 10^{4}$MBq= $N_0 \cdot 0.7072$

$N_0$=$11.6 \times 10^{4}$MBq,即为所需要订购源的活度。

## 放射性衰变的类型

放射性衰变的过程通常用衰变图描述, 该图纵轴为能量,横轴为原子序数,图 1-7 为其常见形式。原核素(母核素)表示为 $_{Z}^{A}X$,核素衰变后(子核素)依照衰变形式依次标注为 $P$、$Q$、$R$ 或 $S$ 元素。衰变前、后核素有时也称为母核素与子核素。在从 $X$ 到 $P$ 的衰变过程中,原子核通过发射 $\alpha$ 粒子(包含两个质子和两个中子)获得稳定。在此情形下,子核素原子核的原子序数为 $Z-2$,质量数为 $A-4$,其在衰变图中位置下移,表明经过放射衰变,原子核能量已释放并获得稳定状态。所释放的能量可以视为转换能,也称为解体能和衰变能。在 $X$ 到 $Q$

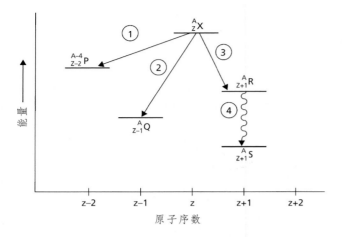

图 1-7 符号表示的放射性衰变图。对于理解和描述放射性核素的衰变特征,衰变图是一个很好的方法。

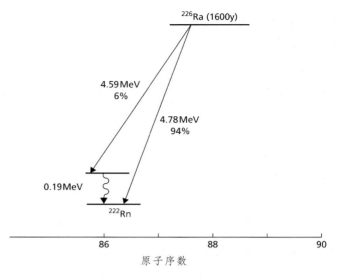

图 1-8 放射性衰变图:$^{226}$Ra 的 α 衰变。

的衰变过程中, 通过核内一个质子变为中子这一过程使核得到稳定。此过程可以是正电子衰变或电子俘获,产生新原子,其原子序数为 $Z-1$,质量数不变仍为 $A$。从 $X$ 到 $R$ 的衰变是负电子衰变, 衰变过程中核内的一个中子转变为质子,生成原子序数为 $Z+1$,质量不变仍为 $A$ 的核素。在 $R$ 到 $S$ 的衰变中,$Z$ 和 $A$ 均保持不变表示原子核的组成未改变。该方式代表了核同质异能素之间的转换,原子核通过 γ 发射和内转换释放能量。

## α衰变

α 衰变是指原子核发射由 2 个质子和 2 个中子组成的 α 粒子(He 原子核)以达到更稳定状态的衰变过程。α 发射一般局限于相对较重的原子核。转换后的质量数总和与原子序数总和与衰变前的母核素相等。在 α 衰变过程中释放的能量是 α 粒子的动能,有时也伴随异能素转换导致的 γ 射线或转换电子的发射而引起的能量释放。α 粒子的释放总是伴有特定核转换所产生的特征能量。

$^{226}Ra$ 的衰变是 α 衰变的一个例子:

$$^{226}_{88}Ra \rightarrow ^{222}_{86}Rn + ^{4}_{2}He$$

图 1-8 描述了一个 α 衰变,母核素 $^{226}$Ra 直接衰变到子核素 $^{222}$Rn 最终的能量状态(基态)占全部转换的 94%, 另有 6% 的转换是衰变到 $^{222}$Rn 的较高能态,然后通过异能素的转换衰变到基态。对于每个转换路径,母核素和子核素基态间的转换能保持恒定。对于 $^{226}$Ra 而言,转换能为 4.78MeV。

## β衰变

原子核的 $N/Z$ 在稳定线之上, 则原子核趋于以 β

衰变的方式进行衰变,有时也称之为负电子发射。在此衰变模式下,一个中子转变为质子,原子核的 $Z$ 增加 1,而 $A$ 没有变化。这样 $N/Z$ 将减小,所产生的子核素的 $N/Z$ 会更接近稳定线。与此同时,一个电子伴随一个中性无质量的粒子即反中微子从原子核发射,反中微子带走未被负电子占有的能量。中微子和反中微子很少和物质发生相互作用,对放射性在医学中的应用显得不太重要。

β 衰变的过程如下:

$$^{1}_{0}n \rightarrow ^{1}_{1}p + ^{0}_{-1}e + \bar{v}$$

$$\rightarrow ^{1}_{1}p + ^{0}_{-1}\beta + \bar{v}$$

$^{0}_{-1}e$ 表示发射的是 β 粒子, $^{0}_{-1}\beta$ 表示电子来自原子核,符号 $\bar{v}$ 表示反中微子。β 衰变的一个实例是 $^{60}$Co 的β 衰变:

$$^{60}_{27}Co \rightarrow ^{60}_{28}Ni + ^{0}_{-1}\beta + \bar{v} + 异能素转换$$

其中的异能素转换通常经过连续发射 1.17MeV 和 1.33MeV 的 γ 射线而完成。图 1-10 为 $^{60}$Co 的衰变图。$^{60}$Co 的转换能为 2.81MeV。

电子从原子核中发射时,释放的能量处于离散状态。这种电子能量一般用最大能量 $E_{max}$ 描述。然而,电子只能带走部分能量,其余的由反中微子带走。电子的平均能量为 $E_{max}/3$。图 1-9 显示 $^{60}$Co 所发射电子的能谱,最大能量为 0.31MeV。对于这种类型的核转换,每种核的电子转换其电子均具有特定能谱。

## 例1-8

计算 $^{60}_{27}Co$(原子质量 59.933 814u)衰变到 $^{60}_{28}Ni$(原子

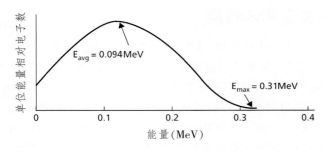

**图 1–9**　$_{27}^{60}Co$ 的电子能谱。

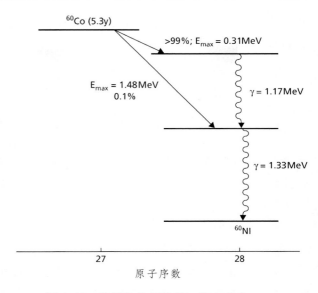

**图 1–10**　放射性衰变图：$^{60}Co$ 的 β 衰变。

质量 59.930 787u)的转换能和释放电子的最大能量 $E_{max}$。

转换方程：$_{27}^{60}Co$ [$+_{-1}^{0}e$]$\rightarrow$$_{28}^{60}Ni+_{-1}^{0}\beta+\overline{v}+$异能素转换

其中在方程左侧必须加上 $_{-1}^{0}e$ 以平衡和 $^{60}Co$ 相比 $^{60}Ni$ 多出的一个正电荷。

质量差＝质量$(_{27}^{60}Co+_{-1}^{0}e)$－质量$(_{28}^{60}Ni+_{-1}^{0}\beta)$
　　　＝(59.933 814+0.000 55)u－(59.930 787+
　　　　0.000 55)u
　　　＝0.003 027u
转换能＝(0.003 027u)(931MeV/u)
　　　＝2.81MeV

$^{60}Co$ 异能素的转换能为(1.17+1.33)=2.50MeV(图 1–10)。因此电子的最大能量 $E_{max}$ 为 2.81－2.50＝0.31MeV。

稳定线下的原子核不稳定,是因为在原子核内相比于质子而言中子太少了。这些原子核趋于通过质子转换为中子的衰变获得稳定,这会导致原子序数 Z 减少 1,同时质量数 A 保持不变。该转换的一种可能方式是正电子衰变：

$$_{1}^{1}p\rightarrow_{0}^{1}n+_{+1}^{0}e+v$$
$$\rightarrow_{0}^{1}n+_{+1}^{0}\beta+v$$

其中 $_{+1}^{0}\beta$ 表示所发射的正电子来源于原子核。具有代表性的正电子衰变为：

$$_{9}^{18}F\rightarrow_{8}^{18}O+_{+1}^{0}\beta+v$$

其中 $v$ 表示释放出的中微子,除了自旋方向相反外,它和反中微子几乎一样,也是一种无相互作用的粒子。在正电子衰变中,衰变产物的原子质量超过了衰变前的原子质量。这个质量差必定由衰变中释放出的能量根据关系式 $E=mc^2$ 来补充。所需能量大小为 1.02MeV。因此,转换能小于 1.02MeV 的原子核不能发生正电子衰变。如果转换能量超过 1.02MeV,超出的则是正电子的动能、中微子的能量和异能素转换释放

的能量。图 1–11 描绘了 $^{18}F$ 的衰变,正电子衰变路径的垂直部分表示的是能量 1.02MeV,表述的是衰变过程后子核增加的质量。

1934 年,伊雷娜·居里(玛丽·居里的女儿)和她的丈夫弗雷德里克·约里奥[6]发现了放射性原子核的正

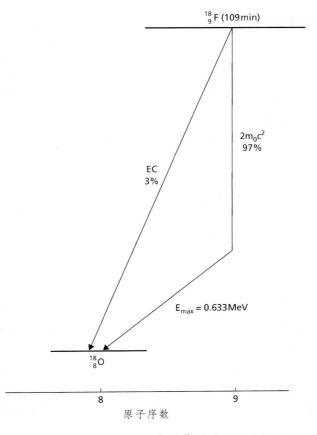

**图 1–11**　放射性衰变图：$_{+1}^{0}\beta$ 为 $_{8}^{18}F$ 的电子俘获衰变。

电子发射。在用 α 粒子轰击铝箔的实验中,他们记录了下列变化:

$$_{2}^{4}He+_{13}^{27}Al\rightarrow_{2}^{4}P+_{0}^{1}n$$

$$_{15}^{30}P\rightarrow_{14}^{30}Si+_{+1}^{0}\beta+v$$

正电子衰变的另一个路径是电子俘获,这个过程中一个核外壳层电子(通常是 K 层电子)被原子核俘获,然后和质子结合转变为中子。K 层电子的电子俘获被称为 K 俘获,L 层电子的电子俘获称为 L 俘获;以此类推。

该过程表示为:

$$_{1}^{1}p+_{-1}^{0}e\rightarrow_{0}^{1}n+v$$

电子俘获在原子转换前后不会产生质量失衡,因此不需要转换能量作为电子俘获的先决条件。低 $N/Z$ 的原子核的转换能小于 1.02MeV 时只能通过电子俘获方式衰变。而转换能大于 1.02MeV 的则可以通过正电子衰变和电子俘获两种方式衰变。对于这些原子核,电子俘获分支系数表示的是电子俘获可能性,1-分支系数表示正电子衰变的可能性。对于可以通过两种方式衰变的原子核,正电子衰变通常比电子俘获更频繁。图 1-11 描绘了 $^{18}F$ 的电子俘获和电子衰变,其电子俘获的分支系数为 3%。

## 例1-9

确定在 $_{9}^{18}F$(原子质量为 18.000 937u)到 $_{8}^{18}O$(原子质量为 17.999 160u)的转换过程中释放的转换能和正电子的最大能量 $E_{max}$。该衰变过程中没有异能素转换。

转换方程:$_{9}^{18}F\rightarrow_{8}^{18}O+_{+1}^{0}\beta+v+_{-1}^{0}e$

转换方程右侧的 $_{-1}^{0}e$ 必须从原子中释放以平衡 $^{18}O$ 比 $^{18}F$ 减少的正电荷。

质量差=质量($_{9}^{18}F$)-质量$_{8}^{18}O+_{+1}^{0}\beta+v+_{-1}^{0}e$
　　=18.000 937u-(17.999 160+2×0.000 55)u
　　=0.000 677u

最大可获得能量 $E_{max}$=0.000 677u×931MeV/u
　　=0.630 MeV

$_{+1}^{0}\beta$ 和 $e$ 的质量等效能量为 2×0.000 55u×931MeV/u=1.02MeV。因此总的转换能为 (0.63+1.02)MeV=1.65MeV。

一些不稳定的原子核可以通过负电子衰变、正电子发射和电子俘获实现衰变。例如,$^{74}As$ 的衰变图显示电子衰变占 32%、正电子发射占 30%、电子俘获的核衰变占 38%。

## γ发射和内转换

放射性衰变时,子核素通常处于基态能级之上的"激发"能量状态。激发态一般会立即衰变到能量更低的状态,通常为基态。偶尔激发态会以一定的半衰期存留,这种激发态则被称为亚稳定态并在质量数后加注 m(如 $^{99m}Tc$,半衰期为 6h)。从激发态转换到更接近基态的能态或者直接转换到基态被称为异能素转换,因为转换只发生在异能素之间而没有 Z、N 或 A 的改变。异能素转换只能以两个过程之一发生:γ 发射或内转换。

γ 射线是一种高能电磁辐射,与 X 射线的区别仅仅是其来源。原子核的异能素能级在变化时发射 γ 射线,而核外电子的能量变化到发射 X 射线。γ 射线和其他电磁辐射用能量 E 和频率 ν 表示,二者之间的关系为 $E=h\nu$,其中 h 为普朗克常数($h=6.62\times10^{-34}$J·s)。电磁辐射的频率 ν、波长 λ 的关系式为 $\nu=c/\lambda$,c 为真空中的光速。

没有放射性原子核仅仅通过 γ 发射完成衰变,异能素的转换总是在放射性衰变之后,如电子俘获或 α 粒子、负电子或正电子的发射等。$^{60}Co$ 的异能素转换(图 1-10)产生 1.17MeV 和 1.33MeV 的 γ 射线,该转换的发生可能性大于 99%。γ 射线在医学上可用于多种疾病的探测和诊断,也用于癌症的治疗。

在原子核能级之间发生异能素转换时,内转换是 γ 发射的竞争过程。内转换时,原子核释放的能量传递给一个内层电子,该电子带有动能发射出去,其动能的大小为转换能减去电子的结合能。因为内转换电子发射后原子结构需要恢复到稳定配置,内转换会伴随 X 射线和俄歇电子的发射。内转换系数是转换电子的份额除以特定异能素转换产生的 γ 射线的数量。转换电子也可以根据其原始壳层加以标注。内转换发生的可能性随原子核的 Z 和激发态的寿命的增加而增加。

## 放射性平衡

有些放射性衰变后的子核素也不稳定,会继续衰变直到稳定。当放射性母核素衰变到放射性子核素时,子核素的衰变速率等于母核素的衰变速率,此时,子核素的数量以及子核素的活度将到达最大值,且能在一定时间内保持稳定。此稳定反映的平衡条件是瞬态平衡,因为它仅仅短时存在。在有些文献中,瞬态平衡的定义被延伸,认为子核素的衰变有一个与母核素相当的明显的半衰期。该定义似乎不太合适,因为除了子核素的生成率等于它的衰变率的那一瞬间之外没有平衡存在。如果寿命较短的子核素由寿命较长的母核素衰变而来，则母核素和子核素的活度曲线在瞬态平衡时会相交。相交意味着，在此特定的瞬间母核素和子核素的活度相等，此瞬态平衡之后子核素的活度衰变表现出和长寿命母核素相同的半衰期。子核素表现的半衰期反映了子核素的同步生成和衰变。

假设在 $t=0$ 时没有子核素存在，则子核素的数量 $N_2$ 与时间 $t$ 的关系是：

$$N_2=[\lambda_1/(\lambda_2-\lambda_1)]N_0\,e^{-\lambda_1 t} \tag{1-5}$$

该式中，$N_0$ 为 $t=0$ 时母核素的数量，$\lambda_1$ 为母核素的衰变常数，$\lambda_2$ 为子核素的衰变常数。如果 $t=0$ 时存在子核素，则 $N_2$ 的表达式为：

$$N_2=(N_2)_0e^{-\lambda_2 t}+[\lambda_1/(\lambda_2-\lambda_1)]N_0(e^{-\lambda_1 t}-e^{-\lambda_2 t})$$

假设核素 Y 由母核素 X 衰变生成，其瞬态平衡过程如图 1-12 所示。Y 的活度在瞬态平衡时达到最大值并在之后的所有时间超过 X 的活度，此过程中没有从样品中去除 Y 核素。瞬态平衡之后子核素 Y 的活度表现出的衰变半衰期等于母核素 X 的半衰期。X 和 Y 的活度 $A_1$ 和 $A_2$ 的比值为：

$$A_1/A_2=(\lambda_2-\lambda_1)/\lambda_2$$

在母核素 X 和子核素 Y 之间假设的瞬态平衡可能发生在：

- 仅仅一个瞬间。
- Y 的活度达到最大值时。
- Y 的活度既不增加也不减少时。
- X 和 Y 的活度相等时。

瞬态平衡的原理可以用于生产核医学所用的短寿命核素。在超过 85% 的核医学检查中使用的核素 $^{99m}\text{Tc}$（$T_{1/2}=6\text{h}$），就是在放射性核素生成器中通过母核素 $^{99}\text{Mo}$（$T_{1/2}=67\text{h}$）衰变而成的。图 1-13 描绘了这一过程，可见瞬态平衡发生在 $^{99m}\text{Tc}$ 的最大活度点。在此例中，$^{99m}\text{Tc}$ 的活度从未达到母核素 $^{99}\text{Mo}$ 的活度，是因为不是所有的 $^{99}\text{Mo}$ 原子都衰变到异能素能量态 $^{99m}\text{Tc}$。在 $^{99m}\text{Tc}$ 生成器中，定期用"挤牛奶"（从生成器中移除活度）的方法移除子核素，具体方法是用盐水冲刷母核素牢固附着的离子交换柱。该过程会导致 $^{99m}\text{Tc}$ 活度的急剧下降（图 1-14）。

当母核素的半衰期显著超过子核素时（如 $10^4$ 倍或更多），子核素活度的平衡需要经过很长时间才能

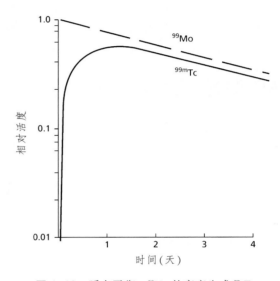

图 1-13　瞬态平衡。$^{99}\text{Mo}$ 的衰变生成 $^{99m}\text{Tc}$。

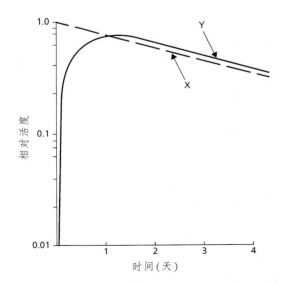

图 1-12　瞬态平衡。假设的放射性核素 Y 由母核素 X 衰变形成。

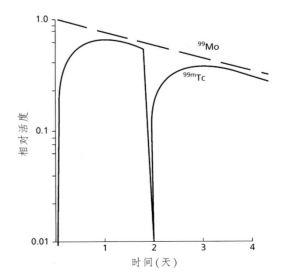

图 1-14　瞬态平衡。$^{99m}\text{Tc}$ 生成器"挤奶"后平衡的再形成。

达到。当子核素的活度接近母核素时,子核素的活度相对稳定(图1-15)。众所周知,这是一种长期平衡,用于生产曾经用于放疗的 $^{222}$Rn。放射性核素达到长期平衡后,母核素的活度($A_1$)和子核素的活度($A_2$)相等,母核素的原子数量为 $N_1$(大致为 $N_0$,因为当 $t=0$ 时很少的原子发生衰变),子核素的数量为 $N_2$,相关表达式为:

$$A_1 = A_2$$
$$\lambda_1 N_1 = \lambda_2 N_2$$
$$N_0/(T_{1/2})_1 = N_2/(T_{1/2})_2$$

一种包含 $^{90}$Sr 的眼内照射器有时用于治疗各种眼睛病变。$^{90}$Sr 的低能 β 粒子对临床无用,但其子核素 $^{90}$Y 的更高能量的 β 粒子有用。照射器内 Y 寿命相当短($T_{1/2}=64$h),由于其与长寿命的 $^{90}$Sr($T_{1/2}=28$y)长期平衡,照射器可以使用多年无须更换。镭针和镭粒曾经广泛用于放射治疗,其内包含许多衰变产物,与长寿命的 $^{226}$Ra($T_{1/2}=1600$y)长期平衡。

# 天然放射性和衰变系列

大部分天然放射性核素都是三种天然放射性衰变系列中的一员。每个系列均由一系列放射性转换组成,它们都由一个长寿命的放射性母核素开始,结束于一种稳定的核素。在诸如地球的封闭环境中,放射性子核素和长寿命的母核素之间存在长期平衡,表现出的半衰期和母核素相同。所有天然存在的放射性核素通过发射 α 粒子或负 β 粒子衰变。因此,放射性系列的每次转换均将质量数改变 4 或 0,原子序数改变 -2 或 +1。

图 1-16 描绘了铀系衰变系列,由 $^{238}$U 同位素开始,结束于稳定核素 $^{206}$Pb。母核素和该系列中的各个产物的质量数除 4 后均余 2,因此铀系也被称为 $4n+2$ 系。天然存在的同位素 $^{226}$Ra 和 $^{222}$Rn 均是铀系的成员。锕($4n+3$)系由 $^{235}$U 开始,结束于 $^{207}$Pb。钍($4n$)系由 $^{232}$Th 开始,结束于 $^{208}$Pb。猜想的镎($4n+1$)系成员在自然界中不存在,因为没有长寿命的母核素。另有 14 种天然存在的放射性核素不是这些衰变系列的成员,它们都有相对较长的半衰期,分别是:$^{3}$H、$^{14}$C、$^{40}$K、$^{50}$V、$^{87}$Rb、$^{115}$In、$^{130}$Te、$^{138}$La、$^{142}$Ce、$^{144}$Nd、$^{147}$Sm、$^{176}$Lu、$^{187}$Re 和 $^{192}$Pt。

# 放射性核素的人工生产

放射性同位素在生物医学和临床医学领域有广泛应用,可以通过中子或高能粒子轰击选择的原子核来生产。原子核有过多的中子则会产生负电子衰变,此类核素是通过核反应堆或中子发生器的中子轰击某些核素获得。典型的反应有:

$$^{13}_{6}C + ^{1}_{0}n \rightarrow ^{14}_{6}C + 异能素转换$$
$$^{31}_{15}P + ^{1}_{0}n \rightarrow ^{32}_{15}P + 异能素转换$$

中子轰击生产的有用同位素包括 $^{3}$H、$^{35}$S、$^{51}$Cr、$^{60}$Co、$^{99}$Mo、$^{133}$Xe 和 $^{198}$Au。因为异能素的转换会立即产生 γ 射线的发射,中子轰击常常被称为 $(n,\gamma)$ 反应。该

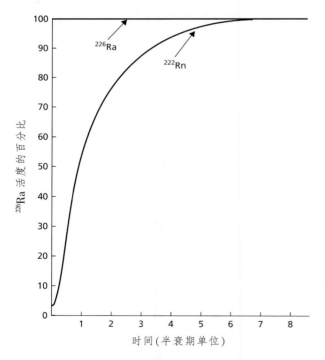

图 1-15 $^{226}$Ra 衰变形成的 $^{222}$Rn 的活度增加和长期平衡的建立。

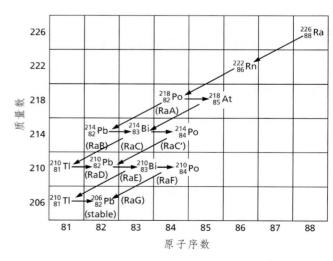

图 1-16 铀($4n+2$)衰变系列。注意:这张图上没有 $^{238}$U(质量数238、原子序数 92)。

反应的核素产品质量数 $A$ 增加 1 而 $Z$ 没有改变。包括中子轰击后的放射性衰变在内的完整转变过程可以通过 $^{60}Co$ 的实例看到：

$$^{59}_{27}Co + ^{1}_{0}n \rightarrow ^{60}_{27}Co + 异能素转换$$
$$^{60}_{27}Co \rightarrow ^{60}_{28}Ni + ^{0}_{-1}\beta + v + 异能素转换$$

转换可以表示为 $^{59}Co(n, \gamma)^{60}Co$。$^{60}Co$ 衰变的半衰期为 5.27y，伴随衰变的异能素转换几乎总是产生 1.17MeV 和 1.33MeV 的 $\gamma$ 射线。

过多质子的放射性核素由粒子加速器的高能正电荷粒子轰击原子核产生。然后这些放射性核素通过电子俘获衰变或在转换能适当的情况下通过正电子放射衰变。典型的反应为：

$$^{11}_{5}B + ^{1}_{1}P \rightarrow ^{11}_{6}C + ^{1}_{0}n$$

此处 $^{1}_{0}n$ 系指轰击过程中从核内发射了一个中子，所以母核素和子核素为同量异位素。该反应可以表示为 $^{11}B(p, n)^{11}C$，命名为 $(p, n)$ 反应。其他代表性的带电粒子作用包括：

$$^{14}_{7}N + ^{4}_{2}He \rightarrow ^{17}_{8}O + ^{1}_{1}p \quad [(\alpha, p) 反应]$$
$$^{68}_{30}Zn + ^{1}_{1}p \rightarrow ^{67}_{31}Ga + 2^{1}_{0}n \quad [(p, 2n) 反应]$$
$$^{27}_{13}Al + ^{4}_{2}He \rightarrow ^{30}_{15}P + ^{1}_{0}n \quad [(\alpha, n) 反应]$$
$$^{12}_{6}C + ^{1}_{1}p \rightarrow ^{13}_{7}N + y \quad [(p, \gamma) 反应]$$
$$^{3}_{1}H + ^{1}_{1}d \rightarrow ^{4}_{2}He + ^{1}_{0}n \quad [(p, n) 反应]$$

此处 $d$ 表示氘核，系由一个质子和一个中子组成的粒子（也称为重氢核）。

放射性核素也可以是核裂变的产物，这些核素可以在反应堆燃料棒的裂变副产品中分离出来。诸如 $^{90}Sr$、$^{99}Mo$、$^{131}I$ 和 $^{137}Cs$ 之类的同位素可以用此方法获得。

裂变产生的核素（裂变副产品）常常和其他稳定的同位素和放射性同位素混在一起，无法用化学方法分离为单一的放射性核素[7]。因此，和中子或带电粒子轰击所得的放射性同位素相比，裂变副产品很少用于研究和临床医学。

## 总结

- 放射性衰变是原子核不稳定性的结果。
- 负电子衰变发生于高 $N/Z$ 原子核。
- 正电子衰变和电子俘获发生于低 $N/Z$ 原子核。
- $\alpha$ 衰变发生于不稳定重核。
- 异能素转换发生在原子核的不同能级之间，导致 $\gamma$ 射线和内转换电子的发射。

- 样品的活度 $A$ 为

$$A = A_0 e^{-\lambda t}$$

此处 $\lambda$ 为衰变常数（分数衰变率）。

- 半衰期 $T_{1/2}$ 是放射性样品衰变到其放射活度一半所需要的时间。
- 半衰期和衰变常数的关系为：

$$T_{1/2} = 0.693/\lambda$$

- 活度的常用单位是贝克勒尔（Bq），1Bq=1 次衰变/s。
- 当子核素的衰变半衰期小于母核素的半衰期时，可能存在瞬态平衡。
- 子核素的半衰期远小于母核素的半衰期则存在长期平衡。
- 自然界中发现的大部分放射性同位素是天然存在的衰变系列中的成员。

## 思考题

**1–1** 有 17 个核子的氧同位素的原子序数和质量数是多少？假设质量亏损只和核子相关，计算质量亏损、结合能、该原子核的每个核子的结合能。原子的质量为 16.999 133u。

**1–2** 天然氧包含三种同位素，其原子质量分别为 15.9949u、16.9991u 和 17.9992u，相对丰度为 2500∶1∶5。计算其平均原子质量，保留三位小数。

**1–3** 分别计算将钨和氢的电子从 K 层移动到 L 层所需要的能量，并解释其差别。

**1–4** 什么是和电子、质子的质量等效的能量？

**1–5** 广岛核爆炸估计相当于 20 000 吨 TNT 炸药释放的能量。假设 $^{235}U$ 吸收一个中子裂变后释放 200MeV 的能量，一吨 TNT 炸药释放 $3.8 \times 10^9 J$ 的能量，求广岛核爆炸共发生了多少核裂变？总的质量减少是多少？

**1–6** 把下列核素分别按照同位素、同中子异位素、同量异位素分类：

$^{14}_{6}C$, $^{14}_{7}N$, $^{15}_{7}N$, $^{15}_{6}C$, $^{16}_{7}N$, $^{16}_{8}O$, $^{17}_{8}O$

**1–7** $^{32}P$ 的半衰期为 14.3d。多长时间后 100mCi 的 $^{32}P$ 衰变到 25mCi？多长时间后有 7/8 的 $^{32}P$ 原子会衰变？

**1–8** 放射性钍包含 $^{222}_{86}Rn$（半衰期 3.83d）和 $^{226}_{88}Ra$（半衰期为 1600y）处于长期平衡状态，多长时间后 $^{222}_{86}Rn$ 会衰变到初始活度的一半？

**1–9** 自然界中 $^{226}_{88}Ra$（$T_{1/2}=1600y$）和 $^{238}_{92}U$（$T_{1/2}=4.5 \times$

$10^9$y)处于长期平衡状态,求 1600 年后世界上镭的供应量还有多少?

**1–10** 求 100MBq 的纯 $^{32}$P 源的质量(以克为单位)?有多少个 $^{32}$P 原子?若化合物中的所有磷原子均有放射性,求 100MBq 的 $Na_3PO_4$ 的质量(以克为单位)是多少?

**1–11** 放射性核素衰变时长达平均寿命后,剩余活度是初始活度的百分之几?

**1–12** 1MeV 光子的波长和频率是多少?15MeV 的又分别是多少?

**1–13** $^{126}$I 原子核通过负电子发射、正电子发射和电子俘获衰变,写出每种模式的衰变方程并标明子核素。

**1–14** 和 50mCi 的 $^{90}$Sr 处于长期平衡状态的 $^{90}$Y,其原子个数和克数是多少?

**1–15** 需要订购多少 MBq 的 $^{132}$I($T_{1/2}$=2.3h)样品,可以在 24h 后达到 500MBq 的活度?

**1–16** $^{127}_{53}$I 是碘的唯一稳定同位素,预期 $^{131}$I 和 $^{125}$I 的衰变方式是什么?

**1–17** 下图为核素 X 的衰变图,如果内转换的系数是 0.25,100 次衰变会发射多少 γ 射线?

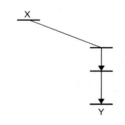

**1–18** $^3$H(3.016 050u)通过负电子发射衰变到 $^3_2He$(3.016 030u),如果没有发生同质异能素转换,则转换能和负电子的 $E_{max}$ 是多少?

**1–19** $^{11}_6C$(11.011 432u)通过正电子发射和电子俘获衰变到 $^{11}_5B$(11.009 305u),如果没有发生同质异能素转换,则转换能和正电子的 $E_{max}$ 是多少?

(翟振宇 译 时飞跃 李军 冯平柏 校)

## 参考文献

1 Bailey, C. *The Greek Atomists and Epicurus*. New York, Oxford University Press, 1928.

2 Bohr, N. On the constitution of atoms and molecules. *Philos. Mag.* 1913; **26**:476, 875.

3 Bohr, N. Neutron capture and nuclear constitution. *Nature* 1936; **137**:344.

4 Broyles, C. D., Thomas, D. A., and Haynes, S. K. K-shell fluorescence yields as a function of atomic number. *Phys. Rev.* 1953; **89**:715.

5 Becquerel, H. Sur les radiations émises par phosphorescence. *Compt. Rend.* 1896; **122**:420.

6 Curie, I., and Joliot, F. Physique nucléaire: Un nouvean type de radioactivité. *Compt. Rend.* 1934; **198**:254.

7 Hendee, W. R., and Ritenour, E. R., *Medical Imaging Physics*, 4th edition. New York, John Wiley & Sons, Inc., 2001.

# 第 2 章

# X 射线和 γ 射线与物质的相互作用

目的
引言
X 射线和 γ 射线的衰减
X 射线和 γ 射线的相互作用
　相干散射
　光电效应
　康普顿效应
电子对效应
光核反应
反应概率
总结
思考题
参考文献

## 目的

通过学习本章,读者应该能够:

- 简单进行 X 射线和 γ 射线的衰减和传输相关的计算。
- 区分不同类型的衰减系数和吸收系数并进行相互转换。
- 解释指数衰减、宽束几何条件和窄束几何条件。
- 简述以下相互作用的原理和影响它们的变量:
  - 光电效应。
  - 康普顿效应。
  - 电子对效应。
- 计算康普顿散射光子的能量。
- 解释以下概念:
  - 半值层和十分之一值层。
  - 平均自由程。
  - 线性衰减系数。
  - 康普顿波长。

## 引言

　　当 X 射线或 γ 射线穿过材料时,会出现三种可能的结果:①光子未与介质发生任何相互作用,光子直接穿过介质;②光子与介质发生一次或多次相互作用之后,前进方向改变,即光子散射;③光子与介质发生一次或多次相互作用之后, 光子将能量传递给介质,即光子被吸收。直接穿过介质的光子称为初级光子或者初级辐射,散射光子称为次级辐射。光子若被吸收或发生散射,我们称光子发生了衰减。衰减过程可能会涉及一次或者多次相互作用,并会导致光子将自身全部或者部分能量传递给介质。通常散射会导致 X 射线束或 γ 射线束的光子逃离光束, 然而在某些情况下,尤其是当光束较宽或者散射角度较小时,散射光子并不会脱离光束。X 射线束或 γ 射线束通过散射材料之后,随着距离增加,因为光子逃离束流的概率逐渐地增加,所以光束中的散射光子逐渐减少。在测量 X 射线或 γ 射线强度时,若束流较窄、观测点距散射器较远,则称测量在窄束几何条件下进行。反之,若测量时束流较宽、测量点距散射器较近,则认为测量在宽束几何条件下进行。图 2–1 和图 2–2 描述了窄束几何和宽束几何的原理,而表 2-1 中总结了两者的特点[1]。

# X射线和γ射线的衰减

当光子通过一个厚度为 $\Delta x$ 的无限薄的平板材料后,光子衰减的份额 $\Delta I/I$ 可表示为 $\Delta I/I=-\mu\Delta x$,其中 $\mu$

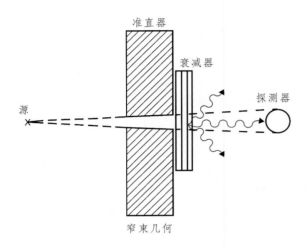

**图 2-1** 窄束(好)几何条件下的衰减测量。(Source:Hendee and Ritenour 2001[1].Reproduced with permission from John Wiley and Sons, Ltd.)

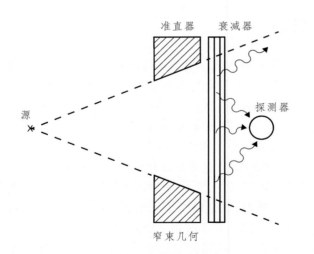

**图 2-2** 宽束(坏)几何条件下的衰减测量。(Source:Hendee and Ritenour 2001[1].Reproduced with permission from John Wiley and Sons, Ltd.)

**表 2-1** 窄束几何条件与宽束几何条件对比

| 窄束几何 | 宽束几何 |
| --- | --- |
| 小束流(紧准直) | 宽束流(大准直) |
| 衰减器距离探测器远 | 衰减器距离探测器近 |
| 极少散射光子到达探测器 | 大量散射光子到达探测器 |

称为线性衰减系数[1]。线性衰减系数可写作 $\mu=-(\Delta I/I)/\Delta x$。其可以被解释为单位厚度的吸收材料造成的光子减少的份额。这有助于理解线性衰减系数的物理意义。例如,线性衰减系数值为 $0.001\mathrm{cm}^{-1}$ 表示每厘米厚的吸收材料使得光子衰减了 0.1%(0.001)。在后文中我们便会体会到这种解释的有利之处。在窄束几何条件下, 数目为 $I_0$ 的光子穿过厚度为 $x$ 的材料之后,其光子数变为:

$$I=I_0e^{-\mu x}$$

而对于宽束条件下光子的穿透过程,则没有准确的解析表达式。常见的表达式为:

$$I=BI_0e^{-\mu x}$$

其中 B 是建成因子,它根据光束的面积和能量、材料性质的不同而变化。

透射光子份额为 $I/I_0=e^{-\mu x}$,其中 $I_0$ 为不存在衰减材料时所到达同一观测点的光子数。表达式 $e^{-\mu x}$ 是以 $e$ 为底、$-\mu x$ 为指数的指数函数,其中 $e=2.7183$。经过此材料后衰减掉(吸收和散射)的 X 射线或者 γ 射线光子数 $I^*$ 为:

$$I^*=I_0-I=I_0-I_0e^{-\mu x}=I_0(1-e^{-\mu x})$$

由此可知衰减光子的份额为 $I^*/I_0=(1-e^{-\mu x})$。

因为厚度 $x$ 的单位为 cm,所以 $\mu$ 的单位应为 1/cm(也可以为 m 和 1/m 或者 mm 和 1/mm 等)以确保 $e$ 的指数为一个无量纲量。线性衰减系数的值取决于 X 射线或者 γ 射线的能量和材料成分(原子序数和物理密度)。

有时,$\mu$ 对物理密度(g/cm³)的依赖性会带来极大不便,因此我们希望得到一个独立于密度的量。质量衰减系数 $\mu_m$ 具有这一优点,其被定义为线性衰减系数除以材料密度。有时这种关系可以更明确地写为 $\mu/\rho$。质量衰减系数的单位为面积/质量,如 cm²/g 或者 m²/kg。当厚度与质量衰减系数一起使用时,它经常被表示为单位质量/面积(如 g/cm² 或 kg/m²)。以单位面积的质量为单位表示的厚度称为面积密度,此厚度可以通过计算线性厚度(单位为 cm 或者 m)乘以物理(质量)密度(单位为 g/cm³ 或 kg/m³)得到。

衰减系数还有其他的单位。例如原子衰减系数 $\mu_a$,其单位为面积/原子数(如 cm²/原子数 或者 m²/原子数),相应的厚度单位为原子数/面积。原子衰减系数与线性衰减系数之间的关系为 $\mu_a=\mu M/\rho N_a$,其中 M 代表摩尔质量,$N_a$ 代表阿伏伽德罗常数。

有时我们还会见到另一种电子衰减系数 $\mu_e$,单位是面积/电子数,相应的衰减厚度单位是电子数/面积。电子衰减系数与线性衰减系数 $\mu$ 的关系是 $\mu_e=\mu_a/Z=$

$\mu M/\rho N_a Z$。值得注意的是,对于大部分材料而言,$M/Z$ 的值为 2.2~2.5。因为 $N_a$ 是常数(值为 $6.02\times10^{23}$ 个原子/摩尔质量),电子衰减系数近似等于质量衰减系数乘以常数。

表 2-2 中列出了不同衰减系数之间的关系。

例 2-1 阐明了不同衰减系数之间的转换和计算。

## 例2-1

1.光子数为 5000 的单能光束通过 2cm 厚的铜吸收体之后,光子数减少为 1000。对这些单能光子而言,铜吸收体的线性衰减系数是多少?

$$I=I_0 e^{-\mu x}$$
$$I/I_0=e^{-\mu x}$$
$$I_0/I=e^{\mu x}$$
$$\ln I_0/I=\mu x$$
$$\ln\left(\frac{5000}{1000}\right)=\mu(2cm)$$
$$\mu=\ln5/2cm=1.61/2cm$$
$$\mu=0.81cm^{-1}$$

2.质量衰减系数($\mu_m$)、原子衰减系数($\mu_a$)和电子衰减系数($\mu_e$)分别是什么?铜的密度 $\rho$ 为 $8.9g/cm^3$,摩尔质量 $M$ 为 63.6,原子序数 $Z$ 为 29。

质量衰减系数由线性衰减系数除以质量密度得到:

$$\mu_m=\mu/\rho=0.81cm^{-1}/(8.9g/cm^3)$$
$$=0.091cm^2/g$$

原子衰减系数由质量衰减系数除以单位质量的原子数而得到:

$$\mu_a=\frac{\mu M}{\rho N_a}$$
$$=\frac{(0.81cm^{-1})(63.6g/mol)}{(8.9g/cm^3)(6.02\times10^{23}个原子/mol)}$$
$$=9.6\times10^{-24}cm^2/原子数$$

电子衰减系数由质量衰减系数除以单位质量电

### 表 2-2　衰减系数之间的关系

| 衰减系数 | 符号 | 单位 |
|---|---|---|
| 线性衰减系数 | μ | m⁻¹ |
| 质量衰减系数 | $\mu_m$ | m²/kg |
| 原子衰减系数 | $\mu_a$ | m²/原子数 |
| 电子衰减系数 | $\mu_e$ | m²/电子数 |

子数得到:

$$\mu_e=\mu_a/Z$$
$$=(9.6\times10^{-24}cm^2/原子数)/(29电子数/原子数)$$
$$=3.3\times10^{-25}cm^2/电子数$$

3.在第 1 项中,如果将铜吸收体加厚 2cm,剩下的光子数还有多少?

$$I=I_0 e^{-\mu x}=5000e^{(-0.81cm^{-1})(4cm)}$$
$$=5000e^{-3.24}$$
$$=5000\times0.0392$$
$$=200$$

前 2cm 的铜吸收体吸收的光子数为 4000(80%),光束中光子数还剩 1000。后 2cm 的铜吸收体吸收的光子数为 800(80%),光束中剩余光子数为 200。

4.对于 4cm 的铜吸收体,以电子数/cm² 为单位的厚度是多少?

$$x_e=x_a Z=\frac{xN_a\rho Z}{M}$$
$$=\frac{(4cm)(6\times10^{23}个原子/mol)}{(63.6g/mol)}\times$$
$$(8.9g/cm^3)(29电子数/原子数)$$
$$=9.77\times10^{24}个电子/cm^2$$

5.请利用电子衰减系数重复第 3 项的计算。

$$I=I_0 e^{-\mu x}$$
$$=5000e^{-(3.3\times10^{25}cm^2/电子数)(9.77\times10^{24}个电子/cm^2)}$$
$$=5000\times0.0392$$
$$=200$$

平均路径长度,又称为平均自由程或者弛豫长度,表示 X 射线或者 γ 射线在与特定材料发生相互作用之前所穿过的平均距离。平均路径长度为 $1/\mu$,$\mu$ 是相对于特定光子的材料的线性衰减系数。

在窄束几何条件下,将 X 射线或者 γ 射线的强度减为其初始值的一半所需要的材料厚度称为半值层(HVL)或者半值厚度(HVT)。半值层与衰减系数之间的关系为 HVL=0.693/$\mu$,0.693 是 2 的自然对数。在例 2-1 中,铜的半值层为 0.693/0.81cm⁻¹=0.85cm。半值层还可以用其他单位表示,如 g/cm²、原子数/cm²、电子数/cm² 等。

表达式 $I=I_0 e^{-\mu x}$ 为指数方程。单能 X 射线或者 γ 射线窄束通过均匀介质时可认为是发生了指数衰减。

图 2-3 为指数特性示意图。

将指数方程写为对数形式：

$$\ln(I/I_0)=-\mu x$$

上式表明 $\ln(I/I_0)$ 随着衰减器厚度的增加而呈线性减少。比值 $I/I_0$ 表示透射率，以线性坐标轴绘制出 $x$，可以将透射率作为 $x$ 的函数在线性轴或者对数轴上绘制出。以线性坐标轴表示 $x$、以对数坐标轴表示 $I/I_0$ 的函数图称为半对数坐标图。图 2-4 是一张半对数坐标图。

对于 X 射线或者 γ 射线，只有在单能束且在窄束几何条件下测量时，光束才会呈现指数式的衰减。因为吸收器会选择性地滤去较低能量的 X 射线，所以多能量的射线，如来自直线加速器的 X 射线并不是呈现指数式的衰减。结果会导致束流的平均能量以及衰减系数随着其在材料中的穿透而变化。随着束流穿过衰减器，低能光子被选择性地吸收，光束的穿透能力逐渐增强。

通过测量多能光束半值层可以估计其有效衰减系数，即 $\mu_{eff}=0.693/\mathrm{HVL}$。随之可以得出此多能光束的有效能量，即等同于具有衰减系数 $\mu_{eff}$ 的单能光束能量。

第一个半值层（将束流强度减至 1/2 所需衰减器的厚度）与第二个半值层（将束流强度由 1/2 减至 1/4 所需衰减器的厚度）的比值称为均匀系数。对单能窄束而言均匀系数为 1；而对于多能光束而言，均匀系数小于 1。

一般来说，一种材料的衰减系数随入射光子能量的升高而减小。因此，低能光子比高能光子更加容易被衰减。当多能光束穿过某种吸收材料之后，由于其中低能光子衰减更快，所以此光束的穿透能力变强（"变硬"）。

## 例2-2

将 X 射线强度减少为初始值的 1/2 需要铜的厚度为 1.2mm，进一步将射线强度从 1/2 减至 1/4 需要额外 1.4mm 厚的铜。则此 X 射线的第一个半值层、均匀系数、有效衰减系数、质量衰减系数和有效能量分别是多少？

$$\mathrm{HVL}=1.2\mathrm{mmCu}$$

$$均匀系数=\frac{(\mathrm{HVL})_1}{(\mathrm{HVL})_2}=\frac{1.2\mathrm{mmCu}}{1.4\mathrm{mmCu}}$$

$$=0.86$$

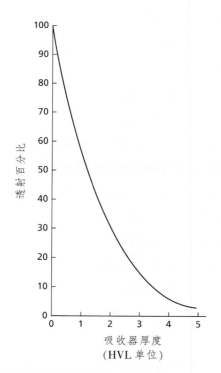

图 2-3　窄束几何条件下单能光子透射率与衰减器厚度（以半值层 HVL 为单位）的线性关系图。

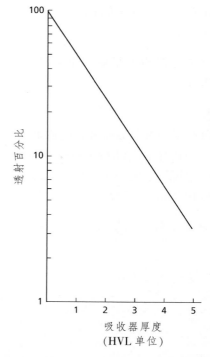

图 2-4　窄束几何条件下单能光子透射率与衰减器厚度（以半值层 HVL 为单位）的半对数坐标图。

$$\mu_{eff}=0.693/HVL=0.693/1.2mmCu$$
$$=0.58mm^{-1}=5.8cm^{-1}$$
$$(\mu_{eff})_m=\mu_{eff}/\rho=5.8cm^{-1}/8.9g/cm^3$$
$$=0.652cm^2/g$$

能量为 88keV 的单能光子在铜中的总质量衰减系数是 0.65cm²/g。因此，此 X 射线的有效能量为 88keV。

线性衰减系数和质量衰减系数是单位吸收器厚度所造成的光子数减少份额的度量。然而，我们经常更加关心相互作用的结果，即能量如何从辐射光束中传递给吸收体中的带电粒子。在后续章节中我们便会知道，并非所有入射光子的能量都会传递给带电粒子。假设 $\bar{E}_{tr}$ 是自入射辐射光束传递给吸收体中带电粒子的平均能量，则 $\bar{E}_{tr}/h\nu$ 是来自辐射光束的能量份额。能量传输系数，即 $\mu_{tr}=\mu[\bar{E}_{tr}/h\nu]$，是单位吸收体厚度中来自束流的能量份额的度量。除能量转移系数之外，还有类似的参数，如质量能量传输系数、原子能量传输系数和电子能量传输系数。

## 例2–3a

能量为 100keV 的入射光束传递给吸收体中带电粒子的平均能量为 60keV。假如其线性衰减系数为 0.500mm⁻¹，则其能量传输系数是多少？

$$\mu_{tr}=\mu(\bar{E}_{tr}/h\nu)$$
$$=0.500mm^{-1}(60keV)/(100keV)$$
$$=0.300mm^{-1}$$

光子传递给吸收体中带电粒子的能量可以通过韧致辐射或者特性辐射返回光子，也可以被局部带电粒子吸收。剂量学最关心的是被局部吸收的能量。设 g 为以韧致辐射或者特性辐射形式返回到光子的能量份额，则可以定义出能量吸收系数 $\mu_{en}$，即 $\mu_{en}=\mu_{tr}[1-g]$，来表示单位厚度的衰减器所吸收的能量。

## 例2–3b

假如在例 2–3a 中有 1% 的入射能量以韧致辐射或者特性辐射的形式重新辐射出去，其能量吸收系数是多少？

$$\mu_{en}=\mu_{tr}(1-g)$$
$$=0.300mm^{-1}\times0.99$$
$$=0.297mm^{-1}$$

质能系数，即 $(\mu_{en})_m=\mu_{en}/\rho$，在放射治疗中极其重要，它给出了束流中光子数与吸收体中单位质量所吸收的能量或辐射剂量之间的联系。图 2–5 给出了水（类似肌肉组织的介质）的衰减系数和能量吸收系数随光子能量变化的函数关系。

## 例2–4

在水中能量为 1MeV 的光子的线性衰减系数为 0.071cm⁻¹。假设在水中 1MeV 的光子能量吸收系数为 0.031cm⁻¹，求水中每个光子被吸收的平均能量。

$$\mu_{en}=\mu\frac{E_a}{h\nu}$$
$$E_a=\frac{\mu_{en}}{\mu}\cdot h\nu$$
$$=\frac{0.031cm^{-1}}{0.071cm^{-1}}\times1MeV$$
$$=0.44MeV$$
$$=440keV$$

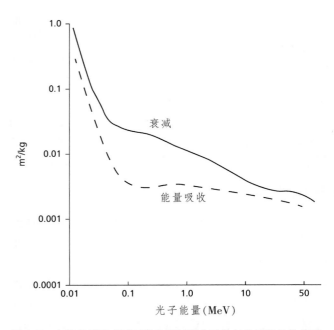

**图 2–5**　水的总质量衰减系数和能量吸收系数与光子能量的关系。

# X射线和γ射线的相互作用

X 射线和 γ 射线与物质发生相互作用的机制不同，包括：相干散射、光电效应、康普顿效应、电子对效应和光核反应。这些可能的作用可以写为：

$$e^{-\mu x}=(e^{-\omega x})\cdot(e^{-\tau x})\cdot(e^{-\sigma x})\cdot(e^{-\kappa x})\cdot(e^{-\pi x})=e^{-(\omega+\tau+\sigma+\kappa+\pi)x}$$

其中 $e^{-\mu x}$ 是一个光子穿过厚度为 $x$ 的介质而未发生任何相互作用的概率，同理，$e^{-\omega x}\cdots\cdots e^{-\pi x}$ 分别表示光子发生相应机制的相互作用的概率。总的线性衰减系数可以分为独立的各个系数：相干散射（$\omega$）、光电效应（$\tau$）、康普顿效应（$\sigma$）、电子对效应（$\kappa$）、光核反应（$\pi$）。有时一些相互作用机制可以被忽略，因此表达式可以进一步简化。对于诊断性 X 射线束，因为其能量太低，所以不能通过电子对产生和光核反应来与介质发生相互作用。这时表达式中的 $\mu$ 可以简化为 $\mu=\omega+\tau+\sigma$。同理，治疗用 X 射线束基本不会通过相干散射或者光核反应机制与物质作用，这样式中的 $\mu$ 就简化为 $\mu=\tau+\sigma+\kappa$。对于不同的相互作用，其各自的系数都有等效的表达式来表示对应的质量系数、原子系数和电子系数。例如：

$$\mu_m=\frac{\mu}{\rho}\ ;\omega_m=\frac{\omega}{\rho}\ ;\tau_m=\frac{\tau}{\rho}\ ;\sigma_m=\frac{\sigma}{\rho}\ ;\kappa_m=\frac{\kappa}{\rho}\ ;\pi_m=\frac{\pi}{\rho}$$

## 相干散射

相干散射有时又称为经典散射[2]，在该过程中低能光子会被偏转或散射。在这种作用中，光子把自身全部能量传递给原子，然后原子又将光子能量以不同的角度辐射出去（图 2-6）。因此入射光子就像是改变了自身前进方向（如散射），而能量没有发生变化。

对于高能光子和相对低 Z 值组织（如人体）之间的相互作用，相干散射可以忽略不计。因此在所有放射治疗的应用中，相干散射作用都可以忽略不计。

## 光电效应

光电相互作用导致某个光子将全部能量传递给吸收介质原子的某个内层电子（图 2-7）。原子中出射的电子称为光电子，其具有能量 $E_k=hv-E_b$，其中 $hv$ 是光子能量，$E_b$ 是出射电子的结合能。出射电子产生的空位被外层电子填充时会导致特征光子和俄歇电子的发射。光子与组织通过光电效应发生相互作用时，特征光子和俄歇电子的能量都小于 0.5keV，它们很容易被作用点处附近的组织吸收。

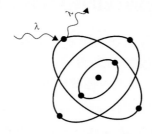

图 2-6　相干散射过程中，光子被吸收，然后又以不同角度被发射，过程中没有明显的能量损失。

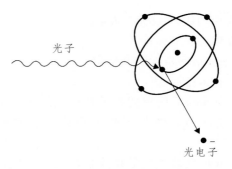

图 2-7　光电效应中，光子消失，原子中发射出具有能量 $E_k=hv-E_b$ 的电子，$E_b$ 为电子结合能。当级联电子代替光电子时，发射出特性辐射和俄歇电子。

光电相互作用主要发生在当 X 射线和 γ 射线光子能量较低时，其发生概率随光子能量升高而减小。一般来说，光电吸收的质量衰减系数随 $(1/hv)^3$ 变化，其中 $hv$ 是光子能量。图 2-8 给出了肌肉和铅中光电相互作用的质量衰减系数随光子能量变化的函数关系。在铅中光电吸收系数出现了不连续处，称为边缘吸收，当光子能量等于内层电子的结合能时便会发生。能量小于 K 层电子结合能的光子无法使 K 层电子从原子中出射。这些电子仅能与较为松散的 L 层、M 层或者其他更外层电子发生光电相互作用。能量高于 K 层电子结合能的光子则可以选择性地与 K 层电子发生光电相互作用。当光子能量超过与 K 层电子发生

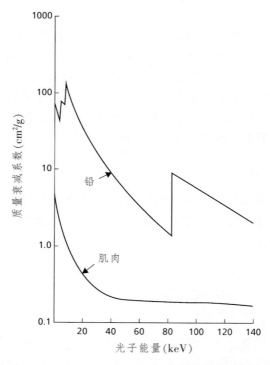

图 2-8　光子在肌肉组织和铅中的质量衰减系数与光子能量的关系。铅的关系图中给出了 K 层和 L 层吸收边缘。

光电相互作用的阈值时,光电衰减系数急剧上升。软组织中的 K 层电子结合能太低,因此图 2-8 中未表示出。元素碘和钡的结合能分别为 33keV 和 36keV,可以作为诊断用 X 射线理想的吸收体,因此其在诊断影像学中可广泛用作增强剂[3]。

光电相互作用的概率取决于吸收材料的原子序数和 X 射线和 γ 射线能量。一般来说,光电效应质量衰减系数直接随 $Z^3$ 变化而变化。低能光子与骨组织($Z_{eff}$=11.6)发生光电相互作用的概率几乎是与同质量的软组织($Z_{eff}$=7.4)相互作用概率的 4 倍[$(11.6/7.4)^3$=3.8]。$Z_{eff}$ 表示多元素吸收体的有效原子序数,定义为与多元素吸收体对 X 射线和 γ 射线衰减方式相同的假想单元素的 Z 值。有效原子序数的具体讨论见第 5 章。

入射光束可以被看作一个纯横电磁波,其电场垂直于光束的传播方向。我们可以认为光电子跟随电场运动;因此,光电子倾向于沿着与入射光束垂直的方向从原子中出射。若光束能量升高,表明光束在前进方向携带了更多的动量。为保持动量守恒,光子出射方向会趋向入射光束的前进方向。

## 例2-5

一个能量为 200keV 的光子在铅材料中通过光电相互作用被 K 层电子吸收,其出射电子动能是多少?

$$E_k=hv-E_b$$
$$=(200-88)keV$$
$$=112keV$$

在光电相互作用中,材料中不同原子序数和不同物理密度会对光子进行选择性的衰减,这是放射诊断学中采用低能 X 射线产生图像的基本原理。光电相互作用导致骨组织中的剂量高于软组织中的剂量。目前用于放射治疗的较高光子能很少发生光电相互作用。因此在放疗中,介质材料中原子序数的不同对光子与介质相互作用概率的影响较低。这个特性可以使属于软组织的肿瘤获得较大的剂量,同时又使得像骨组织这样的高 Z 结构不会接受过多的剂量,因此其在放疗中具有优势。

光电相互作用总结如下:
- 只涉及结合电子。
- 反应概率随 $Z^3$ 升高。
- 反应概率随 $(hv)^3$ 降低。
- 80%以上的情况都是与 K 层电子发生作用。

## 康普顿效应

能量介于 30keV 和 30MeV 的 X 射线和 γ 射线主要通过康普顿散射与软组织相互作用。这种作用中,光子部分能量传递给介质中结合能较小的电子或者"自由"电子(图 2-9)。这些电子又称为康普顿电子,获得与入射光子传的能量相同的动能,这些能量足以克服微弱的结合能(基本上可以忽略)而从原子中出射。康普顿电子的运动方向定义为电子散射角 $\theta$,因为动量守恒,所以康普顿电子的出射方向仅限于入射光子前进方向的半球内(即±90°)。在此相互作用过程中,入射光子被散射且能量减少,光子散射后的运动方向与初始方向之间的夹角为光子散射角 $\varphi$。光子散射角可以为相对于初始光子方向的任意角度(即最大±180°)。若入射光子能量增加,$\theta$ 和 $\varphi$ 都趋向于减小(图 2-10)。

假设发生康普顿散射的入射光子能量为 $hv$,则散射光子能量 $hv'$ 和散射电子能量 $E_k$ 分别是:

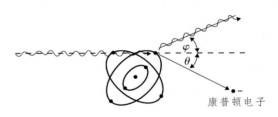

**图 2-9** 入射光子康普顿散射,相对于光子入射方向,散射光子夹角为 $\varphi$,康普顿电子出射角度为 $\theta$。

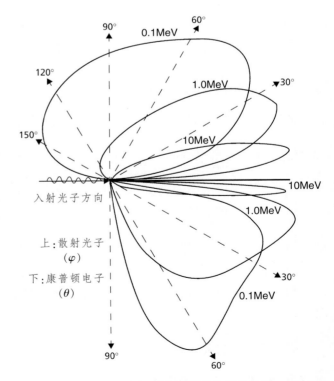

**图 2-10** 电子散射角 $\theta$ 与入射光子能量之间的关系。$\varphi$ 和 $\theta$ 都随着入射光子能量增加而减小[1]。

$$hv'=hv\left[\frac{1}{1+\alpha(1-\cos\varphi)}\right]$$

$$E_k=hv-hv'=hv\left[\frac{\alpha(1-\cos\varphi)}{1+\alpha(1-\cos\varphi)}\right]$$

其中 $\alpha=hv/m_0c^2$，$m_0c^2$ 是电子静止能量（0.511MeV）。在康普顿相互作用中，X 射线和 $\gamma$ 射线波长变化（$\Delta\lambda$，纳米级）为：$\Delta\lambda=0.00243(1-\cos\varphi)$，其中 $\varphi$ 是光子散射角。散射光子波长 $\lambda'$ 为：$\lambda'=\lambda+\Delta\lambda$，式中 $\lambda$ 是入射光子波长。

## 例2-6

在康普顿相互作用中，一个能量为 250keV 的光子以 60° 角被散射。散射光子和康普顿电子的能量分别为多少？

因为康普顿散射中波长变化公式比较简单，所以最好从波长的角度来思考。入射光子的波长 $\lambda$ 为：

$$\lambda=\frac{1.24}{hv}=\frac{1.24}{250\text{keV}}$$
$$=0.005\text{nm}$$

散射过程中波长的变化 $\Delta\lambda$ 为：

$$\Delta\lambda=0.002\ 43(1-\cos\varphi)$$
$$=0.002\ 43(1-\cos60°)$$
$$=0.002\ 43(1-0.5)$$
$$=0.001\ 22\text{nm}$$

散射光子波长 $\lambda'$ 为：

$$\lambda'=\lambda+\Delta\lambda$$
$$=(0.0050+0.0012)\text{nm}=0.0062\text{nm}$$

散射光子的能量为：

$$hv'=\frac{1.24}{\lambda'}=\frac{1.24}{0.0062\text{nm}}$$
$$=200\text{keV}$$

康普顿电子的能量为：

$$E_k=hv-hv'=(250-200)\text{keV}$$
$$=50\text{keV}$$

散射光子和康普顿电子的能量也可以通过以下公式计算得到：

$$hv'=hv\left[\frac{1}{1+\alpha(1-\cos\varphi)}\right]$$
$$=250\text{keV}\left[\frac{1}{1+(250/511)(1-\cos60°)}\right]$$

$$=250\text{keV}\left[\frac{1}{1+0.489(1-0.5)}\right]$$
$$=250\text{keV}[0.8]$$
$$=200\text{keV}$$

$$E_k=hv-hv'=hv\left[\frac{\alpha(1-\cos\varphi)}{1+\alpha(1-\cos\varphi)}\right]$$
$$=250\text{keV}\left[\frac{0.489\times0.5}{1+0.489(1-0.5)}\right]$$
$$=250\text{keV}\times0.2$$
$$=50\text{keV}$$

## 例2-7

一个能量为 50keV 的光子在康普顿相互作用中被散射。其传递给康普顿电子的最大能量是多少？

传递给电子的能量在波长变化最大时达到最大值；当 $\varphi=180°$ 时波长变化最大。

$$\Delta\lambda_{max}=0.002\ 43(1-\cos180°)\text{nm}$$
$$=0.002\ 43[1-(-1)]\text{nm}$$
$$=0.004\ 86\text{nm}$$
$$\approx0.005\text{nm}$$

50keV 光子波长为：

$$\lambda=\frac{1.24}{50\text{keV}}=0.025\text{nm}$$

发生 180° 散射的光子波长 $\lambda'$ 为：

$$\lambda'=\lambda+\Delta\lambda$$
$$=(0.025+0.005)\text{nm}=0.03\text{nm}$$

散射光子能量 $hv'$ 为：

$$hv'=\frac{1.24}{\lambda'}=\frac{1.24}{0.03}$$
$$=41.3\text{keV}$$

康普顿电子的能量为：

$$E_k=hv-hv'$$
$$=(50-41.3)\text{keV}=8.7\text{keV}$$

相对低能的光子发生康普顿相互作用时，入射光子大部分能量都被散射光子保留，仅有一小部分能量传递给了电子。

## 例2-8

一个能量为 5MeV 的光子在康普顿相互作用中被散射。其传递给反冲电子的最大能量是多少？

5MeV 光子的波长 λ 为：

$$\lambda=\frac{1.24}{5000keV}=0.000\ 25nm$$

180°散射光子波长变化为 0.005nm（见例 2-6）。180°光子散射波长 λ′ 为：

$$\lambda'=\lambda+\Delta\lambda$$
$$=(0.000\ 25+0.005)nm$$
$$=0.005\ 25nm$$

散射光子的能量为：

$$h\nu'=\frac{1.24}{\lambda'}=\frac{1.24}{0.0052}=240keV$$

康普顿电子的能量为：

$$E_k=h\nu-h\nu'$$
$$=(5000-240)keV$$
$$=4760keV$$

当较高能量的光子发生康普顿相互作用时，大部分入射光子能量都传给了电子，仅有少部分能量被散射光子保留。

## 例2-9

证明 180°散射的光子最大能量为 255keV，90°散射的光子最大能量为 511keV，且都与入射光子能量无关。

散射光子波长 λ′ 为：

$$\lambda'=\lambda+\Delta\lambda$$

对于高能光子，λ 相对于 Δλ 而言很小，可以忽略。

对于 180°散射的光子：

$$\lambda'\approx\Delta\lambda=0.002\ 43(1-\cos180°)$$
$$=0.002\ 43[1-(-1)]$$
$$=0.004\ 86nm$$
$$h\nu'=\frac{1.24}{\lambda'}=\frac{1.24}{0.004\ 86}$$
$$=255keV$$

对于 90°散射的光子：

$$\lambda'\approx\Delta\lambda=0.002\ 43(1-\cos90°)$$
$$=0.002\ 43(1-0)$$
$$=0.002\ 43nm$$
$$h\nu'=\frac{1.24}{\lambda'}=\frac{1.24}{0.002\ 43}$$
$$=511keV$$

如图 2-11 所示，康普顿相互作用的概率会随着光子能量升高而逐渐降低。能量增加 1000 倍会导致衰减系数减少至之前的 1/6。

康普顿相互作用主要发生在松散结合（"自由"）的电子，因此质量衰减系数直接随着衰减材料的电子密度（每克电子数）而变化，这是因为高电子密度使得电子聚集在一起更容易和光子发生相互作用。如前所述，每克物质所含电子数为 $ZN_a/M$，Z 是原子序数（每个原子所含的电子数），$N_a$ 是阿伏伽德罗常数（每摩尔质量的原子数），M 是原子质量（每摩尔质量的克数）。$N_a$ 是常数，除了普通氢的 Z/M 约等于 1，其余所有的物质的 Z/M 近似相等，范围为 0.4~0.5。因此，光子更容易与高浓度氢气通过康普顿散射发生相互作用。与其他组织结构相比，脂肪中的氢浓度较大。正因如此，1g 脂肪比 1g 其他组织（如骨组织）通过康普顿效应吸收的能量更多。但是骨组织的物理密度（g/cm³）要大于脂肪。因此，即便脂肪中电子密度（电子数/g）更大，相同体积骨组织中电子数量要多于脂肪或者肌肉组织。相比其他组织结构，每克骨组织中沉淀的能量更少，然而相同体积的骨组织比相同体积的肌肉或脂肪却通过康普顿散射衰减了更多的光子。

在利用诊断用能量范围内 X 射线获得的图像（X线片或者透视）中，光学密度的不同可以将不同组织区分出来。在图像中这些区别统称为对比度。图像对比度是 X 射线对不同人体组织透射率不同的反映。在放射治疗中，定位（射野）图像采用来自治疗机的高能 X 射线产生，用于验证治疗束的符合度，其对比度弱于诊断图像。两种图像的区别主要由于形成图像的主要的光子相互作用机制不同。诊断用 X 射线部分发生光电相互作用，因患者体内组织 Z 值的不同导致 X 射线透射率的不同。治疗用高能 X 射线极少发生光电相

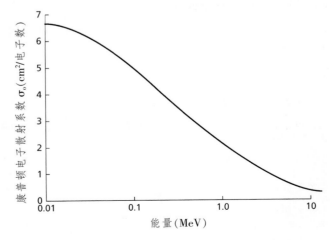

**图 2-11**　康普顿电子衰减系数与光子能量的关系。

互作用，几乎完全通过康普顿效应来产生相互作用。用于形成射野图像的透射治疗光束强度不同，反映了不同组织中的物理密度和电子密度。这些特性在肌肉、骨组织和脂肪中仅有轻微的变化(表2–3)。此外，康普顿作用产生的散射 X 射线也到达了探测器，但并未提供有用信息(如相互作用发生位置)，这增加了探测器噪声，进一步降低了射野图像质量。在诊断 X 射线能量区，光电效应占主导地位，几乎不产生任何散射光子。因此，相对于诊断 X 射线图像，定位射野图像对比度非常低。图 2–12 中展示了分别采用低能 X 射线(kV 级别，放射诊断用)和高能 X 射线(放射治疗用)得到的患者头部侧面图像。

康普顿相互作用总结如下：

- 仅与结合能较小的电子作用。
- 反应概率独立于 $Z$。
- 反应概率随 $hv$ 增加缓慢降低。
- 转移给康普顿电子的能量随着 $hv$ 增加而增加。
- 在软组织中，发生康普顿效应的能量范围在 30keV 到 30MeV。

## 电子对效应

对于高于 1.02MeV 阈值能量的 X 射线和 γ 射线，会产生另外一种光子相互作用，即电子对效应。这类相互作用发生在吸收介质的原子核附近，导致光子完全消失。在光子消失的地方会出现正负电子对(图 2–13)。电子对效应之所以有阈值能量，是因为光子必须有足够的能量来创造一对正负电子的质量 ($2 \times 0.51\text{MeV}=1.02\text{MeV}$)。高于 1.02 MeV 的光子能量会转化为两个粒子的动能。当电子对效应发生在原子核附近时，虽然原子核会受到轻微的反冲力，但是相互作用时传递给原子核的能量可以忽略。随着正负电子的穿行，它们会将能量沿着运动轨迹释放。当正电子释放完所有的能量后它就会与电子结合。此时两个粒子就会湮灭，两个具有 0.511MeV 能量的 γ 射线就会出射，两者间夹角为 180°。

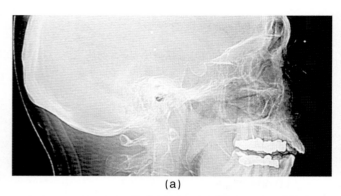

(a)

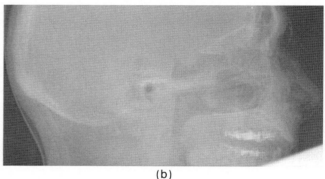

(b)

图 2–12　(a)kV 级 X 射线所得图像。(b)6MV X 射线所得图像。

## 例2–10

一个 6MeV 的光子发生电子对效应。残余能量被正负电子平分。两个粒子的动能是多少？

$$hv(\text{MeV})=1.02+(E_k)_{e-}+(E_k)_{e+}$$

$$(E_k)_{e-}=(E_k)_{e+}=\frac{(6-1.02)\text{MeV}}{2}$$

$$=2.49\text{MeV}$$

有时，电子对效应也会发生在吸收介质中某个电子附近而非原子核附近。例如，在软组织中，对于 10MeV 的光子，大约 10% 的电子对效应发生在电子周边。因为已经存在的电子获得了来自光子的能量，随着正负电子对产生，已存在的电子从原子中射出，这类光子相互作用称为三电子效应。在此过程中，三个

表 2–3　影响 X 射线和 γ 射线相互作用的变量

| 作用类型 | 光子能量 $hv$ | 原子序数 $Z$ | 电子密度 $\rho_e$ 或物理密度 $\rho$ |
|---|---|---|---|
| 光电效应 | $\dfrac{1}{(hv)^3}$ | $Z^3$ | $\rho$ |
| 康普顿效应 | $\dfrac{1}{(hv)}$ | – | $\rho_e$ |
| 电子对效应 | $hv\,(>1.02\text{MeV})$ | $Z$ | $\rho$ |

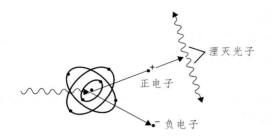

**图 2-13**　原子核附近高能光子的电子对效应。正负电子湮灭反应时产生湮灭光子。

电离粒子,即两个负电子和一个正电子开始运动。三电子效应的阈值能量是电子对效应的 2 倍(2.04MeV)。三电子效应与电子对效应的比值随入射光子能量增加而增加,随介质原子序数增大而减小。为在作用过程中保持动量守恒,电子对效应和三电子效应必须在带电粒子(某个原子核或电子)存在的情况下进行。

对于电子对效应,质量衰减系数 $\kappa_m$ 几乎随衰减材料原子序数线性变化。在光子能量高于阈值能量 1.02MeV 时,质量衰减系数也缓慢地随入射光子能量的增长而增大。因此,在电子对效应占主导地位的能量区间内,辐射的穿透能力随能量升高而减弱。所以,用于放射治疗的光子能量上限为 25~35MeV。在放射诊断学中,X 射线因能量不足而不会发生电子对效应。在高能放射治疗中,电子对效应会变得显著。

电子对效应总结如下:

- 光子能量小于 1.02MeV 时不能发生。
- 光子能量超过 1.02MeV 后开始快速增长。
- 反应概率随 Z 增加。
- 传递给正负电子对的能量为 1.02MeV。
- 产生的正电子最终与负电子湮灭为两个能量为 0.51MeV 的光子。

## 光核反应

除了电子对效应之外,X 射线或 γ 射线与原子核间的相互作用仅在光子能量很高的情况下才会发生。当光子被原子核吸收后,若光子能量足够高可以使核子出射时,就会发生光核反应。大部分的光核反应为 $(\gamma,n)$ 或 $(\gamma,p)$ 两种类型,这两种类型中,光子被吸收,中子或质子从原子核中出射。光核反应很少发生在组织中,但在高能加速器周围的屏蔽材料中可以发生。在设计产生光子能量高于 10MeV 的直线加速器的屏蔽时,光核反应产生的中子是个问题。光核反应可以用于测量高能 X 射线束中的光子能量。例如,我们可以用铍和银箔组合来标定一束 X 射线的能量。高能 X

射线照射铍箔发生反应的阈值为 1.65MeV。在 $(\gamma,n)$ 反应中,相邻的银箔会被出射中子活化并放出 γ 射线。只有当铍箔释放出中子之后,外置探测器才可以探测到 γ 射线,表明 X 射线束中存在能量至少为 1.65MeV 的高能 X 射线。通过插入不同阈值能量的箔片可以得到 X 射线束的能量范围。

## 反应概率

图 2-14 给出了不同介质中光电效应、康普顿效应和电子对效应的比重。在肌肉组织或水中($Z_{eff}$=7.4),光电效应和康普顿效应在光子能量为 35keV 时反应概率相等。然而,这两种效应沉淀在组织中的能量并不相同,这是因为光电效应中光子沉淀了所有能量,而康普顿效应中光子仅传递了自身的部分能量给介质。在肌肉组织或者水中,当能量为 60keV 时,通过光电效应沉淀的能量等于康普顿效应,因为发生康普顿效应的光子数更多,补偿了每次反应中传递的较少能量。

表 2-3 中总结了光电效应、康普顿效应和电子对效应中影响线性衰减系数的变量。

# 总结

- 关于光子透射和衰减,重要方程有:

$$\mu = \frac{(dI/I)}{dx} = 衰减份额$$

$$I = I_0 e^{-\mu x} = 透射光子数$$

$$I^* = I_0(1 - e^{-\mu x}) = 衰减光子数$$

- 有用的衰减系数和吸收系数包括 $\mu$(线性衰减)、$\mu_m$(质量衰减)、$\mu_a$(原子衰减)、$\mu_e$(电子衰减)和 $\mu_{en}$(质量能量吸收)。

- 半值层测量应该在窄束(好)几何条件下进行。

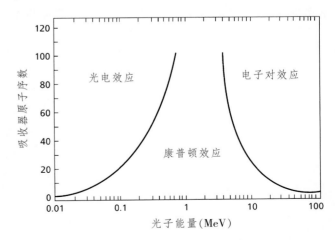

**图 2-14**　X 射线和 γ 射线三种主要相互作用的比重。

- 总衰减系数是 $\omega$（相干散射）、$\tau$（光电吸收）、$\sigma$（康普顿散射）、$\kappa$（电子对效应）和 $\pi$（光核反应）之和。
- 光电效应发生概率随 $Z^3$ 和 $(1/h\nu)^3$ 变化。
- 康普顿散射发生概率随电子密度变化，随光子能量升高缓慢下降，并独立于 $Z$。
- 90°散射光子最大能量为 511keV，180°散射光子最大能量为 255keV。
- 光子能量低于 1.02MeV 时不会发生电子对效应。

# 思考题

2-1　十分之一值层（TVL）是将 X 射线或 γ 射线强度减少至无材料时的 1/10 所需的材料厚度。证明对于单能束，在好的几何条件下，其 TVL 等于 $2.30/\mu$，其中 $\mu$ 为总线性衰减系数。

2-2　假设方程 $I=I_0e^{-\mu x}$ 的指数 $\mu x\leqslant0.1$。证明在 1%误差范围内，透射光子数为 $I_0(1-\mu x)$，衰减光子数为 $I_0\mu x$（提示：将 $e^{-\mu x}$ 做级数展开）。

2-3　对于 1.0MeV 的光子，铜的质量衰减系数为 0.0589cm²/g。1cm 厚的铜吸收体可以将窄束中能量为 1.0MeV 的光子数降至百分之多少？铜的密度为 8.9g/cm³。

2-4　铜的密度为 8.9g/cm³，摩尔质量为 63.56。对于能量为 5MeV 的光子，铜的总原子衰减系数为 $3.3\times10^{-24}$cm²/原子数。若将能量为 5MeV 的光子衰减至初始值的一半，需要铜的厚度（cm）为多少？

2-5　铯中 K 层和 L 层电子结合能分别为 28keV 和 5keV。当能量为 30keV 的光子与铯相互作用时，从 K 层和 L 层中释放出的光电子动能为多少？

2-6　假如入射光子能量为 150keV，计算康普顿相互作用中 45°散射的光子能量。康普顿电子的动能是多少？如果光子散射角大于 45°，散射光子能量升高还是降低？

2-7　来自 ²⁴Na 的能量为 2.75MeV 的 γ 射线在铅屏蔽层中发生电子对效应。正负电子具有相等的动能，它们的动能是多少？

2-8　试证明，不管入射光子能量多大，康普顿相互作用中大于 60°散射的光子都不能产生电子对效应。

2-9　能量为 2MeV 的光子强度降至 0.1%所需要的铅厚度（cm）是多少？对于铅，$\mu_m$=0.046cm²/g，$\rho$=11.3g/cm³。

2-10　能量为 30keV 的光束在 5mm 厚的铝（$\rho$=2.7g/cm³）中透射率为 30%。铝对这些光子的质量衰减系数是多少？

2-11　线性衰减系数值为 0.001cm⁻¹，表示每厘米厚的吸收材料使得光子衰减了 0.1%。这是否表示 1000cm 厚的吸收体可以将全部光子衰减？请说出你的观点并证明之。

2-12　均匀系数若超过 1 会发生什么？在什么样的情况下才可能发生？

2-13　随着入射光子能量增大，散射光子更容易朝入射光子前进方向散射。比较射野尺寸对能量为 6MV 和 18MV 的光子散射剂量的效果。

（郑佳俊 译　韩晶晶 尹丽 校）

# 参考文献

1 Hendee, W. R., and Ritenour, E. R. *Medical Imaging Physics*, 4th edition. New York, John Wiley & Sons, Ltd., 2001.
2 Lord Rayleigh. *Philos. Mag.* **41**:274, 1871; 47:375-284, 1899, reprinted in *Scientific Papers* **1**:87; 4:397.
3 Grodstein, G. W. *X-Ray Attenuation Coefficients from 10 keV to 100 MeV*. Washington, DC, U.S. National Bureau of Standards, Pub. No. 583, 1957.

# 第 3 章

# 粒子辐射与物质的相互作用

目的
引言
带电粒子与光子的区别
粒子分类
碰撞相互作用

辐射相互作用
总结
思考题
参考文献

## 目的

通过学习本章,读者应该能够:

- 了解带电粒子和非带电粒子,轻离子和重离子在相互作用中的不同。
- 描述带电粒子与电子的相互作用,包括电离、激发、功函数、特征电离和线性能量传递等概念。
- 描述带电粒子与原子核的相互作用,包括截面和韧致辐射。
- 分辨电子和重离子的辐射能量损失与碰撞能量损失之比。

## 引言

理解带电粒子与物质的相互作用对放射肿瘤学至关重要。带电粒子(电子)用于放射治疗已有很多年,而很多应用带电粒子(质子)进行放射治疗的设备也正在建设中。中子和重离子(如碳离子)也在放射治疗中有重要作用。不同带电粒子与物质的相互作用既有相同点又有差别。研究带电粒子与物质相互作用的另一个原因是,当光子与靶原子发生作用之后会产生次级电子。这些次级电子一般比初级光子引起更多电离。在很多方面,光子与物质产生的相互作用正是由于次级电子与物质产生的相互作用导致的。

## 带电粒子与光子的区别

带电粒子与物质相互作用的方式与光子的主要区别在于它们碰撞的机制。电子与介质中其他电子或者原子核的相互作用称为库仑作用,库仑作用发生在带电粒子之间,每个粒子都对其他粒子施加吸引力或者排斥力。虽然带电粒子与原子核的相互作用有时也会发生,但大部分带电粒子与物质的相互作用是带电粒子与围绕着原子核的电子之间的相互作用。作用结果使得带电粒子将自身一部分能量传递给了次级电子。常用于推导穿过物质的带电粒子特性的近似称为连续缓慢近似(CSDA)。例如,一个穿透组织的电子在每次参与相互作用时损失的能量为30~35eV。因此,一个能量为3MeV的电子大约在进行100 000次相互作用后会损失掉自身所有能量,然后达到静止。假设连续能量损失是一个很好的近似。

当带电粒子束流同靶材料发生相互作用时,束流能量不断损失,但是其流强(与束流中带电粒子数有关)未发生变化。粒子持续地损失能量,直到它失去所有的动能,此时它们会停下来而不能继续穿透吸收体。因此,辐射剂量,即带电粒子束沉淀的能量,从患者皮肤表面到它穿透的最大深度在一阶近似的情况下都是恒定的,这段距离称为射程,超过粒子射程之后剂量为0。

另一方面,光子相互作用被称作毁灭作用,在这种相互作用中光子被吸收材料完全吸收而出射电子。或者说,光子可能在出射电子之后变为低能光子(散射光子)。因为能量是我们识别光子的唯一方式,所以可以说,在这种相互作用中,初始光子被吸收,新光子被出射。因此,相互作用后光子被衰减(被移出光束),次级电子或次级光子产生。光束强度随着透射深度降低,而光束能量(至少对于单能光束而言)不会发生变化。

表 3-1 总结了光子相互作用与粒子相互作用之间的区别。

# 粒子分类

粒子辐射可以分为三类:①电子/正电子,②重离子,③中子。这种分类是基于离子辐射与物质间相互作用的差异。例如,电子可以与其他电子发生碰撞相互作用,可以与原子核发生辐射相互作用。这些相互作用在后文中会详细讨论。重离子与电子类似,它们同样可以与电子发生碰撞相互作用。然而,因为它们质量较大,所以涉及重离子的辐射相互作用十分罕见。此外,当电子引起电离并出射其他电子时,可能出现分不清哪个是入射电子哪个是出射电子的情况。传统上,我们认为能量较高的电子为入射电子。而当入射粒子为重离子,出射粒子为电子时,则不会出现这种混淆。

中子不同于带电粒子,它们不能通过长程静电力与原子核或者电子发生作用,但它们可以通过短程作用与原子核发生作用。能够导致中子将能量传递给带电粒子的具体相互作用取决于入射中子的能量(注意:导致电离的是次级粒子)。表 3-2 给出了中子能量的分类。但有一点需要注意,中子能量分类之间的界限非常模糊。

低能中子(热中子和超热中子)主要通过中子俘获反应与物质发生相互作用。例如,碳俘获中子后导致质子出射而引起电离,氢俘获中子后导致 γ 射线出

表 3-2　中子能量分类

| 热中子 | 0~0.5keV |
|---|---|
| 超热中子 | 0.5~10keV |
| 中能中子 | 10~500keV |
| 快中子 | >500keV |

射也会引起电离。高能中子会发生弹性散射,更高能的中子甚至会发生非弹性散射。弹性散射导致部分能量由中子传递给靶原子核,随后能量随着电离被损耗。非弹性散射导致靶原子核进入激发态,从而克服核结合能,使得带电粒子从原子核中出射。

# 碰撞相互作用

当带电粒子穿过介质时,它们将自身一部分能量传递给介质里的电子来发生相互作用。在这个传递过程中,碰撞带电粒子失去能量,并且以相对于初始运动方向的某个夹角被偏转(散射)。带电粒子与介质中的电子作用改变运动方向,传递一部分能量给介质的电子,导致原子电离。碰撞阻止本领用于衡量粒子的能量损失,它被定义为带电粒子在介质中穿行时单位长度的能量损失。更常用的是质量碰撞阻止本领,即碰撞阻止本领除以介质密度。带电粒子束的质量碰撞阻止本领与原子介质的原子序数的平方成正比,与 $(v/c)^2$ 成反比,其中 $v$ 是带电粒子的速度,$c$ 是真空光束($3.00×10^8$m/s)。注意:对于较低能量的带电粒子,由于速度增加,质量碰撞阻止本领随能量增加而减少,而对于相对论性的粒子,如用于治疗能量范围内(若干 MeV)的电子,其速度为常数(接近光速 $c$),其质量碰撞阻止本领近似为常数,约为 2MeV cm²/g。这表示在水中(密度为 1g/cm³),一个电子每穿行 1 cm 损失的能量大约为 2 MeV。图 3-1 示出一个电子的质量碰撞阻止本领随能量变化的关系。

表 3-1　光子相互作用与粒子相互作用之间的区别

| | 光子 | 粒子 |
|---|---|---|
| 束流强度<br>(数量) | 随深度减小,永不为 0 | 最大射程内均匀,超出后变为 0 |
| 束流能量 | 随深度均匀分布 * | 最大射程内随深度减小 |

*仅适用于单能光束。

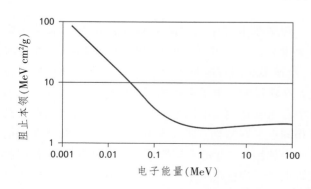

图 3-1　水中电子质量碰撞阻止本领随电子能量的变化。

在电子-电子相互作用中，接受能量的电子可能会上升到远离其所属原子核的电子层，或者会从原子中完全出射。

当电子上升至远离原子核的电子层时，原子会变得不稳定，这就是原子激发。通常原子仅仅会短暂地维持这个状态，之后此原子的一个或多个电子就会发生跃迁，同时发出特征 X 射线，直到所有的低能电子层被填满，原子恢复到稳定态。

在电子-电子相互作用中，如果电子被出射，其动能为：

$$E_k = E - E_b$$

其中 $E$ 是传递给出射电子的能量，$E_b$ 是出射电子的结合能。如果结合能忽略不计，散射和出射电子的动能之和就等于相互作用前初始电子的动能。若作用过程中动能守恒，此相互作用就称为弹性相互作用。电子的弹性散射有时又称作双球碰撞。假如结合能不能忽略，动能不守恒，则相互作用就称为非弹性相互作用。

当一个电子在某个作用过程（如与入射电子发生相互作用）中从原子中出射，称为原子的电离。出射电子和剩余的正离子构成了初级离子对（IP）。在空气中，产生一个离子对平均需要 33.97eV 的能量[1]。平均值符号 $\overline{W}/e$ 表示为：

$$\frac{\overline{W}}{e} = 33.97\text{eV/IP}$$

在空气中克服大部分松散结合电子的结合能所需要的能量要比 $\overline{W}/e$ 小很多。$\overline{W}/e$ 不仅包括电子结合能，还包括出射电子的平均动能和作用过程中损失的能量，这些损失的能量用于激发原子、与原子核作用和增加介质中分子的转动能量和振动能量。在空气中，被入射电子电离的原子数与被激发的原子数之比平均为 1:2.2。

从原子中出射的电子可能具有足够的动能来电离附近的原子。在此过程中产生的离子对称为次级离子对。一个入射电子前进每单位路程所产生的初级和次级离子对数目称为电子特定电离（SI），单位为 IP/cm。空气中，在标准温度和气压下（STP），能量低于 10MeV 的电子的 SI 值可以通过下式来估计：

$$SI = 45(v/c)^2 \text{IP/cm}$$

其中 $v$ 和 $c$ 在前文定义过。

特定电离与 $\overline{W}/e$ 和线性能量传递（LET）* 有关，它们之间的关系为：

$$SI = LET/(\overline{W}/e)$$
$$= LET/33.7\,(\text{eV/IP})$$

所以 LET 可以由 SI 乘以 $\overline{W}/e$ 得到。

## 例3-1

计算空气中能量为 0.1MeV 的电子的 SI 和 LET（$v/c=0.548$）。

$$SI = \frac{45}{(v/c)^2}$$
$$= 45/(0.548)^2$$
$$= 160\text{IP/cm}$$
$$LET = (SI)(\overline{W}/e)$$
$$= (160\text{IP/cm})(33.97\text{eV/IP})(10^{-3}\text{keV/eV})$$
$$= 5.4\text{keV/cm}$$

在介质中穿行的正电子作用的形式与电子类似，但有一点不同。当正电子将能量传递给周围原子时，它会失去动能并最终与电子相结合。两个粒子会短暂地绕对方相互旋转然后发生湮灭，以电磁波的形式释放出等同于两个电子总质量的能量。通常，会有两个能量为 0.511MeV 的光子以相反方向（180°夹角）发射出去。这种作用称为对湮灭，所产生的辐射称为湮灭辐射。当将发射正电子的放射性核素给予患者之后，湮灭辐射可以被探测器探测到，用于正电子发射断层扫描成像（PET）。

一般而言，电子在穿透介质时连续地损失能量。因此，如果带电粒子以特定能量进入吸收体，它会通过碰撞相互作用损失能量，直到所有能量都耗尽后停止前进，这就是阻止本领的由来。带电粒子束在介质中的射程有限，等于其初始能量除以碰撞阻止本领。电子束在水中的碰撞阻止本领约为 2MeV/cm。电子束在水中的射程（以 cm 单位）大约等于其初始能量（以 MeV 为单位）除以 2。例如，能量为 12MeV 的电子束在水中的射程约为 6cm。

我们知道，当带电粒子能量降低时其单位轨迹长度的能量损失会升高。因为粒子会在其射程的末端损失掉大部分能量，使得沉淀剂量在射程末端增加。此剂量增长称为布拉格峰（Bragg peak），如图 3-2 所示。

这种剂量增强在粒子束放射治疗中非常有优势（如质子束治疗），我们可以选择合适的能量以便将增强剂量送达肿瘤深处。讨论完辐射相互作用之后我们便会知道，为何电子不存在布拉格峰。

---

*LET 与碰撞阻止本领相同。

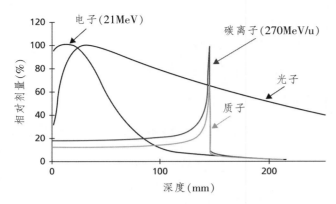

**图 3-2** 碳离子和质子束在水中的电离随深度的变化。电离作用在粒子束射程末端增强。（见彩图）

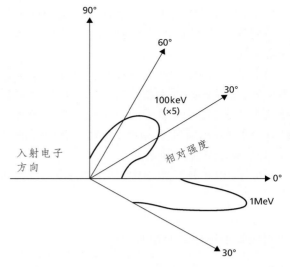

**图 3-3** 动能为 100keV 和 1MeV 的电子韧致辐射强度角分布[2,3]。（Source:Data from O. Scherzer[2] and H. Andrews[3].）

# 辐射相互作用

　　穿过介质的电子可能会在作用过程中被介质中的原子核散射，使得能量减少。在一些相互作用中，散射电子和反冲核的动能之和等于入射电子的动能，即作用过程中动能守恒。

　　对于氢原子，碰撞电子的弹性散射概率与电子和原子核大致相等。在高 $Z$ 值的吸收材料中，电子更有可能被原子核弹性散射，这是因为其概率随 $Z^2$ 增加，而被电子弹性散射的概率随 $Z$ 增加。作用概率经常被称为反应截面，有时以单位"巴恩"（barn）表示，1barn = $10^{-24}cm^2$。

　　大部分电子与原子核的散射作用是非弹性散射而不是弹性散射，这是因为作用粒子的动能在相互作用中不守恒。当能量在相互作用过程中以电磁辐射形式释放出去时，就会损失动能。电子（或者带电粒子）被吸收介质的原子核减速导致的能量辐射叫作韧致辐射或者制动辐射。韧致光子最多具有等同于入射光子动能的能量。对于低能光子，韧致辐射主要在电子入射方向的右侧射出。辐射角度随电子能量升高而缩小（图 3-3）。

　　与原子核对电子的弹性散射类似，韧致辐射的概率随 $Z^2$ 变化而变化。因此相比低 $Z$ 介质，高 $Z$ 介质可以更有效地产生韧致辐射。图 3-4 给出了一个典型的韧致辐射谱。谱曲线下的面积（所产生韧致辐射的量）随介质中 $Z$ 增大而动态变化。但是谱沿着能量轴的相对形状保持不变。与原子核发生非弹性作用导致的电子能量损失（韧致辐射）和与电子发生的激发和电离导致的能量损失（碰撞能量损失）的比值大约为：

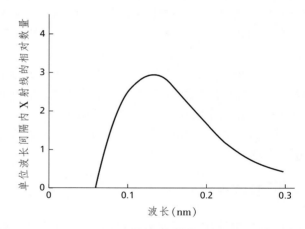

**图 3-4** 在 20kV 中加速的电子在钼靶($Z$=42)中的韧致辐射谱[5]。（Source:Data from M. Wehr and J. Richard[5], with permission.）

$$\frac{辐射能量损失}{碰撞能量损失} = \frac{E_k Z}{820}$$

　　其中 $E_k$ 是以 MeV 为单位的入射电子的动能，$Z$ 是介质的原子序数。例如，对于穿过铅($Z$=82)的能量为 10MeV 的电子，韧致辐射和电离-激发贡献的能量损失大概相等。这个比值在设计用于医学诊断和放射治疗的 X 射线管时非常重要。表 3-3 给出电子在水中和在铅中相对碰撞能量损失和辐射能量损失。

## 例3-2

　　在放疗中使用的 X 射线穿过金($Z$=79)靶时，能量为 20MeV 的电子辐射能量损失与碰撞能量损失之比大约是多少？比较此值与能量为 0.1MeV 电子撞击诊

表 3-3　电子在水(组织)中和铅中的相对(百分比)碰撞和辐射能量损失[4]

|  | 100keV | 1MeV | 10MeV | 25MeV |
|---|---|---|---|---|
| 水 |  |  |  |  |
| 碰撞 | 99.9 | 99 | 92 | 80 |
| 辐射 | 0.1 | 1 | 8 | 20 |
| 铅 |  |  |  |  |
| 碰撞 | 97 | 86 | 49 | 25 |
| 辐射 | 3 | 14 | 51 | 75 |

(Source:Jayaraman and Lanzl 1996[4].)

断 X 射线管中钨($Z$=74)靶时的值。

$$\frac{辐射能量损失}{碰撞能量损失} = \frac{E_k Z}{820}$$

对于金中能量为 20MeV 的电子:

$$\frac{E_k Z}{820} = \frac{20 \times 79}{820} = 1.9$$

辐射能量损失(韧致辐射)大约为碰撞能量损失的两倍。

对于钨中能量为 0.1MeV 的电子:

$$\frac{E_k Z}{820} = \frac{0.1 \times 74}{820} = 0.0090$$

在诊断 X 射线管中,大部分(> 99%)电子能量通过碰撞能量机制被消耗,产生低能电子,在靶中产生了热能。低于 1% 的电子能量以辐射能量损失。在放射治疗中,X 射线通过更高的电压产生,X 射线与热能之比更大。在 MV 范围内,X 射线产额约占电子在 X 射线靶中所释放能量的 50% 以上。

辐射阻止本领与带电粒子的质量的平方成反比。质子的质量大约为电子的 2000 倍,所以电子束中韧致辐射产量超过质子束产量的 $10^6$ 倍。因为电子束与原子核发生作用的概率更大,尤其当电子能量较高时,电子会比重带电粒子发生更多的散射。重带电粒子束基本不发生散射,其穿透深度与路径长度非常相似,这样的束流就会存在布拉格峰。然而,对于电子束,粒子轨迹末端所处的深度不同,因此其布拉格峰不明显。

# 总结

●因为带电粒子可用于放射治疗,且大部分来自

光子作用的电离实际上都是次级电子相互作用的结果,所以带电粒子相互作用在放射肿瘤学中非常重要。

●当带电粒子束与靶材料相互作用时,束流能量减小,但是束流强度不变,这与光束相互作用不同,光束相互作用时,光束强度减小,但光束能量不变。

●带电粒子可通过碰撞或者辐射与物质发生相互作用。碰撞相互作用中,轨道电子被出射。在辐射相互作用中,带电粒子被偏转,发出韧致 X 射线。

# 思考题

3-1　一个能量为 20MeV 的电子到静止之前发生的相互作用次数与 6MeV 的次数之比是多少?

3-2　动能为 1.0MeV 的电子在空气中的 SI 值大约为 60IP/cm。请估计这些电子在空气中的阻止本领。

3-3　能量为 2.0MeV 的 α 粒子在空气中的 LET 为 0.175keV/μm。假设 W/e 值为 33.97eV/IP,这些粒子在空气中的 SI 值为多少?

3-4　能量为 6MeV 的电子在水中穿行的距离大约为多少?若能量为 20MeV 呢?

3-5　6MeV 的电子在水中的辐射能量损失与碰撞能量损失之比是多少? 20MeV 的电子呢? 水的有效原子序数约为 7.4。

3-6　描述在碰撞阻止本领中发挥重要作用的带电粒子相互作用的过程。

(郑佳俊 译　韩晶晶 尹丽 校)

## 参考文献

1 Boutillon, M., and Perroche-Roux, A. M. Re-evaluation of the W value for electrons in dry air. *Phys. Med. Biol.* **32**(2):213–220.

2 Scherzer, O. Radiation emitted on the stopping of protons and fast electrons. *Ann. Physik.* 1932; **13**:137.

3 Andrews, H. *Radiation Physics*. Englewood Cliffs, NJ, Prentice-Hall International, 1961.

4 Jayaraman, S., and Lanzl, L., *Clinical Radiotherapy Physics. Vol 1: Basic Physics and Dosimetry*, Boca Raton, FL, CRC Press, 1996.

5 Wehr, M., and Richard, J. *Physics of the Atom*. Reading, MA, Addison-Wesley, 1960:150.

# 第 4 章

# 放射设备

目的

X 射线的产生

传统 X 射线管

电子源

X 射线管电压

X 射线能谱

低能 X 射线治疗机

临界射线机

接触治疗机

浅层治疗机

深部治疗机

超高压治疗机

兆伏级 X 射线治疗机

同位素远距离治疗机

  钴源治疗机

  源的封装

  源曝光机制

  准直器

  射线半影

  等中心治疗机

$^{137}$Cs 远距离治疗机

直线加速器

加速器的发展史

医用电子加速器的主要部件

  调制器和脉冲形成网络

  磁控管

  速调管

  微波能源处理设备

  真空泵

  偏转磁铁

  X 射线靶

  均整器和散射箔

  监测电离室

  准直器

  治疗床

其他医用加速器

回旋加速器

电子回旋加速器

总结

思考题

参考文献

## 目的

通过学习本章,读者应该能够:

- 描述传统 X 射线管的组成和特点,包括灯丝、阴极装置、管电压、整流方式、三相和高频发生器、X 射线靶、靶材料、阳极、焦点以及直线聚焦原则等。
- 描述 X 射线的能谱特征,X 射线管电流、管电压和线束过滤装置对其能谱的影响。

- 讨论放射设备的历史发展对现代治疗仪器设计的导向作用。
- 描述医用放射治疗设备产生的辐射束特征。
- 掌握现代直线加速器的主要结构,理解各结构的原理和作用。
- 比较直线加速器和其他兆伏级治疗设备的操作及临床应用。

# X射线的产生

1895 年 11 月 8 日，德国维尔茨堡大学物理学家 Wilhelm Röntgen[1]在研究"阴极射线"特性时发现了 X 射线，当部分真空的玻璃管上通过较高电压时会产生 X 射线。在研究过程中 Röntgen 发现，一旦阴极管上加载电压，实验室里的氰亚铂酸钡晶体就会发光，当在阴极管和晶体之间放置高密度的材料时，晶体的光晕有所减弱但并没有消失。众所周知，阴极射线在空气中只能传播几厘米的距离，所以它并不能直接导致晶体发光，因此 Röntgen 推断，晶体的光晕是由阴极射线管产生的一种新型的穿透性射线所引发的，并将这种射线命名为 X 射线。

在随后的几个星期中，Röntgen 研究并记录了 X 射线的几种特性[2,3]。他发现，X 射线沿直线传播，不受磁场的干扰，并且能量在传播过程中不断衰减，衰减程度与穿透物质的物理密度和元素构成（即材料的原子序数）有关。他还发现 X 射线可以使胶片变黑，因此他利用这一特性研究了不同条件下产生的 X 射线到达胶片的量。随后他利用胶片对可见光不透明的物体进行了成像实验。如今人们对于 Röntgen 发现的 X 射线的产生机制已经十分熟悉，即阴极射线管所产生的电子流与构成管壁的不同材料之间相互作用，产生 X 射线并将其释放。

阴极射线管作为 X 射线的产生装置是不稳定的，并且输出效率也很低。1913 年，Coolidge 发明了"热阴极"X 射线管，管中的灯丝通过外加电流被加热，产生热电子发射效应（也称为爱迪生效应）[4]，释放出电子。释放的电子被灯丝的负电压排斥，加速向带正电的金属靶运动。高速电子流与靶物质相互作用，产生 X 射线并释放出来。Coolidge 发明的"热阴极"球管正是如今所使用的 X 射线管的原型。

# 传统X射线管

本书的第 3 章已经对 X 射线产生的基本原理进行了详细的阐述。高能电子与靶相互作用时，受原子核影响发生偏斜，产生韧致辐射 X 射线。由此我们可以归纳出产生有效 X 射线束的必要条件为：①电子源；②高压；③X 射线产生靶；④真空；⑤准直器。如图 4-1 所示为固定阳极 X 射线管的结构组成，利用电流加热灯丝以提供电子源，随后电子在灯丝外壳（阴极）和靶（阳极）之间的高电势差（电压）作用下加速撞向

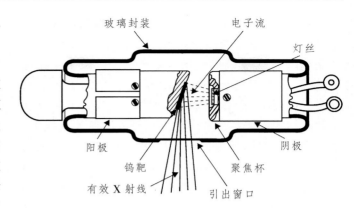

**图 4-1**　由固定阳极和加热灯丝构成的简单 X 射线球管。(Source: Bloom et al. 1965[5].)

钨靶，通过电子和靶原子的原子核的相互作用产生 X 射线。由靶产生的 X 射线会向四面八方散射出去，因此需要对射线进行准直以获得规定大小的有效 X 射线射野。玻璃封装的 X 射线管需要抽真空，防止电子在到达 X 射线靶之前与空气分子相互作用。

# 电子源

X 射线管的灯丝是具有高熔点的导电金属丝。大部分 X 射线管最常用的灯丝是钨丝（熔点 3370℃）。灯丝被封装于带负电荷的聚焦杯中，整体作为 X 射线管的阴极装置。灯丝上通过几安培的电流（灯丝电流）就可以加热灯丝，使其温度上升，从而产生热电子发射效应。如果电子在释放后能够立即被吸引至靶，将不会在灯丝附近产生堆积电子，此时 X 射线管的电流量（管电流）即为灯丝发射限制电流。此时想要进一步提高管电流，只能提高灯丝电流，使灯丝加热至更高的温度。当 X 射线管在高电压或者相对较低的管电流条件下工作时，灯丝的热电子发射限制了管电流的大小。

当 X 射线管的电压相对较低时，由热电子发射效应释放的电子将会在灯丝附近聚集，因为此时的电压无法使其立即加速射向靶。这些聚集的电荷被称为空间电荷。阴极电子云阻止了灯丝继续释放电子，从而限制了管电流。此时的管电流为空间电荷限制电流。空间电荷限制现象主要发生于相对较低的管电压条件下，例如乳腺 X 射线机。综上所述，X 射线球管主要有以下两种运行模式：①灯丝发射限制模式；②空间电荷限制模式。

X 射线管中吸收电子并发射出 X 射线的靶面积大小称为焦点。对于大部分清晰的 X 射线束，需要使

用小焦点,而小焦点则需要利用一根细微的灯丝作为电子发射源。然而如果灯丝太细,热电子发射效应就会受到限制,X 射线的输出效率也会受到限制。在这种情况下,需要更长的曝光时间,曝光期间患者的制动会成为问题。因此所有的 X 射线曝光条件必须就以下两点达成妥协:①利用小焦点产生清晰 X 射线束,得到高分辨率的图像;②利用大焦点提供高强度的 X 射线束[6-8]。大多数 X 射线管有双焦点,反映了对这两个条件的折中。当管电流较低时,则使用较细小的灯丝,利用小焦点是为了产生清晰的 X 射线束。当患者制动有问题时,需产生高强度的 X 射线束以缩短曝光时间,使用较大的灯丝以提供较高的管电流。这种拥有两个焦点的球管称为双焦点 X 射线管。

# X射线管电压

X 射线管灯丝(阴极)和靶(阳极)之间的电势差(电压)决定了所产生的 X 射线的强度以及其能谱分布。正极称为阳极,因其能吸引负离子(阴离子)。负极称为阴极,因其能吸引正离子(阳离子)。世界上大部分国家的电力单位提供的是交流电,所以大多数 X 射线管使用的是交流电压和电流(AC)。在美国,交流电的频率是 60Hz(1Hz=1s 产生一个周期循环),即 60Hz AC 在 1s 的时间里,电压的极性和电流的方向将产生 120 次的变化,两个变化形成一个周期。然而 X 射线管只有在靶电压为正,灯丝电压为负时才能运作,因此需将交流电转变为直流电(DC)供 X 射线管使用。这一转换过程称为整流,整流器就是指将交流电转换为直流电的一种设备。

X 射线管最简单的一种运行模式就是直接使用交流电,靠自身来控制电子的流向,使其仅从灯丝向靶运动。这种管的组成和结构能够达到灯丝释放电子所需温度。当灯丝电压为负,靶电压为正时,电子流向 X 射线靶并产生 X 射线。在正常情况下,X 射线靶是不会成为电子源的。当交流电的电压极性反转时,即靶电压为负,灯丝电压为正,由于靶不能释放电子,将不会产生由靶向灯丝运动的电子流。这种运行模式称为自整流,通过 X 射线管自身结构来整流交流电。当靶温度无法达到电子热发射的温度时,这种自整流模式可以控制 X 射线管内电子的流向。当管电流相对较小,靶温度相对较低时,前述条件可以满足。当管电流较大时,靶就会产生高温,热电子发射,从而电子流反向运动。高能电子轰击灯丝,会损坏灯丝。因此自整流模式只能应用于严格限制管电流的情况下,例如一些

利用低电流的可移动放射成像和治疗设备[9]。

当高压电路安装两个整流器时,将在一个交流电周期内产生一个 X 射线脉冲。这种运行模式称为半波整流,因为在电压反转的一半周期内并没有使用电压能源,所以对于供应能源的利用效率较低。浪费的另一半电压能源可以采取全波整流的方法得以利用,这就需要使用更为复杂的整流电路。

对于全波整流模式,在交流电源的正向和负向周期中,整流电路都能使 X 射线管的灯丝呈现负电势而阳极呈现正电势。在全波整流条件下,负电压脉冲实际上是被"快速翻转",因此也能用来产生 X 射线。在这种运行模式下,全波整流将交流电波形转换成直流电波形,在一个周期中产生两个有效 X 射线脉冲,或者说在一秒内产生 120 次脉冲。

如果管两端的高压在一个周期内持续维持较高的势能,而不是每半个周期就降落到零,那么 X 射线的产生效率就可以得到进一步的提高。这一想法在三相交流(3φ)供电系统中得以实现。三相电源由三条分别独立的电缆连接到 X 射线管上进行供电。由于其他两根电缆的共同作用,每条电缆的输出电压波形仅发生轻微的变化,因此管两端的电压总是在最大值附近浮动。这种电压波形采用的是全波整流模式,在每个电源周期内,向 X 射线管提供六个电压脉冲的整流电路称为三相六脉冲电路。有一种方法可以优化三相整流电路,但会使球管的阳极电压相对于阴极有轻微的相位延迟。然而相比三相六脉冲电路有 12% 的电压波动,这种优化方法使得三相十二脉冲电路的电压波动更小(3%)。

图 4-2 分别显示了加载于管两极之间的半波整流、全波整流、三相以及恒压电路的电压波形。其中后者主要出现于高频 X 射线发生器,电压频率范围为 1~100kHz。高频 X 射线发生器的 X 射线输出效率最高。

# X射线能谱

X 射线束中光子能量的分布与某些参数有关。撞击靶的电子能量随 X 射线管两端电压的变化而变化。对于特定能量的电子产生的韧致辐射光子,其最大能量以 keV 为单位,数值上与 X 射线管两端的千伏级电压的数值相等。千伏级电压(kV)的最大电压值被描述为千伏峰值(kVp)。电子轰击靶的过程中,只要电子的能量超过特征 X 射线发射的阈值,也会产生特征 X 射线,其能量与电子能量无关。

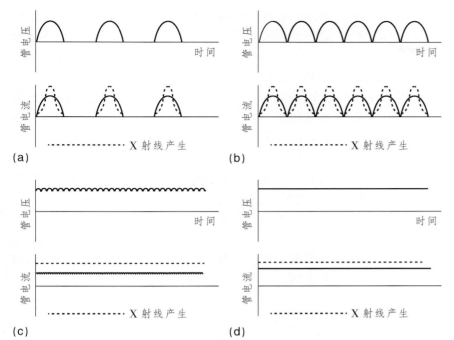

图 4-2 X 射线管两端的 (a) 半波整流，(b) 全波整流，(c) 三相以及 (d) 恒压电路的电压与电流波形图。

每一束 X 射线都会被 X 射线束内自然存在的材料滤过，包括靶、X 射线管的玻璃壳、管周围的绝缘油，以及管的线束射出窗口等。所有这些材料统称为 X 射线束的固有滤过或内在滤过，通常用毫米铝来等效（mm Al eq）。一般诊断 X 射线的固有滤过约为 1mm Al eq。为了选择性地消除 X 射线束中较低能量的部分，会附加滤过装置来提高线束的"硬度"。如果这些低能的成分没有被滤过消除，就会被患者吸收，提高了患者的辐射剂量。具有高能量的 X 射线被称为"硬射线"，因为它能穿透高密度的组织（硬组织），如骨。相应的低能量的 X 射线则被称为"软射线"，因为它只能穿透较低密度的组织（软组织），如脂肪和肌肉。对于诊断 X 射线，附加滤过一般仅为几毫米铝。而对于用于放射治疗的高电压（几百 kVp）X 射线束，常使用铝、铜和锡的滤过。铝、铜和锡构成的滤过装置在 1932 年由 R.Thoraeus 首次提出，并称之为托劳斯过滤器。

图 4-3 示出用于诊断的钨靶 X 射线管发射的线束能谱，分别使用了三种厚度的铝作为附加滤过。这些滤过降低了 X 射线的光子总量，但是提高了其平均能量。这些改变表现为 X 射线能谱整体高度的下降，以及能谱峰值向更高能量的方向移动。

X 射线管的靶材料通过影响 X 射线输出效率来影响 X 射线能谱，并决定了特征 X 射线的能量。其中 X 射线输出效率由两种能量的比值来表征，即发射的 X 射线能量与电子加速撞击靶而沉积于其中的能量的比值。沉积于靶中的能量用参数 $P_d$ 表示，单位为瓦

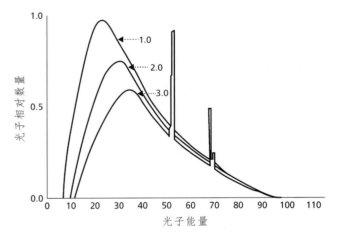

图 4-3 100kVp 钨靶 X 射线管产生的 X 射线能谱，总滤过值分别为 1.0mm Al、2.0mm Al 及 3.0mm Al。kVp 和 mAs 均相同。(Source：Computer simulation courtesy of Todd Steinberg, St. Louis, MO.)

特，$P_d=VI$（$V$ 代表管电压，单位为伏特，$I$ 代表电流，单位为安培）。放射出的 X 射线的能量用参数 $P_r$ 表示，单位为瓦特：

$$P_r=0.9\times10^{-9}(Z)(V^2)(I)$$

其中 $Z$ 代表靶材料的原子序数。这两个数值的比值为 X 射线输出效率：

$$效率=P_r/P_d=0.9\times10^{-9}(Z)(V)$$

如公式所示，X 射线的输出效率随靶材料原子序数及管电压的增大而增大。100kVp 以下的诊断 X 射

线输出效率是非常低的，传递到靶的能量只有不到1%以 X 射线的能量释放。几乎所有的电子能量沉积于靶中，转化为热能，使靶的温度升高。为了防止靶的温度过高，人们采用一些装置来限制靶的温度，例如使用直径较大的旋转阳极靶；使用角度倾斜的靶使沉积的能量扩散体积更大；冷却循环水或油系统；以及使用用于低能 X 射线管的散热片等。

## 例4-1

0.5s 的时间内，$1.25 \times 10^{18}$ 个电子（400mA）在 100kV 恒定电势差的作用下加速撞向阳极，请问沉积于 X 射线靶的功率为多少？

$P=VI$
$=(10^5 \text{V})(0.4\text{A})$
$= 4 \times 10^4 \text{W}$

## 例4-2

如果例 4-1 中的 X 射线管为钨靶（$Z=74$），请计算放射出的 X 射线能量 $P_r$ 和 X 射线的输出效率。

$P_r=0.9\times10^{-9}(Z)(V^2)(I)$
$=0.9\times10^{-9}(74)(10^5)^2(0.4)$
$=2.7\times10^2\text{W}$
效率$=0.9\times10^{-9}(Z)(V)$
$=0.9\times10^{-9}(74)(10^5)$
$=0.67\times10^{-2}\approx0.7\%$

影像诊断中主要使用的是方向垂直于入射电子方向的 X 射线，因此利用反射型靶可产生与管轴线方向成 90° 的 X 射线束。而在放射治疗中，由于射线输出效率提高，可以使用固定阳极靶，而不需要旋转阳极靶。

特征 X 射线的能量反映了 X 射线靶的电子结合能，尤其是 K 层、L 层和 M 层的电子。在典型的特征 X 射线能谱中，主要的波峰代表了电子从 L 层跃迁到 K 层，第二个波峰代表了电子从 M 层跃迁到 K 层。在任何情况下，特征 X 射线的能量都是略低于靶原子 K 层电子的结合能。正如第 2 章所述，稍低于 K 层电子结合能的 X 射线穿过相同材料时只产生很小的衰减。因此可以利用相同材料的滤过来传输该材料作为 X 射线靶时产生的特征 X 射线。例如，在乳腺 X 射线管中使用的是钼靶，产生软组织成像所需能量的特征 X 射线（17~20keV）。钼滤过器置于 X 射线束传输路径中，吸收大部分低能韧致辐射光子，而特征 X 射线仅产生

很小的衰减。除重元素以外的元素，电子跃迁到 L 层或更高的阶层时产生的电磁辐射能量很低，并不能归类为 X 射线，甚至它会直接被固有滤过和 X 射线束传输路径中的附加滤过吸收掉。

前文提到高能电子会和靶原子核相互作用，产生韧致辐射，光子的能量最高可达到电子的总动能。在特定的管电压产生的韧致辐射 X 射线束中，这些光子有最高能量（即波长最短），因此 X 射线束中波长最短的光子与 X 射线管两端的峰值电压有关。用纳米作为 $\lambda_{\min}$ 的单位，关系式为：

最大光子能量(keV)= $h\nu_{\max}$
=最大管电压(kVp)

其中 $\nu_{\max} = c/\lambda_{\min}$，$c$ 为真空中的光速，可以得到以下关系：

$$\frac{hc}{\lambda_{\min}}=V(\text{kVp})$$

$$\lambda_{\min}=\frac{hc}{V(\text{kVp})}$$

$$\lambda_{\min}(\text{nm})=\frac{1.24}{V(\text{kVp})}$$

最小波长 $\lambda_{\min}$ 的单位为纳米。

## 例4-3

0.000 25nm（$0.000\ 25 \times 10^{-3}\mu\text{m}$）是治疗 X 射线束中的最短波长（$\lambda_{\min}$），请问与之对应的 X 射线最高能量和管电压分别为多少？

$\lambda_{\min}(\text{nm})=1.24/E(\text{keV})$
$E(\text{keV})=1.24/\lambda_{\min}=1.24/0.000\ 25\text{nm}$
$=4.96\text{MeV}$

因为 $E(\text{keV})=V(\text{kVp})$，所以 X 射线束的管电压为"4.96MV"。

注意：当能量超过高电压范围时，X 射线束是通过均匀加速电子机制产生的，所以此时用来描述峰值电压的 p 将没有意义。

X 射线管两端的电压决定了 X 射线的最大能量和输出效率。轰击阳极靶的电子数量也影响了曝光时 X 射线的数量，而电子的数量为管电流（毫安）和曝光时间（秒）的函数，通常用毫安秒（mAs）来描述。综上所述，kVp 影响了 X 射线的"质量"（能量或者穿透能力）和数量，而毫安秒只影响了 X 射线的数量。

## 例4-4

计算管电流为 400mA，曝光时间为 0.05s 时，轰击 X 射线靶的电子总数量。

电流的单位为安培(A)，等价于库伦每秒(C/s)，曝光时间和电流输出的结果等价于所产生的电荷量，单位为库伦。

400mA=0.4A
单个电子电荷量=$1.6×10^{-19}$C
$Q(C)=[I(A)]×[t(s)]$
电子数量=(0.4A)(C/s)(0.05s)/$1.6×10^{-19}$C/电子数
　　　　= $1.25 × 10^{17}$

为了获得高质量的 X 射线图像，X 射线需要从反射靶的小体积发射，从而得到清晰的 X 射线束。被轰击的靶区体积称为 X 射线管的焦点。为了减小焦点，靶被倾斜到相对于电子入射方向很陡的角度。在倾斜了很陡的角度后，X 射线似乎来源于"有效焦点"，看起来远远小于"实际焦点"(图 4-4)。这种减小焦点的方法被称为直线聚焦原则，被广泛应用于诊断 X 射线管中，通常靶的倾斜角度为 6°~17°。直线聚焦原则对用于 X 射线和 CT 模拟机的 X 射线管非常重要，它们在放射治疗中用于制订治疗计划和监控患者。

放射治疗使用的兆伏级 X 射线的输出效率是很高的，因此可以使用体积较小的固定阳极靶。在这个能量级别的电子轰击靶时，产生的 X 射线方向向前(与轰击电子同向)。使用薄的透射靶时，X 射线从靶传输至患者衰减较小。此时由于 X 射线的输出效率足够高，就没有必要使用厚重的阳极靶来散热。因此向前传输的 X 射线在到达目标前不会发生大幅度的衰减。传输靶通常使用冷却水循环系统来控制靶的温度。此时直线聚焦原则在大多数治疗 X 射线源中就不适用了，因为此时使用的是透射靶，而非反射靶。

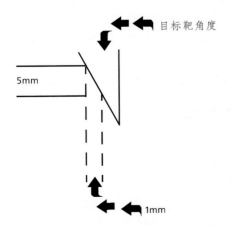

**图 4-4**　直线聚焦原则示意图，使有效焦点比实际焦点小得多。

图中标注：目标靶角度；5mm；1mm

# 低能X射线治疗机

X 射线被 Röntgen 发现后，几乎立即被应用到放射治疗中。来自芝加哥的 Emil Grubbe 是首批利用 X 射线进行放射治疗的人之一。自 1896 年 1 月开始，他使用早期的 Crookes X 射线管对很多癌症患者进行治疗，并将结果报道出来。直到 19 世纪 50 年代 $^{60}$Co 治疗机发明之前，大多数放射治疗使用的是电压低于 300kV 所产生的 X 射线。从此之后，许多低能治疗机被兆伏级治疗机所替代。但许多肿瘤治疗中心仍然保留了部分低能 X 射线治疗机，专门用于皮肤病变的治疗。

# 临界射线机

电压低于 20kV 产生的射线称为临界射线。它没有穿透性，因此在放射治疗中几乎没有应用价值。

# 接触治疗机

接触治疗机的工作电压为 40~50kV，产生半值层为 1~2mm Al 的 X 射线。X 射线管设计为通过遮线器与被照射表面接触，被照射表面到靶的距离约为 2cm。低能量和短源皮距的双重作用引起深度剂量的迅速下降。这些 X 射线只适用于治疗体表病变。

接触治疗机的优点之一是它们适用于手术室。因为暴露的组织可接受高剂量的照射而避免深部组织受到辐射，所以接触治疗机曾被用于术中治疗。由于应用范围不断缩小随后逐渐被电子束治疗所取代。但随着专门设计的可产生 ≤50keV X 射线束的现代设备的诞生及其在近距离放射治疗中的应用，接触治疗机将卷土重来[10]。

# 浅层治疗机

千伏级电压的 X 射线机主要适用于浅表组织的治疗。为了与深部治疗机区别，将管电压为 50~150kV 的机器定义为浅层治疗机。为了提高射线束的穿透能力，通常附加厚度超过 5mm 或 6mm 的铝制过滤器。其产生的 X 射线半值层一般为 1~8mm Al。

一般采用玻璃或不锈钢圆锥筒来准直射线束，需要治疗的组织表面和圆锥筒末端直接接触。浅层治疗机每分钟可提供高达几百厘戈瑞的剂量率。图 4-5 为典型的浅层治疗机。

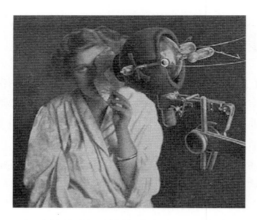

图 4-5    典型的浅层 X 射线治疗机。(Source:Courtesy of Nucletron Corporation of America.)

## 深部治疗机

随着较高电压设备的应用,在 200~350kV 电压范围内运行的 X 射线机也相继问世。在很长一段时间内,这些机器为放射治疗提供了最具穿透力的 X 射线束,因此也称为深部治疗机。由于它们的深度剂量介于浅层治疗机和超高压治疗机之间,也被称为中电压治疗机。目前很多深部治疗机仍然存在,尤其是在美国以外的国家。然而它们在很大程度上被剂量更均匀的带电子束的电子直线加速器所取代。

深部治疗机通常配有可调准直器和光线定位器,其中光线定位器能够辅助患者治疗时的摆位。通常使用相对较短的治疗距离(如 50cm)。一种现代深部治疗机内部至少具有剂量监测系统和先进的数字控制系统。典型的深部治疗机如图 4-6 所示。

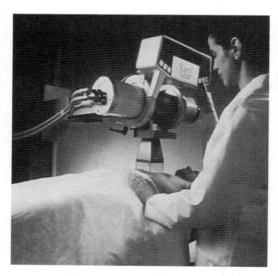

图 4-6    典型的深部 X 射线治疗机。(Source:Courtesy of Nucletron Corporation of America.)

## 超高压治疗机

在 20 世纪 40 年代末和 50 年代,出现了一批在 500~1000kV 电压范围内工作的治疗机。传统的变压器将 X 射线机管电压限制在 350kV 左右。超高压治疗机主要依赖谐振变压器等设备产生高电位。由于其他高能电子系统和同位素治疗机的发展,对超高压 X 射线发生器的研究仅持续了几年。

## 兆伏级X射线治疗机

几种工作电压超过 1000kV 的 X 射线机也逐渐面世,包括范德格拉夫加速器、电子感应及直线加速器。其中只有直线加速器目前仍被广泛应用。这些治疗机具有高剂量率、紧凑型设计以及高稳定性等优点。直线加速器将在本章后续小节中详细讨论。

## 同位素远距离治疗机

### 钴源治疗机

在 1951 年之前,镭机是唯一的远距离治疗机,它含有一个包埋了几克镭元素的密封管。远距离镭机很昂贵,其辐射束强度较低,不适用于常规的临床治疗。二战后,核反应堆被建造,为公共卫生事业提供了放射性核素。1951 年,加拿大生产出最初的医用高活度 $^{60}$Co。1952 年,Johns 和同事设计出了第一台 $^{60}$Co 远距离治疗机[11-13]。20 世纪 90 年代后期,只生产了少量的 $^{60}$Co 治疗机,主要销售到美国和西欧以外的国家。

### 源的封装

标准源容器封装的 $^{60}$Co 源,被用于生产远距离放射治疗机。$^{60}$Co 源被封装于两个焊接在一起的不锈钢罐内,能够防止放射性物质的泄漏。钨、铀或铅包裹着放射源,以衰减非治疗方向上的 γ 射线。而治疗所需的 γ 射线穿过薄钢板,只有轻微的衰减。

### 源曝光机制

目前有许多方法可用于暴露和屏蔽 $^{60}$Co 放射源。如一些制造商将放射源安装在一个金属轮上,旋转 180°以暴露放射源。利用马达使放射源保持在"开启"的位置上。当马达的动力中断时,金属轮上的一个弹簧将放射源拉到"关闭"的位置上。放射源曝光的另一种方法是使用一个小型压缩机,它产生的空气压力使放射源处于"开启"的位置。当压缩的空气被释放时，放射源就被一个弹簧拉到屏蔽的位置。这些设计都具有应急系统，因此在电源切断时放射源会自动回到屏蔽位置。

## 准直器

当放射源在"开启"位置上时，从源发射出来的 γ 射线进入一个铅或贫铀组成的照射通道中。安装在通道下方的准直器可用来改变离开放射源的射束大小和形状。现代 $^{60}$Co 远距离治疗机拥有多片交错间隔的准直器，这些叶片通常为铅或钨(图 4-7)。

通常会将一个附加准直器(也被称为消半影装置)连接到最后一级准直末端，它和患者最接近。该附加准直器能够锐化射线束的边缘。为了减少光子和周边材料相互作用而产生的电子对 γ 射线束的污染，准直器的末端应距离患者皮肤至少 15cm 以上[15]。因为距离更短时，大量电子可能到达皮肤，将产生严重的皮肤反应。

通常会使用光线定位器来确定 γ 射线束的范围，并在治疗时协助患者摆位。置于准直器内的一面镜子可反射来自灯泡的光线，从而提供一个与射线照射野相一致的灯光野。

## 射线半影

照射源的大小有限，因此会产生边界不清的辐射野。这种模糊的边界被称为几何半影。图 4-8 表明皮肤和皮下一定深度 $d$ 处的锐利度不足。

皮肤表面的几何半影宽度 $W$：

$$W = c \frac{SSD - SCD}{SCD}$$

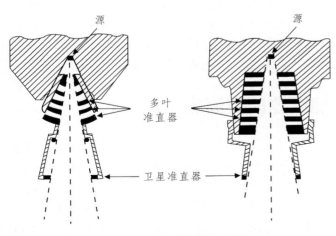

**图 4-7** 两种多叶交错形准直器附带卫星准直器。(Source：Hendee 1970[14].)

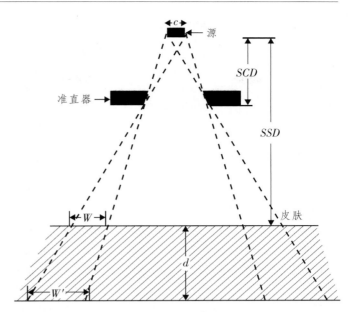

**图 4-8** 有限大小的远距离放射源引起的几何半影示意图。(Source：Hendee 1970[14].)

其中 $c$ 代表源的直径，$SSD$ 代表源皮距，$SCD$ 是源到准直器的距离。几何半影不受辐射野大小的影响。在患者体表的几何半影可以通过把准直器放置在皮肤上来消除。当 $SSD = SCD$ 时，半影 $W = 0$。然而对于高能量的 X 射线和 γ 射线，这种做法是不可行的，因为来自准直器的散射电子会污染皮肤表面的辐射束。为了使几何半影最小，要生产直径最小的高活性的源。这样既可以提供合适的辐射强度，又具有相对较小的半影。

在患者体内深度 $d$ 处的几何半影宽度为 $W'$：

$$W' = c \frac{SSD + d - SCD}{SCD}$$

因此患者皮下任何深度的几何半影都比皮肤表面的半影要大。

### 例4-5

计算 $^{60}$Co 射线束在皮下 10cm 处的半影大小，治疗源皮距为 80cm。放射源的直径为 2cm，患者距离最后一级准直器 35cm。

$SCD = 80 - 35 = 45$cm。

几何半影宽度为：

$$W' = c \frac{SSD + d - SCD}{SCD}$$

$$W' = 2 \times \frac{80 + 10 - 45}{45}$$

$$W' = 2\text{cm}$$

皮肤表面或是在表面以下一定深度处的半影,定义为射线束边缘 90% 和 10% 等剂量线之间的距离[16]。将辐射束相同深度上中心轴吸收剂量的百分数相等的点(例如 90%、80%、70% 等)连接起来,即为等剂量曲线。在设计治疗计划时,应考虑皮肤表面和皮下某一深度的半影区,特别是有相邻(对接)辐射野时。

## 等中心治疗机

目前已有的直立式和等中心式远距离 $^{60}$Co 治疗机仍被应用于放射治疗中。

等中心治疗机的主要优势体现在患者的治疗摆位过程。利用等中心治疗机,在单一靶体积、两个或更多角度的照射治疗过程中,患者只需要一次摆位。相比之下,直立式治疗机需要经常改变患者体位(如患者从仰卧位变换成俯卧位),或者需要移动治疗床以重新定位治疗机头。

等中心治疗的另一个优点是,它允许旋转或弧度疗法。对于弧度治疗,治疗期间旋转机架,治疗机头围绕等中心点移动。患者就位,靶区中心位于机器等中心上,而射线束在弧度运动过程中照射靶区。

大部分等中心远距离治疗机应含有墙和天花板上的灯光或激光器,发射出狭窄的光束,在等中心点交叉。激光束与患者皮肤上的标记重叠,提供快速摆位,进而对患者进行治疗。对于大部分远距离治疗机,旋转时需要利用一个重物来平衡治疗机头的重量。平衡物有时也是吸收穿透患者辐射的一个主要屏障,降低了治疗机房墙体对射线屏蔽的要求。

## $^{137}$Cs远距离治疗机

1956 年,Brucer 首先报道了以 $^{137}$Cs 作为放射源的远距离治疗机[17]。在 20 世纪 90 年代之前,有一些铯源治疗机用于浅层病变的治疗,例如头颈部的肿瘤。$^{137}$Cs 治疗机的准直器和源曝光机制与 $^{60}$Co 机相似,但也有部分 $^{137}$Cs 机使用的是锥型束而不需要准直器。与体积相同的 $^{60}$Co 源相比,$^{137}$Cs 源的放射强度较低,因为它的最大比活度只有 $3.2 \times 10^{12}$ Bq/g(87Ci/g)(例 4-6),且仅有 83% 的 $^{137}$Cs 原子核在转换过程中会释放出 γ 射线。在长距离的治疗中,活度足够高的源能够释放出合适强度的辐射束,但会出现较大的模糊边缘。较小尺寸的源可以改善边缘模糊,但是仅在治疗距离很短时才能提供足够强度的放射线。因此大部分 $^{137}$Cs 源只应用于照射距离小于 35cm 的治疗。利用 $^{137}$Cs 元素短距离治疗机快速发散的射线束对患者进行治疗,它

的剂量分布与使用 400kVp 电压产生的 X 射线照射的结果类似。

## 例4-6

$^{137}$Cs 最大比活度为多少?

活性通过原子衰变常数计算:

$$A = \lambda N$$

如果 $N$ 代表 $^{137}$Cs 的每克原子数,则比活度即为活性。对于纯 $^{137}$Cs($T_{1/2}=30y$):

$$每克原子数 N = \frac{(6.02 \times 10^{23} \text{ 个原子/mol})}{(137 \text{g/mol})}$$
$$= 4.4 \times 10^{21} \text{ 个原子/g}$$

$$^{137}\text{Cs 的衰减常数,} \lambda = \frac{(\ln 2)}{(T_{1/2})}$$
$$= \frac{0.693}{30y}$$
$$= 2.3 \times 10^{-2} /y$$
$$= 7.3 \times 10^{-10} /s$$

$$比活度 = \lambda N$$
$$= (7.3 \times 10^{-10}/s)(4.4 \times 10^{21} \text{ 个原子/g})$$
$$= 3.2 \times 10^{12} \text{ Bq/g}$$

# 直线加速器

几乎在所有的放射治疗中心都在使用现代直线加速器 (linacs),它们取代了大部分其他类型的治疗机。加速器利用电子线或者电子和合适的靶相互作用产生的韧致辐射 X 射线,对患者进行治疗。目前通过加速器可以获得高强度电子流,从而提供高剂量率的 X 射线或电子线治疗。因此,即使在相对较长的治疗距离下,治疗时间也很短。许多现代直线加速器可提供多档兆伏级能量的电子和光子射线束。通常使用 MV 来描述光子束的能量(如 6MV),而 MeV 则用来描述电子束的能量(如 6MeV)。

# 加速器的发展史

最早的直线加速器是所谓的直接型加速器,通过在一个绝缘柱上施加高电位差来加速带电粒子。

在最简单的直线加速器中,比如图 4-1 显示的 X 射线管范例,电子从阴极(被加热的灯丝)挣脱出来,向阳极加速而去。加速力是由阴极和阳极之间的静电场提供的,而静电场是通过维持阳极相对于阴极的正

电电压而产生的。通过这种加速方式,电子获得的能量取决于电压 V;电子通过 1V 电位差的加速获得 1 电子伏特(eV)的能量。这相当于 $1.6×10^{-19}$J,而电子伏特(eV)或兆电子伏特(MeV)是最常用的单位。

加速电子的速度可以用经典动能公式计算:

$$T=\frac{1}{2}m_ev^2 \qquad (4-1)$$

其中 $m_e$ 是电子的质量,$v$ 是电子的速度。可以直接计算出 1eV 电子的速度是 $1.87×10^7$m/s,即光速的 6.25%。为了将电子加速到更高的能量需要增大电势差(然而高于几十万伏特的电压是不可能实现的)或者多次重复加速。需要注意的是,当电子具有相对论性质时(即电子的速度超过光速的 20%),式(4-1)就不适用了,因为此时电子质量的变化不能忽略。

第一台直线加速器是由 Wideröe 在 1928 年发明的,以加速重离子[18]。Wideröe 的加速器包括一系列的金属圆筒,称为漂移管,交替的金属圆筒连接在相反极性的振荡射频电压端(图 4-9)。

因为相邻的漂移管连接在具有相反极性的电源上,管的边缘之间产生了电场。离子在相邻漂移管之间的空间中加速。

在漂移管内部,离子与射频电压产生的电场是隔离的。漂移管的长度足够保证离子在每次射频电压改变极性的时候进行稳定的漂移。以这种方式,离子从一个漂移管到另一个漂移管中,只有在管间的空隙被调整到正确的极性时才能加速。随着离子能量和速度的增加,漂移管的长度也必须增加。尽管 Wideröe 加速器适用于加速重离子,但是不能用来加速电子,因为加速高能电子要求具备非常长的漂移管。

20 世纪 30 年代末和 40 年代初,微波腔的发明以及速调管和磁控管的出现,推动了微波能源的发展,使电子直线加速器的发展成为可能。

1948 年至 1955 年间,英国和美国的研究小组分别独立地设计和制造了第一代电子直线加速器。在英国大莫尔文镇(随后成为哈尔维原子能机构的一部分),Fry 和通讯研究小组的同事们于 1946 年设计了 0.5MeV 的直线加速器,并于同一年实现了对电子的加速[19]。美国加利福尼亚州帕罗奥多的 Ginzton 及其同事独立发明了 1.7MeV 的加速器,并于 1947 年早期投入实际运作[20]。到 1947 年底,两个研究小组都将能量提升到 3.5~6MeV。在同一时期,Chodorow、Ginzton 和 Hansen 研制出数兆瓦特的速调管,能量比战时用于雷达的高出几个数量级[21]。这些微波源的出现,使输出高于 1000MeV 能量粒子的行波直线加速器的发展成为可能。

在微波加速器中,微波被引导到一个筒状金属管中,这个金属管被称为加速器波导管。同时,电子或其他带电粒子被引入波导管的一端,电磁场诱导波导管的内壁产生电流。电流产生的电场加速粒子能提高其速度。

在加速器中形成电场的微波功率 $P$,取决于波导的几个特性:

$$P=\frac{V^2}{ZL}$$

其中,$V$ 是加速粒子的波导管内的电势差,$Z$ 是加速器波导管的分路阻抗,$L$ 是波导管的长度。分路阻抗为导向效率的量度。为了在分路阻抗为 100MΩ/m,长度为 1m 的结构中将粒子加速到 10MeV 的能量,需要 1MW 的电磁波功率(注意:MΩ 代表"兆欧","欧姆"是电阻的单位)。额外的能量被加速粒子本身和直线加速器的其他部件消耗。因此,必须使用 2MW 或更高功率的微波能源。低能加速器通常使用 2MW 磁控管作为微波能源,而更高能量的加速器则需要使用高达 10MW 额定功率的速调管。

为了调节微波的相位速度(微波波峰表现出的移动速度),类似金属盘的障碍物(盘荷波导)被规律地间隔放置在波导管中(图 4-10)。相位速度指的是电磁

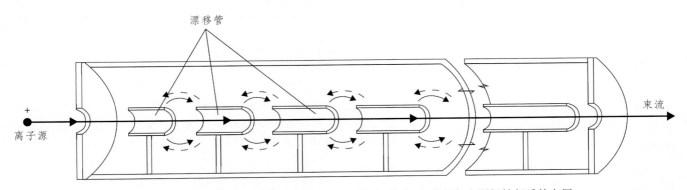

图 4-9　早期直线加速器模型,漂移管悬浮于波导加速管中,加载了与电源极性相反的电压。

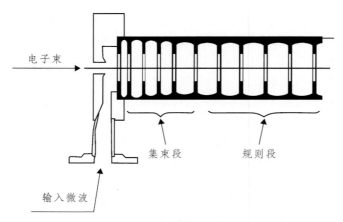

**图 4-10**　用于电子加速的盘荷波导示意图。集束段金属盘之间的距离小于规则段的距离。在集束段将电子加速到相对论能量,形成一束,由规则段实现有效加速。

波波峰或者波谷处的速度。按这种原理设计的线性加速器允许电磁波波峰的速度低于光速,并使带电粒子持续加速。通常电磁波携带的能量总是以光速移动。

微波在金属盘之间形成电场。在一些加速器结构中,第一和第二个金属盘之间产生向前的电场,而在第二和第三个金属盘之间产生向后的电场。因此,波长跨越两个相邻腔(图 4-11)。粒子在前两个金属盘之间的空间(第一空间)中沿着向前的方向加速,而在第二和第三个金属盘之间的空间(第二空间)中向后加速。理论上,只有粒子在前一个空间中向前加速才能到达下一个空间。金属盘之间的距离由粒子的速度决定:

$$L_n = \frac{V_n}{2v}$$

其中 $L_n$ 是相邻金属盘之间的距离,$V_n$ 是粒子的速度,$v$ 是微波的频率。在医用电子直线加速器中,电子被波导加速而迅速接近光速。因此,金属盘之间的间距很快达到最大值。在更常见的 π/2 模式中,一个波长跨越四个空腔,粒子只在间隔的腔中加速,在剩余的空腔中电场强度为零(图 4-11)。后文将介绍这种设计的好处。

早期医用直线加速器利用的是行波加速。微波被注入加速管的一端,传播到另一端并被提取出来。在微波移动的时候,它们携带着电子。被提取的微波能返回加速管的近端并被重新注入。盘荷波导的设计使并联电阻的最大值不能超过 $60M\Omega/m$,从而限制了加速管的梯度,或者说限制了电子只能被加速到相对较低的能量。

1968 年,Knapp 等发明了边耦合驻波加速器[22],微波到达加速器波导管末端将被反射回来。反向的微波

与向前的波相干扰,实现叠加或者抵消。所得驻波的幅度约是原始波的 2 倍,而波峰强度以波的相位速度沿着波导管行进。在交替的金属盘之间,波的幅度总是处于或接近零(图 4-11)。

在驻波加速管中,改变金属盘的形状,使它们之间的空间得到了优化。此时空腔中允许微波共振,提高了能量转移给加速电子的效率。此外还对空腔的位置分布进行了改善,微波电场强度在交替空腔中处于或接近零。虽然在传导微波能量上这个空腔是必不可少的,但是并不能对粒子起到加速的作用,因此可以把它们移到旁边(图 4-12),远离波导轴,这样加速腔可以更近地放置在一起。加速管总长度变得更短,方便治疗机的安装,提高了效率。

# 医用电子加速器的主要部件

现代直线加速器由几个主要的子系统组成。这些结构为产生微波提供了电功率,为加速器波导管提供了足够的微波能量,并最终将加速过的束流传递至患

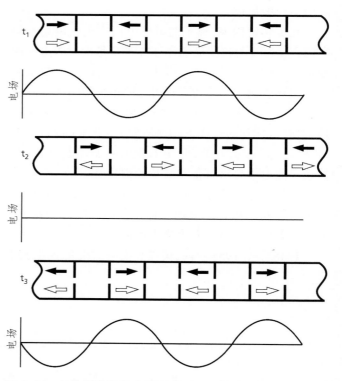

**图 4-11**　加速器波导管示意图,分别展示了向前和向后的微波以及它们之间的叠加。在每幅图中实心箭头代表正向的微波电场,即方向是从左到右的,而空心箭头代表反向的微波电场,即方向是从右向左的。在 $t_1$ 和 $t_3$,正向的微波和反射的微波相互干扰实现叠加。在 $t_2$,二者相互抵消,使得电场强度总是为零。(Source:Adapted from Karzmark et al. 1993[23].)

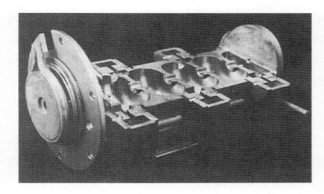

**图 4-12** 边耦合驻波直线加速器波导管实例图。(Source：Karzmark et al. 1993[23].)

者，实现治疗的目的。

## 调制器和脉冲形成网络

直线加速器的运行需要相当大的电功率，并以大功率脉冲的形式提供，这是由于加速器对粒子的加速是间断爆发式的。通常调制器由一组能将输入的交流电转换成直流电的设备构成，而脉冲形成网络则负责调制电流，使其以脉冲的形式输出。

图 4-13 显示了一种调制器的电路示意图。输入

的直流电对一组电容器充电，电容在发射脉冲电流前存储能源。整个充电的过程持续约 1ms。当接收到来自定时器的信号时，开关管闭合，实现从电容组通过变压器到地的回路。电容器的放电过程应该是非常迅速的，但是由于连接了电感器，它们必须按序列进行放电，大致得到方波。

开关管又称为闸流管，是一个充满气体的三极管（图 4-13）。当栅极是正电压时，电子从阴极流向阳极。管中的气体电离，控制更大的电流，这一电流比其他任何开关所能控制的电流都要大。在脉冲结束时，栅极电压被清除，阻止更多的电流流过，脉冲形成网络再充电。这个循环过程每秒重复 50~500 次。

脉冲变压器产生的电流被输入到微波产生管中，即磁控管或速调管。随之产生的微波脉冲在形态上与电流脉冲类似，脉冲宽度约为 6μs，具有几兆瓦特的功率。

## 磁控管

1940 年，Boot 和 Randall 发明了空腔式磁控管，在二战期间使高分辨率雷达（无线电探测和测距）成为可能[23]。磁控管通常被应用于低能直线加速器。这种磁控管由一个圆柱体二极管构成，含有一个通过内部灯

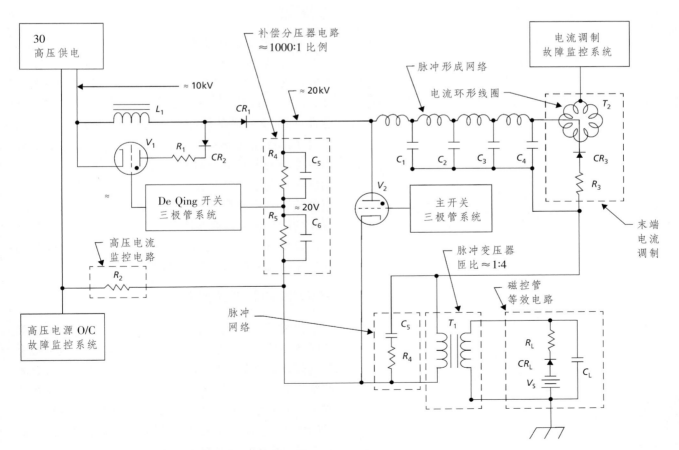

**图 4-13** 现代电子加速器的调制器和脉冲形成网络。(Source：Karzmark et al. 1993[23].)

丝被加热的中央阴极。围绕在四周的同轴阳极是由固体铜片加工成的谐振腔(图4-14)。

在谐振腔的轴向方向上由大型永久磁铁提供了一个静磁场。当二极管上通过直流脉冲时,电子从阴极加速驶向阳极,假设在磁场的作用下,电子产生螺旋运动。单个电子在电场和磁场的双重作用下,沿着复杂的摆线路径在阴极周围运动。电子的涡旋运动引起附近轴向磁场能量的变化,产生高频能量,并被束缚在谐振腔内。振荡的能量改变了每个谐振腔口处的电场。这些改变了的电场使电子向更高电位的阳极运动,获得更多能量的涡旋电子云极速绕过阴极,再次引起磁场的改变,变化的能量在阳极谐振腔内振荡。通过在腔内安插一根环形天线,将高频能量引出到波导,再传输到加速器波导管。综上所述,磁控管将直流电能转换成了高频微波能量,转换效率高达60%。通常这种磁控管能提供2MW的波峰能量。

为了使加速器的构成便于设计和生产,磁控管产

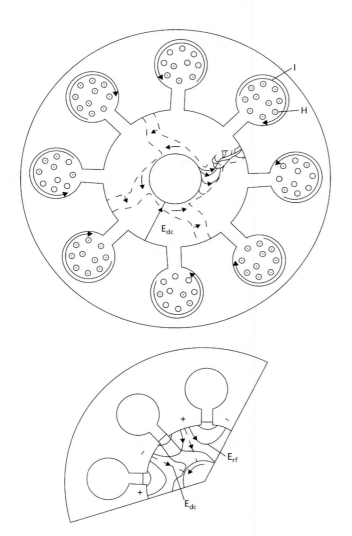

生的微波必须具有合适的波长。大多数现代直线加速器所使用的微波频率约为3000MHz,属于无线电波中的S波段。在真空中该微波的波长由频率v和光速c确定:

$$\lambda = \frac{c}{v}$$

对于3000MHz的微波,其真空中的波长应为10cm。在波导管中,因为辐射的相速度会变小,所以微波的波长会稍有减少。

当直线加速器运行时,各个组成部件的温度会不断上升。温度的改变会对加速器的运行产生不利影响,因此需要避免。其中对加速器波导管的影响特别大,只要温度升高1℃,就会引起足够的膨胀,谐振频率从而改变60kHz,而20kHz的变化就会严重破坏加速器的性能。因此为了补偿变化了的频率,要求微波的频率必须是可调控的,从而提供持续匹配的微波频率。早期的直线加速器使用的是固定频率的磁控管,因此需利用冷却水循环对加速器波导管降温,从而使谐振腔的尺寸固定,使其与微波的频率匹配。现代磁控管配备了电动的调节器,通过一个能感应微波频率的电回路来控制。

## 速调管

速调管微波功率管的工作原理如图4-15所示,需要低能微波振荡器为第一个空腔提供射频能源,该空腔称为聚束腔。这个低能微波振荡器就是射频驱动器,它能产生数百瓦特的能量。由直流电供应的直流脉冲(即前文提到的脉冲形成网络)提供了加速电压,使电子的能量达到几千电子伏特,并进入聚束腔。腔内微波场的电场分量对电子的速度进行调制,速度的调制导致电子群聚形成了紧密排列的电子束。当电子束到达第二个被称为捕获腔的空腔时,它们被减速,减少的能量转变成微波能的一个脉冲。而具有附加空腔的高能速调管在将直流电转换为微波能量时效率高达55%,波峰能量高达24MW。

## 微波能源处理设备

由磁控管或速调管输出的微波能源将通过矩形截面波导传导至加速器波导管中(图4-16)。微波被金属壁限制在波导管中,在诸如氟利昂或六氟化硫之类的绝缘气体中传播。这些波导管的尺寸一般为0.6λ宽,0.2~0.5λ高。圆形加速器波导管通常采用TM01的激励模式,这意味着磁场是沿波导管纵轴的横断方向分布的,因此电场是轴向分布的,电场对粒子的作用

**图4-14** 磁控管的剖面示意图。(Source:Karzmark et al. 1993[23].)

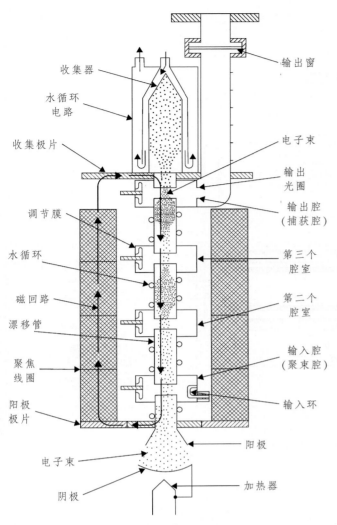

收集器

水循环电路

收集极片

调节膜

水循环

磁回路

漂移管

聚焦线圈

阳极极片

电子束

阴极

输出窗

电子束

输出光圈

输出腔（捕获腔）

第三个腔室

第二个腔室

输入腔（聚束腔）

输入环

阳极

加热器

**图 4-15**　高能四腔室速调管的横断面示意图。

力使其沿波导管的纵轴加速。

对于单能加速器（只能产生一种特定能量的 X 射线束），波导管及其他微波能源处理设备是比较简单的。而对于具有多档能量的加速器，能够产生电子束及一种或以上的 X 射线束能量，要求输送到波导管的微波能量是可调的，以便将粒子加速到不同的能量。因为磁控管和速调管的可调范围有限，所以需采用其他方法实现微波能量的调控。一种称为功率分配器的设备常被使用，通常能量先被输送到该设备，然后将可变的能量份额送至加速器波导管中，剩余的能量则被水填充的负荷吸收掉。在直接输送到加速器波导管的微波中，有一部分将被反射出来，环行器或定向耦合器可以将这部分微波隔离出来，防止其影响磁控管或速调管的运行。

双能或多能直线加速器可以输出两种及两种以上能量的 X 射线束。它们将加速器波导管的长度设计成能够满足最大能量光子束的输出，同时它也要能实

现更低能量的电子加速。因此需要利用非常复杂的射频能源控制装置，以保证电子束在能量变化时仍然是聚集的，并能使电子的能量差异很小。图 4-17 为某个制造商使用的一种能量开关，它能控制射频源输出的能量从左边的腔室传播到其余波导的份额。

## 真空泵

直线加速器的波导管需要保持高真空 [达到 $10^{-8}$mmHg（1mmHg=0.13328kPa）的标准]，以防止能量的流失，以及电子和空气分子相互作用而产生电弧效应。尽管以前的仪器使用的是机械泵和油扩散真空泵，但现代所有的新型加速器都是使用的溅射离子泵（钛泵）来维持良好的真空状态。

溅射离子泵通常由多个位于两个阴极之间的圆柱形阳极组成，而阴极被夹在磁铁的两极之间（图 4-18）。这些阴极由活性溅射材料构成，如钛。阴极自主发射的电子被吸引至阳极，并在磁场中沿螺旋路线运动。因此它们在阴极之间振荡，与气体分子碰撞产生可观的电离。致使正离子射向阴极，引起钛元素中性原子的发射（溅射），并沉积在阳极。通过这一机制，电子加速器部分的气体分子被连续不断地消除。

## 偏转磁铁

低能直线加速器的加速管较短，因此可以沿着 X 射线靶至患者的方向（垂直）安装，而高能直线加速器由于加速管较长，所以无法垂直（或近似垂直）安装，通常是沿水平方向安装的。此时需要使用偏转磁铁将加速了的电子束从水平方向偏转至垂直照射的方向。偏转的角度一般为 90°，但是许多加速器使用的是 270°的消色差磁铁。后文中将有所介绍，电子偏转的度数为 90°的倍数时，产生的光子束将具有相当高的稳定性。

加速后的电子到达偏转磁铁处时并不是全部具有相同的速度。等同于粒子在电磁场受到的向心力作用，电子在磁场中将沿着弧形路径运动，该弧的曲率半径：

$$r=\frac{mv}{qB}$$

## 例4-7

10MeV 电子穿过强度为 7000G（0.7T 或 0.7Wb/m²）的磁场时，其运动轨迹的曲率半径为多少？

$$r=\frac{mv}{qB}$$

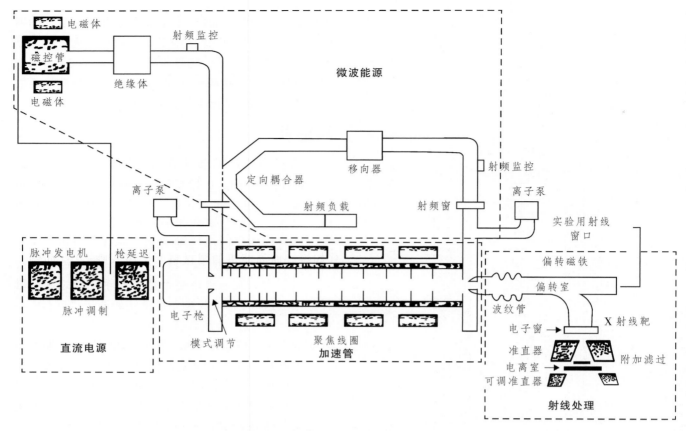

图 4-16  直线加速器射频电源控制设备。

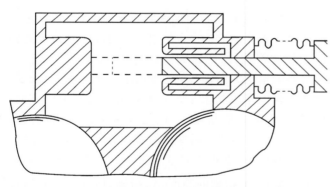

图 4-17  驻波加速器波导管的非接触式微波能量开关。
(Source:Karzmark et al. 1993[23].)

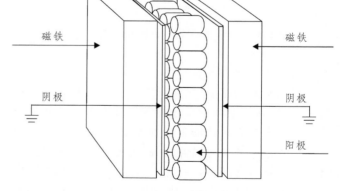

图 4-18  典型的溅射离子泵。

其中 $v$ 为 10MeV 电子的速度(光速的 99.88%),$m$ 为电子的质量;$m$ 与 $m_0$ 有关[电子的静止质量(9.11 × $10^{-31}$kg)]:

$$m=\frac{m_0}{\sqrt{1-\frac{v^2}{c^2}}}$$

因此,$m=1.86\times10^{-29}$kg。磁场强度 $B=0.7$Wb/m$^2$,电子的电荷 $q=1.6\times10^{-19}$C,所以:

$$r=\frac{(1.86\times10^{-29}\text{kg})(3\times10^8\text{m/s})}{(1.6\times10^{-19}\text{C})(0.7\text{Wb/m}^2)}=0.05\text{m}=5\text{cm}$$

韦伯(Wb)是磁通量的单位,用来描述磁场强度通过特定截面的积分量。带电粒子在磁场中受到的作用力大小:

$$F=qv\times B$$

因此 B 的单位为 $\frac{\text{N}}{\text{C(m/s)}}$,也被命名为 Wb/m$^2$:

$1Wb/m^2=1T=10^4G$。地球的磁场强度为 0.000 025 ~ 0.000 065T 或 0.25~0.65G。

对于选定的磁场强度，高能电子与低能电子相比，将以较大的曲率半径偏转。图 4-19 显示了 90°的偏转磁铁，低能电子与高能电子分别轰击了靶的不同位置。而在 270°的偏转磁铁作用下，低能和高能电子聚集在一点，这点被称为三重焦点(图 4-20)。当靶位于该点时，将拦截到所有经过偏转磁铁的电子。许多偏转磁铁中安装了由障碍物构成的能量限制缝，用来拦截超过计划所需能量范围的电子。

现代直线加速器的能量限制缝主要由机械屏蔽

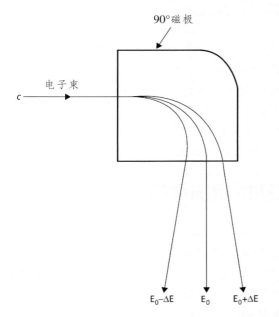

**图 4-19** 90°偏转磁铁，展示了三种不同能量电子的偏转路径。

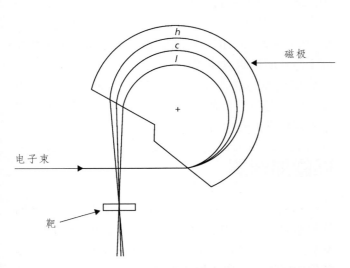

**图 4-20** 现代 270°消色差偏转磁铁，展示了三种不同能量电子的偏转路径。

构成，安装在偏转磁场的中央位置。屏蔽上有个窗口允许特定能量范围内(具有规定的曲率半径)的电子穿过，而不在这个范围内的电子则被拦截。选择合适的屏蔽材料可以使产生的 X 射线强度最小。然而偏转磁铁也是泄漏辐射的主要来源。如果加速器调谐不当，就会引导大量电子穿过能量缝，从而产生超过规定的泄漏辐射。

## X射线靶

当需要使用 X 射线束时，合适材料制成的靶被移置到电子的运动轨迹上，使电子轰击靶而产生 X 射线。低能加速器的靶材料通常具有较高的原子序数(如钨)，而高能机的靶材料原子序数则适中(如铜)。相比于传统的 X 射线管，加速器通常采用透射靶，所产生的 X 射线将穿过靶照射患者。靶的厚度必须在两个条件之间折中，确保所有的电子能与其相互作用，并且吸收最少的 X 射线。理想的靶厚度与辐射长度有关，这个厚度能够吸收 $1/e$ 的电子束。受到轰击的靶所产生的韧致辐射与电子入射路径成一定角度。对于能量较低的电子，射线平均发射角度($\phi$)较大。随着入射电子能量 $E$ 的增加，$\phi$ 不断减小，高能 X 射线主要向靶的前方辐射出去。因此低能 X 射线管使用的反射靶是不适用于直线加速器的，取而代之的是更薄的透射靶。

## 均整器和散射箔

由直线加速器产生的 X 射线束以前向尖峰为主，射束的平均散射角是由 Rossi-Griesan 方程决定的，与电子能量相关：

$$(\phi)=\frac{15}{E_0}\sqrt{\frac{X}{X_0}}$$

其中 $\phi$ 是用球面度表示的平均散射角，$E_0$ 是入射电子的能量，$X$ 指靶的厚度，$X_0$ 指辐射长度(物质的特性，与电子和材料相互作用产生的能量损失有关)。例如 15MeV 的入射电子束撞击厚度等于辐射长度的靶，产生的光子束的平均散射角仅为 1 球面度。

均整器是用来生成有足够辐射面积且均匀性符合要求的射束。10MV 原始射束经过均整器后的效果如图 4-21 所示。现今的医用电子直线加速器使用均整器，使到达患者的 X 射线束尽可能均匀。近期推荐的治疗技术如调强放射治疗 (IMRT)，不要求射束均匀，允许机器没有均整器，因此去除均整器(FFF)模式目前也应用于临床。原始射束可被用于需要很高剂量的 X 射线治疗中，这是 FFF 模式的一个主要好处。然而使用非均整的射线照射时，就必须与基于 CT 断层

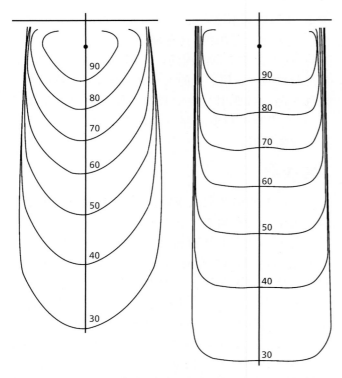

**图 4-21** 10MV X 射线等剂量线分布,左图去除均整器,右图使用均整器。经均整器过滤后的 X 射线剂量分布明显更加平整。

图像的治疗计划结合,因为相比于传统的均匀射线,非均匀线束会产生完全不同的剂量分布。Georg 等人[24]对不均匀射线束的利与弊做了相应的总结。

离开加速器波导管或偏转磁铁的电子束直径通常不超过 1~2mm。当电子束用于治疗时,使用散射箔可以形成适当尺寸的均匀治疗野。现代散射箔的设计较为复杂,主要是为了避免产生太多韧致辐射或束流能量降低太多。

## 监测电离室

与 60Co 机放射源因可预测的衰减引起的光束强度缓慢降低相比,加速器射线束的剂量率变化可能是不可预测的,也可能是经过设计的。因此,不能仅依靠照射时间来控制患者的治疗剂量。离开靶或者散射箔的辐射通过监测电离室(图 4-22)时产生的电离电流与射束强度成正比。电离电流传到控制面板后可以转换成跳数(MU)显示。因此患者的吸收剂量可通过控制加速器的跳数进行控制。

## 准直器

射线束在辐射至患者之前由准直器进行最后的调节。与 60Co 源几厘米的直径相比,直线加速器的 X射线源只有 1~2mm 的直径。因此其几何半影很小,所以准直器的设计也相对简单。对于 X 射线束,准直器是由高原子序数的材料制成的,如铅或钨。在大多数情况下,准直器在电机控制下可形成任何大小的矩形射野。目前最现代的加速器,最大可形成 40cm×40cm射野。典型的现代加速器如图 4-23 所示。

由于电子易被散射箔和患者之间的空气散射,因此电子束的最后一级准直器必须贴近皮肤表面。电子限光筒(图 4-24)用来形成电子束射野的形状。尽管限光筒是矩形的,但一般会利用插槽来放置按患者靶区形状定制的挡铅,以使照射野和靶区形状一致。

## 治疗床

为了在治疗过程中支撑患者,治疗床成为直线加速器的一部分。治疗床一般围绕机架等中心的中心轴旋转。能够偏心旋转或横向运动的治疗床有时能给患者提供更大的方便。通常治疗床承受的重量极限为400 磅(1 磅≈0.45kg),但新式机器人风格的治疗床可以承受更大的重量。当安装承重超过 300 磅的治疗床时,需要与供应商确认。

# 其他医用加速器

1931 年,Van de Graaff 发明了第一台粒子加速器[25]。范德格拉夫加速器可以为研究所需的带正电粒子提供 20MeV 或以上的能量。在放射治疗中,范德格拉夫加速器用于加速电子,使其能量达到 3MeV,但现在已不再使用。

医院使用的电子感应加速器大部分已被直线加速器取代,但是在它们刚开始被引进的几十年里是很受欢迎的。然而目前在美国,临床上已不再使用。Kerst在 1941 年发明了第一台电子感应加速器,用于加速电子使其能量能达到 2MeV[26]。在随后的几年里,电子感应加速器能够产生高达 45MeV 的电子线和 X 射线。但主要因为其剂量率相对较低,电子感应加速器亦不再用于患者的治疗。

# 回旋加速器

1932 年,Lawrence 和 Livingston 发明了第一台回旋加速器,为现代轨道加速器的产生提供了依据[27]。回旋加速器不用于电子加速,但是几乎所有的质子设备都使用回旋加速器来加速质子。回旋加速器也被广泛地用于生产放射性核素,例如用于核医学成像和医学

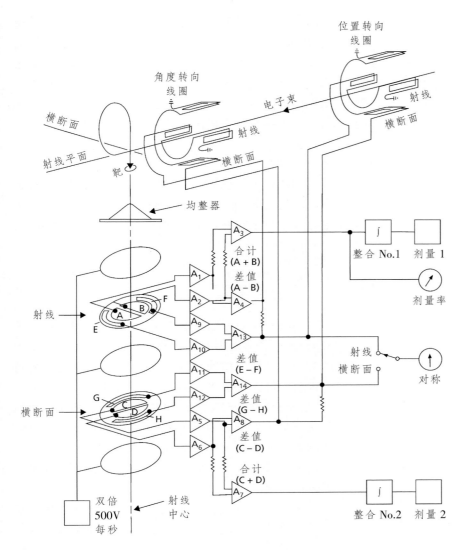

位置转向
线圈

角度转向
线圈

电子束

横断面

射线

横断面

射线平面

射线

横断面

靶

横断面

均整器

$A_3$

合计
(A + B)

$\int$

整合 No.1

剂量 1

$A_1$

差值
(A − B)

剂量率

射线

$A_2$

$A_4$

$A_9$

E

F

A

B

$A_{13}$

$A_{10}$

射线
横断面

差值
(E − F)

$A_{11}$

$A_{14}$

对称

横断面

G

C

D

H

$A_{12}$

差值
(G − H)

$A_5$

$A_8$

$A_6$

差值
(C − D)

合计
(C + D)

$A_7$

$\int$

整合 No.2

剂量 2

双倍
500V
每秒

射线
中心

**图 4-22** 现代多能加速器的监测电离室结构示意图，展示了各组成部分在测量射线平坦性、对称性以及剂量率中的作用。(Source：Karzmark et al. 1993.[23])

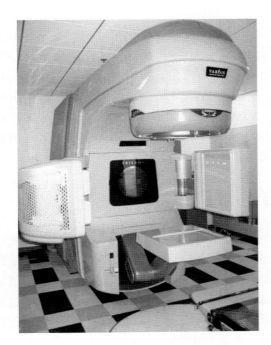

**图 4-23** 现代放疗双能直线加速器。

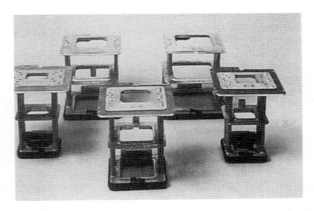

**图 4-24** 典型的电子限光筒。(Source：Courtesy of Varian Associates，Inc.)

研究。

回旋加速器结构如图 4-25 所示。两个中空的半圆形电极或者 D 形电极被安装在电磁铁的两极之间，相隔 2~5cm 的距离。电磁铁接通直流电，为 D 形电极提供恒定的磁场强度。D 形电极上加交变电压，其频率取决于磁场强度及加速粒子类型。大多数商用回旋加速器频率为 10~40MHz。

正离子(如 $^1H+$、$^2H+$、$^3He^{2+}$、$^4He^{2+}$等)由位于 D 形电极间隙中间的阴极电弧粒子源释放，在电场作用下向负极加速移动。离子穿过加速电场后进入屏蔽了电场的 D 形电极，在磁场的作用下以恒定的速度做圆周运动。当离子穿出第一个 D 形电极时，电场极性反转，在间隙中加速向第二个 D 形电极移动。离子在第二个 D 形盒中继续做圆周运动。通过这种方式，粒子每一次通过 D 形电极间隙时都会被加速，直到获得所需的能量。

离子在 D 形电极中做圆周运动的轨道半径为：

$$r=\frac{mv}{Bq}$$

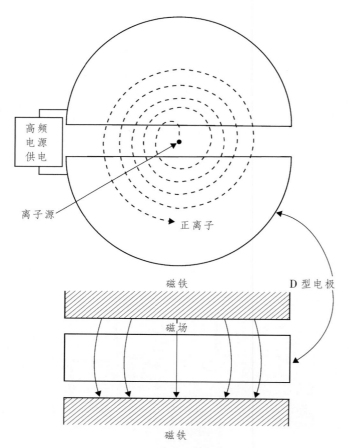

**图 4-25** 传统的双 D 形电极回旋加速器。虚线表示带正电粒子的运动轨迹。粒子每次穿过两个 D 形电极之间的空隙时都会被加速。

其中 $r$ 为轨道半径，$m$ 为粒子质量，$v$ 为粒子速度，$B$ 为磁场强度，$q$ 为粒子电荷量。这个方程同样适用于电子感应加速器和偏转磁铁中的电子。如果磁场强度 $B$ 和粒子质量 $m$ 恒定，则轨道半径与加速粒子速度成正比。

粒子在 D 形电极中运动半圈的时间 $T$ 为：

$$T=\frac{\pi m}{Bq}$$

如果粒子质量恒定，则粒子在 D 形电极中运动半圈的时间也恒定。D 形电极上所加的交变电场的频率恰好等于粒子在磁场中做圆周运动的频率。然而，在相对论中，粒子质量 $m$ 与粒子运动速度 $v$ 的关系为：

$$m=\frac{m_0}{\sqrt{1-\frac{v^2}{c^2}}}$$

当粒子在回旋加速器中速度达到 0.2c 时，粒子质量变大，使其运动出 D 形电极的时间与电场极性反转的时间不一致。例如，氘核在回旋加速器中能够达到的最大能量为 35MeV。氘核由一个质子和一个中子组成。当能量超过 35MeV 时，氘核质量增大，相对论性的质量增加导致其在 D 形电极中的运动频率与交变电场的频率不相等。而电子的动能只要达到 10keV，就会超过最大限制速度 0.2c。所以电子一般不用回旋加速器进行加速。

为了保持粒子在 D 形电极中的运动频率与交变电场的频率一致，应使交变电压的频率随着粒子能量的增加而减小。同步回旋加速器就采用此方法使氘核的能量达到 200MeV。

对于实验研究，重粒子束能从回旋加速器中引出。此外，放射性核素可以通过在回旋加速器中加速粒子轰击靶而产生。目前越来越多的医疗机构使用回旋加速器来生产核医学所需的放射性核素($^{11}C$、$^{13}N$、$^{15}O$、$^{18}F$)，它们半衰期短，能够发射出正电子。这些放射性核素主要应用于正电子放射断层成像(PET)。

# 电子回旋加速器

利用微波加速腔，人们研制出了一种能加速电子的圆形或椭圆形的轨道设备。这种设备称为电子回旋加速器，它结合了回旋加速器的静态磁场和直线加速器的加速腔[28]。与直线加速器相比，电子多次通过加速腔以获得能量。电子束在静态磁场中从圆形或跑道形轨道进入加速腔中。

当电子接近光速时,可以认为在整个加速过程中将以此速度恒定行进。当电子能量增加,其动量成正比增加,其圆周运动的半径也增大。

在圆形加速器中,电子的能量等量增加,其圆周路径增加相应的量。因此,电子束在正确的时刻到达加速腔时将再次被加速。

回旋加速器中电子的最大能量受到静磁场尺寸大小和强度的限制。在实际应用中,电子回旋加速器中电子的能量一般能达到 50MeV[28]。但因稳定性差,电子回旋加速器在医院中并不实用,因此已停产。

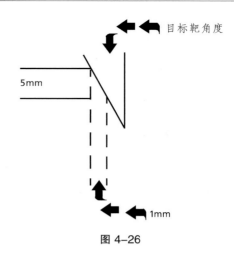

图 4-26

# 总结

● X 射线管可在任何空间电荷限制或灯丝发射限制条件下运作。

● 通过整流电路(自、半波、全波)和特殊的 X 射线电路(三相和高频)可以提高 X 射线输出效率。

● X 射线能谱受管电流、管电压、X 射线电路(三相、高频)和射线滤过装置影响。

● 采用直线聚焦原理可以减小有效焦点尺寸。

● 自 1896 年第一个 X 射线管投入使用以来,放射治疗装置有了显著发展。

● X 射线被发现几个月后就被用于放射治疗。

● 许多低能 X 射线机在医院被用于治疗浅表性疾病。

● $^{60}$Co 远距离放射治疗机的出现使兆伏级放射治疗成为可能。

● 边耦合驻波电子直线加速技术的发展使 4MV 直线加速器的体积小于 $^{60}$Co 治疗机。

● 双光子直线加速器的改进,使其在许多放射治疗中心更加经济实用。

● 在很多加速器应用受限的地区,$^{60}$Co 治疗机依然是经济、可靠的选择。

# 思考题

4-1　当 X 射线管的管电流为 200mA 时,每秒有多少电子从灯丝到达靶?如果管电压恒定为 100kV,能量传给靶的功率(能量/时间)是多少?

4-2　实际大小为 5mm 的焦点,通过靶的反射后变成 1mm 的焦点(图 4-26),请问靶倾斜的角度是多少?

4-3　电子通过 250kV 的电压加速后动能是多少?电子轰击钨靶时损失的辐射能份额是多少?X 射线的 $\lambda_{min}$ 是多少?

4-4　$^{60}$Co 治疗机源到准直器的距离为 62cm。$^{60}$Co 源的直径为 2cm。当源皮距为 80cm 时,皮肤和皮下 15cm 处的几何半影分别是多少?

4-5　(a)源皮距为 100cm,加速器体表的射野半影为 8mm。源到准直器的距离为 55cm。如果测量的半影为几何半影,有效源直径是多少?(b)如果锥形块被放置于距离源 65cm 的射束中,此时半影减小了多少?

4-6　$^{60}$Co 治疗机最大运行限度是?

4-7　6MV 直线加速器产生的光子束波长是多少?

4-8　粒子分别以 0.1c、0.5c 和 0.99c 的速度运动,其质量分别增加了多少?

4-9　15MeV 的电子进入磁场强度为 0.7T 的偏转磁铁中,电子运动半径是多少?当电子能量范围为多少时,仍被限制在 15MeV 电子轨道半径的 5% 范围内?

4-10　掌握磁控管和速调管运行的区别。

4-11　掌握驻波和行波直线加速器的区别。

(张彬 译　翟振宇 校)

# 参考文献

1　Röntgen, W. C. Über eine Art von Strahlen (vorläufige Mitteilung), *Sitzungs- Berichte der Physikalisch-medicinschen Gesellschaft zu Wurzurg*, 1895; **9**:132.

2　Donizetti, P. *Shadow and Substance: The Story of Medical Radio-graphy*. Oxford, Pergamon Press, 1967.

3　Glasser, O. *Dr. W. C. Roentgen*, 2nd edition. Springfield, IL, Charles C. Thomas, 1958.

4　Coolidge, W. A powerful roentgen ray tube with a pure electron discharge. *Phys. Rev.* 1913; **2**:409.

5　Bloom, W., Hollenbach, J., and Morgan, J. (eds.) *Medical Radiographic Technic*, 3rd edition. Springfield, IL, Charles C. Thomas, 1965.

6　Chaney, E., and Hendee, W. Effects of x-ray tube current and voltage on effective focal-spot size. *Med. Phys.* 1974; **1**:141.

7　Dance, D. R. Diagnostic radiology with x rays. In *The Physics of Medical Imaging*, S. Webb (ed.). Philadelphia, Institute of Physics, 1988, pp. 20–73.

8　Hendee, W., and Chaney, E. X-ray focal spots: Practical considerations. *Appl. Radiol.* 1974; **3**:25.

9　Curry, T. S., Dowdey, J. E., and Murray, R. C. *Christensen's Physics of Diagnostic Radiology*, 4th edition. Malvern, PA, Lea & Febiger, 1990.

10　Park, C. C., Yom, S. S., Podgorsak, M. B., Harris, E., Price, R. A. Jr, et al. Electronic Brachytherapy Working Group. American Society for Therapeutic Radiology and Oncology (ASTRO) Emerging Technology Committee report on electronic brachytherapy. *Int. J. Radiat. Oncol. Biol. Phys.* 2010; **76**(4):963–972.

11　Johns, H., Bates, L., and Watson, T. 1000 curie cobalt units for radiation therapy: I. The Saskatchewan cobalt-60 unit. *Br. J. Radiol.* 1952; **25**:296–302.

12　Johns, H. E., Epp, E. R., Cormack, D. V., and Fedoruk, S. O. Depth dose data and diaphragm design for the Saskatchewan 1000 curie cobalt unit. *Br. J. Radiol.* 1952; **25**:302–308.

13　Johns, H., et al. Physical characteristics of the radiation in cobalt-60 beam therapy. *J. Can. Assoc. Radiol.* 1952; **3**:2.

14　Hendee, W. R. *Medical Radiation Physics*, 1st edition, Chicago, Mosby–Year, 1970.

15　Ibbott, G., and Hendee, W. Beam-shaping platforms and the skin-sparing advantage of $^{60}$Co radiation. *AJR* 1970; **108**:193–196.

16　Debois, J. The determination of the penumbra at different depths. *J. Belg. Radiol.* 1966; **49**:200–205.

17　Brucer, M. An automatic controlled pattern cesium-137 teletherapy machine. *AJR* 1956; **75**:49–55.

18　Wideröe, R. Uber ein neues prinzip zur Herstellung hohen Spannungen, *Arch. Elektrotech.* 1928; **21**:387.

19　Fry, D. W., Harvie, S.-R., Mullet, L. B., and Walkinshaw, W. Traveling-wave linear accelerator for electrons. *Nature* 1947; **160**:351–352.

20　Ginzton, E. L., Hansen, W. W., and Kennedy, W. R. A linear electron accelerator. *Rev. Sci. Instr.* 1948; **19**:89–108.

21　Chodorow, M., Ginzton, E. L., and Hansen, W. W. Design and performance of a high-power pulsed klystron. *Proc. IRE*, 1953; **41**:1584.

22　Knapp, E. A., Knapp, B. C., and Potter, I. M. Standing wave high energy linear accelerator structures. *Rev. Sci. Instr.* 1968; **39**:979–991.

23　Karzmark, C. J., Nunan, C. S., and Tanabe, E. *Medical Electron Accelerators*. New York, McGraw-Hill, 1993.

24　Georg, D., Knöös, T., and McClean, B. Current status and future perspective of flattening filter free photon beams. *Med. Phys.* 2011; **38**:1280.

25　Van de Graaff, R. A 1,500,000 volt electrostatic generator. *Phys. Rev.* 1931; **348**:1919–1920.

26　Kerst, D. Acceleration of electrons by magnetic induction. *Phys. Rev.* 1941; **60**:47–53.

27　Lawrence, E., and Livingston, M. The production of high speed light ions without the use of high voltages. *Phys. Rev.* 1932; **40**:19–35.

28　Brahme, A., and Svensson, H. Radiation beam characteristics of a 22 MeV microtron. *Acta Radiol. Oncol.* 1979; **18**:244–272.

第 **5** 章

# 电离辐射的测量

目的
引言
辐射强度
辐射照射量
　单位照射量的能量和光子注量
辐射照射量的测量
　自由空气电离室
　指型电离室
　电容("电离")室
　校正因子
　外推和平行板室
辐射剂量
辐射剂量的测量
　量热剂量计

放射照相胶片剂量计
辐射显色胶片剂量计
化学剂量计
闪烁体和半导体剂量计
发光剂量计
使用电离室的吸收剂量测量
　布拉格－戈瑞空腔理论
剂量当量
辐射质
　谱分布
总结
思考题
参考文献

## 目的

通过学习本章,读者应该能够:

- 定义如下用于描述辐射量的概念:光子注量、光子注量率、能量注量、能量注量率、照射量、比释动能、剂量和剂量当量。
- 描述自由空气电离室的用途和操作。
- 解释电子平衡、有效原子序数、质量阻止本领和布拉格-戈瑞原理的概念。
- 确认使用电离室测量照射量和剂量所需的校正因子。
- 描绘使用量热剂量计、照相胶片、化学剂量计、闪烁剂量计和热释光剂量计进行辐射剂量测量的原理。
- 描述辐射质和影响它的因子。

## 引言

　　辐射指的是空间中可以从某一位置传递到另一位置的能量。电离辐射指的是有足够能量把电子从原子中移除的辐射。电离辐射包含直接电离带电粒子、间接电离不带电粒子(如中子)和电磁能量(X射线和γ射线光子)。辐射量用于描述在空间中特定位置和规定的时间内以某种方式测量的能量的量。测量方法规定了用于描述辐射量的单位。本章描述了辐射量的常用单位。在文献中一般用辐射强度来描述辐射量。在本书中,辐射强度被赋予一个特殊的定义。

# 辐射强度

辐射束中某位置穿过单位面积 $A$ 的 X 射线或 $\gamma$ 射线(电磁光子,后文简称光子)的数量 $N$,被称为在某特定位置的光子注量 $\Phi$ ($\Phi=N/A$)。光子穿过该面积的比率被称为光子注量率 $\dot{\Phi}$,($\dot{\Phi}=\dot{\Phi}/t=N/At$,$t$ 表示时间)。如果注量随时间变化,注量率必须被限定在一个特定的时刻或表示为一段平均时间。

如果辐射束中的所有光子有相同的能量,那么能量注量 $\Psi$,可简单表示为光子注量和每个光子能量的乘积 ($\Psi=\Phi E=NE/A$)。能量注量率 $\dot{\Psi}$(常被称为辐射强度)是光子注量率乘以每个光子的能量 ($\dot{\Psi}=\dot{\Phi}E=NE/At$)。如果辐射束包含不同能量的光子($E_1,E_2,\cdots\cdots,E_m$),那么强度或能量注量率被表示为:

$$\dot{\Psi}=\sum_{i-1}^{m}f_i\dot{\Phi}_iE_i$$

其中 $f_i$ 表示具有 $E_i$ 能量的光子分数,符号 $\sum_{i=1}^{m}$ 表示强度,是由 $m$ 个能量中每一个的射束成分相加来确定的。

## 例5-1

6MV X 射线的射野影像需要 $10^{16}$ 条 X 射线经过 2s 的照射时间和 $1500cm^2$ 的面积。假定平均光子能量为 2MeV,求光子注量率、光子注量、能量注量率和能量注量。

$$光子注量\ \Phi=\frac{N}{A}=\frac{10^{16}\ 个光子}{1.5\times10^{-1}m^2}$$
$$=6.7\times10^{16}\ 个光子/m^2$$

$$光子注量率\ \dot{\Phi}=\frac{N}{At}=\frac{\Phi}{t}=\frac{6.7\times10^{16}\ 个光子/m^2}{2s}$$
$$=3.4\times10^{16}\ 个光子/(m^2\cdot s)$$

$$能量注量\ \Psi=\frac{NE}{A}=\Phi E$$
$$=(6.7\times10^{16}\ 个光子/m^2)(2MeV/光子数)$$
$$=1.3\times10^{17}MeV/m^2$$

$$能量注量率\ \dot{\Psi}=\frac{NE}{At}=\frac{\Psi}{t}=\frac{1.3\times10^{17}MeV/m^2}{2s}$$
$$=6.7\times10^{16}MeV/(m^2\cdot s)$$

一个 X 射线束实际包含一个能谱。更精确的能量注量和能量注量率的计算将涉及各种光子能量贡献的加权和。例 5-2 对这一过程进行了举例说明。

## 例5-2

一个 $^{60}$Co 原子每次衰变时释放 1.17MeV 和 1.33MeV 的 $\gamma$ 射线。距一个衰变 $10^6$ 次的 $^{60}$Co 源 1m 处的光子注量和能量注量是多少?

半径为 $r$ 的球体的表面积为 $4\pi r^2$。半径为 1m 的球体的表面积为 $4\pi(1m)^2$。因为 $\gamma$ 射线是从一个放射源各向同性地发射的(所有方向上有相同的数目),如果源被置于球体的中心,光子注量在球面的所有位置都相同。球体表面截取 $1m^2$ 面积的光子分数为:

$$总发射的分数=\frac{1m^2}{4\pi(1m)^2}=7.96\times10^{-2}$$

因为每次衰变释放出两个光子,$10^6$ 次衰变中释放 $2\times10^6$ 个光子。

$$光子注量=\Phi=(2\times10^6\ 个光子)(7.96\times10^{-2})$$
$$\approx16\times10^4\ 个光子/m^2$$

能量注量为:

$$\Psi=\sum_{i-1}^{2}f_i\Phi E_i=0.5\times(1.6\times10^4)\times1.17MeV+0.5\times(1.6\times10^4)\times1.33MeV$$

其中 $16\times10^4$ 个光子/$m^2$ 的光子注量,由相同数目($8\times10^4$ 个光子/$m^2$)的 1.17MeV 和 1.33MeV 光子组成。

$$\Psi=(9.36MeV/m^2+10.64MeV/m^2)\times10^4=20\times10^4MeV/m^2$$

尽管光子、能量注量和注量率在许多计算中很重要,但它们却不容易测量。通常,辐射量用与常用辐射测量方法直接相关的单位表示。过去,人们使用如下几种辐射量的单位:伦琴(R)、辐射吸收剂量(拉德,rad)和人体伦琴当量(雷姆,rem)。如今人们首选的辐射单位是国际单位制定义的单位(SI 单位)的一部分:用戈瑞(Gy)取代拉德,西弗特(Sv)取代雷姆。传统单位与 SI 单位的转换见表 5-1。

# 辐射照射量

电离辐射与介质相互作用产生初级离子对(电子和正离子)。这些离子对(IP)与邻近原子相互作用消耗能量,产生额外的电离(次级离子对)。产生的离子对的总数与辐射和介质相互作用吸收的能量呈正比。如果介质是空气,辐射与单位质量 $m$ 的空气相互作用产生的总电荷 $Q$(正或负),被称为辐射照射量 $X$($X=Q/m$)。电荷 $Q$ 包括初级和次级离子对,其中产生的次级离子

表5-1　传统(T)单位和国际单位制(SI)单位

| 单位量 | 从 T 到 SI 转换 | | | 乘以 |
|---|---|---|---|---|
| | T | SI | | |
| 照射量 | 伦琴(R) | C/kg | | $2.58×10^{-4}$ |
| 吸收剂量(比释动能) | 拉德 | 戈瑞(Gy) | | 0.01 |
| 剂量当量 | 雷姆 | 西弗特(Sv) | | 0.01 |

表5-2　质量能量吸收系数$(\mu_{en})_m$, m²/kg×10³

| 光子能量(MeV) | 水 | 空气 | 致密骨 | 肌肉 |
|---|---|---|---|---|
| 0.010 | 489 | 466 | 1900 | 496 |
| 0.020 | 52.3 | 51.6 | 251 | 54.4 |
| 0.040 | 6.47 | 6.40 | 30.5 | 6.77 |
| 0.060 | 3.04 | 2.92 | 9.79 | 3.12 |
| 0.080 | 2.53 | 2.36 | 5.20 | 2.55 |
| 0.10 | 2.52 | 2.31 | 3.86 | 2.52 |
| 0.20 | 3.00 | 2.68 | 3.02 | 2.97 |
| 0.40 | 3.29 | 2.96 | 3.16 | 3.25 |
| 0.60 | 3.29 | 2.96 | 3.15 | 3.26 |
| 0.80 | 3.21 | 2.89 | 3.06 | 3.18 |
| 1.0 | 3.11 | 2.80 | 2.97 | 3.08 |
| 2.0 | 2.60 | 2.34 | 2.48 | 2.57 |
| 4.0 | 2.05 | 1.86 | 1.99 | 2.03 |
| 6.0 | 1.80 | 1.63 | 1.78 | 1.78 |
| 8.0 | 1.65 | 1.50 | 1.65 | 1.63 |
| 10.0 | 1.55 | 1.44 | 1.59 | 1.54 |

对既包括在质量为 $m$ 的空气体积内产生的,也包括在体积外产生的。辐射照射量的 SI 单位是 C/kg。照射量的早期单位是伦琴(R),定义为空气中 $1R=2.58×10^{-4}$C/kg。这个定义在数值上与伦琴较早的描述相当,即 1R 相当于在标准温度和气压 (STP) 条件下,每立方厘米 (cm³) 的空气中释放的电荷为一个静电单位,其中 STP=0℃的气温和 1 个大气压力(760mmHg)。在这种条件下,1m³ 空气的质量为 1.293kg。SI 单位 C/kg 被普遍接受后,伦琴这个单位在应用中已几乎消失。

辐射照射量的测量仅适用于 X 辐射和 γ 辐射。照射量的概念不能被用于粒子束或高能光子束。在"自由空气电离室"这一节中将阐明原因,照射量的测量局限在大约 3MeV 以下的 X 射线或 γ 射线。

## 单位照射量的能量和光子注量

在照射量为 $X$ C/kg 时,单位质量空气吸收的能量 $E_a$ 为:

$$E_a=\frac{(X C/kg)(33.97eV/IP)(1.6×10^{-19}J/eV)}{1.6×10^{-19}C/IP}$$
$$=33.97·X[(J/kg)]$$

其中,33.97eV/IP 被称为功函数,定义为电离辐射在空气中产生一个离子对所消耗的平均能量。吸收能量 $E_a$,也是能量注量和对能量注量有贡献的 X 射线或 γ 射线的总质量能量吸收系数 $(\mu_{en})_m$ 的乘积。

$$E_a=\Psi(J/m^2)·(\mu_{en})_m[(m^2/kg)]$$
$$=\Psi(\mu_{en})_m[(J/kg)]$$

系数 $(\mu_{en})_m$ 是 $\mu_m(E_a/h\nu)$,其中 $\mu_m$ 是能量为 $h\nu$ 的光子的空气总质量衰减系数,$E_a$ 表示考虑了因电子与介质中的电子和原子核相互作用释放特征辐射和韧致辐射而做能量修正后,X 射线束或 γ 射线束中每个吸收或散射的光子转换为电子和离子动能的平均能量。几种选取的介质(包括空气)的质量能量吸收系数见表5-2。

结合方程 $E_a=(\mu_{en})_m\Psi=33.97(X)$,单位照射量的能量注量 $(\Psi/X)$ 表示为:

$$\Psi/X=33.97/(\mu_{en})_m$$

其中,$(\mu_{en})_m$ 的单位是 m²/kg,$\Psi$ 的单位是 J/m²,$X$ 的单位是 C/kg。对于单能光子,每单位照射量的光子注量 $\Phi/X$ 是用每单位照射量的能量注量除以每个光子能量得到的商:

$$\Phi/X=\Psi X[1/(h\nu·1.6×10^{-13}J/MeV)]$$

其中 $h\nu$ 的单位是 MeV,$\Phi$ 的单位是光子数/m²。

作为光子能量的函数,每单位照射量的光子注量和能量注量见图 5-1。在较低能量时,光子能量对空气的能量吸收系数的较大影响反映在每单位照射量的能量和光子注量的迅速变化。超过 100keV,能量吸收系数相对恒定,每单位照射量的能量注量没有很大变化。然而,随着每个光子能量增大,每单位照射量的光子注量持续减小。

## 例5-3

对于 $^{60}$Co γ 射线,确定每单位照射量(单位 C/kg)的能量和光子注量。γ 射线的平均能量是 1.25MeV,总能量吸收系数是 $2.67×10^{-3}$ m²/kg(表5-2)。

$$\Psi/X=33.97/(\mu_{en})_m=33.97/2.67×10^{-3} \text{ m}^2/\text{kg}$$
$$≈12\,600J/m^2$$

(Source:International Commission on Radiation Units and Measurements: Physical Aspects of Irradiation, *National Bureau of Standards Handbook.*)

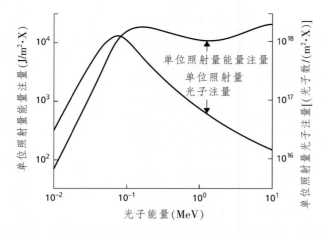

图 5-1　每单位照射量的光子和能量注量随单位为 MeV 的光子能量的变化情况。纵坐标刻度乘以 2.58×10⁻⁴，可将纵轴转换为以伦琴为单位的照射量。

$$\Phi/X = 12\ 600\ \frac{\mathrm{J}}{\mathrm{m}^2}\ [1/(1.6\times10^{-13}\mathrm{J/MeV})\times1.25\mathrm{MeV}]$$
$$= 6.4\times10^{16}\ \text{个光子}/\mathrm{m}^2$$

# 辐射照射量的测量

重新整理前文的方程，能量注量可表示为 $\Psi = E_a/(\mu_{en})_m$。然而，$E_a = E/\rho$，其中 $E$ 是每单位体积吸收的能量，$\rho$ 是空气的密度（在标准温度气压 STP 时为 1.29 kg/m³）。如果 $J_g$ 是这种能量沉积产生的初级和次级离子对的数目，那么 $E = J_g \overline{W}/e$，其中 $\overline{W}/e = 33.97\mathrm{eV/IP}$。能量注量为：

$$\Psi = J_e \frac{\overline{W}/e}{\rho}/(\mu_{en})_m$$

## 例 5-4

1cm³ 体积的空气暴露在 10¹⁵ 个光子/m² 的光子注量下。每个光子的能量为 1MeV，空气的总质量能量吸收系数是 2.80×10⁻³ m²/kg。在 1cm³ 体积内，能产生多少离子对？如果所有的离子对都被收集，每种符号的电荷有多少？

$$\Psi = \Phi h\nu$$
$$= (10^{15}\ \text{个光子}/\mathrm{m}^2)(1\mathrm{MeV/\text{光子数}})(1.6\times10^{-13}\mathrm{J/MeV})$$
$$= 1.6\times10^2 \mathrm{J/m^2}$$

但是：

$$\Psi = J_g \frac{\overline{W}/e}{\rho}/(\mu_{en})_m\ \text{并且}\ J_g = \frac{\Psi\rho(\mu_{en})_m}{\overline{W}/e}$$

$$J_g = \frac{(1.6\times10^2\mathrm{J/m^2})(1.29\mathrm{kg/m^3})(2.8\times10^{-3}\mathrm{m^2/kg})}{(33.97\mathrm{eV/IP})(1.6\times10^{-19}\mathrm{J/eV})}$$
$$= 10.7\times10^{10}\mathrm{IP}$$

收集的电荷 $Q$ 为：

$$Q = (10.7\times10^{10}\mathrm{IP})(1.6\times10^{-19}\mathrm{C/IP})$$
$$\approx 17\times10^{-9}\mathrm{C}$$

当能量沉积在小收集体积空气内，一些次级电子通过逃出收集体积的初级离子对（特别是电子）在收集体积外产生。收集和测量所有这些次级电子是不可能的。然而，收集体积可被选取以满足体积内产生的离子对在体积外引发的电离与体积外产生的离子对在体积内引发的电离达到平衡。这一条件称为电子平衡，可导致在体积内收集的离子对的数目与总电离 $J_g$ 相等。电子平衡的原理对辐射照射量的测量十分重要，并被应用于自由空气电离室。

## 自由空气电离室

辐射照射量的基础测量可以在标准实验室中通过自由空气电离室来完成。这些测量可以用于建立标准，通过与使用更加切合临床的有用工具的测量进行比较，从而得到使用简单工具的校准因子。这些临床工具可用于在临床环境中测量临床使用的 X 射线源或 γ 射线源的辐射照射量。

入射到自由空气电离室的 X 射线或 γ 射线，被截面面积 A 准直后入射到电离室的中心（图 5-2）。在电离室内，射束穿越平行电极 A 和 B 之间的电场，电极 A 为地电势，电极 B 是很高的负电压。电离室内空气

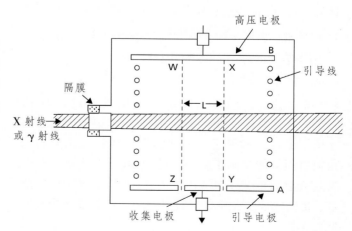

图 5-2　自由空气电离室。长度为 L 的收集体积被包绕在 WXYZ 区域中。图中阴影区表示直接暴露在 X 射线束和 γ 射线束的空气体积。

的收集体积,面积为 $A$,长度为 $L$。电离室收集的电荷 $Q$(正或负)为 $Q=N(1.6\times10^{-19}C/IP)$,其中 $N$ 是收集的离子对总数。对于 $N$ 的精确测量,要求被入射辐射释放的电子的射程必须小于每个电极和收集体积的距离。穿过电离室的光子注量率也必须保持恒定,并且从准直器到收集体积的边界的距离必须超过电子射程。如果这些要求得到满足,收集体积内就达到了电子平衡,每单位体积空气内由入射光子释放的电子对的数目为 $N/AL$。

当体积内产生的辐射沉积到体积外的能量与在体积外产生的辐射沉积到体积内的能量相等时,电子平衡存在于体积中。在自由空气电离室中,电极 A 和 B 之间的电压必须足够大,以收集到没有显著复合的所有离子,但不需大到使离子在到达电极时被加速到一定能量产生额外电离。收集体积的长度 $L$ 由与保护电极邻近位置的收集电极决定。

因为 $1R=2.58\times10^{-4}C/kg$,与自由电离室收集的以库伦为单位的电荷 $Q$ 相对应的伦琴的数目 $X$ 为:

$$X=Q/\{AL\rho[2.58\times10^{-4}C/(kg\cdot R)]\}$$

其中,$\rho$ 是单位为 $kg/m^3$ 的空气的密度,$AL$ 用单位 $m^3$ 表示。如前所述,辐射照射量的单位首选 C/kg 而不是伦琴,因此在使用自由电离室测量照射量时不再需要 $2.58\times10^{-4}$ C/(kg·R) 的转换因子。

为了阻止离子对在因产生次级电离而耗尽所有能量前复合,自由空气电离室电极之间的电势差必须足够大,以吸引所有的离子对到电极。这种电势差被称为饱和电压。饱和电压随着照射量率增加而增加(图 5-3)。小于饱和电压的电极间的电势差,允许离子对在被收集之前复合。在低于饱和电压的电势差下进行的测量,低估了真实的照射量。在对短脉冲高强度的 X 射线束进行测量时,因离子对复合引起的误差会特别严重。放射治疗中直线加速器提供的这样的射束非常普遍。在临床环境中使用传统电离室进行测量时,必须预防复合误差。当不能阻止脉冲 X 射线束的

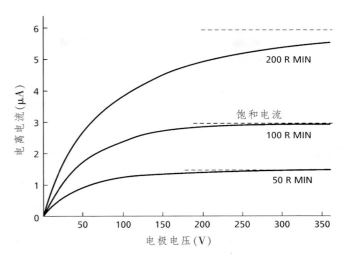

**图 5-3**　一个自由空气电离室中的电流随电离室中电极间电势差的变化情况。图示为不同照射量率的饱和电压。数据来源于一个电极间有 1cm 距离的电离室的结果。(Source: Johns and Cunningham 1969[1].)

复合时,必须使用校正因子去校正因离子对复合引起的收集效率的降低。

空气中释放的电子的射程随入射 X 射线或 $\gamma$ 射线的能量增加而迅速增加(表 5-3)。用于测量 1MV X 射线的自由空气电离室的电极,相距大约 4m。如此大的电离室是不切实际的,特别是以这样的距离保持一个均匀电场是困难的。其他问题,例如离子对收集效率减少也会遇到。通常,难以确定有多少来源于体积内的电离产生的在测量体积外的次级离子对的数量,反之亦然。这个问题把 X 射线束和 $\gamma$ 射线束照射量的测量限制在相对低的能量。然而,通过增加空气压力的方法允许把自由空气电离室对光子能量的应用延伸至 3MeV。和伦琴的定义一样,这种能量是自由空气电离室的使用上限。在能量较低时,自由空气电离室在精细控制的条件下对 X 射线束或 $\gamma$ 射线束的测量精度可以达到±0.5%。自由空气电离室过于脆弱和笨重,难以在临床环境中常规使用。因此,它们常被用作标准,与更加

**表 5-3**　100kVp、200kVp 和 1000kVp 的 X 射线产生的光电子和康普顿电子的射程及占总电离的百分数

| X 射线管电压(kVp) | 光电子 | | 康普顿电子 | | 在 STP[a] 条件下自由空气电离室的电极间距 |
| --- | --- | --- | --- | --- | --- |
| | 空气中的射程(cm) | 总电离百分比 | 空气中的射程(cm) | 总电离百分比 | |
| 100 | 12 | 10 | 0.5 | 90 | 12cm |
| 200 | 37 | 0.4 | 4.6 | 99.6 | |
| 1000 | 290 | 0 | 220 | 100 | 4m |

[a] STP,标准温度和气压;定义条件为 273°K(0℃)和 760mmHg。
(Source: W. Meredith and J. Massey[2].)

粗糙和实用的电离室进行比较。

所有的电离室,包括自由空气电离室,都在饱和电压或接近饱和电压的区域进行操作。应用于自由空气电离室测量的因子通常包括空气衰减、离子对复合、温度、气压、湿度以及散射光子产生的辐射等的校正。

## 指型电离室

只要介质的原子序数与空气的有效原子序数相同,那么在小体积空气中收集的辐射的数量就不受包绕空气收集体积的介质的物理密度的影响。因此,自由空气电离室中包绕收集体积的大体积空气,可以用与空气的有效原子序数相等、密度更高、厚度更小的材料来代替。更确切地说,自由空气电离室中用于电子平衡所需的长距离,可以被高密度空气等效材料的较小厚度所代替,该空气等效材料的有效原子序数接近空气的有效原子序数,即7.64。

一种材料的有效原子序数 $\bar{Z}$,是一种假定的单一元素的原子序数,该元素与这种物质对光子的衰减有相同的效果。当光电效应和康普顿效应是光子衰减的主要过程时,混合元素的 $\bar{Z}$ 值为:

$$\bar{Z}=(\alpha_1 Z_1^{2.94}+\alpha_2 Z_2^{2.94}+\cdots\cdots+\alpha_n Z_n^{2.94})^{1/2.94}$$

其中,$Z_1,Z_2,\cdots\cdots,Z_n$ 是混合物中各种元素的原子序数,$a_1,a_2,\cdots\cdots,a_n$ 是相对于混合物电子总数每种元素的分数贡献。通过四舍五入 2.94 到 3,可以得到一个合理近似的 $\bar{Z}$ 值。如例 5-5 所示,空气的 $\bar{Z}$ 值是 7.64。具有空气等效室壁的电离室被称为指型电离室,因为看起来像一个缝纫顶针。

## 例5-5

计算空气的 $\bar{Z}$ 值。空气中含有 75.5%的氮、23.2%的氧和 1.3%氩。克原子质量如下:氮为 14.007,氧为 15.999,氩为 39.948。

1g 空气中贡献的电子数目如下:

氮:$\dfrac{(1g)(0.755)(6.02\times10^{23} \text{ 个原子/mol})\times(7 \text{ 个电子/原子})}{(14.007g/mol)}$

$=2.27\times10^{23}$ 个电子

氧:$\dfrac{(1g)(0.232)(6.02\times10^{23} \text{ 个原子/mol})\times(8 \text{ 个电子/原子})}{(15.999g/mol)}$

$=0.70\times10^{23}$ 个电子

氩:$\dfrac{(1g)(0.013)(6.02\times10^{23} \text{ 个原子/mol})\times(18 \text{ 个电子/原子})}{(39.948g/mol)}$

$=0.04\times10^{23}$ 个电子

总电子数$=(2.27+0.70+0.04)\times10^{23}=3.01\times10^{23}$

电子的分数贡献是:

$$\alpha_N=\frac{2.27\times10^{23}}{3.01\times10^{23}}=0.753$$

$$\alpha_O=\frac{0.70\times10^{23}}{3.01\times10^{23}}=0.233$$

$$\alpha_A=\frac{0.04\times10^{23}}{3.01\times10^{23}}=0.013$$

$\bar{Z}_{air}=(\alpha_N Z_N^{2.04}+\alpha_O Z_O^{2.94}+\alpha_A Z_A^{2.94})^{1/2.94}$

$=[(0.753)(7)^{2.94}+(0.233)(8)^{2.94}+(0.013)(18)^{2.94}]^{1/2.94}$

$=7.64$

在指型电离室中,空气体积中收集的大部分辐射来源于光子在电离室等效空气室壁中的相互作用。如图 5-4 所示,充满空气的空腔中的电离表示为包绕空腔的室壁厚度的函数。电离随室壁厚度的增加而增加,直到厚度与入射光子释放的电子射程相等。在特定厚度,来自室壁外缘的电子刚刚到达空腔,空腔里的电离达到最大。更薄的室壁不能提供电子平衡,正如超过平衡厚度电离的缓慢下降所示,更厚的室壁将引起光子不必要的衰减。电子平衡所需的室壁厚度随光子能量的增加而增加。图 5-4 中的曲线外推至零厚度,显示了光子完全没有在周围室壁上受到衰减时的电离。

图 5-5 为指型电离室的示意图。电离室的内表面

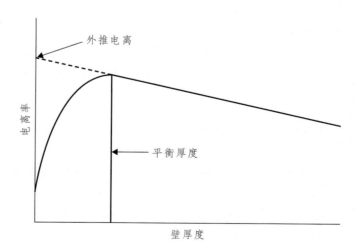

**图 5-4** 暴露在 X 辐射或 γ 辐射中充满空气的空腔中的电离随包绕空腔的空气等效室壁厚度变化的情况。

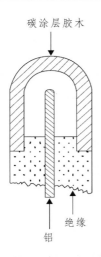

图 5-5　具有空气等效室壁的指型电离室的示意图。

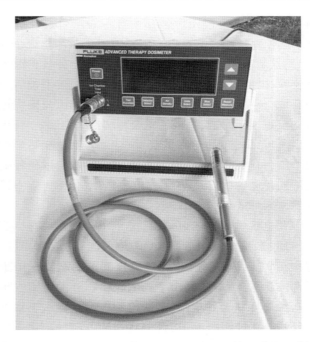

图 5-6　用于放射治疗辐射测量的电离室和静电计的整套装置。

涂有导电材料（例如碳），而中心电极是一个导体，如铝。通过改变空气的收集体积的大小、电离室涂层的厚度或中央电极的长度，可以改变电离室的响应。电离室的响应可在几种光子能量上被校准，以提供一定光子能量范围内辐射照射量的准确测量。

## 电容（"电离"）室

电离室收集的电荷 $Q$ 与收集电荷导致的电离室的电压降低值 $\Delta V$ 的比值，被称为室电容 $C$，单位通常用法拉（F）表示。即，$C = Q/\Delta V$。如果体积为 $v$ 的电离室暴露在 $X$ C/kg 的辐射场中，那么收集的电荷 $Q = X(\text{C/kg}) \cdot \rho(\text{kg/m}^3) \cdot v(\text{m}^3) = X\rho v$。标准温度气压（STP）情况下空气密度是 $1.29\text{kg/m}^3$，那么 $Q = 1.29Xv$。电压降低值 $\Delta V$ 为 $Q/C = (1.29Xv)/C$，并且每单位照射量的电压降低值为 $\Delta V/X = 1.29v/C$，其中单位为 $\text{m}^3$ 的 $v$ 表示电离室的体积，单位为 F 的 $C$ 表示室电容。每单位照射量的电压降低值表示电离室的灵敏度，可以通过减小体积或增加室电容来减小。

用于辐射测量的大部分电离室，包括一个连接到电容室上的、将灵敏度降低到适用于日常临床使用值的指型室。最后生成的电容室的总电容 $C = C_t + C_s$，其中 $C_t$ 和 $C_s$ 是指型部分和电容杆以及电缆的电容。通常，$C_s \gg C_t$。一个电容室的灵敏度 $\Delta V/X = 1.29V/(C_t + C_s)$。

市售的多种电容室均可用于测量辐射照射量。对于大多数这类仪器，被照射的电离室与一个静电计相连接，以测量照射产生的微小电荷和电流。在 X 射线束或 γ 射线束中，电容室对选取的时间间隔、照射量率或确定的累积照射量敏感。图 5-6 展示了一个典型的照射量测量仪器。如果静电计有一个电容 $C_e$，那么整个仪器的灵敏度 $\Delta V/X = 1.29V/(C_t + C_s + C_e)$。

用于测量低能光子而设计的薄壁指型室，可以通过在室外套上一个帽子来产生适量厚度的室壁，从而在更高能量时使用。这种帽子被称为建成帽。

## 例5-6

一个电容室的电容（$C_t + C_s$）是 100PF（1PF = $10^{-12}$F），电荷读取装置的电容为 15PF。电容室的空气体积为 $0.46\text{cm}^3$。电容室的灵敏度是多少？照射量为 0.015C/kg 时，电容室电压会降低多少？

$$\text{灵敏度} = \frac{\Delta V}{X} = 1.29V/(C_t + C_s)$$

$$= \frac{1.29 \times 0.46\text{cm}^3 \times 10^{-6}\text{m}^3/\text{cm}^3}{(100+15) \times 10^{-12}\text{F}}$$

$$= 5.2 \times 10^3 \text{ V}/(\text{C} \cdot \text{kg})$$

照射量为 0.015C/kg 时电压将降低：

$$\Delta V = [5.2 \times 10^3 \text{ V}/(\text{C} \cdot \text{kg})] \cdot (0.015\text{C/kg}) = 78.0V$$

不同空气体积的电容室的灵敏度不同，不同室壁厚度的电容室可用来测量不同能量射束的照射量。图 5-6 所示的电容室常被称作 Farmer 型室，因为它最初是物理学家 Aird 和 Farmer 设计的。

## 校正因子

当一个电容室暴露于一个辐射束时，全部指型室必须被照射到，以实现辐射照射量的精确测量。通常，所有或部分杆也被照射，杆本身可能产生额外的电离。这种外来的电离可以在测量照射量时产生很小的差异，这取决于杆被照射的多少。可使用杆校正因子来反映这种差异。该校正因子通过测量电容室的响应来获取，杆受到不同程度照射。把这种响应与确定电容室校正因子时的条件(通常全杆辐照)相比较。杆校正因子可以通过如下测量获得：将电容室置于矩形野的一端，每次测量这些电容室有不同的指向以使杆受到不同程度的照射[3]。在现代电容室中，由于电容室设计的原因杆效应非常小。

在电容室的一些应用中，离子对收集效率有微小的不同，取决于室壁为负，中心电极为正，或者相反。这种极性效应在使用电离室测量电子或高能光子束时常被注意到，通常是由空气收集体积外的电离收集效率的微小差异导致的[4]。通过对电容室置于正常极性或相反极性进行测量，可以将这种效应最小化。使用相反极性进行测量的结果差异不应超过0.5%，以保证平均过程产生了合理的极性修正。极性是几种过程的综合结果，包括康普顿电流(一种高能光子相互作用中发射的高能康普顿电子产生的电流)和收集体积外收集的电离("额外气室电流")。与光子束相比，极性效应对电子束更显著。

大多数电容室是非密封的，因此能接触到空气。在这些电离室中，收集体积的空气分子数目随空气密度的变化而变化，而空气密度受到周围环境温度和气压的影响。非密封电离室的响应必须归一到确定电离室校准因子时的大气条件。在美国，这些条件是1个标准大气压[760mmHg(1mmHg ≈ 0.133kPa)]和22℃(295K)。电容室的温度气压校正因子$C_{T,P}$等于：

$$C_{T,P}=[760/P(mmHg)] \cdot [(273+T(℃))/295]$$

其中，$P$是大气压，单位为mmHg，273这个值修正了周围环境的温度$T$从摄氏度到绝对温度(K)。照射量测量中一个很常见的错误是周围环境气压来自一个气象站，而气象站已经把气压修正为海平面的等效气压。在高于海平面1英里(1英里 ≈ 1.61km)的海拔高度，在照射量测量中，"修正到海平面"的周围环境气压会产生超过20%的误差。当周围环境气压来自一个本地气象站时，要求提供未修正的气象站气压值是明智的，并且要意识到气象站的位置与照射量测量点的海拔差异。

## 例5-7

周围环境温度为25℃，海拔高度为1英里(1609m)的大气压为630mmHg，求$C_{T,P}$的值。

$$C_{T,P}=(760/P) \cdot [(273+T)/295]$$
$$=(760/630) \cdot [(273+25)/295]$$
$$=1.21×1.01=1.22$$

在使用电容室进行辐射照射量的测量中，应当用如下表达式校正读值$M$，从而得到照射量$X$的真值：

$$X=M \cdot N_c \cdot C_{T,P} \cdot C_i \cdot C_s$$

其中，$N_c$是电容室校准因子，$C_{T,P}$是温度气压校正因子，$C_i$用于校正复合引起的收集效率损失，$C_s$是杆校正因子。通过这种步骤获得的照射量$X$，代表了没有电容室时该测量位置的真实照射量，因为电离室的存在引起的任何辐射扰动，包括室壁中光子的衰减，都被包含在电离室校准因子$N_c$中。

## 例5-8

使用校准因子为1.03的电容室测量X射线束，全部杆都置于X射线的平均能量辐射中，空气中的读数为68C/kg(未修正)。气压-温度修正为1.22；当电容室的杆全部暴露时电离收集效率为100%。校正后的照射量是多少？

$$X=M \cdot N_C \cdot C_{T,P} \cdot C_i \cdot C_s$$
$$=68×1.03×1.22×1.0×1.0$$
$$=85.4C/kg$$

在美国，通过把电容室和相连的静电计发送到一个认可的剂量校准实验室(ADCL)来获取室校准因子。

## 外推和平行板室

有时，照射量的测量需要在介质的表面进行。这样的测量可以通过使用外推室(图5-7a)来实现。辐射束通过一个薄箔片(作为上部电极)进入电离室。电离室中下部电极以背散射物质衬底。电极间距的厚度(收集体积)可以通过测微螺旋来改变，测微螺旋可以使上部电极向下部电极运动。将每单位收集体积的电离对电极间距绘图，外推至零电极间距得到在介质表面的照射量(图5-7b)。

平行板室与外推室类似，但电极是不动的。当上部电极上的介质厚度增加时，测量紧密间隔的两个电极间的电离。用这种方式，可测量到浅深度处作为深度函数的照射量，而在浅深度处一个圆柱形的指型室将对射野造成扰动。

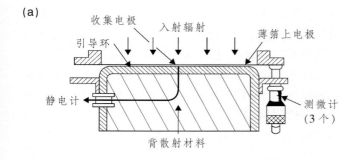

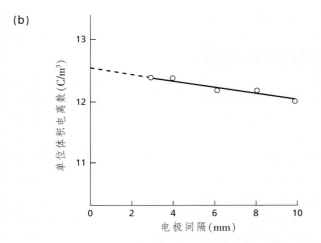

**图 5-7** （a）Failla 外推室。（Source：From F.M. Khan. *The Physics of Radiation Therapy.* Baltimore，Williams & Wilkins，1984. As redrawn from J.W. Boag，used with permission[4].）（b）每单位室体积的电离电流与外推室中电极间距的变化情况。（Source：Stanton 1968[5].）

# 辐射剂量

暴露于电离辐射引起的组织的化学和生物改变，是由辐射到组织中的能量沉积导致的。用两个紧密关联的量来描述沉积：比释动能和吸收剂量。比释动能和吸收剂量的 SI 单位是戈瑞（Gy），定义为辐照介质中的 1J/kg。厘戈瑞（cGy）等于 0.01Gy。

用于日常临床测量的电离室的良好特性，包括随光子能量变化灵敏度的改变最小，随入射辐射方向变化响应的改变最小，对照射量期望范围的线性响应，杆修正最小，以及离子对复合最少。

比释动能是所有离子对在物质体积单元中释放的最初的动能除以体积单元中物质的质量。吸收剂量是在体积单元中每单位质量物质实际吸收的能量。如果离子对未将所有能量沉积在体积单元中就逃出体积单元，并且如果它们没有被来源于体积单元外但在体积单元内沉积能量的离子对所补偿（电子平衡），比

释动能超过绝对剂量。当能量以韧致辐射或特征辐射的方式从体积单元中发出时，比释动能也比吸收剂量大。在达到电子平衡并且辐射能量损失可以忽略的情况下，比释动能和吸收剂量相等。X 射线管的输出量有时用空气比释动能（表示为每单位质量空气中释放的能量）来描述。

## 例5-9

单次放射治疗将 2Gy（200cGy）的剂量传递到一个 1000g 的肿瘤上。每克肿瘤和整个肿瘤传递了多少能量？

$$每克吸收的能量=2Gy(1\frac{J}{kg\cdot Gy})(10^{-3}\frac{kg}{g})$$
$$=2\times10^{-3}J$$

$$1000g 吸收的能量=2\times10^{-3}\frac{J}{g}(1000g)$$
$$=2J$$

比释动能和吸收剂量的差异，能够很好地解释高能光子（例如放射治疗中使用的多种 MV 级 X 射线）的皮肤保护效应。如图 5-8 所示，比释动能在被辐照组织的表面最高，因为表面光子强度最大，从而导致与介质最大数目的相互作用。在光子穿过介质的作用过程中，光子强度逐渐减小。在表面的光子相互作用引发的电子在耗尽全部能量前穿行了几毫米的深度（图 5-9）。被释放的电子穿行的实际距离取决于入射光子束的能量。这些电子增加了在较深处光子相互作

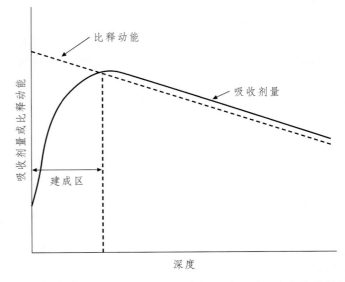

**图 5-8** 被辐照介质中比释动能和吸收剂量随深度变化的情况。

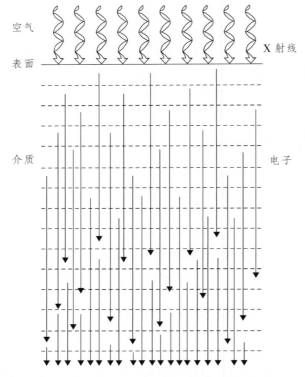

**图 5-9** 受到高能光子照射的介质表面以下的剂量建成，被释放的电子在耗尽能量前穿行了几毫米。

用产生的电离。因此，表面以下的吸收剂量不断增加，直至在最大剂量深度（$d_{max}$）处达到最大剂量，最大剂量深度在表面以下几毫米到几厘米不等。吸收剂量的建成，是高能 X 射线和 γ 射线临床上重要的皮肤保护效应的形成原因。超过 $d_{max}$，吸收剂量随着光子的衰减逐渐减小。在大于 $d_{max}$ 的深度，比释动能曲线低于吸收剂量曲线，因为比释动能反映了每一深度处的光子强度，吸收剂量还部分反映了导致电子运动穿射到该深度处的较浅深度处的光子强度。

吸收剂量是每单位质量辐照材料中吸收能量的一种量度。总吸收能量表示被辐照材料中的积分剂量。

比释动能 $k$，可被定义为：

$$k = \frac{\Delta E_{tr}}{\Delta m}$$

吸收剂量 $D$，可被定义为：

$$D = \frac{\Delta E_{ab}}{\Delta m}$$

其中，$E_{tr}$ 是转移的能量，$E_{ab}$ 是吸收的能量，$m$ 是被辐照材料的质量，$\Delta$ 表示一个无穷小量。

被传递给一个小质量 $m$（kg）的吸收剂量 $D$（Gy）=$E/m \cdot [1J/(kg \cdot Gy)]$，其中 $E$ 是小质量吸收的能量，单位为焦耳。能量 $E$ 是沉积在小体积中的总能量，已进行以任何形式从体积中移除的能量却没有被从体积外进入体积的能量所补偿的修正（电离损失和由韧致辐射和特征辐射引起的辐射能量损失）。如前所述，在 1C/kg 的照射量中，空气中吸收的能量为 33.97J/kg（或 33.97Gy）。1R 的照射量与空气中（1R）[33.97(J/kg)/(C/kg)][1Gy/(J/kg)] · 2.58×10⁻⁴C/(kg · R)=87.6×10⁻⁴ Gy（或 0.876rad）的吸收剂量相对应。

# 辐射剂量的测量

辐射剂量计提供了在介质中从入射辐射吸收的能量的可测量的响应。为了最大限度地有效，剂量计吸收能量的数量应当等于被剂量计代替的介质吸收的能量数量。用于测量软组织中吸收剂量的剂量计应当吸收的能量数量等于被同样质量软组织所吸收的能量数量。这样的剂量计是所谓的软组织等效的。很少有剂量计是完全软组织等效的，并且使用剂量计时，通常需要修正以确定软组织剂量。

## 量热剂量计

从辐射中吸收的几乎全部能量最后都转化为热能。如果一个吸收介质与它周围的环境绝缘，介质的温度上升与吸收的能量呈正比。温度上升量 $\Delta T$，可以使用温度测量设备如热电偶或热电阻进行测量。在一个与环境绝缘的量热计中，吸收剂量 $D$（单位 Gy）表示为：

$$D(Gy) = E/m = [4.186(J/cal) \cdot s \cdot \Delta T][1/1J/(kg \cdot Gy)]$$

其中，$E$ 是吸收的能量，单位为 J，$m$ 是质量，单位为 kg，$s$ 是吸收体的比热，单位是 cal/(kg · ℃)（1cal ≈ 4.19J），$\Delta T$ 是温度增量，单位是℃。对于模拟软组织中吸收剂量的量热法剂量测量，吸收介质必须类似于软组织。尽管曾用水作为介质并取得一些成功，但石墨常在组织剂量量热计中被用作吸收介质。

如果量热计中的介质足够厚密，足以吸收所有的入射辐射，那么温度的增加反映了辐射束中的所有能量。这种类型的测量被称为绝对热量测定，通常用厚重的铅块作为吸收介质。

## 放射照相胶片剂量计

放射照相胶片的乳剂中含有一种卤化银（例如 AgBr，溴化银）晶体，该晶体嵌在凝胶基质中。当胶片显影时,金属银在辐射的区域沉积。胶片定影时未受影响的卤化银晶体被移除。通过冲洗过的胶片区域的光线透射随沉积银的量而变化,因此来自辐射入射到胶片区域被吸收的能量也随之变化。透明度 $T$,通常用胶片的光学密度 OD 表示,$OD=\log(1/T)=\log(I_0/I)$,$I$ 和 $I_0$ 分别是有或无胶片时测量到的光强度。在图 5-10 中,OD 相对 log(照射量)的曲线被称为胶片的 H-D 曲线,这是以发明者 Hurter 和 Driffield 命名的,他们在 1890 年发展了此种方法来描述照相胶片的特征。H-D 曲线有时被称为特征曲线或感光度曲线。

放射照相胶片剂量测定因几种原因产生严重的误差。胶片的光学密度不仅取决于乳剂受到的辐射照射,而且取决于诸如辐射的类型和能量、胶片显影时的条件等变量。照相胶片由几种高 $Z$ 元素组成,因此照相胶片和光子相互作用的方式与软组织不同,特别是光子能量相对较低时。对于低能光子束,高 $Z$ 材料中光电效应占主要地位。照相剂量测定被认为具有能量依赖性,因为照相胶片对 X 射线和 $\gamma$ 射线的响应与空气或软组织的响应不同。对于暴露胶片测量的 OD,必须通过与在相同照射条件下的校准 H-D 曲线进行比较来解释。这种要求常常难以满足,特别是当胶片暴露在一个介质中,周围有大量散射辐射存在的情况时。照相胶片剂量测定的其他问题,包括在高密度、高 $Z$ 胶片乳剂中光子的迅速衰减,以及从一个或一批胶片与另一个或另一批胶片的照相乳剂的厚度、成分有

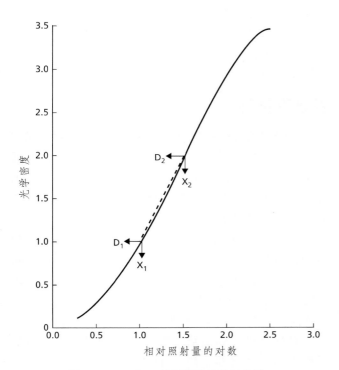

图 5-10 一个 X 射线胶片的特征曲线。

变化。照相的显影也是不确定度的一个来源,因为它取决于温度和显影液的化学成分。

## 辐射显色胶片剂量计

辐射显色胶片剂量测定是基于辐照后改变颜色的媒介。区别辐射显色胶片剂量测定和放射照相胶片剂量测定的一个特征是显色的机制。放射照相用胶片需要显影,而辐射显色胶片是自显影。

20 世纪 90 年代初期,辐射显色胶片作为剂量测定工具被引入[6]。尽管具体的结构取决于生产商,但它一般由 1~2 个聚酯层组成,聚酯层包含 1~2 个活性层(乳剂),有时配合黏合剂。不同层的厚度为 10~90μm。胶片材料的主要元素是氢、碳、氮和氧。物理密度为 1~1.2g/cm³,有效原子序数($Z_{eff}$)为 6~9,表明辐射显色胶片比放射照相胶片更加类似于软组织。此外,相对于放射照相胶片对可见光敏感,辐射显色胶片对可见光不敏感,因此操作辐射显色胶片比操作放射照相胶片更容易。然而,使用辐射显色胶片时仍然需要小心谨慎,因为皮肤/手上的油脂会影响吸光率的测量。因此,要使用镊子和手套。

胶片和读出系统应当一起进行校准,使用临床应用范围内的不同剂量水平的辐射照射一系列胶片。非定制的文件扫描系统可被用于吸光率的测量[7]。每一张胶片可以被切割成更小的小块,但是辐射显色胶片对胶片响应具有方向依赖性,因此要记住每块胶片在扫描系统中的方向要一致[8]。Soares 提供了处理和校准过程的详细资料[9]。辐射显色胶片有最小的剂量率和能量依赖性,AAPM TG55 报告提供了使用辐射显色胶片进行剂量测定的附加的详细资料[10]。温度和时间对读出器有一些影响。为了减少这些效应,推荐在进行吸光率测量前应将胶片保存在温控环境中至少 24 小时[11]。

辐照后辐射显色胶片显色的过程是基于丁二炔分子的聚合,导致染色聚合体的形成。聚合体是蓝色的,因此导致胶片吸收光谱中红色部分的光。信号构成类似于放射照相胶片在光线透射和光学密度方面的情况。对于使用宽波段可见光源的现成的平板扫描仪,光学密度取决于多种因素。这意味着对于平板扫描仪、胶片样式和剂量测定方案,灵敏度曲线是唯一的。然而,乳剂含有像针一样的发色团,这些发色团与乳剂覆盖方向平行排列。这导致在扫描方向上对辐射显色胶片的影响。虽然如此,辐射显色胶片剂量测定的一系列应用非常成功,包括皮肤剂量测量[12]、近距离治疗[13-15]、全身照射[16]、全身电子线照射治疗[17],以及光

子、电子和质子外照射治疗形式[18]。

通常，辐射显色胶片需要 2~100Gy 的辐射剂量来产生足够光学密度的图像。辐射显色胶片量程的一个优势是它可被用于检查高剂量形式（例如大分割治疗）的剂量分布。

## 化学剂量计

当化学溶液暴露于电离辐射时，氧化和还原反应可能会发生。溶液中受影响的分子数目取决于溶液中吸收的能量。测量氧化或还原的程度，是化学剂量测定的技术基础。

最常用于测量辐射剂量的溶液是硫酸铁（$FeSO_4$），有时被称为弗里克剂量计[19]。对于主要通过康普顿散射进行相互作用的高能光子，$FeSO_4$ 吸收的能量与软组织中吸收能量的比值为 1:1.024，这个比值是两种介质中电子密度（电子数/$m^3$）的比值。尽管弗里克剂量计是相当准确的（±3%），但它却相对不敏感，需要 50~500Gy 的剂量才能测量到 $Fe^{2+}$ 转化为 $Fe^{3+}$。弗里克剂量计有时被用于测量电子和其他带电粒子束的吸收剂量[20]。

化学剂量器的产额（例如 $FeSO_4$）用其 G 值来表示，即每 100eV 吸收的能量影响的分子数目。对于从 $^{137}Cs$（662keV）到 30MV 的 X 射线的光子能量范围，弗里克剂量计的 G 值范围为 15.3~15.7 个分子/100eV。对于 1~30MeV 的电子，$FeSO_4$ 的 G 值常取 15.4 个分子/100eV。照射后，溶液中 $Fe^{3+}$ 的数量，由测量 305nm 的紫外线对溶液的穿透来确定。一旦获知受到影响的分子数目，吸收剂量可用单位质量溶液中受影响分子的数目除以 G 值并适当转换能量单位来计算。化学剂量测定的 G 值类似于电离剂量测定中的功函数 $\overline{W}/e$。

## 例5-10

硫酸铁溶液暴露于 6MV X 射线中。穿过溶液的紫外线（305nm）的测量显示，$Fe^{3+}$ 的浓度为 0.00008 克分子量/L。溶液中的吸收剂量是多少？若替换成软组织，当量剂量是多少？

$$Fe^{3+}数目/kg = \frac{(0.000\ 08mol/L) \times (6.02 \times 10^{23} 个分子/mol)}{(1kg/L)}$$
$$= 4.82 \times 10^{19} 个分子/kg$$

$FeSO_4$ 的 G 值为 15.6 个分子/100eV，溶液中的吸收剂量是：

$$D(Gy) = \frac{(4.82 \times 10^{19} 个分子/kg)(1.6 \times 10^{-19}J/eV)}{(15.6 个分子/100eV)[1J/(kg \cdot Gy)]}$$

$$= 49.4Gy$$

软组织的当量剂量：

$$D(Gy) = (49.4Gy)(1.024)$$
$$= 50.6Gy$$

其中 1.024 是组织与 $FeSO_4$ 的电子密度比值。

## 闪烁体和半导体剂量计

某些材料暴露在电离辐射下会发荧光或闪烁。发射光的强度取决于闪烁体中能量的吸收率。在固体闪烁探测器中，例如铊激活碘化钠 NaI(T1)，光导管引导发射的光线到光电倍增管。光电倍增管释放与吸收光的强度成比例的电子。电子数目在光电倍增管中每一个倍增极上都倍增，而后在最后一个电极（阳极）上产生一个电信号，电信号与闪烁体中因入射辐射沉积的能量成正比。

闪烁探测器对于低剂量率提供了可测量的响应，且在很宽的辐射强度范围内呈线性响应。但是，大多数闪烁探测器含有高 Z 原子，且与空气或软组织相比，它们的响应具有很强的能量依赖性。在使用这些探测器测量软组织的吸收剂量时，探测器[如 NaI(T1)]的能量依赖性是主要的限制因素。

半导体是导电性能介于导体和绝缘体之间的材料。半导体材料的性能可以通过掺入杂质而人为地控制，产生过多电子（n 型）或电子"空穴"（p 型）。当在 n 型和 p 型半导体之间的交界处施加一个反向偏置电压时，就建立了一个缺乏多余电子或空穴的耗尽区。半导体二极管耗尽区的辐射相互作用可以引起一个和入射辐射传递的剂量成正比的电流。利用半导体二极管作为辐射剂量计可以对电流进行测量。

## 发光剂量计

发光现象是材料发射光辐射的过程。热释光是一个电子吸热加速后，从激发态通过亚稳态返回的物理现象。热释光剂量计（TLD）和光致发光剂量计（OSLD）含有可用于测量电离辐射的材料，其依据是测量受到电离辐射后材料所发射出的可见光的数量。

LiF 通常被用来测量患者和软组织等效介质（模体）的吸收剂量。LiF 剂量计可用作松散晶体、固态挤压棒、压片或嵌在特氟龙（Teflon）基座中。用于剂量测量的 LiF 含有特定的杂质，为热释光过程提供所需的电子陷阱。纯的 LiF 用作辐射剂量计是没有价值的。

TLD 是将受到电离辐射照射的剂量计加热后能释放光的一种仪器。图 5-11 显示了热释光材料（如

LiF 和 $Li_2B_4O_7$)的晶体中的电子能级。当吸收来自入射辐射的能量后,价带上的电子跃迁到导带。有些电子会立刻重新回到价带,但有些电子由于晶体中的杂质被俘获至中间能级。俘获电子的数目与辐射吸收的能量成正比。除非为晶体提供能量,否则大多数俘获电子将无期限地停留在中间能级。如果晶体被加热,那么大多数俘获电子被释放并回到导带。然后这些电子重新回到价带,在此过程中释放光。光被导引至光电倍增管上产生电信号,电信号与原来辐射沉积在晶体中的能量成正比。这种信号的检测,成为晶体中吸收剂量的一种量度。因为 LiF(8.18)和 $Li_2B_4O_7$(7.4)的 $\bar{Z}$ 值与空气(7.4)和软组织的 $\bar{Z}$ 值(7.4)接近,所以这些材料所吸收的能量接近等量空气或软组织吸收的剂量。能量吸收的微小差别反映在 LiF 和 $Li_2B_4O_7$的能量依赖曲线(图 5-11)。$CaF_2:Mn$ 是一种灵敏度特别高的热释光材料,经常被用于个人剂量监测中。高 $Z$ 成分使得该材料比 LiF 或 $Li_2B_4O_7$更加具有能量依赖性(图 5-11)。

TLD 晶体被加热后释放出的光的量,除了 TLD 中吸收的来自辐射的能量,还有其他几种因素。这些因素包括晶体加热的温度、加热板的反射率,以及晶体加热的时间。因此,TLD 测量必须依据吸收已知辐射剂量的晶体所发出的光来进行校准。

测量热释光剂量计发出的光要在严格的受控条件下进行,包括晶体加热板的温度、加热循环、光电倍增管的放置位置和光电倍增管的放大率。

OSLD 在剂量物理学方面类似于 TLD。但是 OSLD 用发光的形式来释放被捕获的能量,比加热的形式更快、更精确。和 TLD 类似,OSLD 释放的光的量的读数和吸收辐射的量成正比。

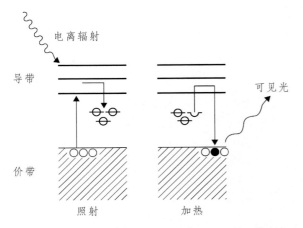

**图 5-11**　热释光材料先被辐照然后又被加热后发生的电子跃迁。

OSLD 是一个注入了碳掺杂氧化铝的塑料磁盘。每个 OSLD 可用于许多照射和读取。这种剂量计很小(例如 1mm×1mm×2mm)。OSLD 的线性响应高达约 3Gy。OSLD 有很好的稳定性,不受角度、能量、剂量率,或温度依赖性的影响。它有大约 3mm 的剂量建成区。在使用前要先测量校准曲线[21]。当剂量测量超过 3Gy 时,应当建立非线性曲线。OSLD 已在许多方面被成功应用,包括近距离治疗[22,23],kV 级 X 射线,光子、电子和质子外照射治疗[25]。

## 使用电离室的吸收剂量测量

进行软组织或其他介质中吸收剂量的评估可以通过测量介质中一个小的充满气体的空腔中的电离来获得。从充满气体的空腔中的电离到介质中吸收剂量的转换,是通过应用布拉格-戈瑞空腔理论来实现的。该理论是放射肿瘤学重要的日常临床剂量测定的基础。

### 布拉格-戈瑞空腔理论

假定一个小的充满气体的空腔悬停在一个均匀介质中,该均匀介质暴露在一束 X 射线或 $\gamma$ 射线中。光子在介质中相互作用,高能电子被释放并穿过充满气体的空腔,并在其中产生电离。如果腔体很小,它的存在不会影响穿过介质的在腔体位置的初级和次级电子数目或能量。腔体中每单位质量(kg)气体吸收的能量 $E_g = J_g \cdot \overline{W}/e$,其中 $J_g$ 是单位为 IP/kg 的气体中的电离,$\overline{W}/e$ 是每产生一个离子对所消耗的平均能量(如果气体是空气,则为 33.97eV/IP)。$E_g$ 是气体中的吸收剂量,单位为 eV/kg。

如果上文所述的腔体被一个同样数量的介质所替代,每单位质量介质中吸收的能量 $E_m = s_m E_g$,其中 $\bar{s}_m$ 是当电子穿越空腔时,介质的平均质量阻止本领和气体的平均质量阻止本领的比值。在空腔中介质的剂量 $D_m(Gy)$ 是:

$$D_m = E_m(1.6\times10^{-19}J/eV)/[1J/(kg\cdot Gy)]$$
$$\times (1.6\times10^{-19}C/IP)] = (\bar{s}_m \cdot J_g \cdot \overline{W}/e)$$

其中 $\overline{W}/e$ 用单位 eV/IP 表示,$J_g$ 用单位 C/kg 表示。这些表达式称为布拉格-戈瑞关系式。

一种介质的质量阻止本领 $s_m$ 描述了电子穿越介质时的能量损失率除以介质的密度。质量阻止本领比 $\bar{s}_m$ 描述了一种介质中电子能量损失率与另一种介质中的比较。阻止本领比使用 Bethe-Bloch 公式计算,并进行密度(极化)效应的修正[26,27]。密度效应说明了一个带电粒子对一个远处原子影响的减小,该影响是由于粒子和远处原子的极化导致的。表5-4列出了当高能 X 射线和 $^{60}$Co γ 射线($E_{avg}$=1.25MeV)产生电子时,一些材料相对于空气的平均质量阻止本领比。质量阻止本领比的表格在文献中可获得[28,29]。

根据布拉格-戈瑞关系式,为了对一种介质中吸收剂量进行测量,充满气体的空腔必须足够小(直径<1cm),这样空腔的存在不影响光子与周围介质相互作用引发的电子。对于高能光子束,空腔的直径应小于1cm。就是说,穿过空腔的电子,没有产生或终止在空腔中。在实践中,充满气体的空腔是指型电离室的一部分,指型电离室有室壁将空腔与周围介质隔开。室壁必须无限薄,这样所有穿过空腔的电子都来源于介质,并且没有电子在室壁中释放出来。

介质中的充满气体的空腔可被视为布拉格-戈瑞空腔,如果空腔足够小:①光子与空腔气体的直接相互作用是可忽略的;②在空腔中电离,可全部归因于来源于介质中并穿过空腔的粒子;③与空腔的直径相比,粒子的射程非常大。

或者只要室壁的成分与周围介质完全相同,室壁可具有有限的厚度。这些条件通常是不能满足的,电离室对介质中的吸收剂量有小的扰动。通过向布拉格-戈瑞关系中引入一个扰动修正项 $p$ 来说明扰动影响:

$$D_m = (p \cdot \bar{s}_m \cdot J_g \cdot \overline{W}/e)$$

布拉格-戈瑞关系式是在临床放射肿瘤学放射治疗中使用高能加速器辐射束校准所必需的。在实践中,在使用电离室进行放疗剂量测定时应用布拉格-戈瑞关系式,需要许多修正。AAPM TG51 报告[31]和 IAEA 398 报告[32]等文档提供了为剂量测量服务的、应用这些校正因子于商用电离室的基础和技术指导。

## 剂量当量

大多数辐射的化学和生物效应不仅取决于数量,而且依赖于在照射介质中吸收的能量的分布。也就是说,即使辐射传递的吸收剂量是相同的,不同类型和能量的辐射可以引起不同的化学和生物响应。特定类型或能量辐射的相对生物学效应(RBE)描述了辐射引起的特定响应的效率。RBE 是通过比较特定辐射的化学或生物的结果与参考辐射的结果得到的。

$$RBE = \frac{产生特定响应所需的参考辐射的剂量}{产生同样响应所需的问题辐射的剂量}$$

按照惯例,200kV X 射线的相对生物效应取 1。对于特定类型的辐射,RBE 的值随着从一种化学或生物效应到另一种,从一个生物系统或有机体到另一个而变化。表5-5列出了 $^{60}$Co 引起的各种生物效应的 RBE 的观察结果。对于这些数据,参考辐射是介质-能量 X 射线。

不同类型辐射通常产生一种特定化学或生物效应的效率随辐射的传能线密度(LET)而变化。剂量当量 $H$ 的单位为 Sv,是以 Gy 为单位的吸收剂量和品质因子 $Q$ 的乘积,即 $H(Sv)=D(Gy)\cdot Q$。剂量当量 $H$ 的传统单位是雷姆(rem),其中 $H(rem)=D(rad)\cdot Q$。不同类型辐射的品质因子见表5-6。水中的平均传能线密度 $\overline{LET} \leq 2.5$ keV/μm,保留品质因子 $Q=1$;对于 $\overline{LET}=2.5 \sim 7.0$keV/μm 的辐射,$Q=1\sim2$;对于 $\overline{LET}=7.0\sim23$keV/μm 的辐射,$Q=2\sim5$;对于 $\overline{LET}=23\sim53$keV/μm 的辐射,$Q=5\sim10$;对于 $\overline{LET}=53\sim175$keV/μm 的辐射,$Q=10\sim20$[41]。剂量当量反映了不同辐射在受辐照组织的一个小区域产生一种生物效应的效率的差异,是辐射的 LET 的反映。

表5-4　选取的材料中光子束相对于空气的平均质量阻止本领 $\bar{s}_m$

| 标称加速电压(MV) | 水 | 聚乙烯 | 丙烯酸 | 石墨 | 酚醛塑料 | 尼龙 |
|---|---|---|---|---|---|---|
| $^{60}$Co | 1.134 | 1.113 | 1.103 | 1.012 | 1.081 | 1.142 |
| 2 | 1.135 | 1.114 | 1.104 | 1.015 | 1.084 | 1.146 |
| 5 | 1.129 | 1.106 | 1.096 | 1.005 | 1.073 | 1.130 |
| 10 | 1.117 | 1.094 | 1.085 | 0.992 | 1.060 | 1.114 |
| 15 | 1.106 | 1.083 | 1.074 | 0.982 | 1.051 | 1.097 |
| 20 | 1.096 | 1.074 | 1.065 | 0.977 | 1.042 | 1.087 |

(Source：Radiation Therapy Committee 1983[30]. Reproduced with permission from American Association of Physicists in Medicine.)

表 5-5　$^{60}$Co γ 射线的相对生物效应,以及作为测量标准的不同生物效应

| 效应 | $^{60}$Co γ 射线的 RBE | 来源 |
|---|---|---|
| 30 天致死率与小鼠睾丸萎缩的发生率 | 0.77 | Storer 等[33] |
| 小鼠脾脏和胸腺萎缩 | 1.00 | Storer 等[33] |
| 抑制蚕豆生长 | 0.84 | Hall[34] |
| 小鼠、大鼠、鸡胚和酵母的 LD50 | 0.82~0.93 | Sinclair[35] |
| 鸡种蛋孵化率 | 0.81 | Loken 等[36] |
| HeLa 细胞存活 | 0.90 | Krohmer[37] |
| 小鼠晶状体混浊 | 0.80 | Upton 等[38] |
| 大鼠白内障诱导 | 1.00 | Focht 等[39] |
| L 细胞存活 | 0.76 | Till 和 Cunningham[40] |

表 5-6　不同辐射的品质因子

| 辐射类型 | 品质因子 |
|---|---|
| X 射线、γ 射线和 β 粒子 | 1.0 |
| 热中子 | 5 |
| 中子和质子 | 20 |
| 来自天然放射性核素的粒子 | 20 |
| 重反冲核 | 20 |

(Source:National Council on Radiation Protection and Measurements 1991[42].)

注意:这些数据应当仅用于辐射防护的目的。

## 例5-11

一个人受到全身照射,平均全身 X 射线剂量为 0.8mGy,10MeV 中子的剂量为 0.6mGy。用 mSv 表示的全身剂量当量为多少?

$$H(\mathrm{mSv})=\sum_{i=1}^{2}D_i(\mathrm{mGy})\cdot Q_i$$
$$=0.8\mathrm{mGy}\times1+0.6\mathrm{mGy}\times20$$
$$=12.8\mathrm{mSv}$$

对于特定生物系统的特定响应,RBE 随几种因子而变化,这些因子包括剂量率、分次时间表、温度、氧化程度、剂量的空间分布和抽样体积。然而,品质因子随辐射的物理属性（LET）而非生物系统的响应而变化。因此,对于特定的辐射,它有一个固定值。尽管 Q 不与特定的生物结果相关联,但它在辐射防护领域的应用主要集中于致癌和致突变效应上。

## 例5-12

一个人不小心吞下了少量的 $^{32}$P（β 粒子,$E_{max}$=1.7MeV）。胃肠道的平均剂量估计为 10mGy。胃肠道的平均剂量(mSv)是多少?

$$H(\mathrm{mSv})=D(\mathrm{mGy})\cdot Q$$
$$=10\mathrm{mGy}\cdot1.0$$
$$=10\mathrm{mSv}$$

除 LET 以外的因子会影响辐射的生物效率。例如,分布因子 DF 可被包括在内用于说明组织中某一区域的放射非均匀分布引起的辐射响应的变化。在这种情形下,H 的表达式可以写作 $H(\mathrm{Sv})=D(\mathrm{Gy})\cdot Q\cdot DF$。

通常感兴趣的组织区域足够大,以至于吸收剂量和 LET 随区域而不同。平均剂量当量(有时称为剂量当量)$\overline{H}$,定义为一个组织区域的平均吸收剂量乘以一个有效品质因子 $\overline{Q}$(通常称为辐射权重因子,$w_r$),$w_r$ 取决于辐射 LET 相对于暴露组织区域的平均值。由于器官辐射敏感度和对个体的相对重要程度不同,不同身体器官的剂量当量也有所差异。这些差异通过有效剂量当量 $H_e$ 来反映,通过使用组织权重因子 $w_t$ 来调整不同组织中的剂量。

## 辐射质

使用传递给受辐照介质中某区域的照射量或剂量不能够完整描述一个 X 射线束。在对介质中其他位置的照射量或剂量、不同成分区域之间能量吸收的差异以及生物效应或辐射的品质因子进行评估前,也必须知道辐射的穿透能力,即辐射的质。

### 谱分布

X 射线束的谱分布描述了射束中不同能量光子的相对数目。谱分布能够清楚地描述 X 射线束。X 射线束的谱分布可以通过计算射束的衰减曲线得到。在进行曲线测量时,要求射束面积较小,并且测量要在离射束中衰减材料摆放位置相当远的位置进行。多种曲线拟合技术可用于衰减曲线,从而得到用于计算谱分布的公式[43,44]。

大多数 X 射线能谱的测量是通过使用闪烁探测器或半导体探测器得到的。能量-高度分布必须对能谱分布中的统计涨落、探测器中光子的不完全吸收和探测器中低能光子的选择性吸收(即光子的能量依赖

性)进行校正。经过适当校正的测量 X 射线谱见图 5-12,蒙特卡罗计算结果也一并在图中显示。

半值层(HVL),有时也称为半价厚度,是指将 X 射线束的照射量率减低到一半时材料的厚度。HVL 的单位一般用 mm 来表示,例如:mm Al、mm Cu 或 mm Pb。尽管单独使用 HVL 描述辐射质可以满足大多数临床情况,有时也引入第二个参数与 HVL 配合使用,例如 kVp 或同质性系数。同质性系数是指将照射量减少到 1/2 所需衰减材料的厚度,除以将照射量从 1/2 进一步减少到 1/4 所需衰减材料厚度所得的商。同质性系数即第一 HVL 和第二 HVL 的比值。

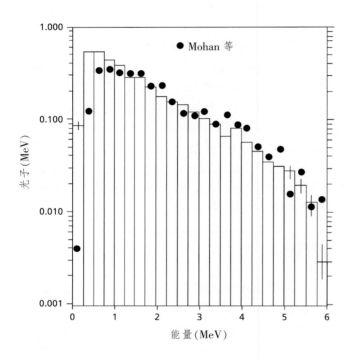

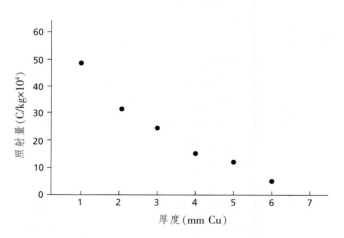

**图 5-12** 一束 6MV X 射线光子的能量分布。(Source:Chaney and Cullip 1994[45]. Reproduced with permission from American Association of Physicists in Medicine.)

## 例5-13

以下衰减数据是对治疗 X 射线束测量所得。第一 HVL、第二 HVL 和同质性系数分别是多少?

从例 5-13 的曲线可见, 第一 HVL 约为 1.9mm Cu,第二 HVL 约为 2.1mm Cu。同质性系数如下:

$$同质性系数 = \frac{(HVL)_1}{(HVL)_2} = \frac{1.9\text{mmCu}}{2.1\text{mmCu}} = 0.90$$

HVL 使用固体衰减材料来测量,例如厚度均匀的铝、铜或铅薄片。衰减材料置于 X 射线源和电离室之间,随着衰减材料总厚度的增加,得到照射量的测量值。HVL 的测量必须始终在窄束("好")几何结构下进行,以便只有原射线进入电离室,而没有散射线进入。窄束几何结构要求测量电离室被置于远离衰减材料的位置, 并且使用小截面面积的 X 射线束。窄束("好")和宽束("差")几何结构的情形见图 5-13 和图 5-14。

图 5-15 比较了在这些条件下进行的 HVL 测量。使用宽束几何结构时, 随着射束中衰减材料的增加,越来越多的光子被散射进入探测器中。因此,宽束条件下得到不合适的高值 HVL。然而,这种值对辐射源周围墙壁的防护计算是有用的。

## 总结

● 辐射量可用光子注量、能量注量、光子注量率和能量注量率的概念来准确地描述。能量注量率通常指辐射强度。
● 辐射照射量 [单位为 C/kg,或曾用单位伦琴

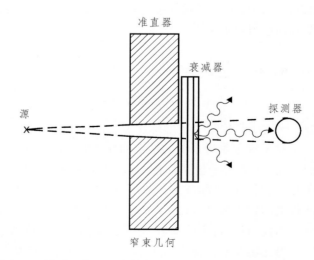

**图 5-13** 窄束("好")几何结构。(Source:Hendee and Ritenour 2001[46]. Reproduced with permission from John Wiley and Sons.)

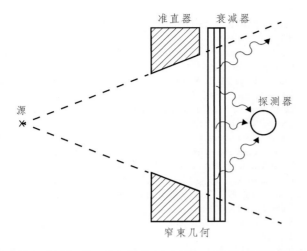

图 5-14 宽束("差")几何结构。(Source:Hendee and Ritenour 2001[46]. Reproduced with permission from John Wiley and Sons.)

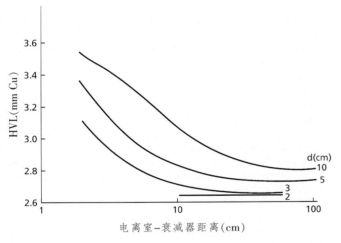

图 5-15 依据衰减材料和辐射探测器之间的不同距离,HVL随 X 射线束在衰减材料处直径 $d$ 的变化情况。(Source:NCRP Report 85[47].)

(R)],使用射线在空气中产生的电离来定义。

• 使用自由空气电离室、指型电离室或电容室来测量辐射照射量时,要求在空气的收集体积中建立电子平衡。

• 一种材料的有效原子数目是指一个假定元素的原子序数,该假定元素与该材料对衰减 X 射线和 γ 射线的效果相同。

• 空气电离室的灵敏度是指辐射每单位照射量时沿电离室的电压的减少量。

• 电离室读数受一些因素的影响需要校正,包括校正因子,温度和气压(如果电离室与空气联通),杆效应,极化效应和收集效率。

• 外推和平行板电离室用于测量辐射材料表面

或略低于表面的照射量。

• 比释动能是每单位质量受辐照材料中沉积能量的量度。

• 吸收剂量是每单位质量受辐照材料吸收能量的量度。吸收剂量是对韧致辐射和特征辐射引起的能量损失做校正后的比释动能。

• 吸收剂量可应用布拉格-戈瑞原理的电离测量来确定。

• 吸收剂量的测量方法包括量热法和电离、胶片、化学、闪烁和热释光剂量测定。

• 剂量当量(单位:Sv)是吸收剂量(单位:Gy)和品质因子(又称为辐射权重因子)的乘积。品质因子随辐射的 LET 不同而改变。

• 有效剂量当量,又称为有效剂量,是组织的吸收剂量乘以辐射权重因子和组织权重因子得到的乘积。

• 辐射质是 X 射线束的穿透能力的量度。

• 辐射质通常用半值层(HVL)来表示,定义为将辐射照射量降低到一半所需的衰减厚度。

## 思考题

5-1 当照射量为 43R 时,每千克空气中释放多少离子对,多少库伦电荷?每立方米和每千克的空气所吸收的能量是多少?空气中的吸收剂量是多少?

5-2 对于 $^{60}$Co 射束,用 100R 的电容室记录 57 刻度/分钟的偏差(全刻度偏差=100 刻度)。$^{60}$Co γ 射线在 22℃时,电离室的校正因子为 0.95。温度和气压分别为 24℃和 645mmHg。当收集效率为 100%并且杆校正因子为 1.02 时,照射量率(R/min)是多少?

5-3 光子注量为 $10^{11}$ 个光子/($m^2 \cdot s$)。2/3 的光子能量为 600keV,1/3 的能量为 1.15MeV。该射束的能量注量是多少?如果光子注量总是常数,在 20s 间隔内的能量注量是多少?

5-4 1.0MeV 的光子在空气中总能量吸收系数是 $2.8 \times 10^{-3} m^2/kg$。当照射量为 0.03C/kg 时,需要的能量和光子注量各为多少?

5-5 水的重量中含有 89% 的氧(摩尔质量为 15.999)和 11% 的氢(摩尔质量为 1.008)。请计算水的有效原子序数。

5-6 一个具有空气等效室壁的指型电离室在 1min 内受到 0.025C/kg 的照射。电离室的体积是 0.52cm³。电离室的电离电流是多少?

5-7 一个电容室的灵敏度为 $1.43 \times 10^4 V/(C \cdot kg)$,

体积为 $0.52cm^3$。电容室的电容是静电计的 5 倍,电容室的电容是多少?

**5-8** 一个微型电离室的灵敏度是 1V/R。电离室在 X 射线照射中放电 300V,电离室受到的照射量(R)是多少?

**5-9** 一个 800g 的器官受到 10Gy 的均匀吸收剂量,那么每克吸收的能量是多少? 器官中吸收的总能量是多少?

**5-10** 在接受了 $^{60}$Co γ 射线 55Gy 的剂量照射后,一种特殊的损伤得到很好的缓解,当用 10MV 的 X 射线照射该损伤后,需要 65Gy 的剂量才能获得相同的效果。相对于 $^{60}$Co γ 射线,用 10MV X 射线治疗该损伤的 RBE 是多少?

**5-11** 一位患者在接受核医学治疗时甲状腺受到 2.5cGy 的剂量,其中 2.1cGy 的剂量由 β 射线产生,0.4cGy 的剂量由 γ 射线产生。甲状腺的剂量当量(cSv)是多少?

**5-12** 石墨的比热是 170cal/(kg·℃),10Gy 的均匀剂量传递给绝缘环境中的一个石墨块,该石墨块温度上升了多少?

**5-13** $G$=15.4mol/100eV,当 100Gy 的剂量传递给 10mL 的 $FeSO_4$ 溶液时,有多少 $Fe^{2+}$ 离子氧化成 $Fe^{3+}$ 离子(假设 $FeSO_4$ 溶液的密度为 1kg/L)?

**5-14** 对诊断 X 射线束进行衰减测量,得到如下结果:

| 附加过滤(mm Al) | 透射百分比 |
|---|---|
| 1.0 | 60.2 |
| 2.0 | 41.4 |
| 3.0 | 30.0 |
| 4.0 | 22.4 |
| 5.0 | 16.9 |

在半对数坐标纸上绘制数据,确定第一 HVL 和第二 HVL 以及同质性系数。

(时飞跃 译　汪琪 郑佳俊 校)

# 参考文献

1 Johns, H., and Cunningham, J. *The Physics of Radiology*, 3rd edition. Springfield, IL, Charles C. Thomas, 1969.

2 Meredith, W., and Massey, J. *Fundamental Physics of Radiology*. Baltimore, MD, Williams & Wilkins, 1968.

3 Ibbott, G. S., Barne, J. E., Hall, G. R., and Hendee, W. R. Stem correction for ion chambers. *Med. Phys*. 1975; **2**:328–330.

4 Boag, J. W. Ionization chambers. In *Radiation Dosimetry*, vol. II, 2nd edition, F. H. Attix and W. C. Roesch (eds.). New York, Academic Press, 1969.

5 Stanton, L. *Basic Medical Radiation Physics*. New York, Appleton-Century-Crofts, 1968.

6 McLaughlin, W. L., Yun-Gong, C., Soares, C. G., Miller, A., Van Dyke, G. and Lewis, D. F. Sensitometry of the response of a new radiochromic film dosimeter to gamma radiation and electron beams. *Nucl. Instrum. Meth. Phys. Res. A*. 1991; **302**:165–176.

7 Devic, S., Seuntjens, J., Sham, E., Podgorsak, E. B., Schmidtlein C. R., et al. Precise radiochromic film dosimetry using a flat-bed document scanner. *Med. Phys*. 2005; **32**:2245–2253.

8 Buston, M. J., Cheung T., Yu, P. K. N. Scanning orientation effects of Gafchromic EBT film dosimetry. *Australas. Phys. Eng. Sci. Med*. 2006; **29**(3):281–284.

9 Soares, C. G. Radiochromic film dosimetry. *Radiat. Meas*. 2006; **41**:S100–S116.

10 Niroomand-Rad, A., Blackwell, C. R., Coursey, B. M., Gall, K. P., McLaughlin, W. L., et al. Radiochromic dosimetry: Recommendations of the AAPM Radiation Therapy Committee Task Group 55. *Med. Phys*. 1998; **25**:2093–2115.

11 Ali, I., Costescu, C., Vicic, M., Dempsey, J. F., and Williamson, J. F. Dependence of radiochromic film optical density post-exposure kinetics on dose and dose fractionation *Med. Phys*. 2006; **30**:1957–1967.

12 Devic, S., Seuntjens, J., Abdel-Rahman, W., Evans, M., Olivares, M., et al. Accurate skin dose measurements using radiochromic film in clinical applications. *Med. Phys*. 2006; **33**:1116–1124.

13 Evans, M. D., Devic, S., and Podgorsak, E. B. High dose-rate brachytherapy source position quality assurance using radiochromic film. *Med. Dosim*. 2007; **32**:13–15.

14 Steidley, K. D. Use of radiochromic dosimetry film for HDR brachytherapy quality assurance. *Med. Dosim*. 1998; **23**:37–38.

15 Taccini, G., Cavagnetto, F., Coscia, G., Garelli, S., and Pilot, A. The determination of dose characteristics of ruthenium ophthalmic applicators using radiochromic film. *Med. Phys*. 1997; **24**:2034–2037.

16 Su, F. C., Shi, C. Y., and Papanikolaou, N. Clinical application of GAFCHROMIC (R) EBT film for in vivo dose measurements of total body irradiation radiotherapy. *Appl. Radiat. Isot*. 2008; **66**:389–394.

17 Bufacchi, A., Carosi, A., Adorante, N., Delle Canne, S., Malatesta, T., et al. In vivo EBT radiochromic film dosimetry of electron beam for Total Skin Electron Therapy (TSET). *Phys. Med*. 2007; **23**:67–72.

18 Sorriaux, J., Kacperek, A., Rossomme, S., Lee, J. A., Bertrand, D., et al. Evaluation of Gafchromic EBT3 film characteristics in therapy photon, electron, and proton beams. *Physica. Medica*. 2013; **29**:599–606.

19 Fricke, H., and Morse, S. The action of x rays on ferrous sulfate solutions. *Philos. Mag*. 1929; **7**:129–141.

20 ICRU Report 21. *Radiation Dosimetry: Electrons with Initial Energies between 1 and 50 MeV*. Washington, DC, International Commission on Radiological Units and Measurements, 1972.

21 Jursinc, P. A. Characterization of optically stimulated luminescent dosimeters, OSLDs for clinical dosimetry measurements. *Med. Phys*. 2007; **24**:4594–4603.

22 Tien, C. J., Ebeling, R., Hiatt, J. R., Curran, B., Sternick, E. Optically stimulated luminescent dosimetry for high dose rate brachytherapy. *Front. Oncol*. 2012; **2**:91.

23 Sharma, R., and Jursinic, P. A. In vivo measurements for high dose rate brachytherapy with optically stimulated luminescent dosimeters. *Med. Phys*. 2013; **40**(7).

24 Al-Senan, R. M., and Hatab, M. R. Characteristics of an OSLD in the

diagnostic energy range. *Med. Phys.* 2011; **38**(7):4396–4405.

25 Reft, C. S. The energy dependence and dose response of a commercial optically stimulated luminescent detector for kilovoltage photon, megavoltage photon, and electron, proton, and carbon beams. *Med. Phys.* 2009; **36**(5):1609.

26 Bethe, H. Quantenmechanik der ein- and zwei-elektronen problems. In *Hanbuchder Physik*, vol. 24, part 1, 2nd edition, G. Geiger and K. Scheel (eds.). Berlin, Julius Springer, 1933, pp. 273–551.

27 Sternheimer, R. The density effect for the ionization loss in various materials. *Phys. Rev.* 1957; **88**:851–859.

28 Berger, M. J., and Seltzern, S. M. *Stopping Powers and Ranges of Electrons and Positrons*, 2nd edition. Washington, DC, National Bureau of Standards, 1983.

29 Burlin, T. Cavity chamber theory. In *Radiation Dosimetry*, vol. 1, 2nd edition, F. H. Attix and W. C. Roesch (eds.). New York, Academic Press, 1968.

30 Task Group 21. Radiation Therapy Committee, American Association of Physicists in Medicine: A protocol for the determination of absorbed dose from high energy photons and electron beams. *Med. Phys.* 1983; **10**:741.

31 Almond, P. R., Biggs, P. J., Coursey, B. M., Hanson, W. F., Huq, M. S., et al. AAPM's TG-51 protocol for clinical reference dosimetry of high-energy photon and electron beams. *Med. Phys.* 1999; **26**:1847–1870.

32 International Atomic Energy Agency. Absorbed dose determination in external beam radiotherapy: An international code of practice for dosimetry based on standards of absorbed dose to water. IAEA Technical Report Series No. 398. Vienna: IAEA, 2000.

33 Storer, J. B., Harris, P. S., Furchner, J. E., and Langham, W. H. Relative biological effectiveness of various ionizing radiations in mammalian systems. *Radiat. Res.* 1957; **6**:188.

34 Hall, E. Relative biological efficiency of x rays generated at 200 kVp and gamma radiation from cobalt 50 therapy unit. *Br. J. Radiol.* 1961; **34**:313.

35 Sinclair, W. Relative biological effectiveness of 22-MeVp x-rays, cobalt 60 gamma rays and 200 kVp rays: 1. General introduction and physical aspects. *Radiat. Res.* 1962; **16**:336.

36 Loken, M. K., Beisang, A. A., Johnson, E. A., and Mosser, D. G. Relative biological effectiveness of $^{60}$Co gamma rays and 220 kVp x-rays on viability of chicken eggs. *Radiat. Res.* 1960; **12**:202.

37 Krohmer, J. RBE and quality of electromagnetic radiation at depths in water phantom. *Radiat. Res.* 1965; **24**:547.

38 Upton, A. C., and Odell, T. T. Jr. Relative biological effectiveness of neutrons, x-rays, and gamma rays for production of lens opacities: Observations on mice, rats, guinea pigs and rabbits. *Radiology* 1956; **67**:686.

39 Focht, E. F., Merriam, G. R. Jr., Schwartz, M. S., and Parsons, R. W. The relative biological effectiveness of cobalt 60 gamma and 200 kV x radiation for cataract induction. *Am. J. Roentgenol.* 1968; **102**:71.

40 Till, J., and Cunningham J. Unpublished data. In *The Physics of Radiology*, 3rd edition, H. Johns and J. Cunningham (eds.). Springfield, IL, Charles C. Thomas, 1969, p. 720.

41 International Commission on Radiological Protection. Recommendations of the ICRP. *Br. J. Radiol.* 1955; **28**(Suppl. 6).

42 National Council on Radiation Protection and Measurements. *Recommendations on Limits for Exposure to Ionizing Radiation*, Report 91. Washington, DC, NCRP, 1991.

43 Kramers, H. A. On the theory of x-ray absorption and the continuous x-ray spectrum. *Philos. Mag.* 1923; **46**(Series 6): 836–871.

44 Schiff, L. I. Energy-angle distribution of thin target bremsstrahlung. *Phys. Rev.* 1951; **83**:252–253.

45 Chaney, E. L., and Cullip, T. J. A Monte Carlo study of accelerator head scatter. *Med. Phys.* 1994; **21**:1383–1390.

46 Hendee, W. R., and Ritenour, E. R. *Medical Imaging Physics*, 4th edition. New York, John Wiley & Sons, Ltd., 2001.

47 NCRP Report 85. *Physical Aspects of Irradiation*. Washington, DC, National Bureau of Standards Handbook 85, 1964.

# 第 6 章

# MV 级 X 射线和电子束剂量的校准

目的

引言

校准标准和实验室

　校准系数和能量的关系

　通过空气中的校准估算在介质中的剂量

　功函数

　空气剂量

　其余介质剂量

　模体中的测量

低能 X 射线束的校准

　射线质

　电离室

　空气中的校准

　模体中的校准

MV 级射线束的校准：AAPM 协议

　光子束与电子束的校准

　采用电离室在介质中的校准

　通过测量电离得到的水剂量

　水剂量校准系数($N_D, w$)

　有效测量点

　射线质特性

　光子束的校准

　电子束的校准

IAEA 校准协议

总结

思考题

参考文献

## 目的

通过学习本章,读者应该能够：

- 描述 X 射线、γ 射线和电子束的校准流程。
- 讨论美国关于照射量、空气比释动能、剂量校准标准的宣传途径。
- 解释过去和现在美国校准协议以及国际协议之间的相同和不同之处。
- 描述电离室响应的影响因素以及修正这些影响的相应步骤。

## 引言

　　"校准"通常可与输出因子测量的概念交替使用。

针对射线产生装置(如加速器等)的校准,需要对参考点的剂量(输出因子)进行测量。通过调整机器(直线加速器监控电离室) 的响应使得剂量输出因子为 1cGy/MU 的行为,被称为"校准"。射线束在应用于患者治疗之前必须执行校准,同时需要定期重复校准,从而确保输出剂量的稳定性和安全性。在多数情况下,校准通常是测量电离量,然后通过进一步计算来评估所测量位置的剂量。测量剂量可采用的替代方法前面已有描述 (如量热法),但在日常使用中并不实用。在第 5 章已经描述了测量照射量的方法,并讨论了照射量与剂量之间的关系。本章将描述在标准射线束校准中必须采用的流程。在讨论这些过程之前,有必要先讨论下校准标准和实验室所起的作用,同时需要定义几个术语。

# 校准标准和实验室

在第 5 章已经介绍,在进行测量电离量的过程中需要预先知道电离室腔内空气的质量。通常,实践物理学家不能对指型电离室收集区域内空气的精确质量进行测量,而是将仪器提交到校准实验室,校准实验室将针对该仪器建立一个或多个辐射量与其响应程度的关系,这两者的关系被称为"校准系数"。在美国,仪器由经过认证的剂量校准实验室(ADCL)进行校准[1]。美国医学物理学家协会(AAPM)负责监督美国国内剂量测量标准的执行。ADCL 主要为美国国内的医学物理师提供辐射剂量学仪器校准。在世界其他地区,二级标准剂量学实验室网(SSDL)提供了类似的功能。SSDL 由总部设在奥地利维也纳的国际原子能机构(IAEA)负责监督。

ADCL 为实践物理学家提供已知照射量比率、空气比释动能或电离室所在位置（从射束中移除电离室）的剂量到电离室内的响应(电荷量,库仑)比值。空气比释动能校准系数($N_K$)是指电离室所在位置的空气比释动能和电离室信号的比值。同样的,照射量校准系数($N_X$)是指电离室所在位置的照射量和电离室信号的比值。当仪器在用户的射束照射时,测量位置的照射量等于电离室信号和照射量校准系数 $N_X$ 的乘积。但是,用户必须采用校准时所采用的射束能量或射线质量。ADCL 通常提供用于电离室校准的束流包括:半值层(HVL)约为 0.1mm 的铝到 3mm 的铜的 X 射线束以及 $^{60}$Co γ 射线束。由于美国国家标准与技术研究院(NIST,原国家标准局和 ADCL)维护现代直线电子或 X 射线加速器不切实际以及费用因素的关系,因此美国国家标准与技术研究院不提供加速器产生的 X 射线束和电子束的校准。作为一种替代方案,校准协议提供数学修正方法来考虑电离室随能量响应的变化。ADCL 拥有的电离室定期提交给 NIST 进行校准。由于 NIST 维持着美国的剂量标准,因此 NIST 是美国主要的标准剂量学实验室(PSDL)。大多数发达国家都有一个 PSDL,并且他们的剂量标准由法国巴黎的国际剂量局(BIPM)进行追踪。认证的剂量测量校准实验室必须定期参加测量质量保证(MQA)测试,以验证校准的稳定性。NIST 校准仪器在 ADCL 仔细控制的条件下用于校准 X 射线束和 γ 射线束。临床医学物理学家提交的仪器被放置在相同的射束条件下,从而获得校准系数。也就是说,客户的仪器被称为"直接可追踪"到 NIST,是因为他们和直接 NIST 校准仅仅隔了一

步。值得强调的是,直接追踪表示一个仪器是经过 NIST 或者 ADCL 校正的;相对应的,"间接可校正"指一个仪器通过和"直接可追踪"的仪器进行对比来完成校正。

NIST 采用的术语已经被国内外广泛使用[2]。其中,校准系数 (calibration coefficient) 是有量纲的物理量(单位如 Gy/C),而校准因子(calibration factor)是无量纲的。校准因子用来修正已经经过转化为需要测量单位(如 cGy)的仪器。

## 例6-1

一个电离室由 ADCL 确定在 $^{60}$Co 放射源情况下,其照射量校准系数 $N_X$ 为 $4.0×10^9$ R/C。经过 $^{60}$Co 放射源在空气中的照射,连接到电离室的静电计读数为 $1.5×10^{-8}$ C。请给出束流对电离室所在位置造成的照射量为多少?

照射量=$4.0×10^9$ R/C · $1.5×10^{-8}$ C
照射量=60.0R

ADCL 为校准电离室提供了两种方案:一是只校准电离室,二是将电离室和静电计作为一个系统进行校准。当只校准电离室时,校准实验室会将客户的电离室来替换自己的电离室,并使用 ADCL 静电计来获取读数。在这种方式下,客户电离室的校准系数由 ADCL 仪器直接对比来确定。如果一个电离室与一个静电计作为一个系统提交,ADCL 可能采用客户的静电计来确定电离室的响应。同样的,ADCL 可以单独使用客户的静电计来确定校准系数。系统的校准系数表示每单位的静电计读数时的照射量,表示为 Röntgens。因此,该校准系数是无量纲的(也被称为校准因子),或者单位是 R/读数。在电离室和静电计作为一个系统使用时,获取系统校准因子十分方便,其原因是只需要获取并记录一个因子。然而,这也意味着如果一个组件发生故障或损坏,这个系统就不再适合作为一个校准系统。通过获取每个组件的校准系数,任何校准电离室能够与任何校准过的静电计一起使用。

NIST 和 ADCL 的校准质量是非常高的。通过这些设施引入的校准不确定度估算表明:客户的仪器(如一个连接电缆的质量较好的电离室)校准能达到 1.5% 的总不确定度(2 个标准偏差水平或 95% 的置信度)[3,4]。世界上的 PSDL 努力工作以确保他们的剂量标准具有准确性和一致性。在一次国际对比中发现,通过对一组电离室进行相互比较,每个 PSDL 得到的仪器校准系数平均值误差在 0.5% 内,且大多数的平均

值在 0.2%内[5]。

## 校准系数和能量的关系

如前面所提到的，电离室的 $N_x$ 和 $N_k$ 值通常随着光子束的能量发生变化，并且特定用户束流的 $N_x$ 值可用由 ADCL 提供的 $N_x$ 数据插值得到。图 6-1 表示一个具有代表性的电离室的 $N_x$ 值是关于半值层厚度的函数。一般情况下,校准系数随着射束能量的降低而增加,反映了电离室壁对低能射线的衰减会有所增加。水吸收剂量校准因子 $N_{D,w}$ 是在水模体中电离室所处位置的水剂量与电离室信号的比值。然而，在 NIST 或 ADCL,$N_{D,w}$ 都是仅针对 $^{60}$Co 来标定的,而不是能量。

## 通过空气中的校准估算在介质中的剂量

如同第 5 章所提及的,一旦已知将要测量射线能量情况下的电离室的照射量校准系数 $N_x$,照射量的测量将相当容易。计算测量位置照射得到的剂量需要几个额外的步骤。通常情况下,如果电离室壁由空气等效材料(如石墨或空气等效塑料)制成,电离室内空气的剂量或电离室室壁材料的剂量，可以通过照射量(C/kg)和功函数(空气中每单位电离需要的能量)相乘得到。

## 功函数

通过测量电离来确定剂量是通过已知由空气中吸收能量产生的电离来实现。人们普遍所接受的功函数，又被称为 W 值,在干燥空气中电离所需的平均能量为 33.97eV/电子对[6,7]。这并不表示对于电子在典型

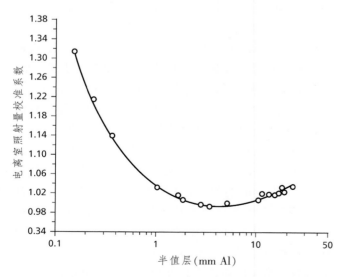

**图 6-1** 表示一个 $N_x$ 是半值层厚度(HVL)的函数。数据取自 Exradin A-2 电离室。

空气原子中的结合能为 33.97eV/电子对。而是意味着每个原子电离所消耗的平均能量为 33.97eV。对产生的每一对离子对来说，会有几个原子被激发而非电离。

为方便起见，功函数可以采用 SI 单位 33.97 焦耳(J)/库仑(C)来描述,使用的符号为 $\overline{W}/e$。当已知每单位质量干燥空气电离(任一符号)产生的总电荷(库仑),乘以 $\overline{W}/e$ 可以得到介质中吸收的能量(焦耳)。当实验室中空气湿度为 50%时，必须使用一个小的修正系数进行修正[6]。在这种情况下，$\overline{W}/e=33.77$J/C。ADCL 应用的 $N_x$ 具有湿度修正系数,因此在这里描述的此类计算应采用 $\overline{W}/e=33.77$J/C。值得注意的是,当照射量单位是 Röntgens 时,需要定义一个转换为 Röntgens 的系数,$k=2.58\times10^{-4}$ C/kg·R。$\overline{W}/e·k$ 的值为 $0.876\times10^{-2}$ J/kg·R。

## 例6-2

在 4MV X 射线束的照射下，充满干燥空气的电离室记录的电离量为 $1.5\times10^{-8}$C。射束在空气中沉积的能量为多少?

$1.5\times10^{-8}$C·33.97J/C=$5.10\times10^{-7}$ J

## 空气剂量

吸收剂量特有的单位是戈瑞(Gy)。1Gy 的剂量相当于每千克介质吸收 1J 的能量。因此空气中吸收剂量(J/kg 或 J/Gy)由下式所得:

$$D_{air}=M·N_X·0.876\times10^{-2}\ (J/kg)$$

上式中，电离室读数值 ($M$) 和照射量校准系数 ($N_X$)的乘积为空气中的照射量($X$)。当照射量的单位是 Röntgens 时,空气剂量为:

$$D_{air}=X·0.876\times10^{-2}\ [Gy/R] \tag{6-1}$$

ADCL 为电离室提供的校准系数通常针对空气比释动能和照射量。正如第 5 章所描述的,空气比释动能描述了射束传递给介质的能量,其中不进行针对从吸收区域再发射出能量的修正。

空气比释动能 $K_{air}$ 与照射量 $X$ 的关系如下:

$$K_{air}=\frac{x·\overline{W}/e·k}{(1-g)} \tag{6-2}$$

上式中,$g$ 是针对发生韧致辐射跑出感兴趣区域外时能量损失的修正系数。对伽马放射源 $^{60}$Co 来说,$g$ 的值是 0.003[6]。空气比释动能校准系数 $N_K$ 是空气比释动能与电离室信号的比值。空气比释动能和照射量校准系数的关系如下:

$$N_K = \frac{N_X \cdot \overline{W}/e \cdot k}{(1-g)}$$

结合上式和式（6-1）可以发现，空气比释动能与空气剂量密切相关，但并不相等。空气比释动能校准系数可能不能直接代替照射量校准系数，当已知空气比释动能的值有效时需要小心使用。ADCL 定期为指型和平板型电离室提供空气比释动能校准系数 $N_K$。然而，$N_K$ 并不适用于所有在美国推荐使用的校准协议，并且如果 $N_K$ 使用不恰当则会产生很大的误差。

## 例6-3

电离室/静电计系统在 HVL=0.5mm（有效能量=55keV）的铜束流下，系统校准因子 $N_X$=0.94。经过 1 分钟的相同品质 X 射线束照射后，静电计的读数为 213R。当电离室被移除之后，在电离室移除前所在位置的空气剂量值为多少？

$D_{air} = M \cdot N_X \cdot 0.876 \times 10^{-2}$ [J/kg]

$D_{air} = 213R \cdot 0.94 \cdot 2.58 \times 10^{-4}$ C/(kg·R)·33.97J/C
　　　·1Gy/(J·kg)

$D_{air} = 1.75$Gy

## 其余介质剂量

在极少情况下，人们对空气剂量具有较大的兴趣。相反，我们通常希望知道组织或组织等效材料的剂量。正如第 5 章所描述的，质量能量吸收系数 $(\mu_{en})_m$（也可写为 $(\mu_{en}/\rho)$）描述了能量在照射介质中的吸收率[8]。为了确定在介质（如组织）的能量吸收特性，在感兴趣能量下该介质的质量能量吸收系数与空气质量吸收系数的比值可由下式确定：

$$D_{tissue} = D_{air} \cdot \frac{(\mu_{en}/\rho)tissue}{\mu_{en}/\rho)air} \qquad (6-3)$$

此公式计算得到的是将电离室移除之后，电离室位置悬浮在空气中一个无限小体积组织的剂量。该组织的质量必须是恰好足够大以使电子平衡。为方便起见，公式（6-3）中的比值通常写成 $(\mu en/\rho)_{air}^{tissue}$。电离室壁平衡厚度中的光子通量衰减，必须采用 $A_{eq}$ 进行修正。$A_{eq}$ 值随光子能量从 1（光子能量小于 400keV）变化到 0.985（$^{60}$Co γ 射线）。

结合式（6-1）和式（6-3）得到：

$$D_{tissue} = X \cdot 0.876 \times 10^{-2} \frac{Gy}{R} \cdot (\mu_{en}/\rho)_{air}^{tissue} \cdot A_{eq} \qquad (6-4)$$

其中，2.58×10⁻⁴C/(kg·R)·33.97J/C·$(\mu_{en}/\rho)_{air}^{tissue}$·100 被

命名为"$f$-因子"，因此式（6-4）可简写为：

$$D_{tissue} = X \cdot f_{tissue} \cdot A_{eq} \qquad (6-5)$$

其中，当采用 $f$-因子时，照射量的单位是 $R$，组织剂量的单位是 cGy（或者 rad）。表 6-1 和表 6-2 分别列出了吸收系数和 $f$-因子的值。但是，在进行 X 射线束和 γ 射线束校准时，不推荐使用式（6-5），而应使用本章稍后介绍的校准协议。尽管 $f$-因子不建议应用于放射治疗 X 射线束和 γ 射线的校准，这里介绍的原理对于现代校准流程理论基础的建立十分重要。

## 例6-4

参考例 6-3，确定电离室所在位置空气中的小质量肌肉组织的剂量。

肌肉的剂量可以通过式 6-4 或者式 6-5 得到：

$$D_{muscle} = X[R] \cdot 0.876 \times 10^{-2} \frac{Gy}{R} \cdot (\mu_{en}/\rho)_{air}^{muscle} \cdot A_{eq}$$

$$D_{muscle} = 213R \cdot 0.94 \cdot 0.876 \times 10^{-2} \frac{Gy}{R} \cdot 1.068 \cdot 1.00$$

$$D_{muscle} = 1.87Gy$$

或者

$$D_{tissue} = X(R) \cdot f_{tissue} \cdot A_{eq}$$

$$D_{tissue} = 213 \times 0.94 \times 0.936 \times 1.00$$

$$D_{muscle} = 187cGy = 1.87Gy$$

## 模体中的测量

现代校准协议推荐对于 MV 级射束的校准应当在水中而不是在空气中进行[10-13]。这种操作减少了来自准直器或仪器的散射线可能对测量产生影响的风险。在低能光子能量（低于约 400kVp）时，一般采用在空气中的测量过程。然而，在较高能量时，电离室放置于模体中相应的深度，并且使得其长轴与射束垂直（图 6-2）。这是因为水是现成的、实用的，并且其组成成分不发生变化。另一方面，水等效塑料和组织等效塑料一般比较昂贵，并且不同制造商或不同批次产品的组成成分可能存在差异。塑料模体被允许用于进行常规射线束输出检查，是因为在这种情况下只关心稳定性，并且塑料模体使用方便。

最常见的情况是采用 2~10cm 的测量深度。采用此过程得到的是组织或组织等效材料放置在大体积相同材料中的剂量。

对于一些材料，$f_{med} = 0.876 \frac{(\mu_{en}/\rho)med}{(\mu_{en}/\rho)air}$，单位是[cGy/R]。

表 6-1　1kev 到 20Mev 能量的光子在不同物质中的质量衰减系数 $\mu/\rho$ 和质能吸收系数 $\mu_{en}/\rho^a$

| 光子能量(eV) | 干燥空气 Z=7.78 $\rho$=1.205kg/m³(20℃) 3.006×10²⁶e/kg | | 水 Z=7.51 $\rho$=1000kg/m³ 3.343×10²⁶e/kg | | 肌肉 Z=7.64 $\rho$=1040kg/m³ 3.312×10²⁶e/kg | |
|---|---|---|---|---|---|---|
| | $\mu/\rho$ | $\mu_{en}/\rho$ | $\mu/\rho$ | $\mu_{en}/\rho$ | $\mu/\rho$ | $\mu_{en}/\rho$ |
| 1.0+03 | 3.617+02 | 3.616+02 | 4.091+02 | 4.089+02 | 3.774+02 | 3.772+02 |
| 1.5+03 | 1.202+02 | 1.201+02 | 1.390+02 | 1.388+02 | 1.275+02 | 1.273+02 |
| 2.0+03 | 5.303+01 | 5.291+01 | 6.187+01 | 6.175+01 | 5.663+01 | 5.651+01 |
| 3.0+03 | 1.617+01 | 1.608+01 | 1.913+01 | 1.903+01 | 1.828+01 | 1.813+01 |
| 4.0+03 | 7.751+00 | 7.597+00 | 8.174+00 | 8.094+00 | 8.085+00 | 7.963+00 |
| 5.0+03 | 3.994+00 | 3.896+00 | 4.196+00 | 4.129+00 | 4.174+00 | 4.090+00 |
| 6.0+03 | 2.312+00 | 2.242+00 | 2.421+00 | 2.363+00 | 2.421+00 | 2.354+00 |
| 8.0+03 | 9.721−01 | 9.246−01 | 1.018+00 | 9.726−01 | 1.024+00 | 9.770−01 |
| 1.0+04 | 5.016−01 | 4.640−01 | 5.223−01 | 4.840−01 | 5.284−01 | 4.895−01 |
| 1.5+04 | 1.581−01 | 1.300−01 | 1.639−01 | 1.340−01 | 1.668−01 | 1.371−01 |
| 2.0+04 | 7.643−02 | 5.255−02 | 7.958−02 | 5.367−02 | 8.099−02 | 5.531−02 |
| 3.0+04 | 3.501−02 | 1.501−02 | 3.718−02 | 1.520−02 | 3.754−02 | 1.579−02 |
| 4.0+04 | 2.471−02 | 6.691−03 | 2.668−02 | 6.803−03 | 2.674−02 | 7.067−03 |
| 5.0+04 | 2.073−02 | 4.031−03 | 2.262−02 | 4.155−03 | 2.257−02 | 4.288−03 |
| 6.0+04 | 1.871−02 | 3.004−03 | 2.055−02 | 3.152−03 | 2.045−02 | 3.224−03 |
| 8.0+04 | 1.661−02 | 2.393−03 | 1.835−02 | 2.583−03 | 1.822−02 | 2.601−03 |
| 1.0+05 | 1.541−02 | 2.318−03 | 1.707−02 | 2.539−03 | 1.693−02 | 2.538−03 |
| 1.5+05 | 1.356−02 | 2.494−03 | 1.504−02 | 2.762−03 | 1.491−02 | 2.743−03 |
| 2.0+05 | 1.234−02 | 2.672−03 | 1.370−02 | 2.966−03 | 1.358−02 | 2.942−03 |
| 3.0+05 | 1.068−02 | 2.872−03 | 1.187−02 | 3.192−03 | 1.176−02 | 3.164−03 |
| 4.0+05 | 9.548−03 | 2.949−03 | 1.061−02 | 3.279−03 | 1.052−02 | 3.250−03 |
| 5.0+05 | 8.712−03 | 2.966−03 | 9.687−03 | 3.299−03 | 9.599−03 | 3.269−03 |
| 6.0+05 | 8.056−03 | 2.953−03 | 8.957−03 | 3.284−03 | 8.876−03 | 3.254−03 |
| 8.0+05 | 7.075−03 | 2.882−03 | 7.866−03 | 3.205−03 | 7.795−03 | 3.176−03 |
| 1.0+06 | 6.359−03 | 2.787−03 | 7.070−03 | 3.100−03 | 7.006−03 | 3.072−03 |
| 1.5+06 | 5.176−03 | 2.545−03 | 5.755−03 | 2.831−03 | 5.702−03 | 2.805−03 |
| 2.0+06 | 4.447−03 | 2.342−03 | 4.940−03 | 2.604−03 | 4.895−03 | 2.580−03 |
| 3.0+06 | 3.581−03 | 2.054−03 | 3.969−03 | 2.278−03 | 3.932−03 | 2.257−03 |
| 4.0+06 | 3.079−03 | 1.866−03 | 3.403−03 | 2.063−03 | 3.370−03 | 2.043−03 |
| 5.0+06 | 2.751−03 | 1.737−03 | 3.031−03 | 1.913−03 | 3.001−03 | 1.894−03 |
| 6.0+06 | 2.523−03 | 1.644−03 | 2.771−03 | 1.804−03 | 2.743−03 | 1.785−03 |
| 8.0+06 | 2.225−03 | 1.521−03 | 2.429−03 | 1.657−03 | 2.403−03 | 1.639−03 |
| 1.0+07 | 2.045−03 | 1.446−03 | 2.219−03 | 1.566−03 | 2.195−03 | 1.548−03 |
| 1.5+07 | 1.810−03 | 1.349−03 | 1.941−03 | 1.442−03 | 1.918−03 | 1.424−03 |
| 2.0+07 | 1.705−03 | 1.308−03 | 1.813−03 | 1.386−03 | 1.790−03 | 1.367−03 |

（待续）

# 低能X射线束的校准

对于低能 X 射束(来自浅部和深部 X 线机)的校

准程序相对简单。在某种程度上，这是因为用于校准的仪器可以与其他在相近的射束能量下校准过的仪器进行比较。AAPM 推荐的校准程序规定：校准必须采用由 NIST 所直接追踪的具有空气比释动能校准系

表 6-1(续)

| 光子能量(eV) | 脂肪 Z=6.46 ρ=920kg/m³ 3.192×10²⁶e/kg | | 骨骼 Z=12.31 ρ=1850kg/m³ 3.192×10²⁶e/kg | | 聚苯乙烯 Z=5.74 ρ=1046kg/m³ 3.238×10²⁶e/kg | |
|---|---|---|---|---|---|---|
| | $\mu/\rho$ | $\mu_{en}/\rho$ | $\mu/\rho$ | $\mu_{en}/\rho$ | $\mu/\rho$ | $\mu_{en}/\rho$ |
| 1.0+03 | 2.517+02 | 2.516+02 | 3.394+02 | 3.392+02 | 2.047+02 | 2.046+02 |
| 1.5+03 | 8.066+01 | 8.055+01 | 1.148+02 | 1.146+02 | 6.227+01 | 6.219+01 |
| 2.0+03 | 3.535+01 | 3.526+01 | 5.148+01 | 5.133+01 | 2.692+01 | 2.683+01 |
| 3.0+03 | 1.100+01 | 1.090+01 | 2.347+01 | 2.303+01 | 8.041+00 | 7.976+00 |
| 4.0+03 | 4.691+00 | 4.621+00 | 1.045+01 | 1.025+01 | 3.364+00 | 3.312+00 |
| 5.0+03 | 2.401+00 | 2.345+00 | 1.335+01 | 1.227+01 | 1.704+00 | 1.659+00 |
| 6.0+03 | 1.386+00 | 1.338+00 | 8.129+00 | 7.531+00 | 9.783−01 | 9.375−01 |
| 8.0+03 | 5.853−01 | 5.474−01 | 3.676+00 | 3.435+00 | 4.110−01 | 3.773−01 |
| 1.0+04 | 3.048−01 | 2.716−01 | 1.966+00 | 1.841+00 | 2.150−01 | 1.849−01 |
| 1.5+04 | 1.022−01 | 7.499−02 | 6.243−01 | 5.726−01 | 7.551−02 | 5.014−02 |
| 2.0+04 | 5.437−02 | 3.014−02 | 2.797−01 | 2.450−01 | 4.290−02 | 2.002−02 |
| 3.0+04 | 3.004−02 | 8.881−03 | 9.724−02 | 7.290−02 | 2.621−02 | 6.059−03 |
| 4.0+04 | 2.377−02 | 4.344−03 | 5.168−02 | 3.088−02 | 2.177−02 | 3.191−03 |
| 5.0±04 | 2.118−02 | 2.980−03 | 3.504−02 | 1.625−02 | 1.982−02 | 2.387−03 |
| 6.0+04 | 1.974−02 | 2.514−03 | 2.741−02 | 9.988−03 | 1.868−02 | 2.153−03 |
| 8.0+04 | 1.805−02 | 2.344−03 | 2.083−02 | 5.309−03 | 1.724−02 | 2.152−03 |
| 1.0+05 | 1.694−02 | 2.434−03 | 1.800−02 | 3.838−03 | 1.624−02 | 2.293−03 |
| 1.5±05 | 1.506−02 | 2.747−03 | 1.490−02 | 3.032−03 | 1.448−02 | 2.631−03 |
| 2.0+05 | 1.374−02 | 2.972−03 | 1.332−02 | 2.994−03 | 1.322−02 | 2.856−03 |
| 3.0+05 | 1.192−02 | 3.209−03 | 1.141−02 | 3.095−03 | 1.147−02 | 3.088−03 |
| 4.0+05 | 1.067−02 | 3.298−03 | 1.018−02 | 3.151−03 | 1.027−02 | 3.174−03 |
| 5.0+05 | 9.740−03 | 3.318−03 | 9.274−03 | 3.159−03 | 9.376−03 | 3.194−03 |
| 6.0+05 | 9.008−03 | 3.304−03 | 8.570−03 | 3.140−03 | 8.672−03 | 3.181−03 |
| 8.0+05 | 7.912−03 | 3.226−03 | 7.520−03 | 3.061−03 | 7.617−03 | 3.106−03 |
| 1.0+06 | 7.112−03 | 3.121−03 | 6.758−03 | 2.959−03 | 6.847−03 | 3.005−03 |
| 1.5+06 | 5.787−03 | 2.850−03 | 5.501−03 | 2.700−03 | 5.571−03 | 2.744−03 |
| 2.0+06 | 4.963−03 | 2.619−03 | 4.732−03 | 2.487−03 | 4.778−03 | 2.522−03 |
| 3.0+06 | 3.972−03 | 2.282−03 | 3.826−03 | 2.191−03 | 3.822−03 | 2.196−03 |
| 4.0+06 | 3.390−03 | 2.055−03 | 3.307−03 | 2.002−03 | 3.261−03 | 1.977−03 |
| 5.0+06 | 3.005−03 | 1.894−03 | 2.970−03 | 1.874−03 | 2.889−03 | 1.820−03 |
| 6.0+06 | 2.732−03 | 1.775−03 | 2.738−03 | 1.784−03 | 2.626−03 | 1.706−03 |
| 8.0+06 | 2.371−03 | 1.613−03 | 2.440−03 | 1.667−03 | 2.227−03 | 1.548−03 |
| 1.0+07 | 2.147−03 | 1.508−03 | 2.263−03 | 1.598−03 | 2.060−03 | 1.446−03 |
| 1.5+07 | 1.840−03 | 1.361−03 | 2.040−03 | 1.508−03 | 1.763−03 | 1.304−03 |
| 2.0+07 | 1.693−03 | 1.290−03 | 1.948−03 | 1.474−03 | 1.620−03 | 1.234−03 |

[a] m²/kg 需乘以 10 转换成 cm²/g,在+或−后面的数代表 10 的幂,例如 3.167+2 应读作 3.167×10²。(Source: Hubbell 1982[9]. Reproduced with permission from Elsevier.)

表 6-2　不同组织的剂量吸收系数

| 能量(keV) | f-因子 | | | | |
|---|---|---|---|---|---|
| | 水 | 肌肉 | 骨骼 | 脂肪 | 聚苯乙烯 |
| 10 | 0.914 | 0.925 | 3.477 | 0.513 | 0.349 |
| 15 | 0.903 | 0.924 | 3.860 | 0.506 | 0.338 |
| 20 | 0.895 | 0.922 | 4.086 | 0.503 | 0.334 |
| 30 | 0.888 | 0.922 | 4.257 | 0.519 | 0.354 |
| 40 | 0.891 | 0.926 | 4.045 | 0.569 | 0.418 |
| 50 | 0.903 | 0.932 | 3.533 | 0.648 | 0.519 |
| 60 | 0.920 | 0.941 | 2.914 | 0.733 | 0.628 |
| 80 | 0.946 | 0.953 | 1.944 | 0.858 | 0.788 |
| 100 | 0.960 | 0.960 | 1.451 | 0.920 | 0.867 |
| 150 | 0.971 | 0.964 | 1.065 | 0.965 | 0.925 |
| 200 | 0.973 | 0.965 | 0.982 | 0.975 | 0.934 |
| 300 | 0.974 | 0.966 | 0.944 | 0.979 | 0.942 |
| 400 | 0.975 | 0.966 | 0.936 | 0.980 | 0.943 |
| 500 | 0.975 | 0.966 | 0.933 | 0.980 | 0.944 |
| 600 | 0.975 | 0.966 | 0.932 | 0.981 | 0.944 |
| 800 | 0.975 | 0.966 | 0.931 | 0.981 | 0.945 |
| 1000 | 0.975 | 0.966 | 0.931 | 0.981 | 0.945 |
| 1500 | 0.945 | 0.966 | 0.930 | 0.981 | 0.945 |
| 2000 | 0.974 | 0.965 | 0.931 | 0.980 | 0.944 |
| 3000 | 0.972 | 0.963 | 0.935 | 0.974 | 0.937 |

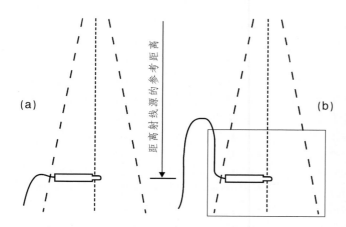

图 6-2　电离室在空气(a)和水模体(b)中,用于测量吸收剂量。

数的仪器来执行[14]。

介质的剂量由下式决定：

$$D_{介质} = MN_K(\mu_{en}/\rho)_{air}^{med} \qquad (6-6)$$

其中, $M$ 是仪器的读数。

当考虑到照射量校准系数和空气比释动能校准系数之间的关系时,可以发现式(6-6)和式(6-4)是相同的。

## 射线质

用于校正低能 X 射线束的仪器应该具有 NIST 可追踪的校准系数。建议仪器经过一系列 X 射线能量的射束进行校准,这一系列能量覆盖需要被校准的射束能量范围。HVL 通常用于表征射线质。然而,仅仅采用 HVL 是不够的,因为具有不同能谱的射线束可能具有相同的第一 HVL。因此,校准实验室提供了关于 HVL 和 kVp 的照射量校准系数和空气比释动能校准系数,以尽量减少这种不确定性。均匀系数(HC)是第一半值层到第二半值层的比值,可用来度量射束能谱的均匀性。射束的 HC 值接近于 1 时,意味着其能谱几乎是单能的。

表 6-3 列出了由 NIST 和 ADCL 提供的在低能下用于校准的 X 射线质。

## 电离室

应慎重选择用于低能 X 射线校准的仪器。通常情况下,填充空气的电离室被用于测量这类射束剂量。圆柱型电离室最为常用;但对低于 70kV 的管电位产生的 X 射线束推荐使用具有薄窗的平板型电离室。当采用薄窗平板型电离室时,可能有必要增加薄的塑料箔或板至窗入口处,以消除电子污染,并提供充分的建成,所需要的总壁厚如表 6-4 所示。

如前所述,电离室除需要进行仪器特性校正外,

表 6-3　低能量的 X 射线质

| 射束 | 管电压 | 第一半值层 | | 均匀系数(铝) |
|---|---|---|---|---|
| | | 铝(mm) | 铜(mm) | |
| L40 | 40 | 0.50 | — | 0.59 |
| L50 | 50 | 0.76 | — | 0.60 |
| L80 | 80 | 1.83 | — | 0.57 |
| L100 | 100 | 2.77 | — | 0.57 |
| M20 | 20 | 0.15 | — | 0.69 |
| M30 | 30 | 0.36 | — | 0.65 |
| M40 | 40 | 0.73 | — | 0.69 |
| M50 | 50 | 1.02 | — | 0.66 |
| M60 | 60 | 1.68 | — | 0.66 |
| M80 | 80 | 2.97 | — | 0.67 |
| M100 | 100 | 5.02 | — | 0.73 |
| M120 | 120 | 6.79 | — | 0.77 |
| M150 | 150 | 10.2 | 0.67 | 0.87 |
| M200 | 200 | 14.9 | 1.69 | 0.95 |
| M250 | 250 | 18.5 | 3.2 | 0.98 |
| M300 | 300 | 22.0 | 5.3 | 1.00 |

还必须对环境条件进行校正。最终校正的读数是逐个校正因子的乘积，其形式如下：

$$M = M_{raw} \cdot P_{tp} \cdot P_{ion} \cdot P_{pol} \cdot P_{elec} \quad (6-7)$$

其中 $M_{raw}$ 是电离室得到的电离量读数。$M_{raw}$ 是静电计读数和照射时间相除得到。如果输出达到稳定值的时间与定时器的启动不能同步，或者计时器关闭时，输出不能立即回到零，那么可能需要对尾端效应（end effect）做校正。尾端效应 $\delta t$ 可以通过绘制静电计读数随着不同照射时间的变化情况，并通过外推至零来确定。尾端效应也可以通过两个不同照射时间的静电计读数测得，公式如下：

$$\delta t = \frac{M_2 \Delta t_1 - M_1 \Delta t_2}{M_1 - M_2}$$

其中 $M_1$ 和 $M_2$ 分别是照射时间为 $t_1$ 和 $t_2$ 时静电计的读数[15]。$P_{tp}$ 是对温度和压力的修正，$P_{ion}$ 对是离子复合效应的修正。一些由辐射形成的离子与相反符号的离子在到达收集极前发生复合，从而测量不到。已经提出的几种方法是通过在两个电压情况下测量从而估算实际形成的离子数[16,17]。AAPM 协议推荐分别在正常收集电压和 1/2 电压处进行测量。对于连续的射线束（例如，深部 X 线机和 $^{60}$Co 治疗机），测量值可利用 $P_{ion}$ 和电压的一个非线性关系进行对比。$P_{ion}$ 可表述为：

$$P_{ion} = \frac{1 - (V_H/V_L)^2}{(M_{raw}^{H}/M_{raw}^{L}) - (V_H/V_L)^2}$$

其中 $M_{raw}^{H}$ 和 $M_{raw}^{L}$ 分别是偏置电压为 $V_H$ 和 $V_L$ 的电离读数，并且 $V_L \leq 0.5 V_H$。当测量 $P_{ion}$ 时，应该关注有足够的时间使得仪器在每个偏置电压下达到稳定。通常并不是每一次射束校准都需要测量 $P_{ion}$，最好是在年度校准时进行仔细的测量。

对于脉冲束流（例如来自直线加速器），以及 $P_{ion}$

小于 1.05 的情况，$P_{ion}$ 随着电压比值呈线性变化。较为合适的表达方式如下：

$$P_{ion} = \frac{1 - (V_H/V_L)}{(M_{raw}^{H}/M_{raw}^{L}) - V_H/V_L}$$

$P_{ion}$ 也已经针对多个 $V_H/V_L$ 比值拟合成一个多项式形式[18]。值得注意的是，在不同的条件下测量 $P_{ion}$ 和 $A_{ion}$（ADCL 测量复合值），所测的值不同。此外，$P_{ion}$ 是收集效率的校正，因此其值总是大于 1。如果一个电离室的 $P_{ion}$ 值大于 1.05，则测量的不确定性就会太大而不可接受，此时应当使用另外一个 $P_{ion}$ 值更接近于 1.0 的电离室。

如果 ADCL 在校准仪器时和进行用户的 X 射线束校准时采用的偏压不同，将要采用 $P_{pol}$。但是，在低能 X 射线情况下通常并不适用，这时 $P_{pol}$ 通常等于 1。$P_{elec}$ 是由校准实验室确定的静电计校准系数。

## 例6-5

对深部 X 线进行电离测量。当偏置电压为 300V 时，读数为 $1.875 \times 10^{-8}$ C/min；然而，当偏置电压降低至 150V 时，读数减至 $1.865 \times 10^{-8}$ C/min。求电离复合校准系数是多少？

对连续的束流，采用非线性形式的表达式：

$$P_{ion} = \frac{1 - (V_H/V_L)^2}{(M_{raw}^{H}/M_{raw}^{L}) - (V_H/V_L)^2}$$

$$P_{ion} = \frac{1 - (2)^2}{(1.875/1.865) - (2)^2}$$

$$P_{ion} = 1.002$$

## 空气中的校准

AAPM 建议低能 X 射线束在空气中进行校准（图 6-2）。这一校准方法在实践中被证明具有实用性和简便性。式（6-6）可以用于确定悬浮在空气中无限小体积介质的剂量。式（6-6）必须进行微小的修正，从而确定在模体或患者表面的剂量。不管使用的是圆柱型电离室还是平板型电离室，AAPM 协议规定测量的有效点是电离室空气腔室的中心。因此，当对低能 X 射线束进行校准时，电离室空气腔室的中心必须放置于感兴趣点处。这通常是标称治疗距离，也可能是治疗筒的底部。如果电离室不能放置到预期参考点，可以从测量点到参考点进行平方反比校正。这样做之后，有必要意识到由于治疗筒的散射可能影响射束强度平方反比的变化趋势，可能与 X 射线靶到测量点的实际

表 6-4　满足完全建成所需要的总壁厚

| 管电压（kV） | 总壁厚（mg/cm²） |
|---|---|
| 40 | 3.0 |
| 50 | 4.0 |
| 60 | 5.5 |
| 70 | 7.3 |
| 80 | 9.1 |
| 90 | 11.2 |
| 100 | 13.4 |

距离并不对应。

通过测量空气中电离可以得到的剂量如下：

$$D_{w,0}=MN_K\text{BSF}\,P_{\text{stem}}(\mu_{en}/\rho)_{\text{air}}^W \tag{6-8}$$

其中 $D_{w,0}$ 是模体表面的水剂量；$M$ 由式 (6-7)所决定；BSF 是针对被校准射线质的反向散射因子，将介质表面的剂量和悬浮在空气中小质量介质的剂量关联起来（见第 7 章）。如果被校准射野大小与校准仪器被校准时采用的射野大小不一样，需要采用参数 $P_{\text{stem}}$。射野大小的变化使得电离室杆或者电缆被辐照的长度不同，这可能会改变仪器的响应。第 5 章讨论了如何确定杆效应修正系因子。能量吸收系数的比值用于将仪器所在位置水的剂量与空气的剂量关联起来。这个比值必须根据空气中电离室所处位置对应的被校准的射束能谱中选择（表 6-1）。值得注意的是，式 (6-8)与 AAPM 协议一致，确定了在水模体表面的剂量。组织的剂量可以通过将式(6-8)中能量吸收系数比值替换成组织和空气的比值来确定。

## 模体中的校准

作为备选项，AAPM 协议书建议在射束能量大于 100kV 时，可以在水模体中进行校准。推荐的校准深度为 2cm。如图 6-2 所示，电离室收集体积的中心应该放置于水模体 2cm 深处。在水模体中进行校准时推荐使用 10cm×10cm 的射野。

在这些条件下，2cm 深处水的剂量是：

$$D_{w,2}=MN_K P_{\text{chbr1}}^Q P_{\text{sheath}}(\mu_{en}/\rho)_{\text{air}}^W \tag{6-9}$$

其中 $D_{w,2}$ 是位于水模体 2cm 深处的剂量。$P_{\text{chbr1}}^Q$ 是电离室校正因子，考虑了电离室和电离室杆在水中取代水以及模体与空气中光子束能谱和角分布变化等因素[19]。$P_{\text{chbr1}}^Q$ 的值见表 6-5。如果使用防水套筒，$P_{\text{sheath}}$ 是防水套筒中光子吸收和光子散射的校正。质能吸收系数的比率必须根据水模体中电离室位置射束的能谱进行选择。这可能与将用于相同射束的空气校准值不同。

# MV级射线束的校准：AAPM协议

任何协议（包括 TG51）的临床实施都是一个复杂的程序，在射束校准中可能存在偏差。当确定不同电离室适合的校准因子和校正因子（例如，$P_{\text{ion}}$ 和 $P_{\text{pol}}$）时，可能会出现困惑[20]。在校准直线加速器输出时需要格外小心，这种类型的工作通常不能在非临床时间进行，比如深夜。

MV 级射线束的校准涉及 $^{60}$Co 校准系数在测量高能光子束和电子束的应用。在电离室的构造材料中，高能辐射与 $^{60}$Co γ 射线的相互作用不同，需要进行修正来准确地确定剂量。在 1971 年，AAPM 辐射剂量小组委员会（SCRAD）发表了光子束和电子束校准程序协议[21]。该协议推荐使用光子系数（$C_\lambda$）和电子系数（$C_E$）代替式(6-4)中的 $f$-因子和 $A_{\text{eq}}$。SCRAD 协议

表 6-5 几种常见的电离室模型与射线质之间的核正因子 $P_{\text{chbr1}}^Q$ 表

| | 电离室型号 | | | | | |
|---|---|---|---|---|---|---|
| HVL(mm Cu) | NE2571 | Capintec PR06C | PTW N30001 | Exradin A12 | NE2611 | NE2581 或 NE2561 |
| 0.10 | 1.008 | 0.992 | 1.004 | 1.002 | 0.991 | 0.995 |
| 0.15 | 1.015 | 1.000 | 1.013 | 1.009 | 1.007 | 1.007 |
| 0.20 | 1.019 | 1.004 | 1.017 | 1.013 | 1.017 | 1.012 |
| 0.30 | 1.023 | 1.008 | 1.021 | 1.016 | 1.028 | 1.017 |
| 0.40 | 1.025 | 1.009 | 1.023 | 1.017 | 1.033 | 1.019 |
| 0.50 | 1.025 | 1.010 | 1.023 | 1.017 | 1.036 | 1.019 |
| 0.60 | 1.025 | 1.010 | 1.023 | 1.017 | 1.037 | 1.019 |
| 0.80 | 1.024 | 1.010 | 1.022 | 1.017 | 1.037 | 1.018 |
| 1.0 | 1.023 | 1.010 | 1.021 | 1.016 | 1.035 | 1.017 |
| 1.5 | 1.019 | 1.008 | 1.018 | 1.013 | 1.028 | 1.014 |
| 2.0 | 1.016 | 1.007 | 1.015 | 1.011 | 1.022 | 1.011 |
| 2.5 | 1.012 | 1.006 | 1.012 | 1.010 | 1.017 | 1.009 |
| 3.0 | 1.009 | 1.005 | 1.010 | 1.008 | 1.012 | 1.006 |
| 4.0 | 1.004 | 1.003 | 1.006 | 1.005 | 1.004 | 1.003 |

自从被取代后已经不再广泛使用。在 1983 年，AAPM 第 21 工作组发表了在美国广泛使用的协议[11]。然而，在 1999 年，被 AAPM 第 51 工作组撰写的协议所替代[10]。这也是目前 AAPM 推荐的校准方法，下面将具体介绍 TG51 协议。

## 光子束与电子束的校准

前面已经分别介绍电子束校准和高能光子束校准，这是因为两者的校准过程是不同的。然而，最近针对 MV 级射线束的校准协议同时包括了光子和电子，并且校准过程基本上相同。因此，本文对这两种射线束进行统一介绍。

## 采用电离室在介质中的校准

当高能光子在介质中相互作用时，会产生高速运动的"初级"电子（图 6-3）。这些电子会使周围的介质电离并产生"次级"电子。另一方面，当电子束照射模体时，入射电子可以被认为是"初级"电子。相较于光子，这些电子会使介质产生更多电离。事实上，光子对离子室内空气离子对产生的贡献可以忽略不计。习惯上认为光子只在腔室外、围绕腔室的介质中或者腔室壁上发生相互作用。这些作用使得电子运动穿过电离室空腔，并且产生可以测量到的电离（图 6-4）。

## 通过测量电离得到的水剂量

为了校准 MV 级射线束，感兴趣点一般位于水模

体内。通过将电离室插入模体进行测量。使用布拉格–戈瑞关系的第一步是确定腔室内空气的剂量。正如第 5 章所讨论的，布拉格–戈瑞关系需要满足几个前提假设。第一，腔室（电离室）必须足够小，从而使得在测量点的电子能谱和注量的影响可以忽略不计。第二，室壁的材料必须与介质相同，即具有相同的有效原子序数，或者足够薄使得光子在壁上发生的相互作用数量非常少。第三个重要的假设是次级电子的能量必须在起始部位沉积。

目前在使用的电离室几乎都不能够完全符合这些标准（表 6-6）。为了能够收集足够的离子对从而创建出一个可测量的信号，电离室的收集体积必须具有一定的尺寸。最常用的体积是 0.1~1.0cm³。然而，圆柱型电离室的直径不能超过 1cm。室壁的厚度必须满足其足够坚硬的机械性能，并且能承受手持。室壁的材料通常为石墨、尼龙或塑料，比如等效组织塑料 A-150 或等效空气塑料 C-552。大多数物理学家使用的模体是由水、聚苯乙烯或等效水塑料制成的，因此室壁的材料不可能与模体材料相同。因此，电子穿过腔室的注量与没有腔室时的注量是不同的，必须要进行校准。最后，空气腔室内部产生的次级电子可能具有足够大的能量逃逸出腔室，并在介质中沉积一部分能量。这具有减少腔室中空气所吸收能量的效果。

电离室不能满足布拉格–戈瑞关系式意味着布拉

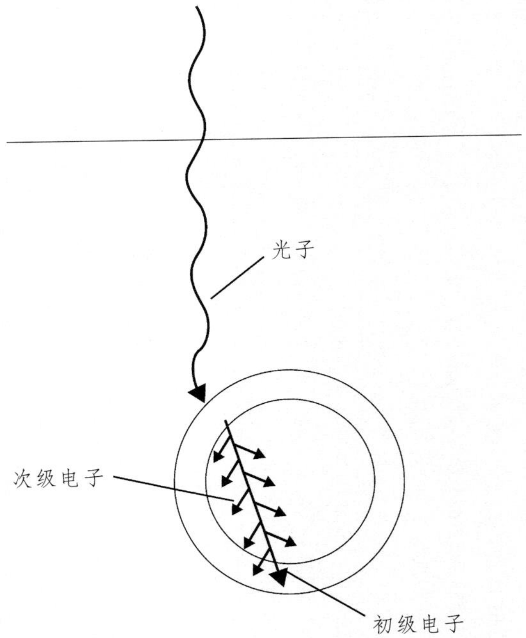

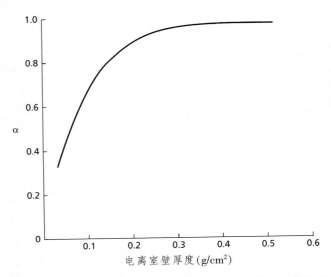

图 6-4　当确定特定电离室的特性时，通过一定体积空气的电子光谱很重要。该图显示在用 ⁶⁰Co 射线照射时在室壁中产生的能够在敏感体积中沉积能量的电子百分数。其余的电子起源于室外的模体材料。(Source: Schulz et al. 1983[11]. Reproduced with permission from American Association of Physicists in Medicine.)

图 6-3　光子和电子在电离室空气腔周围材料中的相互作用。

表 6-6 放射治疗校准常用的指型电离室的物理特性

| 电离室制造描述（室壁材料） | 腔壁尺寸 (cm) | 腔壁尺寸 (g/cm²) | 内壁轴向长度 (cm) | 内径 (cm) | 建成区厚度 (cm) | 建成区厚度 (g/cm²) | $A_{wall}$ | $\alpha$ | $(L/\rho)_{air}^{wall}$ $(\mu_{en}/\rho)_{wall}^{cap}$ | $(L/\rho)_{air}^{wall}$ $(\mu_{en}/\rho)_{wall}^{air}$ | $N_{gas}/N_X A_{ion}$ (Gy/R) |
|---|---|---|---|---|---|---|---|---|---|---|---|
| Capintec PR-06C, PR-06G:0.6cm³ Farmer 型并配 BC-06F 帽（AE 塑料/聚苯乙烯） | 0.028 | 0.050 | 2.30 | 0.64 | 0.516 | 0.539 | 0.991 | 0.46 | 1.000 | 1.032 | $8.51\times10^{-3}$ |
| Exradin A1 Spokas: 0.5cm³, 配 4mm 的组织等效材料（TE 塑料/TE 塑料） | 0.102 | 0.182 | 0.97 | 0.94 | 0.40 | 0.712 | 0.976 | 0.86 | 1.000 | 1.000 | $8.53\times10^{-3}$ |
| Exradin T2 Spokas: 0.5cm³, 配 4mm 的组织等效材料（TE 塑料/TE 塑料） | 0.102 | 0.115 | 0.97 | 0.94 | 0.40 | 0.450 | 0.985 | 0.73 | 1.037 | 1.037 | $8.30\times10^{-3}$ |
| NEL 2505/3,3B: 0.6cm³ Farmer 型（1974 年后），配 2507/3,3A 帽（尼龙 66/丙烯酸） | 0.036 | 0.041 | 2.25 | 0.63 | 0.465 | 0.551 | 0.990 | 0.40 | 1.038 | 1.020 | $8.42\times10^{-3}$ |
| NEL 2571 guarded: 0.6cm³ Farmer 型（1979 年后），配 2571 帽（石墨/聚甲醛树脂） | 0.036 | 0.065 | 2.25 | 0.63 | 0.387 | 0.551 | 0.990 | 0.54 | 1.009 | 1.019 | $8.54\times10^{-3}$ |
| Nel 2581 robust: 0.6cm³ Farmer 型（1980 年后），配 2581 帽（TE 塑料/交联聚苯乙烯） | 0.036 | 0.040 | 2.25 | 0.63 | 0.551 | 0.584 | 0.990 | 0.39 | 1.037 | 1.032 | $8.37\times10^{-3}$ |
| PTW N23333: 0.6cm³ Farmer 型，配 NA30-387 帽（丙烯酸/丙烯酸） | 0.045 | 0.053 | 2.19 | 0.61 | 0.465 | 0.551 | 0.990 | 0.48 | 1.020 | 1.020 | $8.48\times10^{-3}$ |

格-戈瑞关系式 $D_{medium}=D_{gas}\cdot(\bar{s}/\rho)_{gas}^{medium}$ 在没有修正的情况下是不能使用的。AAPM 协议依赖于 Spencer-Attix 腔室理论[22]，可表示为：

$$D_{medium}=D_{gas}\cdot(\bar{L}/\rho)_{gas}^{medium} \tag{6-10}$$

其中，$(\bar{L}/\rho)_{gas}^{medium}$ 表示在针对室壁材料中电子慢化能谱的平均受限质量碰撞阻止本领。$\bar{L}/\rho$ 的值可参考表 6-7。电子慢化能谱包括初级电子和次级电子的能谱，受限阻止本领只包含小于 $\Delta$ 的能量损失。该公式包含径迹终点修正，即考虑次级电子在发生非弹性碰撞时两个出射电子能量均小于 $\Delta$ 的情况。截止能量是考虑实际电离室大小确定的。虽然受限阻止本领取决于 $\Delta$ 的选择，但是 Spender-Attix 腔室理论使用了受限阻止本领的比值，这个比值与 $\Delta$ 的选择相对来说不太敏感。

受限阻止本领的概念是相当复杂的。光子与电离室壁中的一个原子发生相互作用，会释放出一个几百 keV 的电子。这个初级电子穿过电离室空腔，并与空气中的原子发生多次相互作用。如果通过碰撞电子转移的能量超过 10keV，很有可能接受这个能量的电子也会穿过空腔，并将能量沉积在电离室壁。

由于在相互作用的过程中能量损失被带离收集区域，从而不会被测量到。在比较空气和组织的局部能量沉积率时，这种作用的概率是不相关的。因此，在计算平均受限阻止本领时，仅考虑转移的能量小于 10keV（或者某一个合适的值，$\Delta$）的相互作用。

## 例6-6

在 6MV 的光子束照射下，电离室测量得的空气剂量为 1Gy。请计算水替换空气后的剂量。

通过式（6-10）可知，水中的剂量可以通过空气剂量与平均受限质量碰撞阻止本领比值相乘得到（表6-7）：

$$D_{medium}=D_{gas}\cdot(\bar{L}/\rho)_{gas}^{medium}$$
$$D_{medium}=1Gy\cdot1.127=1.127Gy$$

AAPM 协议为考虑光子和电子注量扰动提供了进一步的修正步骤。

## 水剂量校准系数（$N_{D,w}$）

AAPM 校准协议的依据是在电离室所在位置处水剂量和电离室信号之间的关系：

$$D_w^Q=M\cdot N_{D,w}^Q \tag{6-11}$$

其中，$D_w^Q$ 表示射线质为 $Q$ 的射线在测量点的水剂量。水剂量校准系数 $N_{D,w}^Q$ 是通过校准实验室确定，可以通过 NIST 直接追踪。校正仪器的信号读数 $M$ 可以从如下公式得到：

$$M=M_{raw}\cdot P_{tp}\cdot P_{ion}\cdot P_{pol}\cdot P_{elec} \tag{6-7}$$

其中的参数已经在前面有所介绍。$P_{ion}$ 必须通过针对连续或者脉冲射线束的合适的表达式计算得到（例 6-7）。在进行 MV 级射线束校准时，由于电离室的

表 6-7　不同能量的光子针对室壁材料的平均受限质量碰撞阻止本领

| 标称加速电压（MV） | 水 | 聚苯乙烯 | 丙烯酸 | 石墨 | A-150 | C-552 | 胶木 | 尼龙 |
|---|---|---|---|---|---|---|---|---|
| 2 | 1.135 | 1.114 | 1.104 | 1.015 | 1.154 | 1.003 | 1.084 | 1.146 |
| $^{60}$Co | 1.134 | 1.113 | 1.103 | 1.012 | 1.151 | 1.000 | 1.081 | 1.142 |
| 4 | 1.131 | 1.108 | 1.099 | 1.007 | 1.146 | 0.996 | 1.075 | 1.136 |
| 6 | 1.127 | 1.103 | 1.093 | 1.002 | 1.141 | 0.992 | 1.070 | 1.129 |
| 8 | 1.121 | 1.097 | 1.088 | 0.995 | 1.135 | 0.987 | 1.063 | 1.120 |
| 10 | 1.117 | 1.094 | 1.085 | 0.992 | 1.130 | 0.983 | 1.060 | 1.114 |
| 15 | 1.106 | 1.083 | 1.074 | 0.982 | 1.119 | 0.972 | 1.051 | 1.097 |
| 20 | 1.096 | 1.074 | 1.065 | 0.977 | 1.109 | 0.963 | 1.042 | 1.087 |
| 25 | 1.093 | 1.071 | 1.062 | 0.968 | 1.106 | 0.960 | 1.038 | 1.084 |
| 35 | 1.084 | 1.062 | 1.053 | 0.958 | 1.098 | 0.952 | 1.027 | 1.074 |
| 45 | 1.071 | 1.048 | 1.041 | 0.939 | 1.087 | 0.942 | 1.006 | 1.061 |

(Source: Cunningham and Schulz, 1984[23]. Reproduced with permission from American Association of Physicists in Medicine.)

灵敏度随着偏压极化会发生变化,因此 $P_{pol}$ 会起到较大的影响作用。$P_{pol}$ 通过下式计算得到:

$$P_{pol}=\left|\frac{M_{raw}^+-M_{raw}^-}{2M_{raw}}\right|$$

其中上标表示收集电荷的电极,分子中的 $M_{raw}^+$ 或 $M_{raw}^-$ 分别表示用于校准的正负极符号。$M_{raw}^+$ 和 $M_{raw}^-$ 通常具有相反的符号,这些符号必须在计算 $P_{pol}$ 时考虑进来。$P_{pol}$ 并不需要每次都进行校准,但在校准时必须要有足够的时间仔细进行偏压极化调整以使仪器稳定。$P_{pol}$ 应该等于 1.0±0.02,当这个值与 1 相差较大时,肯定存在计算错误。

## 例6-7

在加速器束流下电离复合校准通过例 6-5 所述的方法确定。对于 100MU 的照射,在 300V 情况下,读数为 1.624×10⁻⁸C;在 150V 情况下,读数为 1.615×10⁻⁸ C。请问 $P_{ion}$ 是多少?

对于脉冲束流,采用线性方程:

$$P_{ion}=\frac{1-(V_H/V_L)}{(M_{raw}^H/M_{raw}^L)-(V_H/V_L)}$$

$$P_{ion}=\frac{-1}{(1.624/1.615)-(2)}$$

$$P_{ion}=1.002$$

对比该比值与在例 6-5 中给出的比值的差异。

水剂量校准系数 $N_{D,w}^Q$ 肯定适用于对射线束流能量 $Q$ 进行校准。然而,通常对于校准实验室提供某一个范围内的 MV 束流能量的校准参数不太实际。相反,NIST 和 ADCL 提供在 ⁶⁰Co 束流情况下的水剂量校准系数,然后将 ⁶⁰Co 校准系数和相对应的射线质 $Q$ 的校准系数关联起来,这个关联转换系数为辐射质转换系数 $k_Q$:

$$N_{D,w}^Q=N_{D,w}^{60Co}\cdot k_Q \qquad (6-12)$$

对于 X 射线,辐射质转换系数是关于射线质的函数,针对不同的电离室,其变化幅度较小。辐射质转换系数可以通过针对所需要的束流能量和 ⁶⁰Co 照射电离室特征的比值得到。计算方法如下:

$$k_Q=\left[(\bar{L}/\rho)_{air}^{water}\cdot P_{repl}\cdot P_{wall}\cdot P_{cel}\right]_{^{60}Co}^Q$$

其中,$P_{repl}$、$P_{wall}$ 和 $P_{cel}$ 分别表示电离室的置换扰动因子、室壁扰动因子和电离室中心极扰动校正因子。

这些参数在 AAPM TG21 号校准协议中给出[11]。$k_Q$ 值在表 6-8 中给出。当所使用的电离室不在列表中时,可以选择一个具有相似特征的电离室,包括①室壁材料相同;②中心极电极材料相同;③室壁厚度相似。此外,列出的电离室和所使用的电离室的收集区有近似的直径和长度,尽管这些系数对 $k_Q$ 的影响比较小。

## 有效测量点

如在本章开始介绍的一样,电离室在空气中的有效测量点应该在其轴线上(图6-2)。但是,当在模体中使用时,有效测量点应该相对电离室轴线向上移动一点。如图 6-5 所示,一束电子射线照射到圆柱型电离室时,室壁距离电离室中心的距离不同。有效测量点可以经过平均计算得到。在模体中,散射电子会改变计算结果。对于 MV 光子束,AAPM[10,17]建议有效测量点采用在电离室轴线上方 0.6 倍的电离室内半径($r_{cav}$);对于电子束,采用 $0.5r_{cav}$。需要注意的是,有效测量点的修正是对于相对深度剂量测量时采用的,而不能用于光子束或者电子束的校准测量。

低能(≤6MeV)电子束的深度剂量分布变化陡峭。由于许多电离室腔的尺寸相对于电子的剂量梯度过大,AAPM 不建议采用圆柱型电离室进行电子束的测量[10]。AAPM 建议采用平板型电离室测量电子束。

如图 6-5 所示,在模体测量时,平板型电离室的有效测量点在入射窗口的内表面。因此,不需要对平板型电离室进行深度的修正,也不需要计算 $P_{gr}^Q$。ADCL 提供的平板型电离室的照射量校准系数或者水剂量校准系数可有效地用于验证电离室相应的稳定性,可满足州政府或联邦法律,但是不能用于校准。

## 射线质特性

对于光子束,射线质 $Q$ 通过在 10cm×10cm 射野时 10cm 深度的百分深度剂量($\%D_n$)确定。这和早期的 AAPM 校准协议以及一些其他的国际协议不同,射线质被定义为百分深度剂量或者组织最大剂量比的比值。AAPM 认为测量百分深度剂量比较复杂,容易受到电子污染从而影响最大剂量深度($d_{max}$)的测量。因此,AAPM 协议指出,在能量大于 10MV 时,百分深度剂量必须采用一定的技术手段来测量,以便去除来自加速器机头的电子污染,同时采用一些数学修正进行校正。这一过程包括插入 1mm 厚度的铅箔,测量在 100cm SSD 的百分深度剂量。通过如下所述的数学修正方法,可以得到仅来自 X 射线的百分深度剂量 $\%D(10)_x$。对于低于 10MV 的 X 射线,$\%D(10)_x$ 可以仅通过测量

表 6-8　一些常用电离室在指定 R$_{50}$ 处的 k'$_{R_{50}}$

| R$_{50}$(cm) | Exradin A1, Capintec PR-05, Capintec PR-05P | NE 2505-3,-3A,2571, 2577,2581 Capintec PR-06C,-0G,PTW N30001 | PTW N31003 | Exradin A12,PTW N30002,N30004 Wellhofer IC 10/5 | Exradin P11, Holt MPPK, PTB Roos, NACP | Markus PTW N23343 | Capintec PS O33 |
|---|---|---|---|---|---|---|---|
| 2.0 | 1.039 | 1.033 | 1.035 | 1.032 | 1.055 | 1.041 | 1.016 |
| 2.5 | 1.032 | 1.027 | 1.030 | 1.026 | 1.047 | 1.036 | 1.014 |
| 3.0 | 1.027 | 1.022 | 1.025 | 1.021 | 1.040 | 1.032 | 1.012 |
| 3.5 | 1.022 | 1.018 | 1.020 | 1.017 | 1.034 | 1.028 | 1.011 |
| 4.0 | 1.018 | 1.015 | 1.017 | 1.013 | 1.028 | 1.024 | 1.010 |
| 4.5 | 1.015 | 1.012 | 1.014 | 1.011 | 1.023 | 1.020 | 1.009 |
| 5.0 | 1.012 | 1.010 | 1.011 | 1.009 | 1.019 | 1.016 | 1.008 |
| 5.5 | 1.009 | 1.007 | 1.008 | 1.006 | 1.012 | 1.013 | 1.006 |
| 6.0 | 1.007 | 1.005 | 1.006 | 1.005 | 1.011 | 1.010 | 1.005 |
| 6.5 | 1.004 | 1.003 | 1.003 | 1.003 | 1.007 | 1.006 | 1.004 |
| 7.0 | 1.002 | 1.001 | 1.001 | 1.002 | 1.003 | 1.003 | 1.001 |
| 7.5 | 1.000 | 1.000 | 1.000 | 1.000 | 1.000 | 1.000 | 1.000 |
| 8.0 | 0.998 | 0.999 | 0.999 | 0.999 | 0.997 | 0.997 | 0.998 |
| 8.5 | 0.996 | 0.997 | 0.997 | 0.998 | 0.994 | 0.994 | 0.996 |
| 9.0 | 0.994 | 0.996 | 0.995 | 0.996 | 0.991 | 0.992 | 0.994 |
| 9.5 | 0.992 | 0.994 | 0.993 | 0.994 | 0.988 | 0.990 | 0.992 |
| 10.0 | 0.990 | 0.993 | 0.992 | 0.993 | 0.986 | 0.988 | 0.990 |

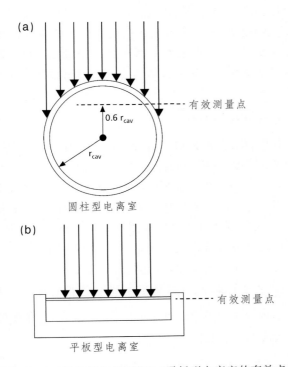

图 6-5　(a)圆柱型电离室和(b)平板型电离室的有效点位置。采用圆柱型电离室进行测量[10]。对于光子束(图 6-5a)，有效测量点上移 $0.6r_{cav}$；对于电子束(图 6-5b)，有效测量点上移 $0.5r_{cav}$。在这两个图中，曲线 I(虚线)表示原始数据，而曲线 II(实线)表示移位数据。下图中的短虚线表示百分比深度剂量。(Source: Almond et al.1999, by permission[10].)

在10cm×10cm 射野时 100cm SSD 情况下，10cm 深度处的深度剂量值。表 6-6 给出了和 %$D(10)_x$ 相关的 $k_Q$ 值[24]。

在 X 射线能量大于 10MV 时，%$D(10)_x$ 通过测量在水中的 %$D(10)_{Pb}$(射线束中加入 1mm 厚度的铅箔)确定。射野大小为 10cm×10cm，SSD 为 100cm，深度(经过 $0.6r_{cav}$ 修正)必须为 10cm。从 %$D(10)_{Pb}$ 转换到 %$D(10)_x$ 取决于铅箔的位置。如果铅箔在水模体表面上方 50cm± 5cm，那么转换方法为：

%$D(10)_x$=[0.8905+0.001 50%$D(10)_{Pb}$]×%$D(10)_{Pb}$

如果铅箔在水模体表面上方 30cm±1cm，那么转换方法为：

%$D(10)_x$=[0.8116+0.002 64%$D(10)_{Pb}$]×%$D(10)_{Pb}$

如果不存在铅箔，然后通过测量得到 %$D(10)$，%$D(10)_x$ 可通过下式计算：

%$D(10)_x$=[1.267%$D(10)$]−20.0

当通过 %$D(10)_{Pb}$ 计算 %$D(10)_x$ 时，必须要采用"百分"深度剂量。如果采用分数深度剂量将会导致较大的误差。%$D(10)_x$ 应当比 %$D(10)_{Pb}$ 大 0~2.5%[25]。

## 例6-8

对于标称能量为 18MV 的 X 射线束，计算其射线质 $Q$。在水模体表面上方 50cm 处放置 1mm 的铅箔，电离室在射野大小为 10cm×10cm，SSD 为 100cm。

在最大电离深度处，照射 100MU 产生的静电计读数为 1.901。在 10cm 深度处（电离室轴放置在 $10cm + 0.6r_{cav}$），读数为 1.498。

在这种情况下：

$$\%D(10)_x=[0.8905+0.001\ 50\%D(10)_{Pb}]\times\%D(10)_{Pb}$$

其中，

$$\%D(10)_{Pb}=1.498/1.901\times100=78.8\%$$

因此：

$$\%D(10)_x=79.5\%$$

对于电子束来说，$k_Q$ 同样和射线质有关。电子射线质通过 $R_{50}$ 表征。$R_{50}$ 表示剂量下降到最大剂量 50% 的深度位置。$R_{50}$ 在足够大射野的情况（提供足够的侧向散射）下测量。对于 $R_{50}\leqslant8.5cm$ 时，采用 10cm×10cm 射野；对于 $R_{50}>8.5cm$，采用 20cm×20cm 射野。$R_{50}$ 实际上是通过测量 $I_{50}$ 得到的，也就是在电离量下降到最大电离量 50% 的深度位置。如果电离量是采用圆柱型电离室测量，深度还需要调整 $0.5r_{cav}$。对于 $I_{50}\leqslant10cm$ 的电子束，$R_{50}$ 可以通过下式计算：

$$R_{50}=1.029\times I_{50}-0.06$$

其中 $R_{50}$ 和 $I_{50}$ 的单位是 cm。

对于电子束的 $k_Q$ 将在下章中介绍。

## 光子束的校准

光子束中的在水剂量是通过测量在参考情况下的电离量得到。AAPM 协议中建议的参考情况为：10cm×10cm 的照射野，10cm 的测量深度。校准必须采用 SSD 设置（射线源和水模体上表面距离 100cm）或者源轴距（SAD）设置（射线源和水模体上表面距离 90cm，从而使得电离室在水下 10cm 深度处恰好为加速器旋转轴的位置）。在这些情况下，测量位置处的水剂量可以通过式 6-11 和式 6-12 结合计算得到：

$$D_W^Q=M\cdot N_{D,w}^{^{60}Co}\cdot k_Q \tag{6-13}$$

式 6-12 中的参数在前面已经有所定义。式 6-13 得到的是在测量位置处的水剂量。AAPM 协议中建议通过将该值除以 $\%D_n$[如果校准是在等中心位置，采用组织最大比（TMR）]从而转换到最大剂量深度处剂量。

在这种情况下，加速器的输出因子定义为单位 MU 最大剂量深度处的剂量（cGy）。在这一步中采用的 $\%D_n$，必须是临床 TPS 中采用的 $\%D(10)$。这里不应当是校准时测量得到的 $\%D(10)$，更不应当是 $\%D(10)_x$ 或者 $\%D(10)_{Pb}$。在校准直线加速器时，经常需要调整监测电离室的灵敏度来得到想要的剂量率。在大多数的临床单位，输出调整到在 10cm×10cm 射野情况下，最大剂量深度处的剂量为 1cGy/MU。在一些临床单位，将在水中得到的校准剂量率转换为肌肉中的剂量率。在 X 射线束中，这个修正系数是 $(\mu_{en}/\rho)_{water}^{muscle}$。从表 6-1 可看出，放射治疗中采用的光子能量范围修正系数大概在 0.99。

## 例6-9

应用例 6-8 中描述的 X 射线，给出 A-12 电离室的 $k_Q$ 值。

在例 6-8 中，计算得到 $\%D(10)_x$ 是 79.5%。通过对表 6-8 线性插值，得到 $k_Q$ 是 0.975。

## 电子束的校准

AAPM 建议对电子束进行校准时，可根据能量设置参考深度。根据能量设置参考深度，可以允许采用随 $R_{50}$ 变化的阻止本领比值，从而简化了校准流程[26]。参考深度 $d_{ref}$ 可以不是严格地在 $d_{max}$，通过 $\%D_n$ 修正将校准剂量率和 $d_{max}$ 联系起来。$d_{ref}$ 可通过射线质计算得到：

$$d_{ref}=0.6R_{50}-0.1cm$$

其中，$R_{50}$ 在前面已经介绍。$d_{ref}$ 在 10MeV 以内应当和 $d_{max}$ 接近，在更高的能量将变得深于 $d_{max}$。

和光子束一样，圆柱型电离室的有效测量点在电离室轴线上方。对于电子束来说，AAPM 建议上移 $0.5r_{cav}$。这个移动深度仅仅在测量相对电离量时采用，在进行校准或者确定其他剂量参数时不适用。

对于电子束的 $k_Q$ 的确定与光子束相比较为复杂。$k_Q$ 可分为两个部分，针对特定电离室随能量变化的部分 $k_{R50}$，以及对于圆柱型电离室，针对参考 $P_{gr}^Q$ 深度的梯度效应修正，因此，

$$k_Q=P_{gr}^Q\cdot k_{R50}$$

$P_{gr}^Q$ 是用户在校准时确定的，表示电离室轴线分别在 $(d_{ref}+0.5r_{cav})$ 和 $d_{ref}$ 时测量计数的比值。在电子能量大于 10MeV 时，$P_{gr}^Q$ 通常小于 1。在较低能量，$P_{gr}^Q$ 等于或

稍微小于 1。$k_{R50}$ 可进一步拆解为电离室特定的修正系数和与能量有关的系数：

$$k_{R50}=k_{ecal} \cdot k'_{R50}$$

$k_{ecal}$ 是光子到电子转换因子。对于电子能量 $Q_{ecal}$，$k_{ecal}$ 可将 $N_{D,W}^{60Co}$ 转换为 $N_{D,w}^{Qecal}$。$k_{ecal}$ 基本和电离室的型号无关。对于常见的电离室，$k_{ecal}$ 大约是 0.9(偏差在 1% 以内)。AAPM 协议在 $R_{50}=7.5cm$ 时定义 $Q_{ecal}$。后面将会发现，这样拆解 $k_Q$ 可促进电子吸收剂量测量标准的发展和应用，并且简化平板型电离室的 $N_{D,w}^{60Co}$ 的确定。表 6-9 列出了常用的圆柱型电离室的 $k_{ecal}$。

$k'_{R50}$ 与 $R_{50}$ 和电离室型号都有关系。AAPM 协议中给出了 $k'_{R50}$ 的图片[10]，表 6-10 给出了一些常用的电离室的数值。

结合上述公式，可以得到，对于电子束：

$$k_Q=N_{gr}^Q \cdot k_{ecal} \cdot k'_{R50} \tag{6-14}$$

参考深度的剂量，可表示为：

$$D_W^Q=M \cdot P_{gr}^Q \cdot k_{ecal} \cdot k'_{R50} \cdot N_{D,w}^{60Co} \ (Gy) \tag{6-15}$$

尤其对于低能电子束，AAPM 建议采用平板型电离室[10]。然而根据经验，在 6MeV 的电子，采用圆柱型电离室产生的误差在 0.5% 以内[25]。在采用平板型电离室时，也可采用另外一种方法确定校准系数[10,11,27]。$k_{ecal} \cdot N_{D,w}^{60Co}$ 的乘积可以通过和 ADCL 校准过的圆柱型电离室比较得到：

$$(k_{ecal} \cdot N_{D,w}^{60Co})^{pp}=(D_w^Q)^{cyl}/(M \cdot k'_{R_w})^{pp}$$

**表 6-9　常见商用圆柱型电离室的光子-电子转换因子 $K_{ecal}$(参考射线质 $Q_{ecal}$ 是 $R_{50}=7cm$[10])**

| 电离室 | $k_{ecal}$ | 壁 | | | 铝电极直径(mm) |
| | | 材料 | 厚度 g/cm$^2$ | 腔半径 $r_{cav}$(cm) | |
|---|---|---|---|---|---|
| Farmer 型 | | | | | |
| Exradin A12 | 0.906 | C-522 | 0.088 | 0.305 | |
| NE2505/3，3A | 0.903 | Graphite | 0.065 | 0.315 | 1.0 |
| NE2561[a] | 0.904 | Graphite | 0.090 | 0.370[e] | 1.0 |
| NE2571 | 0.903 | Graphite | 0.065 | 0.315 | 1.0 |
| NE2577 | 0.903 | Graphite | 0.065 | 0.315 | 1.0 |
| NE2581 | 0.885 | A-150 | 0.041 | 0.315 | |
| Capintec PR-06C/G | 0.900 | C-552 | 0.050 | 0.320 | |
| PTW N23331 | 0.896 | Graphite | 0.012 | 0.395[e] | 1.0 |
| | | PMMA | 0.048 | | |
| PTW N30001[b] | 0.897 | Graphite | 0.012 | 0.305 | 1.0 |
| | | PMMA | 0.033 | | |
| PTW N30002 | 0.900 | Graphite | 0.079 | 0.305 | 1.0 |
| PTW N30004 | 0.905 | Graphite | 0.079 | 0.305 | 1.0 |
| PTW N31003[c] | 0.898 | Graphite | 0.012 | 0.275 | 1.0[f] |
| | | PMMA | 0.066 | | |
| 其他圆柱型 | | | | | |
| Exradin A1[d] | 0.915 | C-552 | 0.176 | 0.200 | |
| Capintec PR-05/PR-05P | 0.916 | C-552 | 0.210 | 0.200 | |
| Wellhofer IC-10/IC-5 | 0.904 | C-552 | 0.700 | 0.300 | |

注：

[a] NE2611 已经替代了 NE2561。

[b] PTW30001 相当于替代的 PTW23333。

[c] PTW31003 相当于替代的 PTW233641。

[d] 这里 A1 的腔半径为 2mm，尽管以前其他机构已经指定了另外一个半径为 A1 的电离室。

[e] 在电子束中只有腔半径为 0.35cm 的数据，因此使用 0.35cm 而不是这里显示的实际半径。

[f] 电极直径实际上为 1.5mm，但只有 1.0mm 的数据供参考使用。

表6–10  一些常用电离室在指定 $R_{50}$ 处的 $k'_{R_{50}}$

| $R_{50}$(cm) | Exradin A1, Capintec PR-05, Capintec PR-05P | NE 2505-3,-3A,2571, 2577,2581 Capintec PR-06C,-0G,PTW N30001 | PTW N31003 | Exradin A12,PTW N30002,N30004 Wellhofer IC 10/5 | Exradin P11, Holt MPPK, PTB Roos, NACP | Markus PTW N23343 | Capintec PS O33 |
|---|---|---|---|---|---|---|---|
| 2.0 | 1.039 | 1.033 | 1.035 | 1.032 | 1.055 | 1.041 | 1.016 |
| 2.5 | 1.032 | 1.027 | 1.030 | 1.026 | 1.047 | 1.036 | 1.014 |
| 3.0 | 1.027 | 1.022 | 1.025 | 1.021 | 1.040 | 1.032 | 1.012 |
| 3.5 | 1.022 | 1.018 | 1.020 | 1.017 | 1.034 | 1.028 | 1.011 |
| 4.0 | 1.018 | 1.015 | 1.017 | 1.013 | 1.028 | 1.024 | 1.010 |
| 4.5 | 1.015 | 1.012 | 1.014 | 1.011 | 1.023 | 1.020 | 1.009 |
| 5.0 | 1.012 | 1.010 | 1.011 | 1.009 | 1.019 | 1.016 | 1.008 |
| 5.5 | 1.009 | 1.007 | 1.008 | 1.006 | 1.012 | 1.013 | 1.006 |
| 6.0 | 1.007 | 1.005 | 1.006 | 1.005 | 1.011 | 1.010 | 1.005 |
| 6.5 | 1.004 | 1.003 | 1.003 | 1.003 | 1.007 | 1.006 | 1.004 |
| 7.0 | 1.002 | 1.001 | 1.001 | 1.002 | 1.003 | 1.003 | 1.001 |
| 7.5 | 1.000 | 1.000 | 1.000 | 1.000 | 1.000 | 1.000 | 1.000 |
| 8.0 | 0.998 | 0.999 | 0.999 | 0.999 | 0.997 | 0.997 | 0.998 |
| 8.5 | 0.996 | 0.997 | 0.997 | 0.998 | 0.994 | 0.994 | 0.996 |
| 9.0 | 0.994 | 0.996 | 0.995 | 0.996 | 0.991 | 0.992 | 0.994 |
| 9.5 | 0.992 | 0.994 | 0.993 | 0.994 | 0.988 | 0.990 | 0.992 |
| 10.0 | 0.990 | 0.993 | 0.992 | 0.993 | 0.986 | 0.988 | 0.990 |

其中的上标 pp 和 cyl 分别表示平板型和圆柱型电离室。$(D_w^Q)^{cyl}$ 通过式 6–15 得到。进行比较时，应尽可能采用 $R_{50}$ 接近 7.5cm 的情况，从而使得 $k'_{R_{50}}$ 接近于 1。

上述步骤对于圆柱型和平板型电离室可以得到在参考深度 $d_{ref}$ 的水剂量。为了得到最大剂量 $(D_w^Q)$ 深度 $d_{max}$，需要将参考深度处的水剂量 $d_{ref}$ 除以参考深度处的百分深度剂量。$\%D_n$ 需要从临床治疗计划数据中得到，从而确保患者的剂量计算和校准步骤采用的数据相同。在水中的校准剂量率可以转换为在肌肉中的剂量率。修正系数为 $(S/\rho)_{water}^{muscle}$。根据国际辐射单位与测量委员会(ICRU)中给出的阻止本领比值发现在临床中采用的能量范围大概在 0.99[28]。

## 例6–10

给出 Exradin A-12 圆柱型电离室在使用 12MeV 电子束时的 $k_Q$ 值。测量条件如下：$R_{50}$=4.67cm，$d_{ref}$=2.70cm，在参考深度 $d_{ref}$ 得到的计数为 $4.478\times10^{-8}$C/200MU，在 $d_{ref}$+ $0.5r_{cav}$ 深度处测量计数为 $4.457\times10^{-8}$C。

$P_{gr}^Q=M_{raw}(d_{ref}+0.5r_{cav})/M_{raw}(d_{ref})=4.475/4.478=0.995$

$k_{ecal}$（表 6–9）$=0.906$

$k'_{R_{50}}$（表 6–10）$=1.010$

$k_Q=P_{gr}^Q \cdot k_{ecal} \cdot k'_{R_{50}}$

$k_Q=0.995 \cdot 0.906 \cdot 1.010$

$k_Q=0.910$

# IAEA校准协议

2000 年，国际原子能机构(IAEA)发表了针对水剂量的校准协议书[29]。协议书 TRS-398 和 AAPM 发布的 TG51 有很多相同之处。经过充分的对比，除了极个别的情况，两个协议得到的结果基本一致[30]。

TRS-398 协议定义在射线质 $Q$ 情况下的剂量为：

$$D_{w,Q}=M_Q \cdot N_{D,w,Q_0} \cdot k_Q, Q_0 \qquad (6-16)$$

其中 $Q_0$ 表示参考射线质。在参考射线质是 $^{60}$Co 时，$Q_0$ 将被舍弃。TRS-398 不像 TG51，可以采用除 $^{60}$Co 之外的其他参考射线质。一些 PSDL 发展了加速器束流中的水剂量校准。在极少情况下，电离室校准时采

用的参考射线质 $Q_0$ 和用户的射线质 $Q$ 等效。在这种情况下 $k_{Q,Q_0}=1.0$，然后式 6-16 将被简化。否则，$k_{Q,Q_0}$ 和 $k_Q$ 的计算方法相同。

$$k_{Q,Q_0} \cdot (S_{air}^{w})_{Q_0}^{Q} \cdot \frac{P_Q}{P_{Q_0}} \qquad (6-17)$$

其中的上标 $Q$ 和下标 $Q_0$ 分别表示在这些射线质条件下的阻止本领比、功函数和扰动修正系数等，或者得到的比值。$W_{air}$ 通常被假定为和射线质无关的物理量，但是 TRS-398 留下了不是这种情况时的改进余地。TRS-398 引入符号 $S$ 来表示平均的受限碰撞质量阻止本领，在 TG51 中则采用 $L/\rho$ 表示。

扰动因子 $P_Q$ 是：

$$P_Q=[P_{dis}P_{wall}P_{cav}P_{cel}]_Q$$

其中，根据 AAPM TG21 协议，$P_{wall}$ 和 $P_{cel}$ 是针对电离室壁和中心极材料的修正因子[11]。$P_{dis}$ 用于修正圆柱型电离室轴线上方的有效测量点的置换扰动。$P_{cav}$ 修正由于空气和水材料不同引起的电子通量的扰动，和 TG51 中定义的 $P_{repl}$ 等效。

TRS-398 描述了射线质 $Q$ 是光子束的电离比或者 $TMR_{20}/TMR_{10}$。对于电子束，TRS-398 定义射线质 $Q$ 是 $R_{50}$，和 TG51 完全相同。两个协议都建议采用平板型电离室，其中 TRS-398 建议在 10MeV 以下使用。

# 总结

- 在美国，由 ADCL 提供用于校准临床 X 射线或 $\gamma$ 射线的设备的校准系数。
- 组织剂量和空气剂量可通过质能吸收系数联系起来。
- 电离室的测量必须针对环境因素、电子学因素以及离子复合效应进行修正。
- 圆柱型电离室的有效测量点相对电离室轴线上移。
- 有效测量点用来进行射线束的相对物理量测量，例如百分深度剂量。
- 电离室轴线被用来作为射束校准时的参考点。

# 思考题

**6-1** 经过 ADCL 校准的电离室具有的空气比释动能校准系数为 $N_K=4.33\times10^7$Gy/C，与之配套的静电计的修正系数为 1.006。这套系统被用来测量 250 kVp X 射线（HVL=1.0mm Cu）在水中的剂量率，在此能量范围内 $N_K$ 是可以使用的。测量条件为 10cm×10cm 射野和 50cm 的 SSD。1 分钟的照射产生的静电计读数为 $1.517\times10^{-8}$C。请给出电离室所在位置的照射量率是多少？患者或者模体表面水的剂量率是多少？

**6-2** 请比较对于 20kVp X 射线骨和肌肉的剂量。对于 100kVp X 射线和 $^{60}$Co $\gamma$ 射线情况，结果分别是什么？

**6-3** 标称能量为 9MeV 的电子束在水中的 50% 电离深度 $R_{50}$ 为 3.8cm。如果已知 $R_{50}$ 的不确定度是 1mm，对于一个 Exradin P11 电离室在确定 $k_Q$ 时的不确定度是多少？

**6-4** 电离室被 ADCL 采用负偏压校准，但是在测量用户的电子束时同时采用正偏压和负偏压设置。正偏压得到的读数是 $4.45\times10^{-8}$C，负偏压得到的读数是 $-4.49\times10^{-8}$C。请给出 $P_{pol}$。

**6-5** 电离室在 6MeV 电子束的读数情况如下，采用 300V，读数是 $4.442\times10^{-8}$C；采用 150V，读数是 $4.403\times10^{-8}$C。请给出 $P_{ion}$。

**6-6** 针对 10cm×10cm 射野和 SSD=100cm 的光子束，同时在水模体上方 30cm 使用 1mm 厚度的铅箔，进行深度剂量测量，在 $d_m$ 处的读数为 $0.953\times10^{-8}$C；电离室在 10cm+0.6$r_{cav}$ 时，读数是 $0.754\times10^{-8}$C。请给出针对 NE2571 电离室的 %$D(10)_x$ 和 $k_Q$。

（龚春慧　耿长冉　译　　郭昌　汪琪　校）

# 参考文献

1 Criteria for accreditation of dosimetry calibration laboratories by the American Association of Physicists in Medicine, AAPM, January 2002.

2 ISO Report 31-0: Quantities and Units: Part O: General Principles. International Organization for Standardization, Geneva, 1992. Amendment 1, 1998.

3 Ibbott, G. S., Attix, F. H., Slowey, T. W., Fontenla, D. P., and Rozenfeld, M. Uncertainty of calibrations at the Accredited Dosimetry Calibration Laboratories. *Med. Phys.* 1997; **24**(8):1249–1254.

4 Blackwell, C. R., and McCullough, E. C. A chamber and electrometer calibration factor as determined by each of the five AAPM accredited dosimetry calibration laboratories. *Med. Phys.* 1993; **19**:207–208.

5 Report of the 17th Meeting of the Consultative Committee for Ionizing Radiation (CCRI). Published by the Bureau International des Poid set Mesures, available at www.bipm.org.

6 International Commission on Radiation Units and Measurements. *Average Energy Required to Produce an Ion Pair*, Report no. 31. Washington, DC, ICRU, 1979.

7 Niatel, M. T., Perroche Roux, A. M., and Boutillon, M. Two determi-

nations of *W* for electrons in dry air. *Phys. Med. Biol.* 1985; **30**:67–75.

8  Johns, H., and Cunningham, J. *The Physics of Radiology*, 3rd edition. Springfield, II, Charles C. Thomas, 1969.

9  Hubbell, J. H. Photon mass attenuation and energy-absorption coefficients from 1 keV to 20 MeV. *Int. J. Appl. Radiat. Isot.* 1982; **33**:1269–1290.

10  Almond, P. R., Biggs, P. J., Coursey, B. M., Hanson, W. F., Huq, M. S., et al. AAPM's TG-51 protocol for clinical reference dosimetry of high-energy photon and electron beams. *Med. Phys.* 1999; **26**:1847–1870.

11  Schulz, R. J., Almond, P. R., Cunningham, J. R., Holt, J. G., Loevinger, R., et al. A protocol for the determination of absorbed dose from high-energy photons and electron beams. *Med. Phys.* 1983; **10**:741–771.

12  International Atomic Energy Agency. *Absorbed dose determination in external beam radiotherapy: An International Code of Practice for Dosimetry Based on Standards of Absorbed Dose to Water*, Technical Reports series no. 398, Vienna, IAEA, 2000.

13  Hospital Physicists Association Protocol: Code of practice for high-energy photon therapy dosimetry based on the NPL absorbed dose calibration service. *Phys. Med. Biol.* 1990; **35**:1355–1360.

14  Ma, C.-M., Coffey, C. W., DeWerd, L. A., Liu, C., Nath, R., et al. AAPM Protocol for 40–300 kV x-ray beam dosimetry in radiotherapy and radiobiology. *Med. Phys.* 2001; **28**(6).

15  Attix, F. H. *Introduction to Radiological Physics and Radiation Dosimetry*. New York, John Wiley & Sons, Ltd., 1986, pp. 358–360.

16  Boag, J. W. The recombination correction for an ionisation chamber exposed to pulsed radiation in a "swept beam" technique: I. Theory. *Phys. Med. Biol.* 1983; **27**:201–211.

17  Boag, J. W., and Curran, J. Current collection and ionic recombination in small cylindrical ionization chambers exposed to pulsed radiation. *Br. J. Radiol.* 1980; **53**:471–478.

18  Weinhous, M. S., and Meli, J. A. Determining Pion: The correction factor for recombination losses in an ionization chamber. *Med. Phys.* 1984; **11**:846–849.

19  Seuntjens, J. P., Van der Zwan, L., and Ma, C. M. Type dependent correction factors for cylindrical chambers for in-phantom dosimetry in medium-energy x-ray beams. *Proceedings Kilovoltage X-Ray Beam Dosimetry for Radiotherapy and Radiobiology*, C. M. Ma, and J. P. Seuntjens, (eds.). Madison, MPP, 1999, pp. 159–174.

20  Tailor, R. C., Hanson, W. F., and Ibbott, G. S. TG-51: Experience from 150 institutions, common errors, and helpful hints. *J. Appl. Clin. Med. Phys.* 2003; **4**(2):102–111.

21  SCRAD. Protocol for the dosimetry of x- and gamma-ray beams with maximum energies between 0.6 and 50 MeV. *Phys. Med. Biol.* 1971; **16**:379–396.

22  Burlin, T. E., *Radiation Dosimetry*, vol. 1. New York, Academic Press, 1968.

23  Cunningham, J. R., and Schulz, R. J. On the selection of stopping-power and mass energy-absorption coefficient ratios for high-energy x-ray dosimetry. *Med. Phys.* 1984; **11**:618–623.

24  Rogers, D. W. O., and Lang, C. L. Corrected relationship between %dd(10)x and stopping-power ratios. *Med. Phys.* 1999; **26**:538–540.

25  Tailor, R. C., Hanson, W. F., and Ibbott, G. S., TG-51 Experience from 150 institutions, common errors, and helpful hints. *J. Appl. Clin. Med. Phys.*, 2003; **4**:102–111.

26  Burns, D. T., Ding, G. X., and Rogers, D. W. O. R50 as a beam quality specifier for selecting stopping-power ratios and reference depths for electron dosimetry. *Med. Phys.* 1996; **23**:383–388.

27  Almond, P. R., Attix, F. H., Goetsch, S., Humphries, L. J., Kubo, H., et al. The calibration and use of plane-parallel ionization chambers for dosimetry of electron beams: An extension of the 1983 AAPM protocol: Report of AAPM Radiation Therapy Committee Task Group 39. *Med. Phys.* 1994; **21**:1251–1260.

28  International Commission on Radiation Units and Measures. *Stopping Powers for Electrons and Positrons*. ICRU Report 37. Washington, DC, ICRU, 1984.

29  International Atomic Energy Agency. *Absorbed Dose Determination in External Beam Radiotherapy*. IAEA Technical Report Series No. 398. Vienna, 2000.

30  Andreo, P., Huq, M. S., Westermark, M., Song, H., Tilikidis, A., et al. Protocols for the dosimetry of high-energy photon and electron beams: A comparison of the IAEA TRS-398 and previous International Codes of Practice. *Phys. Med. Biol.* 2002; **47**:3033–3053.

# 第 7 章

# 中心轴上点剂量的计算

目的

引言

剂量计算模型

　机器校准

　射野尺寸校正

　平方反比校正

　射束修正器校正

　患者衰减校正

百分深度剂量

　深度和辐射质的影响

　射野大小和形状的影响

　源皮距的影响

　下方组织深度的影响

百分深度剂量表

组织空气比

　由百分深度剂量计算组织空气比

　射野大小和源轴距对组织空气比的影响

　辐射能量和深度的影响

反向散射

散射空气比

组织模体比

电子束跳数的计算

总结

思考题

参考文献

## 目的

通过学习本章,读者应该能够:

● 通过给定的一系列物理学、射线束、参数来计算机器设置(跳数),使得患者体内指定位置一小块组织能接受指定的照射剂量。

● 认识辐射能量、深度、射野大小、源皮距对深度剂量以及相关参数的影响。

## 引言

当射线穿过患者身体时,有多少射线照射到感兴趣点上,常常通过辐射剂量的测量来进行估算,剂量的测量在填充着均匀介质的设备上进行,例如水。该设备被称为患者仿真(组织等效)模体。虽然半导体二极管、热释光剂量计、其他小的点式探测器或 X 射线胶片都可以用来测量。但通常使用小型电离室,沿着射束中心轴逐渐增加深度测量,最后用射束中心轴上参考位置处测量值的分数表示。根据参考剂量测量的位置,这些分数可以定义为分数(百分)深度剂量、组织空气比(TAR)、组织模体比(TPR),或组织最大比(TMR)。通过给定的初始校准测量结果,本章介绍计算照射处方剂量的机器设置方法。

## 剂量计算模型

不同机构有不同方法来确定机器的输出,认识到这一点很重要。本章将试图提供一种一般方法论,允许使用一组特定的测量条件来保证机器设置计算的一致性,而不是指定一个特定的公式或方法。这将允许读者进行一系列点剂量计算,不论放射肿瘤部门使用什么特定方法来指定机器的输出。

这些计算的目的是通过给定的一系列物理射束参数来确定患者体内指定点的一小块组织上照射一定剂量时需要的机器设置。这些机器参数包括由机器产生的辐射类型、机器的输出、射野的大小、计算点的深度以及任何射束调节器的使用。

为了实现这一目标,必须将患者体内一小块组织的剂量和一定的参考剂量相关联。这些参考剂量在机器校准时就被测量好(定期验证)。利用这些数据才可以计算出所需的剂量。

机器设置 $M$ 可以表示为机器跳数(MU)或者治疗时间,是由下式给出:

$$M = \frac{D_{ref}}{\dot{D}_{ref}} + EEC$$

在这个公式中,$D_{ref}$ 是指通过指定参考射野给予指定参考点的处方剂量,$\dot{D}_{ref}$ 是在参考点的剂量率(cGy/min 或者 cGy/MU),$EEC$ 是端部效应校正。

以下是关于 $D_{ref}$ 的一些例子:

1.对于等中心治疗,$D_{ref}$ 通常就是特定野的处方剂量,$D_{prescr}$。

2.对于固定源皮距(SSD)治疗,$D_{ref}$ 通常是特定野的给定剂量。给定剂量是射束中心轴上最大剂量 $d_{max}$ 深度处点的照射剂量。$D_{ref}$ 由 $D_{prescr}$ 通过下式计算:

$$D_{ref} = \frac{D_{prescr}}{PDD(d, S, SSD)}$$

其中,$PDD(d, S, SSD)$ 是在深度 $d$ 处处方剂量点的百分深度剂量,射野尺寸 $S$ 定义在患者体表,源皮距为 $SSD$。百分深度剂量将在本章后面加以说明。百分深度剂量除以 100% 表示为一个小数。

3.对于等中心点被遮挡的等中心治疗,例如被多叶准直器挡住,$D_{ref}$ 可以是射野未被遮挡区域中与等中心相同深度点的照射剂量。

4.如果机器设置是由治疗计划系统输出计算,$D_{ref}$ 可以是指定参考射野给予指定参考点的照射剂量。例如,$D_{ref}$ 可能是在开野且 $SSD$ 等于源到等中心的距离时,中心轴上最大剂量 $D_{max}$ 深度处的剂量。

$D_{ref}$ 有很多种定义方式,根据特定的计划情形来确定 $D_{ref}$ 定义方法非常重要。

## 例7-1

三野等中心照射 200cGy,且在等中心处每野权重比为 2:1:1,每野的 $D_{ref}$ 是多少?

在等中心权重 2:1:1 意味着如果 1 野在等中心的照射剂量为 2Gy,那么 2 野和 3 野各要照射 1Gy。因此三个野在等中心的照射剂量为 200cGy 时,1 野的 $D_{ref}$ 为 100cGy,2 和 3 野各为 50cGy。

$EEC$ 值是钴源装置的测量计时器校正,对于直线加速器一般假定为 0.0。但对于钴源装置,测量计时器校正是必要的,因为放射源有一定大小,且需要花费一定的时间移动到位。

最后,$\dot{D}_{ref}$ 可以写成以下形式:

$$\dot{D}_{ref} = CDO(d_{cal}, CS_{cal}, SD_{cal}) \times FSF(CS_{cal}, CS_{ref}, FS_{ref})$$
$$\times ISF(SD_{cal}, SD_{ref})$$
$$\times OAF(FS_{ref}, r_{ref})$$
$$\times BMF(FS_{ref}, d_{ref})$$
$$\times TR(FS_{ref}, d_{ref})$$

其中,组成 $\dot{D}_{ref}$ 的因子定义如下:

$CDO(d_{cal}, CS_{cal}, SD_{cal})$ 是校准剂量输出;
$FSF(CS_{cal}, CS_{ref})$ 是射野尺寸因子;
$ISF(SD_{cal}, SD_{ref})$ 是平方反比因子;
$OAF(FS_{ref}, r_{ref}, d_{ref})$ 是离轴比因子;
$BMF(FS_{ref}, d_{ref})$ 是射野修正因子;
$TR(FS_{ref}, d_{ref})$ 是组织比。

接下来将讨论每个因子是如何定义和确定的。

## 机器校准

第一个因子 $CDO(d_{cal}, CS_{cal}, SD_{cal})$ 是校准剂量输出。回顾前面章节描述兆伏级射束的校准。使用适当的校准协议,如 AAPM TG51 协议[1],校准剂量输出被确定为放疗机器在指定点、在一组特定校准条件下的输出。该校准剂量输出可以表示为 cGy/MU 或 cGy/min。

由远距离同位素机发出的辐射量,例如钴-60 机,在患者治疗期间恒定。因此,校准剂量输出和机器跳数可表示为机器出束的时间。对于直线加速器,用检测电离室测量机器发出的辐射量,所以校准剂量输出和机器设置表示为指定数量的跳数。许多直线加速器 $CDO(d_{cal}, CS_{cal}, SD_{cal})$ 被设定为 1.0cGy/MU。这些校准条件可能与以前已经确定的校准条件不同;这些条件由机构各自指定,不同机构间可能使用不同的条件。

校准剂量输出一般在水下一定深度 $d_{cal}$,准直器设置为 $CS_{cal}$,校准位置距源为 $SD_{cal}$ 条件下指定。按照这种定义方式,校准深度 $d_{cal}$ 通常为 $d_{max}$,尽管也可以在其他深度(例如,TG51 规定水下校准深度为 10cm)。校正时准直器一般设置为 10cm×10cm。校准距离一般是源轴距(SAD),或等于 SAD+$d_{cal}$ 的距离。

## 射野尺寸校正

由于校准剂量输出通常是在 10cm×10cm 野条件下测量,一般与治疗野大小不同,所以需要确定不同射野的输出因子。准直器设置的改变将决定野的大小,会从以下几个方面影响计算点的剂量。首先准直器设置的更改影响直线加速器的输出,因为随着准直器打开,直线加速器会发出更多的射线。其次,准直器设置的更改会影响进入检测电离室的散射线,影响检测电离室的读数。最后,准直器设置的更改影响患者照射野的大小,从而影响照射到参考点的散射剂量。

射野大小对参考剂量率的影响可用几种方法表示。在一种方法中,射野尺寸因子明确地分解为准直器散射因子 $S_c(CS_{cal}, CS_{ref})$ 和模体散射因子 $S_p(FS_{cal}, FS_{ref})$ 的乘积。如果在空气中校准剂量输出,则准直器散射因子是与校准输出剂量指定点相同位置处的测量剂量比值。分子是准直器设置为 $CS_{ref}$ 的空气剂量,而分母是校准准直器设置为 $CS_{cal}$ 的空气剂量。如果在水中校准剂量输出,则准直器散射因子就是两种准直器设置在指定深度的测量剂量比值,但必须遮挡射野以使射野尺寸保持不变。如果在空气中校准剂量输出,就没有模体散射因子。对于在水中校准输出剂量,模体散射因子被确定为:在水中同一点,保持同样的准直器设置,但照射野被遮挡成两个不同尺寸射野的测量剂量的比值。

另一种方法就是将射野尺寸因子分解为输出因子 $OF(CS_{cal}, CS_{ref})$ 和峰值散射因子比 $PSF(CS_{ref}, FS_{ref})$ 的乘积。在这种方法中,输出因子考虑了参考野准直器设置 $CS_{ref}$ 和校准野准直器设置 $CS_{cal}$ 之间的不同。如果是在空气中校准剂量输出,则输出因子是与校准输出剂量指定点相同位置处的测量剂量比值。分子是参考准直器设置为 $CS_{ref}$ 的空气剂量,而分母是校准准直器设置为 $CS_{cal}$ 的空气剂量。如果在水中校准剂量输出,则输出因子就是在如上文的两种准直器设置在指定深度的测量剂量比值,两者测量深度可能不一样。例如,深度可能指定为两种准直器设置的最大剂量点深度。如果两种准直器设置对应的 $d_{max}$ 不一样,物理师就要选择是采用和准直器相关的 $d_{max}$ 还是校准准直器条件下的 $d_{max}$。应当注意的是,组织比 TR 的测量必须使用相同的 $d_{max}$ 设定方法。如果使用准直器特定 $d_{max}$,则 TR 变成了 TMR,如果使用校准准直器 $d_{max}$,则 TR 变成 TPR。注意输出因子包含了准直器散射因子和模体散射因子。

峰值散射因子比考虑了由准直器确定的野大小和实际野大小之间的差异。野大小的差异可能是由于挡块的存在或源到参考剂量点和校准输出剂量点的距离不一样造成的。峰值散射因子比是在参考野大小 $FS_{ref}$ 和参考准直器设置 $CS_{ref}$ 条件下的峰值散射因子或归一的峰值散射因子比。第二种方法使用峰值散射因子,较第一种方法的优点是测量峰值散射因子比的系统误差相比单独使用模体散射因子,不会对机器设置的计算产生不利的影响。

对于高能(>10MV)光子,可以设置 PSF(峰值散射因子)为 1.0,而不会对精确性产生显著的影响。如果在开放野的条件下指定参考剂量 $D_{ref}$,则峰值散射因子比是 1.0,因为开放野大小和准直器设置的射野尺寸是相同的。

如果输出因子不是定义在 $d_{max}$,峰值散射因子比则可由 TAR 代替。

## 平方反比校正

平方反比因子 $ISF(SD_{cal}, SD_{ref})$,校正从距源 $SD_{cal}$ 的剂量校准点到距源 $SD_{ref}$ 的剂量参考点的射线束强度。如果剂量校准点在放疗机器的照射等中心,并且剂量参考点也在等中心,则平方反比因子为 1.0。如果剂量校准点在 $SAD+d_{max}$,且剂量参考点在等中心,则平方反比校正因子从以下公式得出:

$$ISF(SD_{cal}, SD_{ref}) = \left(\frac{SAD+d_{max}}{SAD}\right)^2$$

一般情况下,平方反比因子由下式得出:

$$ISF(SD_{cal}, SD_{ref}) = \left(\frac{SD_{cal}}{SD_{ref}}\right)^2$$

## 射束修正器校正

射束修正因子 $BMF(FS_{ref}, d_{ref})$ 校正所有调节射束的因素,如托盘、楔形板、补偿器等。需要注意的是,射束调节器必须与参考野一致,不管实际治疗野使用的射束调节器如何,即使治疗野使用了楔形板。例如,在一些老版本的治疗计划系统中,即使使用了楔形板,参考野仍然是非楔形野。在这种情况下,即使实际治疗野使用了楔形板,射束修正因子也不应该包括楔形因子。在这种情况下,参考剂量应考虑楔形板,如果射束修正因子包含楔形板因子会导致楔形因子被计算两次。

每一个射束修正因子可能不依赖于射野的尺寸和深度。是否考虑这些依赖因素由物理师自己决定,但是应当确定射束修正因子对野大小和深度的依赖关系,例如,直线加速器的 6MV X 射线的托盘因子从野 5cm×5cm 到 40cm×40cm 变化了 5%,而 60°的楔形因子从野 4cm×4cm 到 25cm×25cm 变化了 4%。

## 患者衰减校正

最后一个因子 $TR(FS_{ref}, d_{ref})$ 被称为组织比,用于校正患者衰减。使用的特定比值取决于校准条件。如果在空气中校准输出剂量,组织比是与参考剂量相同射野大小和深度的组织空气比。如果在水中校准输出剂量,且输出因子的参考深度与射野大小无关,那么组织比是与参考剂量相同射野大小和深度的组织模体比,且与输出因子定义的深度相关。最后,如果在水中校准输出剂量,且输出因子的参考深度依赖于射野尺寸的最大剂量深度 $d_{max}$,则组织比是与参考剂量相同射野大小和深度的组织最大比(TMR)。

患者对射线束真正的影响是非常复杂的,因为它包括吸收和散射。光子辐射的吸收相对简单,可以用指数衰减来描述(见第 2 章),但射线束通常不是单能辐射,使吸收变得更加复杂,因为光束的每个能量成分都具有不同的衰减系数。再者,可能会发生多种类型的相互作用,包括康普顿相互作用、光电相互作用和电子对效应,导致不同的吸收和散射。次级电子会增加相互作用的影响,使得计算更加复杂。

我们通常测量光子束在水模体中的剂量分布随深度和射野尺寸的变化,并使用这些表格数据计算患者的剂量,而不是尝试直接计算患者对射线束的影响。

# 百分深度剂量

各种方法被用来校正患者对射线束的影响。具体的校正取决于患者摆位方法。校正患者对射线束影响的第一个量就是本章一开始提及的百分深度剂量。

中心轴上深度剂量 $D_n$ 是介质中沿射线束中心轴上指定深度的吸收剂量。$D_n$ 与射线中心轴上最大剂量 $D_0$ 的比值被称为分数深度剂量,如果这个比率乘以 100%,则称为百分深度剂量 $\%D_n$(图 7-1):

$$\%D_n = (D_n/D_0) \times 100$$

对于低于 400kVp 的 X 射线,最大剂量位于模体表面,参考剂量在模体表面中心轴上测量。对于高能光子,参考剂量在表面下中心轴上最大剂量深度处测量。

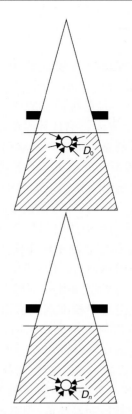

图 7-1 百分深度剂量,$D_n$ 是患者或组织等效模体中沿射线中心轴上某深度的吸收剂量,$D_0$ 是射线中心轴上最大剂量深度的吸收剂量。百分深度剂量是 $(D_n/D_0) \times 100$。

## 例 7-2

表面下深度 7cm 处,每天需要照射 2Gy 吸收剂量。使用 6MV X 射线,射野大小 8cm×8cm,源皮距 SSD=100cm,$\%D_n$=77%,求表面下最大剂量深度 1.5cm 处的每次治疗的剂量是多少?

$$\%D_n = (D_n/D_0) \times 100$$
$$D_0 = (D_n/\%D_n) \times 100$$
$$= (2Gy/77.7) \times 100$$
$$= 2.57Gy$$

## 深度和辐射质的影响

图 7-2 是在组织等效模体表面下,不同能量的 X 和 γ 射线的百分深度剂量和深度(mm)的关系。对于低能 X 射线,$\%D_n$ 随深度下降很快,因为低能 X 射线在介质中衰减很快。对于高能光子,$\%D_n$ 在表面下开始增长很快直到最大剂量深度,超过这个深度后剂量随深度缓慢减少。从表面到最大剂量深度的区域称为剂量建成区。

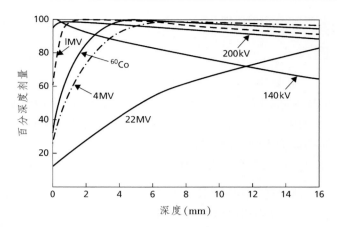

**图 7-2**　不同能量的 X 和 γ 射线在组织等效模体表面下几毫米的百分深度剂量。所有射野为 10cm×10cm。对于高能光子，百分深度剂量在表面下最大剂量深度处是 100。(Source：Johns and Cunningham 1983[2].)

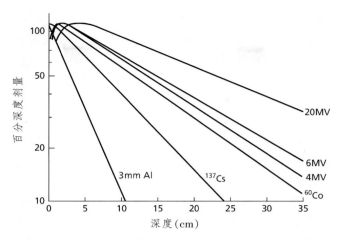

**图 7-3**　10cm×10cm 射野，不同能量 X 和 γ 射线的百分深度剂量随水深变化的函数。所有射线 SSD=100cm，除了 3mm Al 半值层的 X 射线（SSD=15cm），137Cs 射线（SSD=35cm）。(Source：Hendee 1970[3].)

对于高能 X 或 γ 射线，剂量建成区提供了皮肤保护优势，在应用高能光子治疗时应当保留，除外治疗皮肤或浅表组织。为保留皮肤保护优势效应，在患者表面射线入口端不能覆盖东西。任何材料（如衣服、补偿块、附加准直器或射线束适形挡块）紧贴或者接近光束入口表面处都会增加皮肤剂量，减弱皮肤保护优势。为避免这个问题，那些使放射线适形和使射线入口端剂量平坦的材料应该放置在皮肤上几厘米处，而不是贴在患者表面。应该指出的是，有些特殊的情况（例如，乳腺癌术后胸壁照射）需要增加皮肤剂量。在这种情况下，指定厚度的组织等效补偿块被放置在皮肤上以提高皮肤剂量。

不同能量 X 和 γ 射线的百分深度剂量随水深度变化的函数如图 7-3 所示。除剂量建成区外，$\%D_n$ 随光束能量的增加而降低。每个 $\%D_n$ 曲线反映如下几个因素的贡献：①剂量随到放射源距离的平方反比下降；②介质中原射线的衰减；③介质中散射光子的存在。

## 射野大小和形状的影响

对于小野的 X 或 γ 射线束，中心轴上深度剂量几乎完全由尚未与介质发生作用的原射线产生。对于较大的射野，光子散射到表面上下，包括沿中心轴散射。和表面上或接近表面处相比，随深度增加散射线对吸收剂量的相对贡献更明显，因为在放射治疗中使用的光子倾向于向前散射。在任何特定的深度，原射线的贡献不随射野大小而改变。因此，随着照射野大小的增加，$D_n$ 比 $D_0$ 增加更迅速，则 $\%D_n$ 随射野增大而增

加。这种效应如图 7-4。

随着光子能量增加，$\%D_n$ 随野大小的增加变得不太明显，因为高能光子向前散射更明显，并且靠近照射野周边的光子散射到不了中心轴。例如，能量为 2.0mm 铜半值层（HVL）的 X 射线，深度 10cm，10cm×10cm 射野，SSD=50cm，散射线约贡献中心轴剂量的 71%（例 7-2）。对于 60Co 射线束，相似的射野，SSD=80cm，水深度 10cm，散射辐射约贡献中心轴剂量的 26%。对于 6MV 的光子，10cm×10cm 射野以及 SSD=100cm，深度 10cm，散射贡献仅为 22% 左右。对于 10cm×

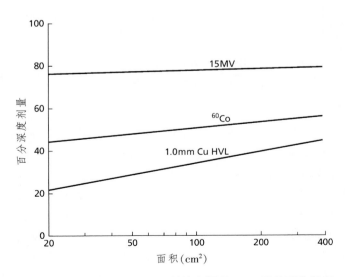

**图 7-4**　圆形照射野的 X 和 γ 射线在深度 10cm 处的百分深度剂量随射野面积变化的函数。对于 15MV X 射线，SSD=100cm。(Source：Hendee 1970[3].)

10cm 射野,$^{60}$Co γ 射线散射贡献最大深度剂量的 3.6%。对于 2.0mm 铜半值层的 X 射线,贡献表面剂量的 29%。更高能量的光子(例如,18MV X 射线),%$D_n$ 几乎不受射野大小的影响,因为光子向前散射,几乎平行于原射线。

对任何 X 或 γ 射线束,%$D_n$ 随着射野不对称性的增加而降低,尽管照射介质的体积保持不变,更少的散射光子能到达不对称射束的中心轴,因为散射点和中心轴的平均距离变得更大。

当 X 射线穿过介质,低能光子被选择性地衰减,原射线的平均能量增加(即射线变"硬")。然而除了小野射束,低能散射光子的存在过度抵消了硬化效应,所以光子的半值层随深度减小。单能光子的 HVL(例如,$^{60}$Co)也随深度减少,因为原射线不会被硬化,并且散射线的贡献随深度增加。面积更大的 X 和 γ 射线的 HVL 随深度减小更明显,因为更多的散射光子达到中心轴。由于高能 X 射线向前散射,HVL 随深度减小不是很明显。

## 例7-3

计算半值层为 2.0mm 铜 HVL 的 X 射线束,在深度 10cm,射野 10cm×10cm,SSD=50cm 时,散射线对总剂量的贡献。%$D_n$ 在射野 10cm×10cm,深度 10cm 处为 35.5%,而横截面为零野(0cm$^2$ 野)的光子束为 13.4%。反散射因子在 10cm×10cm 射野为 1.286,零野为 1。

%$D_n$ 在零野时,只有原射线贡献。对于空气中位于 SSD 处的一小块组织接受 1Gy(100cGy)空气量照射时,在深度 10cm 零野处,吸收剂量是 0.134Gy (13.4cGy):

$$D_n=(D_{air})(BSF)(\%D_n/100)$$
$$=(100cGy)(1.000)(13.4/100)$$
$$=13.4cGy$$

对于空气中的一小块组织吸收剂量相同时,在深度 10cm,10cm×10cm 射野时,吸收剂量为 45.6cGy [(100cGy)(1.286)(35.5/100)]。

在深度 10cm 处,原射线贡献 13.4cGy,散射辐射贡献 (45.7-13.4)=32.3cGy 的吸收剂量。在深度 10cm,10cm×10cm 射野,SSD=50cm 时,2mm 铜 HVL 的 X 射线束的原射线和散射线对总剂量的贡献份额分别是:

原射线贡献份额=(13.4/45.7)= 29%

散射线贡献份额=(32.3/45.7)= 71%

表 7-1 描述了百分深度剂量的变化,表 7-2 则是主要射线的半值层。

## 例7-4

重复例 7-3,深度 10cm,10cm×10cm 的射野,SSD=80cm,$^{60}$Co γ 射线的 %$D_n$ 为 42.7%,而零野的反向散射因子是 1.0000,而对于 10cm×10cm 射野,相同变量的值为 55.6% 和 1.036。

一小块组织照射 100cGy,零野:

$$D_n=(D_{air})(BSF)(\%D_n/100)$$
$$=(100cGy)(1.000)(42.7/100)$$
$$=42.7cGy$$

而对于 10cm×10cm 射野:

$$D_n=(D_{air})(BSF)(\%D_n/100)$$
$$=(100cGy)(1.036)(55.6/100)$$
$$=57.6cGy$$

在深度 10cm 处,对总剂量的贡献份额是:

原射线贡献份额
=(100)(42.7cGy/57.6cGy)
= 74%

散射线贡献份额
=(100)[(57.6-42.7)cGy/57.6cGy]
= 26%

## 源皮距的影响

在照射介质的任何部位,增加照射介质和放射源的距离,则照射率会减少。如果放射源是一个点,并且忽略射线在空气中的衰减,则剂量率与距离的平方成反比。这个剂量率和距离之间的关系被称为平方反比

表 7-1 百分深度剂量随射野不对称性的变化

| 射野尺寸 (cm$^2$) | $^{60}$Co | 18MV |
|---|---|---|
| 20×20 | 63.3 | 79.0 |
| 20×10 | 60.3 | 79.9 |
| 20×5 | 56.8 | 80.4 |

表 7-2 水中测量的兆伏级射线的半值层[4]

| 能量(MV) | 半值层(cm 水) |
|---|---|
| 4 | 12.8 |
| 6 | 15.5 |
| 10 | 20.4 |
| 18 | 24.3 |

关系。需要注意的是，该平方反比关系前提是点源。对于有一定尺寸的源，随距离的增加剂量率减少并不完全服从平方反比关系，特别是距离和源尺寸差不多的时候。除了距放射源较近的距离，一般大多数用于放射治疗的光子源的照射剂量率都是通过平方反比来估算，至少可以达到百分之几的精度。

## 例7-5

估算 X 射线在 SSD 从 100cm 增加到 150cm 时，深度 10cm 处 $\%D_n$ 的增量，最大剂量深度在表面下 1.5cm 处：

$$(\%D_n)_{150} = (150+1.5\text{cm})^2 / [(150+10)\text{cm}]^2\, e^{-\mu(10\text{cm})}(100)$$

$$(\%D_n)_{100} = (100+1.5\text{cm})^2 / [(100+10)\text{cm}]^2\, e^{-\mu(10\text{cm})}(100)$$

表达式 $e^{-\mu(10\text{cm})}$ 描述了 X 射线在 10cm 深介质中的衰减，距离的平方比表示射线强度随距离平方反比下降。$\%D_n$ 的增量通过下面的比例表示：

$$\frac{(\%D_n)_{150}}{(\%D_n)_{100}} = \left[\frac{151.5\text{cm}/160\text{cm}}{101.5\text{cm}/110\text{cm}}\right]^2$$
$$=1.053$$

表达式中的 $e^{-\mu(10\text{cm})}$ 和 $(100)$ 在分子和分母中抵消。SSD 从 100cm 增加到 150cm，$\%D_n$ 在 10cm 深度处增加为原来的 1.053 倍（即增加 5.3%）。

随着放射源到吸收介质距离的增加，虽然剂量率在降低，但 $\%D_n$ 在最大剂量点之后每个位置上都是增加的。$\%D_n$ 增加是因为距离源越远，剂量率的减少越不明显。即，剂量率在最大剂量深度之后的减少小于在最大剂量深度处的减少，所以 $\%D_n$ 增大。

两个不同 SSD 下特定深度处百分深度剂量的比值称为 F-因子，最初是由 Mayneord[5] 提出的。增加 SSD 引起的 $\%D_n$ 增大，伴随着在介质中任意位置处实际剂量率的减少。例如，例 7-5 中，SSD 从 100cm 增加到 150cm，最大剂量点的剂量率减小了超过一半 $[(101.5\text{cm}/151.5\text{cm})^2=0.45]$。在放射治疗中，由于距离增加而引起的 $\%D_n$ 增加和剂量率的降低，放射源到患者的距离需要折中考虑这两个变化。

和 $^{60}$Co 机的源尺寸较大相比，直线加速器的 X 射线靶几乎表现为一个点源。在这两种类型的设备中，准直器内的高散射具有扩大源尺寸的效应。当测量射线束的发散度时，辐射似乎从虚源发散，大致和实际源距离几厘米。到虚拟源的距离，或有效 SSD，应当用于平方反比计算。虚拟源的位置可以通过 $1/\sqrt{R}$ 对距离的曲线外推确定，其中 R 是带建成的电离室在空气

中的读数。对于大多数直线加速器的 X 射线，有效 SSD 和物理 SSD 是一样的，但对于电子线情况可能就不一样了。

兆伏级光子在远距离治疗时必须谨慎使用平方反比关系来确定剂量率。从墙壁、地板或天花板散射的辐射可能影响结果。延长治疗距离 3m 或以上已经用于骨髓移植前的全身照射 (TBI)。在长距离治疗中使用平方反比定律可能不太合适，一般都是在实际治疗距离处用水模体做输出量测量。

## 下方组织深度的影响

百分深度剂量的测量通常要求有一定厚度的下方组织以提供足够的反向光子散射（反何散射）。如果这些测量用来估计患者使用低能光子治疗时出射表面附近的吸收剂量，计算的剂量需要校正下方组织缺失的影响。出射剂量是射线从患者表面出来的中心轴处的吸收剂量，一般通过中心轴深度剂量数据估算或从等剂量分布估算。如果除患者之外的散射介质（如治疗床）不存在，这种估算可能高估了实际出射剂量。对于高能辐射，则很少需要校正，因为大部分散射发生在向前方向。

# 百分深度剂量表

中心轴百分深度剂量表有几个来源，包括《英国放射学杂志》的增刊 11、17 和 25[6]，由 Johns、Cunningham[2] 和 Khan[7] 发表的数据，以及 ICRU24 号报告的引用数据[8]。发布的数据通常不用于患者剂量的计算，因为治疗用射线束与发表数据的射线束特性可能有显著的不同。但发表的数据则可能有助于比较测量数据或验证患者剂量计算。

对于特定辐射能量、照射野尺寸或 SSD，百分深度剂量未必总是可以获得。如果 X 射线能量介于已发表的数据之间，百分深度剂量可以用已发表的数据内插得到。然而对于特定光子束和特定深度的百分深度剂量，通常都是从数据表中选择能量最接近的数值，而不是在表中不同能量的 X 射线间内插得到的。如果可以得到一个接近临床使用的射线能量的数据表格，这种方法用于验证临床剂量计算是可以接受的，因为百分深度剂量随能量逐渐变化。

Burns 已经建立了一套表达式来转换不同 SSD 的百分深度剂量[9]。这些公式可以用来计算没有公开发表数据的任何 SSD 的百分深度剂量。Burns 的转换公式：

$$\%D_n(d,r,f_2)=[\%D_n(d,r/F,f_1)][PSF(r/F)/PSF(r)](F^2)$$

其中,$r$ 是表面射野尺寸,$f_1$ 是已知百分深度剂量的 SSD,$f_2$ 是待求百分深度剂量的 SSD,$d$ 为深度,$PSF$ 为所选射野和能量的峰值散射因子(见下节),而 $F$ 是 Mayneord F-因子,定义为(使用 $d_m$=最大剂量深度):

$$F=[(f_1+d)/(f_2+d)]\times[(f_2+d_m)/(f_1+d_m)]$$

对高能 X 射线,$\%D_n$ 随射野尺寸变化很小,且 PSF 基本上保持不变。在这种情况下,Burns 的从一个 SSD 到另一个 SSD 的百分深度剂量转换公式简化为 Mayneord F-因子的平方。

通常编制的是方形野百分深度剂量。然而,临床上大多采用矩形野或不规则野,所以需要将方形野的 $\%D_n$ 转换为其他形状野的 $\%D_n$。Clarkson 关于不规则野的方法在下一章中讨论。可以使用最初由 Day 提出的数据来求解矩形野的等效方野[10]。在此表中,15cm×8cm 的矩形野等效于边长 10.3cm 的方形野。

另一种确定矩形野等效方野的方法是使用 Sterling 规则[11]。规则规定如果两者都具有相同的面积/周长($A/P$)比,则矩形野等效为方野。例如,15cm×8cm 矩形野的 $A/P$ 为 2.61。边长 10.3cm 的正方形野的 $A/P$ 为 2.59,接近 2.61 的数值。矩形野的 $A/P$ 为 $(a\times b)/2(a+b)$,方形野的 $A/P$ 是 $a/4$,其中 $a$ 和 $b$ 是矩形野的两边,对于正方形野 $a=b$。由于 Sterling 的规则使 $A/P$ 相等,所以 $a=4A/P$。对于 15cm×8cm 的射野,等效正方形野的一边是 $4\times 2.61 = 10.4$cm,计算值接近先前计算的 10.3cm。

## 例7-6

2.0mm 铜半值层的中电压 X 射线在空气中以照射量率(R/min)为单位进行校准。计算以下数据条件下,8cm 深的肿瘤照射 200cGy 需要的治疗时间:SSD=50cm,照射量率为 80R/min,射野大小为 6cm×6cm,深度 8cm 处百分深度剂量 $\%D_n$ 为 37.8%,BSF=1.201,f-因子(cGy/R 转换)=0.957:

肿瘤处的剂量率=(R/min)(BSF)($\%D_n/100$)(f-因子)
=(80R/min)(1.201)(37.8/100)(0.957)
=34.8cGy/min

$$治疗时间=\frac{肿瘤需要的剂量}{肿瘤处的剂量率}$$

$$=\frac{200cGy}{34.8cGy/min}=5.75min$$

Sterling 规则广泛应用于放射治疗计算矩形野的等效方形野。这是一个经验性法则,但是并不适用于不规则(非矩形)或圆形野。要计算矩形野等效圆形野的半径 $r$,可以使用下面的表达式:

$$r=(4/\sqrt{\pi})(A/P)$$

## 例7-7

例 7-6 中所述的肿瘤用 18MV X 射线治疗。在距离为 SSD 100cm+最大剂量深度 3.0cm 处,小块组织剂量率为 1cGy/MU。6cm×6cm 射野的 $\%D_n$ 是 86.1%。肿瘤照射 200cGy 需要多少 MU?

肿瘤处的剂量率=1.0cGy/MU×$\%D_n/100$
=0.861cGy/MU
治疗时间=200cGy/0.861cGy/MU
=232MU

MU 一般四舍五入到最接近的整数 MU。

# 组织空气比

TAR 是比百分深度剂量简单的物理量,定义如下:

$$TAR=D_d/D_{air}$$

其中 $D_d$ 是在介质中某位置的吸收剂量,$D_{air}$ 是悬浮在空气中同一位置的一小块组织的吸收剂量。$D_{air}$ 有时被描述为自由空间中的剂量,$D_{fs}$。TAR 通常在沿中心轴某深度、一般为治疗机的旋转中心(即等中心)确定。$D_{air}$ 有时被描述为空气剂量。这种描述是不正确的,$D_{air}$ 应定义为悬浮在空气中的小块("平衡")组织的吸收剂量。

$D_d$ 和 $D_{air}$ 之间的关系如图 7-5 所示。由于剂量是从辐射源同一距离处测得,TAR 与 SSD 无关,多野治疗 SSD 改变时不需要校正,条件是计算点保持在治疗机的旋转轴上。TAR 的定义对等中心放射治疗计划至关重要,等中心治疗的剂量测量与靶体积位置都在旋转轴上。多野治疗时,等中心放射治疗优于固定 SSD 治疗,因为等中心放疗只需一次摆位。

## 由百分深度剂量计算组织空气比

TAR 和分数深度剂量类似,区别在于 TAR 的参考吸收剂量在空气中感兴趣点上而不是介质中心轴上最大剂量深度。这个感兴趣点一般是在治疗机的旋转轴(等中心)上,并且在治疗区域的中心。从分数深度剂量来计算 TAR 的公式如下描述。

一个射线束照射到介质表面上的横截面积 $A$:

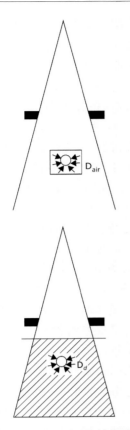

**图 7-5**　组织空气比。$D_d$ 和 $D_{air}$ 在距源相同距离处测得，但吸收和散射条件不同。

$$A = A_1 (SSD/SAD)^2$$

其中，$A_1$ 是在旋转轴（等中心）处的横截面面积，SAD 不变，源皮距 SSD 是变化的。在最大剂量深度，吸收剂量 $D_0$ 为：

$$D_0 = D_{air}[SAD/(SSD+d_m)]^2 BSF$$

其中，BSF 为在表面的射野大小和形状的反向散射因子，而 $[SAD/(SSD+d_m)]^2$ 是随放射点源距离增加剂量率下降的平方反比校正。在介质中，旋转轴上的吸收剂量 $D_d$（其中 $d$=等中心深度）为：

$$D_d = D_{air}[SAD/(SSD+d_m)]^2 BSF(\%D_n/100)$$

比值 $D_d/D_{air}$ 是 TAR，所以：

$$TAR = [SAD/(SSD+d_m)]^2 BSF(\%D_n/100)$$

TAR 表在文献中可查[2,6,7,12]。

### 例7-8

计算 6MV 的 X 射线 SAD=100cm 时 10cm×10cm 射野的 TAR，表面与旋转轴之间的组织厚度为 15cm，

$d_m$=1.5cm。

注意，射野边长随距离线性变化，而射野面积随距离平方变化。在表面的射野面积是：

$$A = A_1 \left( \frac{SSD}{SAD} \right)^2$$

$$= (10cm)^2 \left[ \frac{100cm - 15cm}{100cm} \right]^2$$

$$= 72.3cm^2 \text{ 或者 } 8.5cm \times 8.5cm$$

文献中，对于 8.5cm×8.5cm，6MV X 射线，在 SSD=80cm 处，$\%D_n$ 在 15cm 深度为 48.3%，根据之前的阐述，X 射线校正到 SSD=85cm 时 $\%D_n$ 为 48.9%。反向散射因子为 1.01。TAR 是：

$$TAR = \left( \frac{SAD}{SSD+d_m} \right)^2 (BSF)(\%D_n/100)$$

$$= \left( \frac{100cm}{(15+1.5)cm} \right)^2 (1.01)(48.9/100)$$

$$= 0.660$$

## 射野大小和源轴距对组织空气比的影响

在空气中测量的吸收剂量 $D_{air}$ 在旋转轴处随射野变大而缓慢增加。而在介质中测量的吸收剂量 $D_d$ 会迅速增加，因为在介质中比在空气中有更多的辐射散射。所以 $D_d/D_{air}$（TAR）随射野大小增加而增加。吸收剂量 $D_d$ 和 $D_{air}$ 都在距源相同距离处测量，在实际应用中 TAR 和 SAD 无关。

## 辐射能量和深度的影响

X 和 γ 射线被患者和旋转轴之间的组织衰减。因此旋转轴上的剂量率 $D_d$ 随覆盖组织厚度的增加而减少。因为 $D_{air}$ 是常数，所以 TAR 也随上覆组织厚度的增加而减少（图 7-6）。

### 例7-9

计算 $^{60}$Co 机等中心（SAD=100cm）处的肿瘤照射 200cGy 所需的治疗时间？等中心处射野大小为 6cm×6cm，上覆组织厚度 8cm，且相应的 TAR 是 0.736。等中心小块组织的剂量率是 80cGy/min：

$$TAR = D_d/D_{air}$$

$$D_d = (D_{air})(TAR)$$

$$= (80cGy/min)(0.736)$$

$$= 58.9cGy/min$$

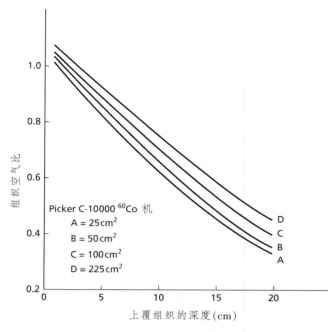

图 7-6 上覆组织深度对 $^{60}$Co γ 射线在等中心处不同射野面积的组织空气比的影响。(Source：Hendee 1970[3].)

$$治疗时间=\frac{肿瘤需要的剂量}{肿瘤处的剂量率}$$
$$=\frac{200cGy}{58.9cGy/min}=3.4min$$

由于 TAR 本质上与距离无关，所以其（或一个类似参数）通常用于计算延长距离后的剂量。

## 反向散射

当等中心位于最大剂量深度，$D_d=D_0$，则 TAR 就定义为反向散射因子（BSF）。

$$BSF=D_0/D_{air}$$

反向散射的百分数%BSF 是：

$$\%BSF=100(D_0-D_{air})/D_{air}$$
$$=100(BSF-1)$$

介质中最大剂量深度 $d_m$ 的散射光子数取决于下方介质的厚度、射野大小和形状，以及 X 或 γ 射线质。因为 $D_0$ 和 $D_{air}$ 都在等中心放置于最大剂量深度介质时测量，所以 BSF 本质上不受源皮距（SSD）的影响。随着下方组织深度的增加，BSF 也增加，直至超过某个深度后到达 $d_m$ 处的散射光子可以忽略不计。随着入射辐射质的提高，散射光子的能量也提高，这个极限深度也就更大。大多数患者的厚度足以提供极限深度和

最大反向散射。在某些治疗情况下，(例如治疗头颈部肿瘤)，极限深度可能不存在，并且实际肿瘤剂量可能低于假设有极限厚度时的估计值。

对于高能光子能产生最大剂量是在表面下而不是表面处，剂量随射野大小增大而增加是由于前向散射、旁向散射和反向散射造成的。在这种情况下，反向散射因子是不合适的，应由峰值散射因子代替（PSF）。需要注意的是，PSF 与 BSF 相似，在 0cm×0cm 射野时取 1。PSF 通常在 10cm×10cm 射野时归一，被称为归一的峰值散射因子（NPSF）。NPSF 也被称为模体散射因子（$S_p$），在考虑准直器和射野挡块对深度剂量和剂量率的影响时非常有用。BSF（或 PSF）受入射辐射质的影响，如图 7-7 所示。刚开始 BSF 随着射束能量增加而增加，因为产生了更多的散射光子，且散射光子能量较大。因此，更多的光子从更大深度被散射到 $d_m$。然而随着入射光子能量继续增加，光子向前散射增加，BSF 减小，如图中所示。最大反向散射出现在半值层在 0.4mm 和 0.8mm 铜之间的射线，取决于照射野的面积。对于更高能量的光子（例如，18MV X 射线），几乎所有的散射是前向的，BSF 的值接近于 1。

BSF 随照射野面积增加是因为从更大体积的组织向表面散射（图 7-7）。对于给定的面积，增加野的不对称性，BSF 会减小，因为散射光子平均必须经过更大的距离才能到达中心轴上的 $d_m$ 处。不同辐射质和射野大小的 X 射线和 γ 射线束的反向散射因子在文献可查[2,6,7]。不同面积和 HVL 的 BSF 值可以由文献中列出的数据插值得到。远离中心轴的反向散射因子可由

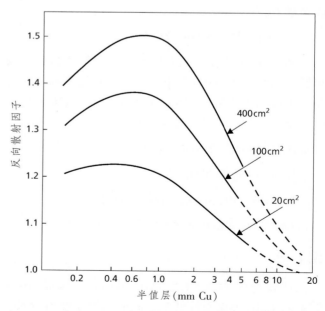

图 7-7 射线质和射野大小对反向散射的影响。(Source：Hendee 1970[3].)

Johns 和 Cunningham 描述的方法计算[2]。

# 散射空气比

对于零野射束，在介质中不会产生散射辐射，在任何深度 TAR 的值仅仅是到达该深度的原射线测量值。在任何深度，有限射野和零野 TAR 之间的差异反映了在此深度散射辐射的贡献。这种差异被称为散射空气比(SAR)：

SAR=TAR(有限野大小)–TAR(零野大小)

在介质的任何位置,SAR 是散射辐射的剂量贡献,表示为该位置的散射辐射与空气中同一位置处一小块组织的剂量之比。SAR 值随下方组织的深度、射束能量、射野大小和形状的变化与 TAR 相似。

SAR 用来计算介质中散射辐射引起的剂量。对不规则形状射野的剂量计算特别有用。SAR 由 TAR 导出,其为深度和圆形野半径的函数。数据可查文献[2,6]。

# 组织模体比

在兆伏级的放射治疗中,剂量测量很少在空气中进行。因此诸如 TAR 之类的量,涉及在空气中测量剂量,可能无法使用。取而代之可以使用 TPR。TPR 是模体中给定深度的剂量和参考点深度的剂量的比值,两点距放射源距离和射野面积均相同(图 7-8)。散射模体比(SPR)是给定点完全由散射辐射引起的剂量贡献与模体中给定深度的参考剂量之比。虽然对于参考点的理想深度没有达成共识,但在确定 TPR 和 SPR 时一般用 10cm 深度。

如果参考剂量在最大剂量深度 $d_m$ 测量,而非其他深度,此时 TPR 被称为组织最大比(TMR)。也就是说 TMR 是一个特殊的 TPR,等于模体中深度剂量除以最大剂量 $D_0$。散射最大比(SMR)被类似地定义为给定点全由散射辐射引起的剂量与最大剂量之比,这两点距放射源相同距离。由于是在距源相同距离处测量剂量,所以该数值与距源的距离无关,只和射束能量、射野大小和形状以及下方组织的深度有关。

TMR 与 TAR 不同之处在于,TMR 的参考剂量是在可延伸的组织等效介质中测量,而 TAR 的参考剂量是在空气中一小块组织中测量。因此,两者参考剂量相差一个 BSF 值。

TMR 和 TAR 关系是：

$$TMR(d,r)=TAR(d,r)/BSF(r)$$

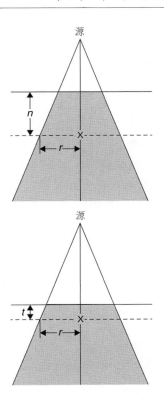

图 7-8　组织模体比是中心轴上组织等效模体中给定深度 $n$ 处的剂量 $D_n$ 与模体中相同位置、相同射野、组织参考厚度为 $t$(参考深度) 时的剂量之比。如果组织厚度等于最大剂量的建成深度,则组织模体比就是组织最大比。

其中 $r$ 是在深度 $d$ 处的射野大小。

兆伏级射线束等中心治疗时计算 MU 用 TMR 比较简单。

## 例7-10

重复例 7-9,使用 6MV X 射线,SAD=100cm:在等中心 6cm×6cm 射野时, 最大组织厚度处的剂量率为 0.961cGy/MU。TMR 在深度 8cm 处为 0.805。

$$TMR=D_d/D_0$$
$$D_d =D_0TMR$$
$$=(0.961)(0.805)$$
$$=0.774cGy/MU$$
$$治疗时间=\frac{肿瘤需要的剂量}{肿瘤处的剂量率}$$
$$=\frac{200cGy}{0.774cGy/MU}=258MU$$

# 电子束跳数的计算

电子的 MU 计算可以根据 AAPM 放射物理治疗

委员会工作组 71 号报告来执行[13]。标准 SSD(通常为 100cm),电子束跳数(MU)由下式给出:

$$MU=\frac{D}{D'_0\cdot[PDD(d,r_a,SSD_0)/100\%]\cdot S_e(r_a,SSD_0)}$$

在这个表达式中,$D$ 是在感兴趣点处某个野的吸收剂量,$D'_0$ 是校准条件下每个 MU 对应的剂量,PDD 是在深度 $d$、电子限光筒野大小 $r_a$ 和标准 $SSD_0$ 处的百分深度剂量,$S_e$ 是给定电子限光筒大小和标准 SSD 下电子束的输出因子。PDD 依赖于实际的射野尺寸[14],但如果使用了皮肤准直器,PDD 射野尺寸应当是皮肤准直器射野尺寸而不是电子限光筒尺寸。

计算非标准 SSD 治疗情况下的 MU 时,有两种方法可以使用。有效 SSD 技术基于有效 SSD 使用平方反比校正,如以下方式:

$$MU=\frac{D}{\begin{array}{c}D'_0\cdot[PDD(d,r_a,SSD_0)/100\%]\cdot S_e(r_a,SSD_0)\\\times\{[SSD_{eff}(r)+d_0]/[SSD_{eff}(r)+d_0+g]\}^2\end{array}}$$

而空气间隙技术基于标准 $SSD$ 平方反比校正,加上空气间隙因子,用以下方式:

$$MU=\frac{D}{\begin{array}{c}D'_0\cdot[PDD(d,r_a,SSD)/100\%]\cdot S_e(r_a,SSD_0)\\\times\{[SSD_{eff}(r)+d_0]/[SSD_{eff}(r)+d_0+g]\}^2\cdot f_{air}(r_a,SSD)\end{array}}$$

确定矩形野的大小,TG71 报告建议使用平方根法[15]:

$$S_e(r_a,L\times W)=\{[S_e(r_a,L\times L)]\cdot[S_e(r_a,W\times W)]\}^{1/2}$$

该报告还建议使用同样的方法确定矩形野 PDD。对于不规则野,报告建议既要通过解析算法确定输出因子,又要通过矩形野来逼近不规则野并使用平方根法确定输出因子。

# 总结

- 百分深度剂量($\%D_n$)是深度剂量和表面剂量的比值,表示为恒定 SSD 的百分数。
- $\%D_n$ 经常用于固定 SSD 治疗时计算患者的治疗时间。
- $\%D_n$ 随射束能量、深度、射野大小和 SSD 而变化。
- 组织空气比(TAR)是组织某一深度的剂量与空气中同一位置处平衡组织块的剂量比值。
- TAR 可以从 $\%D_n$ 计算得出。
- 反向散射因子(BSF)相当于在 $d_{max}$ 处的 TAR。

- 散射空气比(SAR)由有限射野大小的 TAR 减去零野的 TAR 确定。
- 组织模体比(TPR)是深度剂量和参考深度剂量的比值。
- 组织最大比(TMR)是 TPR 的一种特殊情况,参考深度选在 $d_{max}$ 深度。
- 等中心治疗时,使用 TAR、TPR 和 TMR 来计算治疗时间更容易。

# 思考题

**7-1** 1.0mm 铜 HVL 的 X 射线,射野 7cm×7cm 的反向散射因子是 1.282,百分散射是多少?患者接受 105R($f$-因子= 0.957)照射,表面的吸收剂量是多少?

**7-2** 1.5mm 铜 HVL 的 X 射线,射野 7cm×7cm 的反向散射因子是 1.256。估计 1.2mm 铜 HVL 的 X 射线 7cm×7cm 射野的反向散射因子。

**7-3** 特定 6MV X 射线照射,9cm 深度处 $\%D_n$ 为 70.7。9cm 深度处的肿瘤照射剂量为 250cGy,则 1.5cm $d_m$ 处剂量是多少?

**7-4** 6MV X 射线,SSD=100cm,射野 10cm×10cm,皮下 8cm 处肿瘤照射剂量为 200cGy,计算治疗时间(MU)?加速器在 $d_m$ 处校准,射野 10cm×10cm,SSD=100cm 处为 1cGy/MU。在 $d_m$ 处每次治疗剂量是多少?计算 20cm 厚患者的出射剂量?

**7-5** 10MV X 射线,SSD=100cm,10cm×10cm 射野,深度 16cm 处,计算原射线和散射线的贡献。

**7-6** 计算 10MV X 射线,8cm×14cm 的等效面积。估计患者 10cm 深度处的肿瘤接受 200cGy 剂量时,这个野在最大剂量深度处的吸收剂量和射线出射患者表面的剂量。该患者为 26cm 厚,SSD=100cm。

**7-7** 6MV X 射线,10cm×10cm 射野,深度 10cm,SSD=100cm 时,$\%D_n$ 为 67.0,如果该野 SSD 增加到 150cm,$\%D_n$ 增大到 70.6%。SSD 增加的情况下,深度 10cm 处接受同样剂量时 MU 变化是多少?

**7-8** 6MV X 射线,8cm×8cm 射野,10cm 上覆组织,TMR 是 0.756。如果在旋转中心轴 $d_{max}$ 深度的剂量率是 1.009cGy/ MU,那么 8cm×8cm 射野,10cm 上覆组织,等中心处剂量率是多少?等中心剂量 200cGy 时的 MU 是多少。

**7-9** $^{60}$Co,6cm×6cm 射野,照射剂量为 200cGy,等中心位于半径为 11cm 的充水圆柱水箱的中心。空气中等中心的剂量率是 61.3cGy/min,计算照射时间。

**7-10** 表面和等中心有 16cm 厚组织,4MV X 射线,SAD=100cm,7.5cm×7.5cm 射野,计算 TAR。6cm×6cm 射野,SSD=80cm,16cm 深度处的 $\%D_n$ 是 37.8%,反散射因子为 1.01。

**7-11**　SSD=80cm,$^{60}$Co γ 射线照射,深度 10cm,10cm×10cm 射野,$\%D_n$ 为 58.5%。估算 $^{60}$Co 在深度 10cm,10cm×10cm 射野,SSD=100cm 处的 $\%D_n$。

（汪琪 译　宋威 尹丽 校）

# 参考文献

1 Almond, P. R., Biggs, P. J., Coursey, B. M., Hanson, W. F., Huq, M. S., et al. AAPM's TG-51 protocol for clinical reference dosimetry of high-energy photon and electron beams. *Med. Phys.* 1999; **26**:1847–1870.

2 Johns, H. E., and Cunningham, J. R. *The Physics of Radiology*, 4th edition. Springfield IL., Charles C. Thomas, 1983.

3 Hendee, W. R. *Medical Radiation Physics*, 1st edition. Chicago, Mosby–Year Book, 1970.

4 Tailor, R. C., Tello, V. M., Schroy, C. B., Vossler, M., and Hanson, W. A generic off-axis energy correction for linac photon beam dosimetry. *Med. Phys.* 1998; **25**(5):662–667.

5 Mayneord, W., and Lamerton, L. A survey of depth dose data. *Br. J. Radiol.* 1941; **14**:255–264.

6 Central axis depth dose data for use in radiotherapy. *Br. J. Radiol.* 1961; **34**(suppl 11):1–114. 1972; **45**(suppl 17):1–147. 1983; **56**(suppl 25):1–148.

7 Khan, F. M. *The Physics of Radiation Therapy.* Baltimore, Williams & Wilkins, 4th edition, 2010.

8 International Commission of Radiation Units and Measurements. *Determination of Absorbed Dose in a Patient Irradiated by Beams of x- or γ rays in Radiotherapy Procedures.* Recommendations of ICRU, Report 24, Washington, DC, 1976.

9 Burns, J. Conversion of percentage depth doses from one FSD to another, and calculation of tissue/air ratios. *Br. J. Radiol.* 1961; **34**(suppl 10):83–85.

10 Day, M. The equivalent field method for axial dose determinations in rectangular fields, *Br. J. Radiol.* 1961; **34**(suppl 10):95–100.

11 Sterling, T., Perry, H., and Katz, L. Automation of radiation treatment planning: IV: Derivation of a mathematical expression for the percent depth dose surface of cobalt 60 beams and visualization of multiple field dose distributions. *Br. J. Radiol.* 1964; **37**:544–550.

12 Jani, S. K. *Handbook of Dosimetry Data for Radiotherapy.* Boca Raton, FL, CRC Press, 1993.

13 Gibbons, J. P., Antolak, J. A., Followill, D. S., Huq, M. S., Klein, E. E. et al. Monitor unit calculations for external photon and electron beams: Report of the AAPM Therapy Physics Committee Task Group No. 71, *Med. Phys.* 2014; **41**(3).

14 Shiu, A. S., Tung, S. S., Nyerick, C. E., Ochran, T. G., Otte, V. A., et al. Comprehensive analysis of electron beam central axis dose for a radiotherapy linear accelerator. *Med. Phys.* 1994; **21**:556–566.

15 Mills, M. D., Hogstrom, K. R., and Almond, P. R. Prediction of electron beam output factors. *Med. Phys.* 1982; **9**:60–68.

# 第 **8** 章

# 外照射的剂量计算

目的

引言

剂量计算的挑战

  治疗野

  高能射线束的侧向失衡

  界面效应

临床光子线射野部分

射野数据

患者数据

光子束的计算算法

解析法

矩阵技术

半经验法

  克拉克松法

  微分散射空气比法

  三维积分法

  蒙特卡罗方法

电子束的计算算法

总结

思考题

参考文献

## 目的

通过学习本章,读者应该能够:

● 描述个体化病例剂量计算的复杂性。

● 描述各种光子束剂量计算算法,并且认识到各种算法采取的近似方法和不确定性的来源。

● 理解非均匀介质校正的方法。

● 能够描述计算电子束剂量分布的方法。

## 引言

从广义上说,"治疗计划"指的是在进行放射治疗时,引导患者治疗的所有流程和决策的方案。治疗计划的核心是辐射剂量的计算和实现剂量计算所依据的算法。早期的治疗计划是将简单的手工计算方法移植到计算机上进行计算。随着计算机技术的发展,越来越复杂的计算方法能够在计算机上运行,在大部分临床情况下可获得更高的剂量计算准确性和可靠性。剂量计算准确性的提高,使我们在临床治疗时有更大的信心在保护好对射线敏感的正常器官的同时给予肿瘤靶区很高的放疗剂量。

剂量计算算法从非常简单到非常复杂已经发展了多年[1]。算法的选择是至关重要的。已经观察到选择不合适的剂量计算算法(或者不正确的计算参数配置)会降低肿瘤控制率[2]。由于所有的剂量计算算法都包含一些近似处理,因此有必要理解计算的系统误差和随机误差,以及计算得到的剂量分布的不确定性。这些可以在电脑屏幕上显示的剂量分布或者每个治疗野出束的时间上体现出来。由于不了解这些细节,已经导致了影响许多患者治疗的严重错误[3]。

本章将详细讲述一些光子外照射的剂量计算方法,同时简要地介绍电子束的计算方法。

# 剂量计算的挑战

由于现代的放疗方法的复杂性,开发用于计算剂量分布的先进算法面临着许多挑战。其中一些挑战包括需要对复杂的射束传输递送进行建模,需要考虑高能射线侧向失衡和界面效应(两个剂量计算的相关问题)。

## 治疗野

现代的放射治疗设备的功能比 20 世纪六七十年代的机器更为复杂。举例来说,采用不对称准直器技术时,需要考虑到不同算法离轴距离引起的剂量变化[4-6]。多叶光栅(MLC)引入放疗后就需要开发更加复杂的剂量计算方法,尤其是在采用静态和动态调强放疗(IMRT)时,需要充分考虑 MLC 对剂量分布的影响[7]。在立体定向放射外科中应用非常小的射野时需要特别考虑[8]。在放射治疗外科中,考虑到其陡峭的剂量梯度,进行剂量计算的分辨率要足够高。放射治疗外科的射野数据对于算法开发和治疗计划系统批准生效的要求是非常严格的,这就要求对于这些数据要有非常精确的测量。

## 高能射线束的侧向失衡

有一种叫作侧向电子失衡的现象[10,11],当高能光子束与组织发生作用时会产生高能康普顿电子,这些电子可能会在组织中穿行几厘米。其中的一些电子会在射野外产生剂量(图 8-1)。结果是射野内的剂量会减少,而沉积在射野边缘外的剂量增加,从而形成一个扩大的半影区。这种现象在低密度的组织中更加明显,例如肺,原因是相较于高密度的组织,康普顿电子在低密度组织中的射程更长[12]。只有一些最先进的计算技术,如卷积迭代算法和蒙特卡罗方法,能够描述这些情况下电子的行为。由于电子散射到射野外,在一些非常小射野照射中(如立体定向放射外科)中也会出现侧向失衡现象。

## 界面效应

剂量在组织界面处的沉积也较为复杂。由于光子与介质相互作用概率的骤然变化,结合高能康普顿电子也会穿过这些边界,使得剂量分布发生复杂的变化。这种效应会给空腔组织如鼻窦的精确剂量计算造成很大的问题。20 世纪 80 年代以前的一些老的剂量计算算法不能解决电子传输的问题,现代的三维技术能够较为精确地解决这些问题[13-15]。蒙特卡罗方法也能有效地计算界面处的剂量分布[16,17]。

# 临床光子线射野部分

通常在患者体内选取一个点进行手动剂量计算,以确定照射时间和机器的跳数(MU)。机器的"跳数"指的是对于给定的射野要达到目标剂量在机器控制端需要设定的某个数值。MU 通常是通过对患者模体给定一个剂量的照射进行机器校准得到。例如,对于 6MV 的 X 射线来说,通常是在射野大小为 10cm×10cm 时,在水模体中源轴距为 98.5cm(SAD 校准)或者源皮距为 100cm(SSD 校准),射野中心轴上测得的 1cGy 时,机器的跳数校准为 1MU。MU 是随着 20 世纪 60 年现代直线加速器的应用而产生的,用来替代铯源和钴源放射治疗机的时间设置。

要真实地计算射线的三维吸收剂量需要考虑射线在整个患者体内的相互作用和散射,包括对于原射线和散射线的非均质的修正。虽然剂量计算相当复杂并且对计算机的配置要求很高,但是三维治疗计划系统是值得花费的,并且在现代肿瘤放射治疗中非常实用[18]。随着计算机硬件的不断提升,在临床治疗中可以更方便地使用复杂的、计算密集型的剂量计算算法。

为完成图 8-1 所示的精确的剂量计算,必须对临床应用光子束的各组成部分建模。现代的直线加速器是通过高能电子轰击高原子质量数的靶物质(通常是钨)来产生光子束的,这样产生的光子束通常都是向前冲并成泪滴状。临床上应用光子束有两种方式:一种是在光子束的前方放置一个均整块,把泪滴状光子束调整为一个平坦的射束;另一种在光子束的前方不放置均整块,直接用泪滴状射束进行临床治疗(FFF 技术)。

与患者相互作用的光子大部分来自电子打靶产生,且表现出点源的特征。约有 10% 的光子线来源于机头的其他部分[19]。这些光子主要在均整块处产生,称为机头散射或者焦外光子。对于去均整块技术(FFF),这些射线通常是不存在的,在进行精确剂量计算时不需要建模。另外一个在进行建模时需要考虑的问题是电子污染。电子污染中的电子来自光子与加速器机头高原子系数元素的相互作用(例如电离室、钨门和多叶光栅等)。这些电子通常是低能电子,能量通常沉积在光子深度剂量曲线的剂量建成区域的近表面,特别难以精确地模拟。电子污染在一些临床治疗中会沉积可观的剂量,例如治疗乳腺癌时,内侧切线野使用的

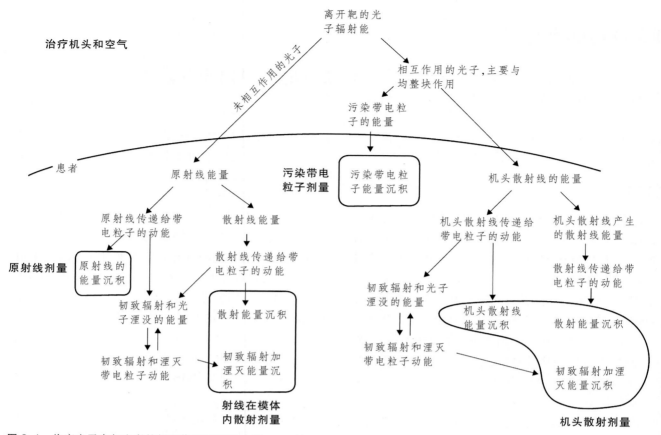

图 8-1　临床光子束与患者的相互作用示意图。(Source: Ahnesjö and Aspradakis 1999[1]. Reproduced by permission of IOP Publishing.)

物理楔形板可引起对侧乳腺的剂量升高[20,21]。

　　光子是间接电离辐射,因为光子自身不能沉积有意义的能量。然而光子与介质发生相互作用时产生高能电子,电子运动过程中在患者体内沉积能量,这占临床光子沉积能量的大部分。电子沉积剂量过程中还可以产生新的光子(次级光子),在与患者组织作用产生电子之前还可以穿行很长一段距离。每一次的后续作用过程都会产生更低能量的光子或者电子,能量沉积的位置也更加接近相互作用的位置。

　　机头散射同样需要建模。机头散射的光子与原射线在患者体内的作用过程相同。建模的难点是机头散射不能简单地当作是一个点源。FFF 射束比平坦射束产生的机头散射少得多,因此,FFF 射束较平坦射束更容易模拟。

　　电子线传输的模拟比光子线传输要难得多,因为电子在传输过程中持续与材料物质发生相互作用,改变运动方向并且损失能量。相反,光子在与物质中轨道的电子或与原子核作用之前都是在做直线运动,并且能量恒定。更复杂的是,高能光子产生的高能电子能运动至距离初始作用点较长一段距离。光子和电子随着材料密度的不同发生的作用也不同。因此,对于不同的人体组织部位(例如骨头、肌肉、肺等),实现剂量的精确计算又增加了一些困难。

## 射野数据

　　大多数治疗计划系统都需要预先导入描述射野特性的数据。所需的数据量根据采用的算法存在不同,从几乎不需要到需要几千个测量数据,要求是能完全覆盖临床上需要的不同射野尺寸。系统如果要减少射束测量数量,应依据能否详细地描述加速器机头、准直器和其他配件信息。任何治疗计划系统计算的准确与否都是通过计算结果与测量结果比较来确定的。治疗计划系统的完整验证需要根据临床上各种各样的治疗条件比对计算和测量数据的差别,并需要测量大量的数据[22]。因此,期望选择一个不需要测量数据的算法或者一款商业化的治疗计划系统是不可能的。

　　如果治疗计划系统对测量数据要求少,较为实用的方法是通过键盘敲入测量数据。但是目前最为常见的情况是将测量数据通过射束扫描系统直接导入治疗计划系统的计算机。许多治疗计划系统和射束扫描系统厂家都提供这种功能。图 8-2 所示的就是即将导

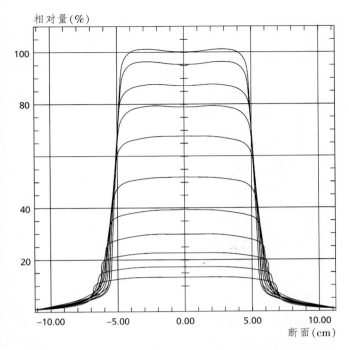

图 8-2　输入治疗计划计算机中的几种测量的光束断面剂量分布的图形表示。该图显示在模体中沿着垂直于中心轴线的几个深度处的多条断面剂量分布曲线。

入治疗计划系统的测量射束剂量分布。射野数据的采集和与治疗计划系统的调试非常重要，要确保整个过程万无一失。错误的测量数据会造成剂量计算和(或)治疗时间的错误，从而给大量患者带来伤害。错误的系统调试可能应用于临床后几个月内我们并不会发现问题，直到患者出现意料之外的临床反应[3]。

# 患者数据

要对患者进行非均匀组织修正，就必须知道这一组织的位置和组成成分。目前已经有了许多用于获取患者解剖信息的系统，其中 CT 图像最为常用[23]。CT 图像能够用来进行治疗计划设计主要有两个原因：①CT图像的分辨率高且失真最小；②灰度和组织密度具有接近一对一的对应关系(即骨是白色，空气是黑色)。

采用 CT 图像进行放射治疗计划已经被广泛接受，许多类型的放射治疗都将其作为标准处理方法。采用 CT 图像制订治疗计划时有几个重要问题需要注意。在进行诊断性 CT 检查时，患者使用的床板是弧形的，而放射治疗时应用的是一个平板床。床板不同不仅影响图像的成像质量，还会影响患者体外标记与内部解剖结构之间的关系[24]。平板床能够降低患者治疗与 CT 模拟定位之间摆位误差。另外，应尽量减少患者

在成像时的运动，因为运动会引起伪影并降低成像质量。

均匀剂量计算是假设人体内所有的组织密度和水相同来进行计算。非均匀剂量计算通常是通过 CT 扫描得到的组织密度进行计算。目前的争议是，非均匀组织修正可以获得精确的剂量分布，但是基于均匀剂量计算的结果在临床治疗中已经被证明有效。现在临床上使用先进的计算方法、精确考虑非均匀组织修正的计算已经变得很简单，所以这已经不是大问题。

CT 图像能够提供患者不同组织的物理密度信息。CT 图像有不同的灰度，其中每个像素的亮度与该组织的物理密度有关，也和成像 X 线在穿透组织时的线性衰减系数有关。但是，应用于患者治疗的光子束与患者成像的 X 线在穿透组织时的衰减系数并不相同。放疗中的光子束与组织主要发生康普顿效应，光子与物质作用的概率取决于物质的平均电子密度（每立方厘米物质中的电子数量）。因此，对于每个 CT 机器，需要建立 CT 值与相对电子密度的关系(图 8-3)。这种关系用于把 CT 图像转换为相对电子密度的图像[25]，所有的治疗计划系统里都会有这样的转换软件。相对电子密度图像建立以后，计算机就可以采用一种方法(本章稍后介绍)完成非均质修正的剂量计算。

使用诊断能量下 X 线确定的衰减系数会导致非均匀组织修正错误。大多数的治疗计划系统能够读取图像里每个像素的密度信息。另外，也可以将患者的某一器官勾画出来，对整个器官定义一个平均(或整块)相对电子密度。例如，当使用造影剂进行 CT 扫描时，这种方法是很有用的。当使用造影剂后，CT 图像的 CT 值可以人为地升高，是不真实的剂量计算，应尽

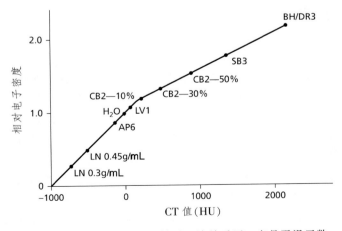

图 8-3　CT 数与电子密度的关系。该关系不一定是平滑函数，并且不同的 CT 机得到的曲线也不相同。(Source: Constantinou et al. 1992[25]. Reproduced with permission from American Association of Physicists in Medicine.)

量避免。为了避免这种情况,有必要将造影剂的区域勾画出来,在治疗计划系统中调整这块区域的 CT 值。

# 光子束的计算算法

ICRU 将光子束的计算算法分成了四类[26]。按时间的发展顺序分为解析法、矩阵法、半经验法和三维积分法。

解析方法和矩阵法是在计算机运算能力不强的时期发明的。这些方法能够在较短的时间内计算出一个平面上的剂量分布,使得临床医生可以在多个计划之间进行选择成为可能。更为复杂和精确的计算算法被开发出来,不断应用到更高级的计算机上。通常电脑运算的时间越长,获得的数据越准确;相反,运算时间越短,精度也会减低。可以先采用运算较快的算法确定出合适的射束角度,然后再用较慢的算法进行治疗计划的优化。随着计算机速度的提高和治疗计划程序的发展,时间与精度的问题已经得到相当大的改善,可以既快又准确地进行剂量计算。

# 解析法

在 20 世纪 60 年代,Sterling 等[27]首先开发了用于放射治疗计划的解析方法。该方法基于两个公式:一个公式模拟了中心轴上的百分深度剂量曲线,另一个公式模拟随着深度和离轴距离变化的射束断面剂量分布情况。照射野内任意一点的剂量是这两个公式结果的乘积。解析法后来考虑了射野挡块和楔形板的衰减,但是这种方法临床中已不再使用[28]。

# 矩阵技术

在 20 世纪 70 年代早期,开发出了几种基于大量测量数据进行计算的治疗计划系统。这些测量数据根据放射源的发散顺序一层一层地以矩阵的形式堆叠起来,如图 8-4 所示。这些矩阵从放射源开始以扇形排列。在水模体中,这些扇形束和表面以下选定的深度线相交,并且与射线束中心轴垂直。沿中心轴以及深度线和扇形线的交点上测量。测得的数据存储为两个数据表:一个百分深度剂量表和一个离轴比表。离轴比均在每一深度线中心轴点的剂量进行归一。临床感兴趣范围内的有代表性的照射野,均需要编辑这两个表。

治疗计划时通过对治疗计划中的每一个射线束

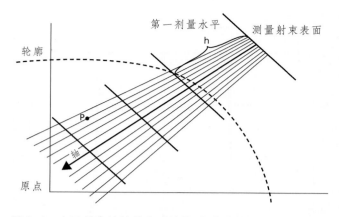

图 8-4　表示射束特性的扇形线/深度线发散阵列示意图。射束阵列叠加在患者轮廓上。(Source: Milan and Bentley. 1974[29]. Reproduced with permission from The British Institute of Radiology.)

调取相应的中心轴上的深度剂量表和相应的射束断面剂量分布生成。射束断面剂量分布从对应的计划中射束宽度表中获取(野的宽度为治疗计划所处理平面上显示的宽度,如图 8-4 所示)。中心轴上深度剂量为与之对应的等效方野中心轴上的剂量分布。上述两种情况,如果表中没有对应的野大小,则采用插值法进行。

这项计算技术可以很快地从存储卡中找到计划中每个射束的数据,因此具有速度上的优势。缺点在于,在使用治疗计划系统之前需要存储相当大的测量数据。当然正如前面提到的,治疗计划所需要的数据一般不超过治疗机试运行所需要的数据。另一个缺点是当处理射野设置与测量设置不相似的情况时,相对来说缺乏一定的灵活性,例如处理不规则射野,还有非均匀组织的计算问题。矩阵技术已经在临床治疗中被淘汰。

# 半经验法

## 克拉克松法

物理学家们很早就意识到患者体内一个点的剂量来自两个部分:原射线和散射线。在 20 世纪 70 年代中叶,通过对原射线和散射线分别进行建模,希望能够更准确地预算射野改变对某一点剂量变化的影响。最有名的方法可能就是克拉克松散射积分技术[30,31]。在应用计算机实现克拉克松算法时,一并考虑了之前使用手工计算方法期间所做的若干改进。

式 8-1 所示即为应用克拉克松法计算某一不规

则射野中某点 $Q$ 剂量的通式。

$$D_Q = D_{Primary} + D_{Scatter}$$

$$= D_c\left[f(x,y)\cdot TAR(d,0) + \frac{\Delta\theta}{2\pi}\sum SAR(d,r_i)\right] \quad (8\text{-}1)$$

其中,原射线剂量通过射束断面曲线上的因子 $f(x,y)$ 和射束中心轴上深度为 $d$ 的组织空气比(TAR)来计算。散射线剂量通过深度 $d$ 处的散射空气比来计算,半径 $r$ 对应于各个扇区(图 8-5,见第 7 章)。$D_c$ 是开野的校准因子。散射积分法在计算机中的计算方法与手工计算的方法极为相似,但计算机计算时划分的扇形区域比手工计算要更加精细。

在计算原射野离轴因子时需要考虑原射线受三个成分影响:半影、挡块或准直器穿射和均整块。半影校正模型考虑了原射线在半影区域的剂量率的变化,主要由准直器和挡块边缘射束阴影的改变引起的。在一些算法中,半影校正是基于威尔金森扩展源模型实现的,如图 8-6 所示[32]。该模型最先用于描述 $^{60}$Co 放射源活度的展宽分布。源活度在中心轴最大,随着离中心轴距离增加而减小。如先前所讨论的,准直器中的散射使得实际的有效源看起来比实际源(焦外源)更宽。这个模型已被用于描述加速器的有效源。

这个模型包含了放射源的直径校正因子、组织内深度、源皮距和源到准直器距离或者说是源到最末端的射线孔径的距离等一些参数变化后的计算处理。半影校正是通过在从计算点观察到的延长源的面积积

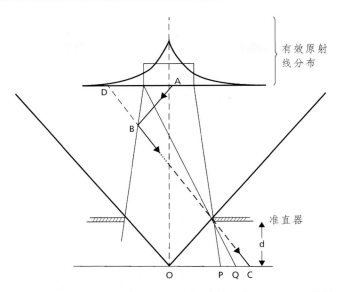

**图 8-6**　威尔金森扩展源模型的几何图形。到达 P、Q 和 C 位置处的辐射可以看作来自"扩展"源的不同部分。(Source:Wilkinson 1970[32]。)

分来计算。在实践中,和式(8-1)中散射部分直接相加一样,进行积分累加实现。挡块阻挡的因素通过考虑挡块或者准直器在原射线离轴因子的基础上加入一个射线穿射因子,进一步提高挡块或者准直器下方的剂量评估的准确性。

克拉克松法一开始是对钴源进行开发的,从射束中心轴到射束边缘之间的原射线剂量率是很平坦的。在加速器产生的 X 射线束中,原射线剂量率在偏离中心轴时有所增加,许多直线加速器可以证明这种被称为"角"形等剂量分布(如图 8-2 所示断面剂量曲线)的现象。均整块校正可能使偏离直线加速器中心轴的剂量升高。

在半经验法中,原射线受三个成分影响:半影、挡块或准直器穿射和均整块。这些在克拉克松法中均被看作是原射野离轴因子。克拉克松法目前已不在广泛采用了,但在一些系统中仍在使用。

## 微分散射空气比法

克拉克松法的一个明显缺点是,在除了准直器或挡块的半影区域外,它假设散射产生于均匀分布的照射野。忽略了可改变表面下原光子注量的因素的存在,如部分透射过滤器(楔形板)或不均匀的表面轮廓。如图 8-7 所示,微分散射空气比(dSAR)方法考虑了参考点距离的变化或者射线调节器(如楔形板)等引起的散射辐射量的变化[33]。

微分散射空气比法可以与常规的克拉克松法相

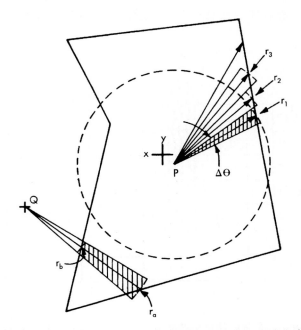

**图 8-5**　克拉克松法。当由计算机实现时,该领域通常分为跨度不超过 10° 的扇区。(Source: Cunningham 1989[33]. Reproduced with permission from Elsevier.)

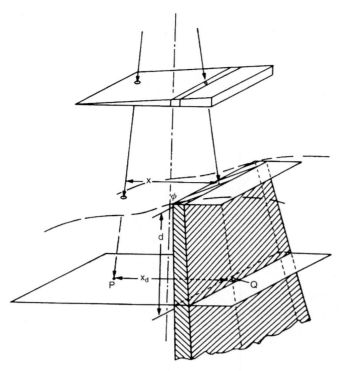

**图 8-7**　微分散射空气比示意图。阴影区域表示照射模体的体积元素。辐射从其散射到诸如 P 点，其距离体积元素的距离为 $x$。(*Source*:Cunningham 1989[33]. Reproduced with permission from Elsevier.)

结合，在感兴趣点周围画出许多扇区的每一个散射到该点的辐射，可以沿该扇区积分得到。产生的微分散射空气比类似于点扩散函数，它代表了光子笔形束发出的散射辐射的量。

上述三种方法均依赖于在水模体中测量的射野数据，并且在进行剂量计算时也假定人体是均匀的。后来开发了几种用于非均匀组织校正的方法，包括组织空气比比值法、幂组织空气比法[34,35]和等效组织空气比法[36]。计算机化实现每种不均匀校正和手工技术相同。一旦某一点的剂量采用分析法、矩阵法或者半经验法计算，则需要对射野内的不均匀组织进行异质性校正。组织空气比比值法和幂组织空气比法都是一维的修正技术，仅考虑了射线源到计算点这条线上组织不均匀带来的影响。不在这条线上或横向上的区域不均匀性一般不予考虑。等效组织空气比技术考虑了射线源到感兴趣点这条线以外的区域的不均匀带来的影响，即使该技术没有考虑到次级电子对剂量的影响，它仍被看作是三维修正。然而，大多数采用该算法的计划系统将患者三维体积改成二维切片，这样会减少计算时间但会牺牲一些精度。这种方法本质上是一个"2.5 维"的计算技术。

## 三维积分法

随着技术的发展，一些物理学家开发出了三维剂量计算算法[37]。该技术能够计算患者体内光子与物质相互作用几次后的剂量分布。卷积算法的核心是认为每个光子与物质相互作用的位置和剂量沉积的位置是独立的[14,38]。这种三维的剂量分布能够表达光子和电子输运到远离相互作用的位置。它通常被称为剂量扩散阵列、点扩散函数或"核"。治疗体积内的剂量，通过在三维照射体积内划分出能量沉积核，以及在每个点的每单位质量释放的能量加权计算获得。在患者体内任意一点每单位质量释放沉积的总能量能够简单地通过指数衰减规律建模。

蒙特卡罗法（下面将会讲到）已经被用来生成在大体积水模体中心相互作用的光子单能笔形束的剂量扩散阵列[13,39]。在描述射束边缘剂量分布变化时，可以通过描述边界处原射线的光子通量的变化实现。组织不均匀性的处理包括：①确定穿过不均匀组织原射线通量的变化；②根据患者的密度缩放剂量核的尺寸。

开发者设计了不同的蒙特卡罗代码来计算剂量核[14,15,39,40]。其中采用 EGS3 蒙特卡罗代码计算原射线剂量扩散矩阵的方法如图 8-8 所示。图 8-9 所示的是计算得到剂量扩散矩阵，采用等剂量曲线表示。该图所描述的只是原射线与物质作用后第一次散射而产生的剂量分布。由于辐射在组织内通常会散射很多次，患者体内任意一点的剂量不仅包括原射线第一次

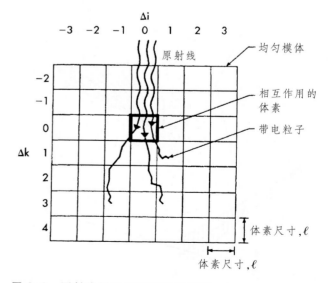

**图 8-8**　原射线剂量扩散阵列示意图。(Source: Mackie et al. 1985[15]. Reproduced with permission from American Association of Physicists in Medicine.)

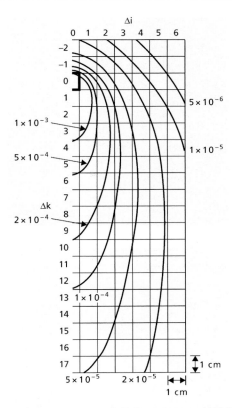

**图 8-9** 等剂量曲线中初级散射断面（TFS）剂量扩散阵列。(Source: Mackie et al. 1985[15]. Reproduced with permission from American Association of Physicists in Medicine.)

作用和第一次散射的结果，还包括次级散射线第二次甚至更多次作用的结果。剂量扩散矩阵、点扩散函数或核都是描述特定能谱射线在组织内能量沉积的方法。

随着计算机计算水平的提高，促使物理学家开发出基于卷积技术的治疗计划软件[13-15,37,38,40,41]。在执行一个纯卷积算法时，通常将光子能谱分解成单一能量，计算每个单能的能量沉积，最后所有能量相加得到光子能谱的总剂量。目前已经开发出一些提升计算速度的方法。其中，傅里叶变换[41]可以将卷积过程变换为乘法运算。另一种方法是将剂量扩散矩阵和单位质量的能量沉积分别按照能量谱进行平均，然后结合在一起看成是单一能量单一沉积进行计算[42]。在纯卷积计算中，剂量扩散阵列和位置无关，傅里叶变换可用来提高卷积运算的速度。然而，一旦剂量扩散矩阵根据能量谱进行了平均处理，其将不再和位置无关，这样反而使得计算时间增加。这种技术被称为卷积叠加法。这种算法刚开发出来的时候计算比较耗时，但随着计算机的发展，该算法在常规临床治疗计划中已经被接受。这类算法是目前临床上使用的主要方法。

## 蒙特卡罗方法

蒙特卡罗方法是一种多维积分技术，通过射线（例如光子或电子）在介质中输运的概率分布进行随机抽样。它是在第二次世界大战期间为原子弹的中子扩散而开发的。这种剂量计算方法之所以叫作"蒙特卡罗"，因为这个摩纳哥城市是因赌博（同样是随机性时过程）而著名。

采用蒙特卡罗技术进行剂量计算需要模拟每一个粒子从初始创建到能量全部沉积的全部过程。蒙特卡罗剂量计算中的术语见图 8-10。

模拟的每一个粒子创建一次事件。这包括初级粒子的输运和所创建的所有次级粒子。粒子的径迹是指其直到能量全部损失之前经过的路径。初级粒子和次级粒子的所有径迹组成一次事件。为了进行计算机计算，每一个粒子径迹必须分成许多小步。为了进行剂量计算，蒙特卡罗模拟是在给定几何条件（如加速器机头和患者）上百万次事件的集合。粒子每走一步损失能量，其能量损失将被记录下来。将数百万次事件的剂量（能量质量/体素）累积起来得到一个剂量分布。

蒙特卡罗方法的实现包括四个主要方面：随机数和随机变量的产生、物理作用模型的建立、患者几何的描述及产生剂量数据的累加。随机数是从 0 到 1 的无量纲数，通过计算算法产生，用来确定粒子相互作用过程的性质。由于计算机是确定的，所有的随机数序列都不是真正的随机。所以，"伪随机数"经常被使用。随机数通过概率密度函数转变为随机变量。概率密度函数包括射线在介质中输运的物理描述（如作用类型、能量损失、作用之间的穿行距离），也是蒙特卡罗方法物理作用模型的一部分。物理作用模型也包括描述射线与介质相互作用的数学/计算机方法（算法）。

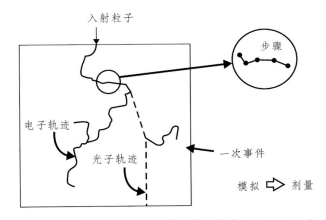

**图 8-10** 用于蒙特卡罗剂量计算的术语描述。(Source:Pawlicki and Ma 2001[43]. Reproduced with permission of Elsevier.)

几何指的是粒子穿过各个结构的表面或人体的数学描述。

　　针对患者的蒙特卡罗剂量计算,CT 扫描用来建立体素。由于射线穿过三维 CT 数据,每个体素内的能量沉积被记录并累加。剂量分布是将所有事件的能量沉积进行求和得到。能量沉积通过除以该体素的质量得到剂量(剂量=能量/质量,单位为 J/kg=Gray)。蒙特卡罗剂量计算得到的剂量是指给予每个体素材料的剂量,这和卷积叠加算法中得到的水剂量不同,是由于能量沉积和体素内材料的阻止本领成正比。卷积和卷积叠加采用的都是预先在水中计算得到的卷积核计算,然后通过密度进行缩放。水剂量和组织剂量差距范围在从 1%(软组织)至 10%(骨)。为了比较将蒙特卡罗方法剂量和卷积(卷积叠加)算法剂量,必须将蒙特卡罗剂量根据阻止本领比值刻度[44]。

　　蒙特卡罗方法计算得到的结果可通过随机事件得到。一次随机作用产生的能量沉积是一个随机变量,具有不确定性。通过模拟很多次事件,可以减少不确定性,从而提高最后结果的精度。在一次模拟结束后也可以采用一定的技术进一步减小不确定性。这通常叫作"去噪技术"[45]。在蒙特卡罗方法中,必须报告剂量结果的统计不确定性,这样人们才知道罗特卡罗方法得到的剂量的可信度。整个的蒙特卡罗模拟过程见图 8-11。

　　蒙特卡罗技术十分精确,但是计算量太大。尽管计算机硬件近些年已经得到很大发展,蒙特卡罗技术仍然不能用于常规的光子治疗计划。然而,人们发展了一种较新的确定性算法,即"基于网格化的玻尔兹曼方程求解"。网格化算法通过直接求解粒子输运方程得到剂量,而不需要像卷积算法和卷积叠加算法一样需要预先得到卷积核。所以,网格化算法是确定性算法,不存在蒙特卡罗方法中的统计不确定性,但是一样精确。网格化算法仍然适用于考虑所有相关的中性和带电粒子作用过程。这些算法的好处是计算时间较短并且和蒙特卡罗方法一样精确[46]。

# 电子束的计算算法

　　许多和光子类似的计算算法可以用来计算电子束的剂量,包括蒙特卡罗方法。蒙特卡罗是一种通用算法。蒙特卡罗电子束计算是蒙特卡罗高能光子束计算的子集。唯一的不同是粒子输运到患者通路上的几何结构(如散射箔和电子照射筒)。矩阵法也可以直接用于电子束,需要提供扇形线和深度剂量分布的位

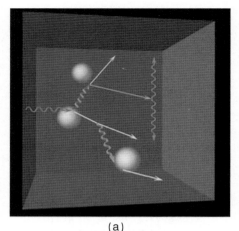

(a)

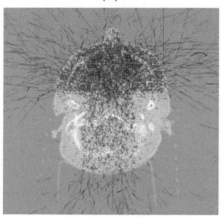

(b)

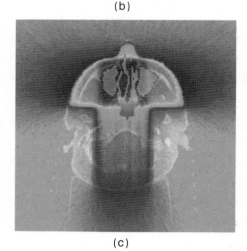

(c)

图 8-11　蒙特卡罗示例。(a)单光子相互作用。(b)1.7×10⁵ 个颗粒。(c)6.8×10⁷ 个颗粒。(Source: Nomos, Peregrine treatment planning system.)

置,这些必须根据电子束的能量做适当的调整。但是,矩阵技术不能对电子线在不均匀组织的独特作用方式进行准确建模。为了更精确地建模,已研究了几种分析技术,包括年龄扩散方程的使用[47,48]。电子束的中心轴深度剂量分布也已经使用费米-狄拉克分布函数

形式的方程建模[49]。

在普遍采用蒙特卡罗方法对电子束进行剂量计算之前,笔形束方法在精确计算电子束的剂量分布方面展示了巨大潜力[50-53]。笔形束方程的基础是准直器末端平面位置处电子窄束的剂量扩散。对于高能电子束,吸收能量的空间分布是由于电子的多次散射造成的。因为电子线的射程较短,电子的剂量扩散矩阵所包括的体积比光子束要小得多。对于宽束,剂量分布可以通过许多电子笔形束分布的叠加而计算出来。一种在患者体内重新定义笔形束算法的扩展算法已经被实现[53]。

通过蒙特卡罗方法计算出的电子束剂量分布是最准确的,并且已被常规用于电子束治疗计划。计算速度相对光子计算不是一个大问题,主要是由于电子直接沉积剂量和较少的事件就可以得到统计学可信的结果。电子束蒙特卡罗算法是可以商业化的[54,55],并且应当用于电子束剂量计算和治疗计划。

# 总结

- 精确的剂量计算面临的挑战包括:
  - 复杂的射野形状和射束定义装置。
  - 电子射线束的侧向失衡。
  - 界面效应。
  - 患者的非均质。
- 一些光子束的组件需要建模:
  - 初级光子能量。
    - 初级带电粒子的动能(主要剂量)。
    - 散射光子能量(次级光子产生的散射剂量)。
  - 机头散射光子能量(初级散剂量)。
    - 机头散射带电粒子动能。
    - 次级光子的机头散射能量。
  - 污染带电粒子的能量(污染物带电粒子剂量)。
- 计算机断层扫描被用于患者的剂量计算,原因包括:①CT 生成高分辨率图像且失真较小;②有一对一的灰度和组织密度关系 (即骨是白色, 空气是黑色)。
  - ICRU 将光子束的剂量计算方法分为四类:
    - 解析方法。
    - 矩阵法。
    - 半经验法。
    - 三维积分法。
  - 剂量计算算法需要权衡计算精度和计算时间,随着计算技术的提高,更精确的计算方法如卷积/叠加

法和蒙特卡罗方法已经成为现代计算机系统最流行的算法。

- 非均质校正已被采用, 主要基于有效的深度、剂量沉积核"拉伸"(卷积/叠加)和大量样本模拟方法(蒙特卡罗技术)。
- 蒙特卡罗剂量计算可以模拟粒子传输并且直接计算出剂量。其计算精度高,但需要占用大量的计算资源。

# 思考题

**8-1**　一个三维治疗计划系统采用 20cm×20cm×15cm 的剂量计算矩阵。剂量网格分辨率为 4mm。如果剂量计算矩阵尺寸改为 10cm×10cm×15cm, 同时剂量网格分辨率改为 5mm,计算速度会提升多少?

**8-2**　列出剂量计算算法中必须精确建模的光子束组件。在哪种临床情况下剂量计算结果不准确会产生影响。

**8-3**　(a)写出在开野中某点剂量计算的简单公式。(b)计算患者体内某点的剂量,假定原射线的剂量为 70cGy,散射线的剂量为 30cGy。

**8-4**　如下图所示, 假定给予 $P$ 点 200cGy 的剂量,估算下图中挡铅下面 $Q$ 点的剂量。根据 8-3 问题的公式做适当的修改来做这道题,并解释结果。

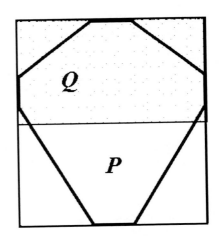

**8-5**　蒙特卡罗方法得到的剂量和其他任一种方法得到的剂量不同的唯一原因是什么?

**8-6**　为什么在临床上蒙特卡罗方法能常规用于电子束的剂量计算而不能用于光子束的剂量计算?

(郭昌 译　耿长冉 汪琪 校)

# 参考文献

1　Ahnesjö, A. and Aspradakis, M. M. Dose calculations for external photon beams in radiotherapy, *Phys. Med. Biol.* 1999; **44**: R99–R155.

2　Latifi, K., Oliver, J., Baker, R., Dilling, T. J., Stevens, C. W., et al. Study of 201 non-small cell lung cancer patients given stereotactic ablative radiation therapy shows local control dependence on dose calculation algorithm. *Int. J. Radiat. Oncol. Biol. Phys.* 2014;**88**(5):1108–1113.

3　Bogdanich, W. and Ruiz, R. R. Radiation Errors Reported in Missouri, *NY Times*; February 10, 2010, http://www.nytimes.com/2010/02/25/us/25radiation.html?´r=0, accessed September 15, 2015.

4　Khan, F. M., Gerbi, B. J., and Deibel, F. C. Dosimetry of asymmetric x-ray collimators. *Med. Phys.* 1986; **13**:936–941.

5　Kwa, W, Kornelsen, R. O., Harrison, R. W., el-Khatib, E. Dosimetry for asymmetric x-ray fields. *Med. Phys.* 1994; **21**:1599–1604.

6　Thomas, S. J., and Thomas, R. L. A beam generation algorithm for linear accelerators with independent collimators. *Phys. Med. Biol.* 1990; **35**:325–332.

7　Chui, C.-S., LoSasso, T, and Spirou, S. Dose calculation for photon beams with intensity modulation generated by dynamic jaw or multileaf collimations. *Med. Phys.* 1994; **21**:1237–1244.

8　Peters, T. M., Clark, J. A., Pike, G. B., Henri, C., Collins, L., et al. Stereotactic neurosurgery planning on a personal-computer-based workstation. *J. Diagn. Imag.* 1989; **2**:75–81.

9　Bjarngard, B. E., Tsai, J.-S., and Rice, R. K. Doses on the central axes of narrow 6-MV x-ray beams. *Med. Phys.* 1990; **17**:794–799.

10　Haider, T K., and el-Khatib, E. E. Differential scatter integration in regions of electronic non-equilibrium. *Phys. Med. Biol.* 1995; **40**(1):31–43.

11　Woo, M., Cunningham, J. R., and Jezioranski, J. J. Extending the concept of primary and scatter separation to the condition of electronic disequilibrium. *Med. Phys.* 1990; **17**:588–595.

12　Young, M. E., and Kornelsen, R. O. Dose corrections for low-density tissue inhomogeneities and air channels for 10-MVx rays. *Med. Phys.* 1983; **10**(4):450–455.

13　Mohan, R., Chui, C., and Lidofsky L. Differential pencil beam dose computation model for photons. *Med. Phys.* 1986; **13**:64–73.

14　Ahnesjo, A. Collapsed cone convolution of radiant energy for photon dose calculation in heterogeneous media. *Med. Phys.* 1989; **16**:577–592.

15　Mackie, T. R., Scrimger, J. W., and Battista, J. J. A convolution method of calculating dose for 15-MVx rays. *Med. Phys.* 1985; **12**:188–196.

16　Ma, C. M., Li, J. S., Pawlicki, T., Jiang S. B., Deng, J., et al. A Monte Carlo dose calculation tool for radiotherapy treatment planning. *Phys. Med. Biol.* 2002; **47**(10):1671–1689.

17　DeMarco, J. J., Solberg, T. D., and Chetty, I. Monte Carlo methods for dose calculation and treatment planning: A revolution for radiotherapy. *Adm. Radiol. J.* 1999; **18**(8):24–27.

18　Perez, C. A., Purdy, J. A., Harms, W. B., et al. Three-dimensional treatment planning and conformal radiation therapy: Preliminary evaluation. *Radiother. Oncol.* 1995; **36**:32–43.

19　Ahnesjö, A. Analytical modeling of photon scatter from flattening filters in photon therapy beam. *Phys. Med. Biol.* 1994; **21**:1227–1235.

20　Weides, C. D., Mok, E. C., Chang, W. C., Findley, D. O., and Shostak, C. A. Evaluating the dose to the contralateral breast when using a dynamic wedge versus a regular wedge. *Med. Dosim.* 1995; **20**(4):287–293.

21　Warlick, W. B. Dose to the contralateral breast: A comparison of two techniques using the enhanced dynamic wedge versus a standard wedge. *Med Dosim.* 1997; **22**(3):185–191.

22　Kutcher, G. J., et al. Comprehensive QA for radiation oncology: Report of AAPM Radiation Therapy Committee Task Group 40. *Med. Phys.* 1994; **21**(4):581–618.

23　Stewart, J. R., et al. Computed tomography in radiation therapy, *Int. J. Radiat. Oncol. Biol. Phys.* 1978; **4**:313–324.

24　Hobday, P., et al. Computed tomography applied to radiotherapy treatment planning: Techniques and results. *Radiology* 1979; **133**:477–482.

25　Constantinou, C., Harrington, J. C., and DeWerd, L. A. An electron density calibration phantom for CT-based treatment planning computers. *Med. Phys.* 1992; **19**:325–327.

26　International Commission on Radiation Units and Measurements, Report No. 42: *Use of Computers in External Beam Radiotherapy Procedures with High-Energy Photons and Electrons*. Washington, DC, ICRU, 1987.

27　Sterling, T. D., Perry, H., and Katz, L. Automation of radiation treatment planning, *Br. J. Radiol.* 1964; **37**:544–550.

28　Van de Geijn J, et al. *A unified 3-D model for external beam dose distributions*. Computers in Radiation Therapy. Proceedings of the 7th International Conference on the Use of Computers in Radiotherapy, Tokyo, 1980.

29　Milan, J., and Bentley, R. E. The storage and manipulation of radiation dose data in a small digital computer. *Br. J. Radiol.* 1974; **47**:115–121.

30　Clarkson, J. A note on depth doses in fields of irregular shape. *Br. J. Radiol.* 1941; **14**:265.

31　Cundiff, J. H., et al. A method for the calculation of dose in the radiation treatment of Hodgkin's disease. *Am. J. Roentgenol. Radium Ther. Nucl. Med.* 1973; **117**(l):30–44.

32　Wilkinson, J. M., Rawlinson, J. A., and Cunningham, J. R. *An extended source model for the calculation of the primary component of a cobalt-60 radiation beam in penumbral regions*. Presented at American Association of Physicists in Medicine Workshop, Chicago, September 17, 1970.

33　Cunningham, J. R. Keynote Address: Development of computer algorithms for radiation treatment planning, *Int. J. Radiat. Oncol. Biol. Phys.* 1989; **16**:1367–1376.

34　Cassell, K. J., Hobday, P. A., and Parker, R. P. The implementation of a generalized Batho inhomogeneity correction for radiotherapy planning with direct use of CT numbers. *Phys. Med. Biol.* 1981; **26**(5):825–833.

35　Wong, J. W, and Henkelman, R. M. Reconsideration of the power-law (Batho) equation for inhomogeneity corrections. *Med. Phys.* 1992; **9**:521–530.

36　Sontag, M. R., and Cunningham, J. R. The equivalent tissue–air ratio method for making absorbed dose calculations in a heterogeneous medium. *Radiology* 1978; **129**:791–794.

37　Webb, S. *The Physics of Three-Dimensional Radiation Therapy: Conformal radiotherapy, radiosurgery and treatment planning.* Bristol, Institute of Physics Publishing, Ltd., 1993.

38　Boyer, A. L., and Mok, E. C. A photon dose distribution model employing convolution calculations. *Med. Phys.* 1985; **12**:169–177.

39　Pijpelink, J., Van den Temple, Y., and Hamers, R. *A pencil beam algorithm for photon beam calculations.* Nucletron-Oldelft Activity Report No. 6, 21–32, 1995.

40　Mackie. T. R., et al. Generation of photon energy deposition kernels using EGS Monte Carlo code, *Phys. Med. Biol.* 1988; **33**:1–20.

41　Boyer, A. L., et al. Fast Fourier transform convolution calculations of x-ray isodose distributions in homogeneous media. *Med. Phys.* 1989; **16**:248–253.

42　Papanikolaou, N., Mackie T. R., Wells, C., Gehring, M., and Reckwerdt, P. Investigation of the convolution method for polyenergetic spectra. *Med. Phys.* 1993; **20**(5), 1327–1336.

43　Pawlicki, T. and Ma, C.-M. Monte Carlo simulation for MLC-based intensity-modulated radiotherapy. *Med. Dosim.* 2001; **26**(2):157–168.

44　Siebers, J. V., et al. Converting absorbed dose to medium to absorbed dose to water for Monte Carlo based photon beam dose calculations. *Phys. Med. Biol.* 2000; **45**(4):983–995.

45　El Naqa, I., et al. A comparison of Monte Carlo dose calculation denoising techniques. *Phys. Med. Biol.* 2005; **50**(5):909–922.

46　Vassiliev, O. N., et al. Validation of a new grid-based Boltzmann equation solver for dose calculation in radiotherapy with photon beams. *Phys. Med. Biol.* 2010; **55**(3):581–598.

47　Ayyangar, K., Leonard, C., and Suntharalingam, J. Computerization of electron beams for treatment planning. *Med. Phys.* 1980; **7**:440.

48　Kawachi, K. Calculation of electron dose distribution for radiotherapy treatment planning. *Phys. Med. Biol.* 1975; **20**:571–577.

49　Shabason, L., and Hendee, W. R. An analytic expression for central axis electron depth dose distributions. *Int. J. Radiat. Oncol. Biol. Phys.* 1979; **5**:263–267.

50　Hogstrom, K. R., Mills, M. D., and Almond, P. R. Electron beam dose calculations. *Phys. Med. Biol.* 1981; **26**:445–459.

51　Lillicrap, S. C, Wilson, P., and Boag, J. W Dose distributions in high energy electron beams: Production of broad beam distributions from narrow beam data. *Phys. Med. Biol.* 1975; **20**:30–38.

52　Mah, E., et al. Experimental evaluation of a 2D and 3D electron pencil beam algorithm. *Phys. Med. Biol.* 1989; **34**:1179–1194.

53　Shiu, A. S. and Hogstrom, K. R. Pencil-beam redefinition algorithm for electron dose distributions. *Med. Phys.* 1991; **18**(1): 7–18.

54　Fragoso, M., et al. Experimental verification and clinical implementation of a commercial Monte Carlo electron beam dose calculation algorithm. *Med Phys.* 2008; **35**(3):1028–1038.

55　Hu, Y. A., et al. Evaluation of an electron Monte Carlo dose calculation algorithm for electron beam. *J. Appl. Clin. Med. Phys.* 2008; **9**(3):2720.

# 第 **9** 章
# 外照射治疗计划设计与执行

目的

引言

虚拟模拟技术

体位固定和定位

CT 影像数据集的处理

理想治疗计划的选择

　剂量体积直方图

生物学建模

正向计划设计

逆向计划设计

调强放射治疗

　治疗计划设计技术

　设定目标函数

　优化

　转化为可执行治疗

动态照射技术

断层放疗

　序列断层放疗

　螺旋断层放疗

机器人治疗

总结

思考题

参考文献

## 目的

通过学习本章,读者应该能够:

- 明确治疗计划过程的主要步骤。
- 描述虚拟模拟在放射治疗计划设计中的作用。
- 区分体位固定和定位,描述两者当前使用的技术。
- 明确靶体积的不同定义。
- 区分串行和并行危及器官。
- 描述逆向治疗计划设计的过程和理解其中使用的几种优化算法。
- 分别给出适合于正向计划和逆向计划的案例。
- 定义调强放射治疗。
- 描述调强放射治疗的实施方式。
- 描述序列断层治疗和螺旋断层治疗。
- 描述机器人治疗的实施。

## 引言

　　为了治疗患者,治疗计划设计涉及许多过程和决策。本书第 8 章中介绍了剂量计算的内容,不过这仅仅是放疗流程链的环节之一。其他环节还包括:医生对诊断过程的分析和理解,同其他专家的会诊,外照射治疗过程中配合治疗的选择,以及计划中治疗射野的模拟。

　　治疗计划设计过程可以用如下方式描述:

　　1. 根据体检、病理学和影像学检查的结果,医生确定需要照射的靶区体积。计算机断层扫描(CT)是治疗计划设计最常使用的影像技术之一,其他可采用的技术还包括磁共振成像(MRI)、X 线摄影、血管造影、放射性核素(代谢)成像。

　　2. 医生指定靶区的照射剂量。"剂量处方"的确定一般基于医生的经验和已出版的报告和建议。有时处方剂量也会按照临床试验的要求决定。使用国际辐射单位和测量委员会(ICRU)推荐的术语可以增加处方的明确性[1]。ICRU 是一个由志愿者专家组成的国际组织,这个组织已出版了一系列关于电离辐射专业领域的报告和指南。

3. 通常医生也需要确定对辐射敏感的正常组织或危及器官(OAR),并指定这些危及器官的剂量体积限值。对于诸如脊髓的组织,这些限值的形式是剂量上限。剂量上限可定义为器官内任意一点处的最大剂量,或者器官内指定体积的最大剂量。对于其他组织,如肺或腮腺,剂量限值的形式为器官内指定体积的平均剂量或者最大剂量。这些剂量限制依赖于医生的经验以及对器官耐受剂量所做的决定,超过耐受剂量时,可以预期并发症的发生率将不可接受。

4. 与医学物理师和(或)剂量师共同商讨后,医生确定要使用的治疗射束和能量。在某些情况下,射束模式或者能量需要依据靶器官的位置或靶组织的最大深度来选择[2]。

更复杂的情况下,需要比较步骤 5 中生成的备选治疗计划来选择射束模式和能量。

5. 最后是治疗计划的生成和优化。这一过程需要遵循很多目标[3],例如:

● 肿瘤内的剂量梯度应最小。
● 肿瘤剂量应远大于照射区内任意点的剂量。
● 累积剂量应尽可能小。
● 高剂量体积的形状应当与计划靶体积(PTV)形状一致。
● 危及器官的剂量应低于高概率引起损伤的剂量水平。
● 剂量分布应考虑可能的肿瘤延伸或淋巴扩散的区域(这些区域应包含在 PTV 中)。

早期用于治疗计划设计的计算机只是简单重复已经使用的手工计划方法。随着性能更加先进的计算机的出现,越来越复杂的技术如蒙特卡罗计算的使用已成为现实(见第 8 章)。

20 世纪 80 年代到 90 年代初,治疗计划经历了从二维(2D)向带有一定三维(3D)特征的系统的过渡,这些特征包括患者数据和治疗计划设计的某些方面。三维治疗计划系统这一概念描述了当前的临床治疗计划系统。所有系统均允许输入诸如来自 CT 扫描的影像数据,通过从不同方向操作和显示这些数据可以展现患者解剖数据的三维特征,也可以进行真正的三维吸收剂量计算。三维治疗计划系统还允许医生直接在患者影像模型上模拟照射,这种技术进步增加了治疗

射野设计的准确性。尽管三维治疗计划设计更加复杂,而且对计算机性能的要求也更为苛刻,但它对于现代放射肿瘤部门来说仍然具有很高的性价比和实用性[4]。

使剂量分布与靶区形状一致的技术称之为适形治疗(图 9-1)[5]。1961 年,Takahashi 提出了这一概念,适形治疗意味着将治疗高剂量区与不规则三维治疗体积相匹配。大多数人称之为三维适形放射治疗(3DCRT)。适形放疗的大量使用允许给予靶区更高的剂量,同时使邻近正常组织的剂量维持在可接受的范围内。这种方式提高了肿瘤控制率,而不会增加治疗并发症[4]。随着硬件和软件技术的持续进步,调强放射治疗(IMRT)能够进一步提高适形剂量,同时正常组织剂量维持在可接受范围内。

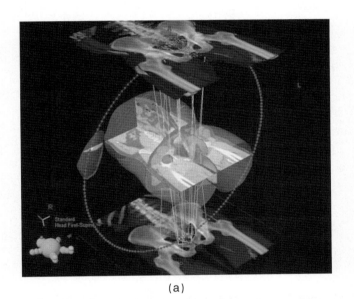

(a)

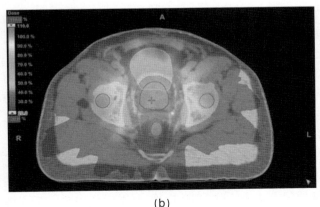

(b)

图 9-1 (a)接受放射治疗患者的盆腔 CT 影像。(b)勾画出了前列腺、直肠和膀胱,计划靶体积包括前列腺和外放的距离。设置适形射野,靶区可以获得均匀的剂量。(见彩图)

# 虚拟模拟技术

　　模拟机是可以模拟治疗机几何条件的设备。它用于确定患者治疗体位和射束中心轴（等中心）的位置。过去这一过程借助于一台物理设备完成：透视引导用于定位患者，拍摄平面X线胶片用于定义治疗射野。如今传统模拟机已被CT模拟机取代，在CT模拟机中，计算虚拟源发出的射线经过三维CT影像数据衰减，可以得到数字重建影像（DRR），所生成的DRR可以替代模拟机图像。为了达到传统模拟X线胶片的典型分辨率，虚拟模拟研究要求横断面图像层厚为几个毫米。同时患者的扫描长度必须包括靶区上下一定范围，以提供足够的患者解剖数据。以0.2cm层厚扫描30cm的长度会产生150幅需要输入计划系统的CT图像。为了获取最佳的效果，图像必须薄（层厚小）而且相邻。在计算机工作站上，影像信息经过重新格式化和重建生成患者的3D图像。在虚拟模拟中，一台传统CT机可以用来①生成与放疗模拟机相似的影像数据；②模仿传统模拟机的患者定位功能[6-9]。

　　一套完整的CT影像包含了大量数据，呈现这些数据是一个相当复杂且难以理解的过程。为了解决这一难题，研究人员提出了不同的三维信息显示方法[10]。包括使用选择性的体绘制技术[11-13]，图像中只有对应一定密度范围内的组织才被显示出来，并且使用能够透视其他组织的半透明结构（图9-2）。

　　为了使与治疗计划射野相关的患者解剖结构能够可视化，研究人员提出了一种称之为射野方向观（BEV）的技术。BEV替代了传统的模拟影像。根据射野移动CT数据并实时更新BEV，虚拟透视可以帮助医生在虚拟患者身上准确定位照射等中心。这一方法如同从放射源位置来观察患者的解剖结构。射野中心轴确定后，通常在图像中心显示为一个点或者十字，而射野边缘则显示为治疗机等中心处的一个矩形框。通过使用实时3D显示技术，患者解剖结构的旋转和平移可以模拟机架旋转和治疗床运动，射野矩形框的旋转可以模拟准直器的转动。最后通过显示射野成形挡块或者多叶准直器叶片（MLC）来表现射野的形状。

　　生成DRR是虚拟模拟过程的最后一步（图9-3）[14,15]。DRR影像与模拟机胶片影像几乎相当，许多系统提供额外的方法来增强DRR影像。CT影像包含了矩阵格式的软组织和骨信息，计算机能够重建这些数据为医生提供有价值的信息。

　　所有系统还提供了多模态图像融合的功能，例如

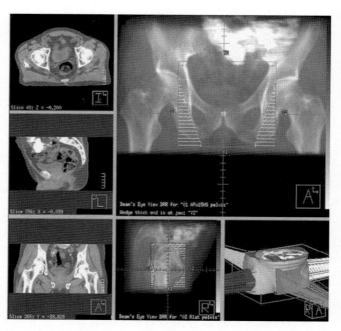

**图9-2**　CT影像重建可以用不同方式展现患者的信息。从左上角开始逆时针方向：横断面、矢状面、冠状面、侧位DRR、三维重建及前位DRR。

MR和CT影像的配准。通过这种方法，医生可以利用MR提供的增强组织对比度来帮助设计治疗射野。利用诸如互信息技术平移和旋转（甚至变形）一幅图像来获取与第二幅图像的最大关联性，从而实现自动化配准，这改变了以往费时费力的图像配准方式[16,17]。医生或者物理师随后可以根据经验微调融合的结果。尽管CT和MR影像可能会使用不同的查找表来显示像素值，但解剖结构的相似性可以表现为互信息。关联和对齐解剖结构的过程可以产生一幅准确的融合图像。

　　许多中心已经放弃了传统的模拟机转而使用CT机来提供虚拟影像（图9-4）。以CT模拟机替代传统模拟机必须注意以下一些问题：

　　1. 虚拟模拟机和治疗设备几何条件的差别。与在直线加速器上相对无阻碍的治疗摆位相比，虚拟模拟机最主要的局限性在于CT机物理孔径的尺寸，其大小通常只有70cm左右。尤其对于乳腺治疗而言，患者的手臂需要举过头部并且可能存在术后移动障碍，因此孔径的大小对其定位存在一些影响。对于体型较大的患者，CT机的视野不足以包括其外轮廓。大孔径CT机的出现解决了这些问题（例如85cm），但是许多放疗部门预算有限（有时与放射科共用CT）限制了其使用。

　　2. CT治疗床横向及垂直移动限制。大多数CT机

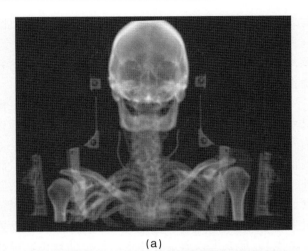

(a)

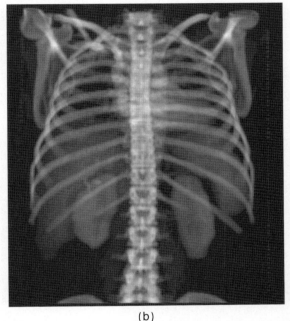

(b)

**图 9-3** 数字重建 X 射线影像。(a)头部治疗。(b)胃食管交界部治疗。薄层图像可以提供与传统模拟胶片相同的细节信息。

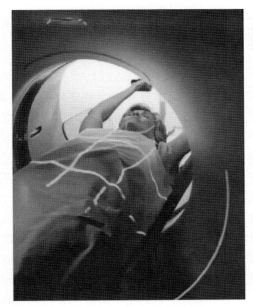

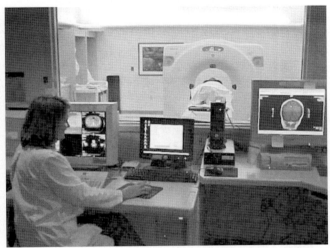

**图 9-4** CT 模拟,患者摆位可以轻松通过 CT 机孔径,激光线用来标记摆位参考点。控制区包括 CT 控制台、激光定位系统和可视化工作站。

都配备有内部激光系统,但是由于其安装在可移动机架上,无法满足放射治疗的准确性要求。由于 CT 机的等中心位于其孔径内,因此墙面固定激光线必须能够移出至 CT 机的等中心之外。此外,与传统模拟相比,CT 孔径限制了床面的移动,不能够横向移动或旋转,垂直移动距离也有限。为了解决这些问题,可以使用与孔径距离关系已知的可移动激光线。虚拟模拟软件可以直接控制这些激光线,指示等中心的位置。

　　3. 技术争论。关于虚拟模拟有两种看法。第一种认为,使用模拟机来构造患者的三维模型,真正的模拟作为一个后处理过程,不需要患者躺在治疗床上。这样模拟所需时间(以及患者首次治疗经历的时间)将降至最低。这种定位方法需要在患者离开之前在其身上标注参考点,实际治疗等中心的任何移动都要稍后确定。第二种意见效仿传统的模拟技术,要求患者全程参与模拟过程。在这种情况下,等中心可以直接标记在患者身上,避免了将来再次移动。但额外的 CT 组织勾画使得这一过程通常比传统模拟花费更多时间,因此给患者带来不舒适感。一些中心采取折中的办法,由医生设置等中心,当患者离开后再开始所有的勾画和射野布置。

　　在 CT 影像上精确定义患者处于治疗体位时的靶区和其他结构,可以保证对准射野的精确性。由此带来诸多优势,如减少了外放边界、提升剂量等,最终提高了放射治疗成功的可能性。

# 体位固定和定位

在患者摆位以及靶区定位时，虚拟模拟和治疗之间的一致性至关重要。体位固定和定位是保证患者摆位可重复性的两个关键概念。模拟时可制作体位固定工具来确定患者体位和限制其运动。治疗时定位技术利用模拟获得的信息准确地对准等中心。实现这一目的的体位固定和定位工具可分为两类：①外部固定和定位工具；②基于图像的内部定位方法。

常用的外部固定和定位工具包括各种形成患者外轮廓的模具和膜体，这些工具都是为了保证治疗过程中的摆位重复性（图9-5）。使用可以锁定治疗床的体位固定系统与虚拟模拟体位匹配，能够保证治疗床位置良好的一致性。采集光学图像能够用来重现患者的外轮廓，准确摆位患者（图9-6）。在这种情况下，使用两台或三台室内摄像机采集治疗时的图像，比较其

与参考图像的差异，就能够实时监测患者体位。因此，这种方法可以监测患者的呼吸运动以实现门控治疗。此外，对于头部立体定向放射外科（SRS）这种监测系统也有足够的精度。

另外一种类似的理念是使用带外部基准的摄像机系统来摆位患者。通常使用诸如反射球的标记物作为外部参考点，并用摄像系统来监测它们的位置。这些信息可以用来摆位患者以及准确地定位靶区。此外，患者呼吸运动引起的参考点位置变化可以用来触发射束的打开和关闭。如果小球与患者解剖结构的位置关系固定（例如对于硬腭，在定制的牙咬块上设置参考点），那么可以满足立体定向放疗的摆位准确性要求。治疗时监测这些参考点可以确保患者没有发生移动。

利用治疗时获取的影像信息，我们可以采用内部或者基于图像的定位方法来减少治疗分次间的摆位误差。内部参考点也是经常使用的方法，在SRS和放

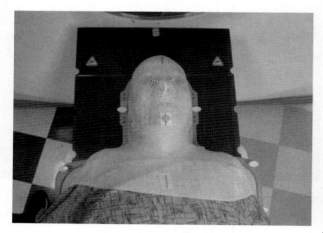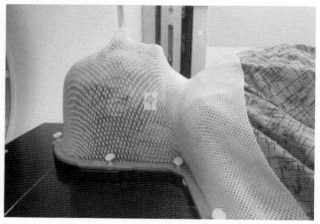

(a)

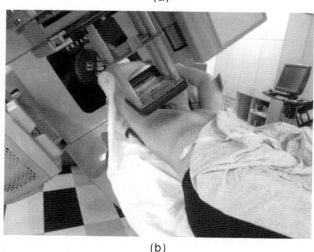

(b)

**图9-5** （a）头颈部治疗的体位固定。该系统使用了肩部固定并延伸出治疗床末端。（b）乳腺治疗的体位固定，患者双臂上举至头部，使用商业化乳腺板摆位。（见彩图）

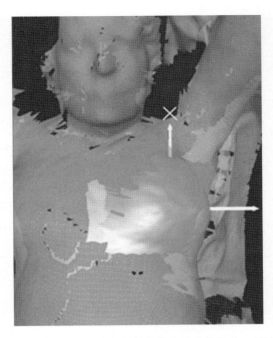

**图 9-6** 用于摆位和患者监测的光学表面成像技术。(见彩图)

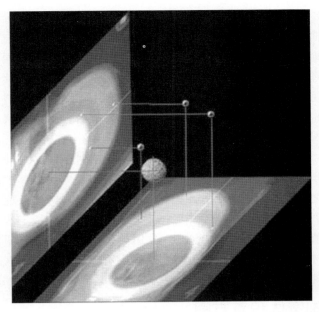

**图 9-7** 利用植入参考点的 X 线定位。采集两幅正交图像,数字化金标(三个小球)。通过三角法和已知的标记点相对靶区(大球)的位置关系,可以准确定位治疗时的靶区位置。

疗时将其植入到颅骨内或者直接植入到靶区中(例如前列腺)(图 9-7)。

## CT影像数据集的处理

与之前在治疗计划设计过程中介绍的一样,CT影像数据集需要进行图像处理,由医生勾画治疗靶区的范围。这一过程通常是手工完成的。需要定义两大类的组织结构:靶区和OAR。靶区可进一步划分为不同的部分[1,18]:

- 大体积肿瘤体积(GTV):GTV 是有明显病变的区域,医生依据可触及的肿块或者影像上可见的肿块进行勾画,影像数据可以来自 CT、MRI、PET、US。
- 临床靶区体积(CTV):CTV 是必须要照射指定处方剂量的体积,医生基于肿瘤扩散的知识外放 GTV 定义 CTV,包括影像上不可见的显微病灶。例如,根据病理学研究的结果,在非小细胞肺癌计划设计中一般要外放 6~8mm 边界[19]。

GTV 和 CTV 都是肿瘤实体,必须在治疗计划设计前定义好,并且与特定的治疗方式无关。

- 内靶区体积(ITV):ITV 体积包括 CTV,并且考虑了分次内肿瘤运动和分次间解剖学变化。ITV 由物理师基于分次内肿瘤运动和分次间解剖学变化的知识确定。这是针对内部变化或运动的一种体积外扩。
- 计划靶区体积(PTV):PTV 是考虑了患者摆位不准确性的一种几何概念,通过外放边界确保靶区接

受足够的处方剂量。PTV 由物理师根据患者使用的体位固定技术确定。需要注意的是,ITV 和 PTV 在完成治疗计划设计后不能更改,除非有明确的物理学依据,比如使用了一种不同的体位固定技术。

勾画正常解剖组织有多种方法,包括手工勾画、基于阈值的图像分割和基于模型的图像分割。手工分割最为耗时,其要求使用者像勾画靶区那样手动勾画每一个组织结构。基于阈值的图像分割方法是最简单的分割工具之一。其根据组织密度值分割像素,因此对于肺和骨组织有很好的分割效果。肺和骨与周围组织有着明显的密度差异,边缘处梯度迅速下降并且完全被周围组织包围。基于模型的分割方法以模型库中的解剖结构模型为起点,通过变形该器官模型拟合当前的 CT 影像数据集来实现分割[20,21]。

## 理想治疗计划的选择

为了获得理想的治疗计划,需要不断调整治疗计划设计的参数(手工或自动)来产生一个覆盖 PTV 的最优剂量分布,同时降低 OAR 剂量[22]。对于传统的治疗计划设计,调整治疗参数是一个试错的过程,取决于计划设计者和医生共同的经验。设计者依次制订一些备选的治疗计划,分析每个计划的可改进性和不足,直到选定一个理想的计划,使得靶区获得足够的剂量覆盖,同时保证 OAR 剂量在可耐受范围内。

优化和评估治疗计划包括检查影像上的等剂量曲线以及分析治疗计划的统计学信息。等剂量曲线与地形图上标识相同海拔或高度区域的等高线类似。同理,等剂量分布显示了接受相同放射剂量的区域。其可以表现为等剂量线或者剂量云图的形式。浏览等剂量分布可以快速评估靶区剂量覆盖和器官保护的情况。

一些计算方法可以用来生成与计划相关的统计学信息,以改进治疗计划优化的过程。直方图是其中之一,它能够以图形方式显示数据分布,数据被分配到 X 轴上的对应区间中,Y 轴上记录每个区间特定数值的频数。在放射治疗中,常用的是剂量体积直方图(DVH)。DVH 以图形方式展现了患者接受的剂量(X 轴)和接受对应剂量的组织体积的关系(Y 轴)[23-25]。

## 剂量体积直方图

图 9-8 至图 9-12 展示了在一次简单治疗实例中生成 DVH 的步骤。在这个例子中,我们采用等权重四野盒式治疗方式,照射区包含靶区和一个相邻的危及器官。图 9-8 显示了一个矩形 PTV 和 OAR。

每个小方格里给出了各自的吸收剂量,这些剂量值是随深度变化的剂量沉积函数。图 9-9 显示了在该计划中用来计算每个方格吸收剂量的光子束百分深度剂量曲线。

图 9-10 显示了计算的剂量分布,方阵每个方格中的数据表示各自的剂量。

图 9-11a 和 b 分别显示了等权重四野盒式照射的累积剂量分布和归一化剂量矩阵。图 9-11a 中数据的另外一种表现方式是将剂量矩阵归一,如图 9-11b 所示。这里剂量以图 9-11a 中的最大剂量 320 归一,即将所有数值都除以 320。

有两种类型的 DVH:微分型和积分型。微分 DVH 是关于剂量区间和每个区间内剂量值出现频率的直方图。图 9-12 显示的是图 9-11 剂量分布和组织结构所对应的微分 DVH。

PTV 在微分 DVH 中的峰值出现在最大剂量 100 处。由于 PTV 包含在皮肤中,因此皮肤在剂量 100 处也有一个峰值,但是皮肤微分 DVH 曲线的最高峰出现在一个更低的剂量值处,这是因为大部分体积的皮肤剂量较低。OAR 的 DVH 曲线峰值出现在大约 40 的较低剂量处,皮肤在这个剂量值附近也出现了一个对应的峰值。

虽然临床上一般很少使用微分 DVH,但是计算微分 DVH 是计算积分 DVH 的必要步骤,对于日常的治

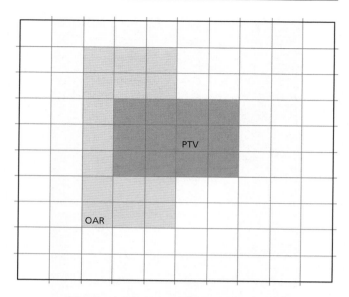

图 9-8　矩形 PTV 和相邻 OAR 的示意图。

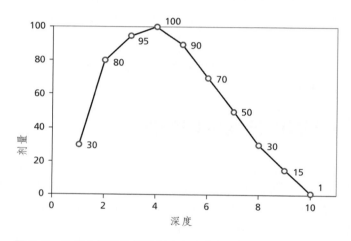

图 9-9　此例中用于计算计划中每个方格剂量的百分深度剂量曲线。

疗计划评估,积分 DVH 更具有价值。多数情况下我们提到 DVH 时通常指的是积分 DVH。积分 DVH 的生成方式与微分 DVH 类似。图 9-13 显示了上述四野盒式治疗靶区的积分 DVH 图。

积分 DVH 表示组织体积随累积吸收剂量变化的函数。其含义是接受大于或等于某一特定剂量的组织体积。积分 DVH 图的水平坐标轴(剂量)单位表示累积剂量,垂直坐标轴(体积)单位可以表示为绝对体积或者归一体积,如图 9-13 所示。积分 DVH 常常用来比较备选的治疗计划并从中选出最好的计划。

上述例子的主要目标是治疗 PTV,并使 PTV 获得最大的剂量覆盖。在体积归一的积分 DVH 图中,PTV 曲线靠近最右侧正好印证了这一目标,表明 100% 的

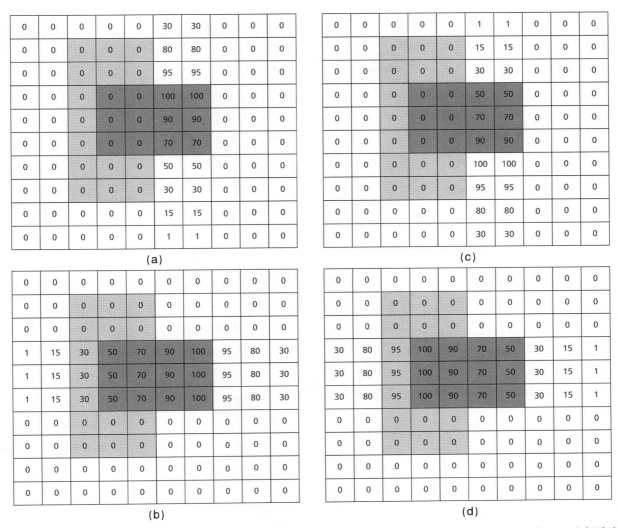

**图 9-10** 分别对应四野盒式治疗中四个治疗野的剂量矩阵。(a)AP 治疗野剂量矩阵。(b)PA 治疗野剂量矩阵。(c)左侧治疗野剂量矩阵。(d)右侧治疗野剂量矩阵。

| 0 | 0 | 0 | 31 | 31 | 31 | 31 | 0 | 0 | 0 |
|---|---|---|---|---|---|---|---|---|---|
| 0 | 0 | 0 | 95 | 95 | 95 | 95 | 0 | 0 | 0 |
| 0 | 0 | 0 | 125 | 125 | 125 | 125 | 0 | 0 | 0 |
| 31 | 95 | 125 | 300 | 310 | 310 | 300 | 125 | 95 | 31 |
| 31 | 95 | 125 | 310 | 320 | 320 | 310 | 125 | 95 | 31 |
| 31 | 95 | 125 | 310 | 320 | 320 | 310 | 125 | 95 | 31 |
| 0 | 0 | 0 | 150 | 150 | 150 | 150 | 0 | 0 | 0 |
| 0 | 0 | 0 | 125 | 125 | 125 | 125 | 0 | 0 | 0 |
| 0 | 0 | 0 | 95 | 95 | 95 | 95 | 0 | 0 | 0 |
| 0 | 0 | 0 | 31 | 31 | 31 | 31 | 0 | 0 | 0 |

(a)

| 0 | 0 | 0 | 10 | 10 | 10 | 10 | 0 | 0 | 0 |
|---|---|---|---|---|---|---|---|---|---|
| 0 | 0 | 0 | 30 | 30 | 30 | 30 | 0 | 0 | 0 |
| 0 | 0 | 0 | 39 | 39 | 39 | 39 | 0 | 0 | 0 |
| 10 | 30 | 39 | 94 | 97 | 97 | 94 | 39 | 30 | 10 |
| 10 | 30 | 39 | 94 | 100 | 100 | 97 | 39 | 30 | 10 |
| 10 | 30 | 39 | 94 | 100 | 100 | 97 | 39 | 30 | 10 |
| 0 | 0 | 0 | 47 | 47 | 47 | 47 | 0 | 0 | 0 |
| 0 | 0 | 0 | 39 | 39 | 39 | 39 | 0 | 0 | 0 |
| 0 | 0 | 0 | 30 | 30 | 30 | 30 | 0 | 0 | 0 |
| 0 | 0 | 0 | 10 | 10 | 10 | 10 | 0 | 0 | 0 |

(b)

**图 9-11** (a)累积剂量矩阵。(b)归一剂量矩阵。

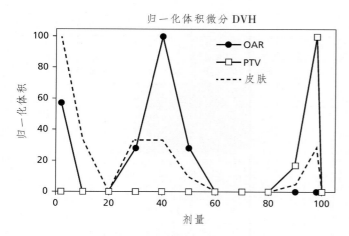

归一化体积微分 DVH

图 9-12　图 9-11 中剂量分布的微分剂量体积直方图。

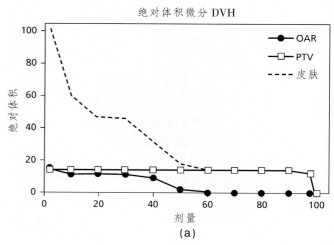

绝对体积微分 DVH

(a)

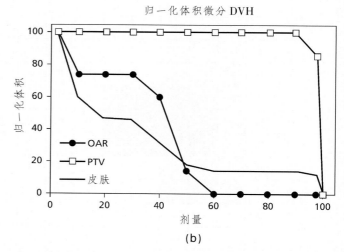

归一化体积微分 DVH

(b)

图 9-13　积分剂量体积直方图。(a)绝对体积的积分剂量体积直方图。(b)体积归一的积分剂量体积直方图。

剂量覆盖了大部分靶区体积。换言之,大部分的靶区体积被 100%处方剂量覆盖。对于靶区而言,一个完美的 DVH 曲线先是保持水平然后在 100%剂量处完全垂直降落。但这是一种理想情况,通常曲线右上有一小肩区,同时右下有小拖尾(图 9-13b)。这表明处方剂量未能完全覆盖靶区,同时靶区内部分体积接受了高于处方的剂量(热点)。

在理想计划中,OAR 只有小部分体积会接受高剂量,或者表现为曲线沿垂直坐标轴完全竖直下落至原点,也就是说 100%的 OAR 体积没有接受任何剂量。但这仍然是理想状态,通常我们看到的曲线类似于图 9-13b 的情况,DVH 曲线缓慢降至 0。可以有效减少 OAR 照射的计划的 DVH 曲线靠近图左下方。图 9-14 展示了比之前例子 OAR 剂量更低时的 DVH 曲线。该图显示了在相同四野盒式计划中 AP、PA、左侧、右侧射野的剂量分布。图 9-15a,b,c 分别表示累积剂量矩阵、归一化剂量矩阵和归一化积分 DVH。

如图 9-15c 所示,由于牺牲了靶区覆盖来减少 OAR 照射,PTV 的 DVH 曲线有明显下降。在分析 DVH 时应注意确保足够的靶区覆盖以及减少 OAR 照射。

# 生物学建模

放射治疗中生物学建模技术的目的是最大化肿瘤控制率 (TCP) 和最小化正常组织并发症概率 (NTCP)。吸收剂量分布并不是从若干备选计划中挑选最优计划的唯一标准早已达成了共识。其原因在于生物学响应与剂量很可能并不是线性关系,一些因素诸如不同组织的敏感性差异、剂量分次效应以及生物调节剂的使用都必须加以考虑。随着 TCP 和 NTCP 模型

的发展,这些因素中一部分已经得到了解释[26-30]。TCP 和 NTCP 两者都是关于剂量的 S 型函数曲线。也就是说,在低剂量区 TCP 和 NTCP 随剂量的变化相对平缓,表明对剂量相对不敏感。在某个剂量值处,曲线陡升直至 100%,该剂量处肿瘤控制率或正常组织并发症概率接近 100%。而超过此剂量后曲线变平缓。图 9-16 是 TCP 和 NTCP 的典型曲线。TCP 和 1-NTCP 相乘得到无并发症肿瘤控制率,图 9-17 是其典型曲线。到目前为止,研究这些生物学模型与临床结果数据相关性的工作仍然很有限。

# 正向计划设计

正向计划设计的理念(图 9-18 和图 9-19)是根据观察到的剂量分布或患者的解剖几何结构进行射野参数的调整[32]。通常正向计划先对照射部位设置常规的射野分布,然后计算剂量,确定剂量分布中的热点

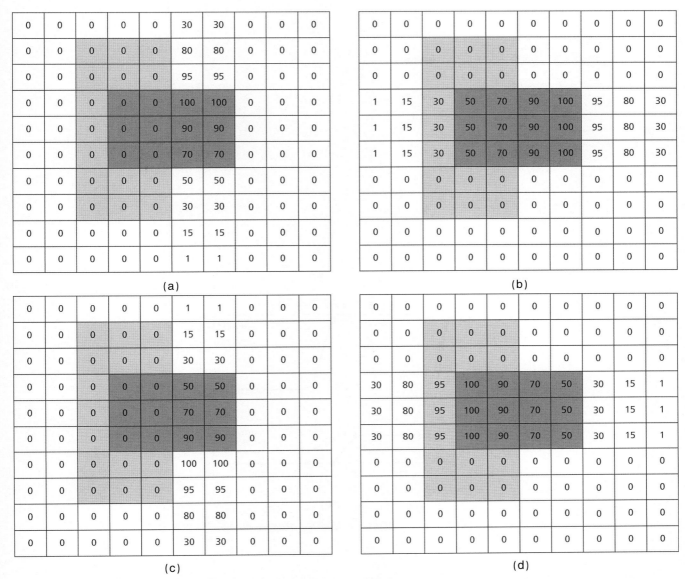

**图 9-14** 分别对应四个治疗野的剂量矩阵。(a)AP 治疗野剂量矩阵。(b)PA 治疗野剂量矩阵。(c)左侧治疗野剂量矩阵。(d)右侧治疗野剂量矩阵。

和冷点。接着添加一些子射束(也可称之为子野或控制点)来减少热点或者提高冷点的剂量。最后,手工或自动调整射野权重使治疗区域剂量更均匀。

使用正向计划技术,可以使靶区体积获得更均匀的剂量。其首先计算剂量分布,随后修改射野调节器来调整不同的剂量水平。大多数治疗计划系统都能够支持某些形式的正向计划设计。使用正向计划技术有一些优势,首先由于正向计划设计是以观察到的剂量学分布为基础来调整射野参数,因此最后生成的射野更加直观。其次,与调强技术相比其控制点相对更少。第三,目前使用的临床技术通常能够满足其质量要求。通过避免在多种楔形板角度和(或)方向上的试错过程,这种方法往往可以节省治疗计划设计和照射的

时间。例如,在使用切线野治疗乳腺癌时,剂量师需要尝试多种楔形板和楔形板方向才能得到最佳的治疗计划。射野的修改可以采取添加楔形板、射野挡块、物理补偿器、调整射野权重或者编辑射野通量图等各种形式。楔形板、射野挡块、物理补偿器可通过衰减射束来改变等剂量分布。调整射野权重同样也可以改变等剂量分布,其方法是给每个射野赋予一个权重因子,以使不同的射野输出不同的剂量。

也可以利用 MLC 衰减射束修改射野通量的方法来调整等剂量线。例如,在乳腺癌治疗中,在一个射野中使用标准的楔形板,而在另外一个射野中使用子野来有效地改善剂量分布。使用这一方法,放疗技师在治疗时不需要更换多个楔形板和调整楔形板方向,因

| 0 | 0 | 0 | 0 | 0 | 31 | 31 | 0 | 0 | 0 |
|---|---|---|---|---|---|---|---|---|---|
| 0 | 0 | 0 | 0 | 0 | 95 | 95 | 0 | 0 | 0 |
| 0 | 0 | 0 | 0 | 0 | 125 | 125 | 0 | 0 | 0 |
| 31 | 95 | 125 | 150 | 160 | 310 | 300 | 125 | 95 | 31 |
| 31 | 95 | 125 | 150 | 160 | 320 | 310 | 125 | 95 | 31 |
| 31 | 95 | 125 | 150 | 160 | 320 | 310 | 125 | 95 | 31 |
| 0 | 0 | 0 | 0 | 0 | 150 | 150 | 0 | 0 | 0 |
| 0 | 0 | 0 | 0 | 0 | 125 | 125 | 0 | 0 | 0 |
| 0 | 0 | 0 | 0 | 0 | 95 | 95 | 0 | 0 | 0 |
| 0 | 0 | 0 | 0 | 0 | 31 | 31 | 0 | 0 | 0 |

(a)

| 0 | 0 | 0 | 0 | 0 | 10 | 10 | 0 | 0 | 0 |
|---|---|---|---|---|---|---|---|---|---|
| 0 | 0 | 0 | 0 | 0 | 30 | 30 | 0 | 0 | 0 |
| 0 | 0 | 0 | 0 | 0 | 39 | 39 | 0 | 0 | 0 |
| 10 | 30 | 39 | 47 | 50 | 97 | 94 | 39 | 30 | 10 |
| 10 | 30 | 39 | 47 | 50 | 100 | 97 | 39 | 30 | 10 |
| 10 | 30 | 39 | 47 | 50 | 100 | 97 | 39 | 30 | 10 |
| 0 | 0 | 0 | 0 | 0 | 47 | 47 | 0 | 0 | 0 |
| 0 | 0 | 0 | 0 | 0 | 39 | 39 | 0 | 0 | 0 |
| 0 | 0 | 0 | 0 | 0 | 30 | 30 | 0 | 0 | 0 |
| 0 | 0 | 0 | 0 | 0 | 10 | 10 | 0 | 0 | 0 |

(b)

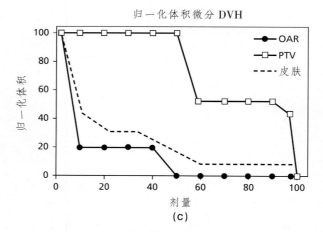

(c)

**图 9–15**　(a)累积剂量矩阵。(b)归一剂量矩阵。(c)归一积分剂量体积直方图。

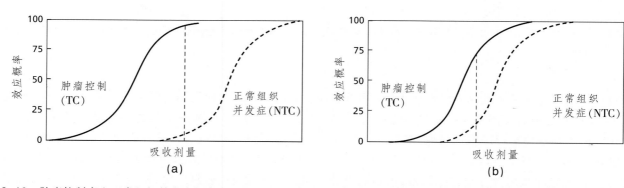

**图 9–16**　肿瘤控制率和正常组织并发症概率随剂量变化的示意图。(a)有利的情形,高肿瘤控制率同时低并发症概率。(b)相对不利的情形,高肿瘤控制率会导致更高的并发症概率。(Sources:Wambersie et al.1988[31].)

此缩短了总的治疗时间。

# 逆向计划设计

　　逆向计划设计是一种使用自动化方法优化治疗计划的技术[33,34]。在放射治疗中,逆向计划设计是计划系统以迭代的方式调整给定的一组目标和射野参数来获得令人满意的剂量分布的过程。例如,治疗计划系统可以迭代地调整射野权重使靶区剂量最均匀。在这种情况下,目标是使靶区剂量均匀,可调参数是射

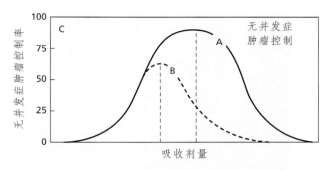

**图 9-17**　TCP 和 1-NTCP"壁炉钟"型乘积曲线。曲线 A 和 B 分别对应图 9-16 的两种情形。表示无并非症的肿瘤控制概率（PUTC）。（Sources：Wambersie et al.1988[31].）

野权重。在逆向计划设计中，迭代问题求解技术通常涉及复杂的目标函数，这是快速治疗计划系统的理想应用场合。逆向计划设计的一个不利因素在于通常有多个目标函数存在，权衡不同目标的相对重要性进一步增加了计划过程的复杂性和可变性。

　　单个射野可以被划分为小单元束（例如 5mm×5mm），调整每个单元束的权重可以使靶区剂量均匀，同时限制正常组织的剂量。这种技术被称为调强放射

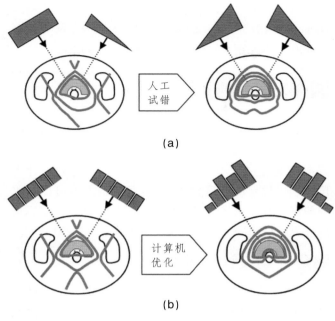

**图 9-18**　(a)正向计划设计中,计算指定射野大小、方向和权重的外照射剂量分布。(b)逆向计划设计中,为了实现预期的外照射剂量分布,计算所需的射野大小、方向、强度调节和权重参数。

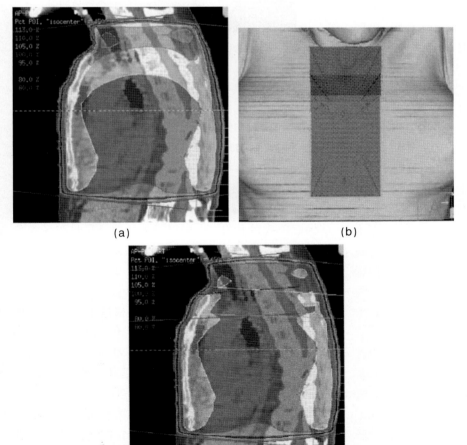

**图 9-19**　用 AP/PA 野治疗纵隔区域的正向计划实例。(a) 开放野无楔形板的 AP/PA 野治疗计划矢状观。(b)原射野和两个小射野前表面观,通过降低次级准直器上界位置来遮挡患者体厚较小部位的高剂量区。(c)调节子野权重得到整个区域的均匀剂量分布。

治疗(IMRT)[35-38]。对于有 7 个野,每个野大小 10cm×10cm,被划分为 5mm×5mm 单元束的情况,每个射野有 400 个单元束,总共有 2800 个可调参数!

# 调强放射治疗

调强放疗的优势在于能够给予凹形靶区均匀的照射剂量,而非调制射束不可能完成这一任务。射野方向在优化过程中非常重要[39,40],可以由计划设计者按照预先确定的角度设定,或者某些情况下可以用单独的优化程序来选择最理想的治疗射野角度。随后再用计算机调整单元束权重寻找最优解(图 9-20)[41,42]。

## 治疗计划设计技术

IMRT 要求医生准确地定义治疗目标。这项任务涉及很多方面,要考虑靶区内以及所有射野经过区域的剂量分布。相比其他技术如三维适形治疗计划,IMRT 通常需要更多的射野,并且会照射到原先位于射野外的正常组织。例如,对于头颈部放疗通常使用侧野,但在 IMRT 中普遍围绕患者设置 7 或 9 野,导致很多正常组织受到照射,如口腔前部和之前被遮挡的小脑[43]。尽管这些组织的剂量明显低于靶区剂量,但在逆向计划设计过程中必须定义和考虑这些组织,由医生评估并且监测治疗过程以便及时发现预期之外的副作用。虽然 IMRT 的剂量分布比 3DCRT 更加适形,但也有自身的优势和不足。最主要的优势在于剂量分布的高度适形,不利之处在于增加了靶区周围区域的低剂量照射。由于 IMRT 需要使用很多射野,所以存在大量受到低剂量辐射的区域,而在 3DCRT 中这些区域几乎不会受到任何剂量沉淀。

IMRT 计划设计中定义了三类主要的解剖结构:

1. 靶区体积。IMRT 中的靶区体积应当参照之前介绍的 ICRU 50 和 ICRU 62 号报告中的定义。医生手工勾画 GTV,包括所有可触及或影像检查中可见的病灶。然后根据肿瘤扩散的经验知识,外扩 GTV 包括影像上不可见的微观病灶生成 CTV。物理师考虑分次内和分次间器官运动以及摆位不确定性后,外扩 CTV 生成 ITV 和 PTV。

2. 关键组织或者 OAR。在 IMRT 中定义危及器官尤为重要,因为射束很可能从多个方向聚焦,更多 OAR 将会受到照射。同样,如果计算机不知道一个组织是否存在,优化时将无法减少其照射剂量。由于 IMRT 可以获得陡峭的剂量梯度,因此需要在危及器官如脊髓周围外放适当的边界,以避免患者摆位不确

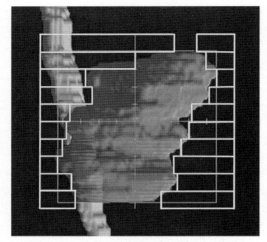

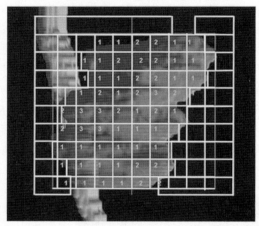

图 9-20　定义射野范围初始化优化过程(上图),生成权重可调的单元束(下图)。

定性和器官运动的影响[44,45]。ICRU 定义 OAR 加上外放距离为计划的危及器官体积[18]。

3. 剂量成形结构。为了获得预期的剂量分布和射野特性,使用假定的结构来控制剂量分布形状具有一定的优势(图 9-21)。这些结构可能与患者真实的解剖结构有关或者无关。一个很简单的例子是将靶区和危及器官外的所有区域定义为正常组织。

## 设定目标函数

IMRT 中使用的目标函数可以根据出版的临床数据、其他中心的经验和当前采用的计划设计技术来确定。目标函数可以基于剂量或者剂量体积[46-49]。例如,"设定 PTV 最小剂量为 5000cGy"是基于剂量的目标,而"腮腺 50% 体积的剂量必须低于 2000cGy"是基于剂量体积的目标,因为其包含了多少体积可以接受指定剂量的信息。通过定义组织结构名、需要达到或者避免的剂量水平、体积分数或百分比,以及相对其他临

床目标的重要性,将这些目标值输入计划系统。这些数值通常显示在 DVH 图上,以图形方式表示目标。

在改进临床使用的目标时,医生可以通过浏览相同案例的 DVH 来参考之前的经验进行改进。例如,对于前列腺癌 IMRT,主要目标之一是降低直肠剂量。前期前列腺患者的 DVH 为如何设定目标减少直肠剂量提供了一个很好的基准(图 9-22)。此外,医生也可以根据出版的临床数据或者其他开展 IMRT 中心的经验来设定目标 (图 9-23)。许多临床医生参考了 Emami 等[50]的论文,当前更多最新的数据则来自文献《临床上正常组织影响的定量分析》(QUANTEC)[51]。

在改进剂量成形目标时,使用试错法可以得到符合医生和物理工作人员要求的预期剂量分布。例如,如果想要保持所有射野的权重相似,可以使用远离靶区的环形结构。用等权重的均匀开放野计算这一结构的 DVH,获得的 DVH 数据可用来建立该结构的剂量体积目标值(图 9-21)。

## 优化

将所有目标值相结合定义一个目标函数或者代价函数,作为预期剂量分布和计算剂量分布之间差异的一种度量。代价函数以数学方式描述了预期的结果,并对没有达到预期结果的情况给予"惩罚"。目标函数则主要考虑使 PTV 获得均匀的剂量以及最小化 OAR 的累积剂量。该函数使用某种搜索目标函数最小值的技术来迭代优化,不同计划系统所使用的方法可能有所区别。使用某些优化算法的风险之一在于有可能陷入目标函数的局部极小值,而没有察觉到此局部最小值距全局最小值还有一段距离(图 9-24)。模拟退火技术允许在搜索代价函数的全局最小值时摆脱局部极小值的影响[53]。

每个射野的优化结果是一幅射野通量图。射野通量图(或者称为强度图)是每个射野单元束强度的二维矩阵,又被称为强度图,通量矩阵或开放密度矩阵。这些矩阵通常表示为二维灰度图像,或者三维图,如图 9-25 和图 9-26 所示。

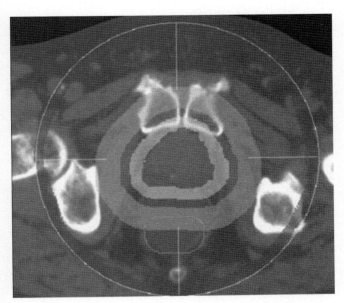
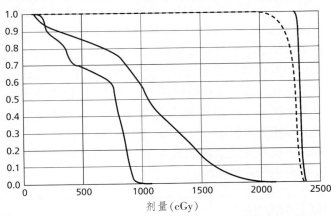

图 9-21　一个三维适形治疗的剂量成形结构和相应的剂量体积直方图,用于设计 IMRT 计划中剂量体积的目标值。每个环对应剂量体积直方图上的一条曲线,其中最外侧环剂量最低,向内剂量逐渐升高。

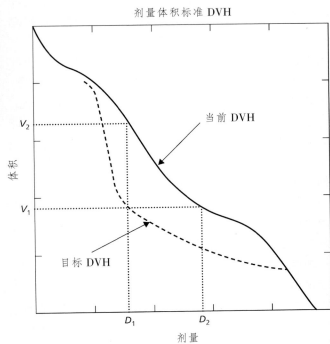

图 9-22　用来改进现有 DVH 曲线的剂量体积目标。一般情况下,这种技术对降低危及器官剂量非常有用。(Source: Wu and Mohan 2000[49]. Reproduced with permission from American Association of Physicists in Medicine.)

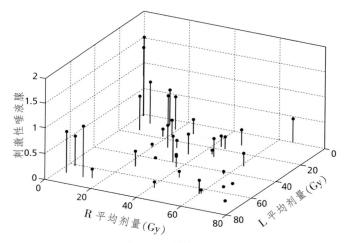

**图 9-23** 刺激性唾液量随腮腺剂量的变化。保护一侧腮腺或者控制平均腮腺剂量低于 25Gy 可以降低患者口干症发生率。(Source: Chao, et al. 2001[52]. Reproduced with permission of Elsevier.)

## 转化为可执行治疗

目标函数的优化结果代表了治疗患者的理想通量分布。但是，治疗设备的物理局限性通常要求将理想通量图转化为能够实际用于治疗的通量分布。最接近理想通量图的转化方式是使用 X 射线束物理补偿器，因为其具有很高的强度图分辨率，仅受打印或修磨物理补偿器的机器的物理特性所制约。更普遍的情况是使用 MLC 来实施治疗。这种方法的转化过程需要将射束分解为许多个 MLC 形状或子野，输出一个近似的通量图。与优化过程一样，为了完成这一任务研究人员提出了许多方法并已在文献中有所介绍[54]。优化的结果是可以近似表示射野通量图的一组子野，参数包括每个子野的最小跳数（MU）、子野大小、子野数等。当这些子野在治疗设备上投照时，首先设置子野形状，然后打开射束照射适当的跳数，接着再移动到下一个子野。因为射束在 MLC 叶片移动过程中是关闭的，这种方法通常被称为分步照射或静态调强。当所有子野转化后，应当评估其输出的剂量分布以及最终的 DVH，确保满足所有治疗目标的要求。此外，应仔细检查靶区体积外区域的剂量，以保证这些区域的剂量可以接受。值得注意的是，已有优化算法可以直接求解 MLC 叶片的物理参数设置。使用这些算法时，没有必要再将射野通量图转化为 MLC 叶片的物理参数设置。

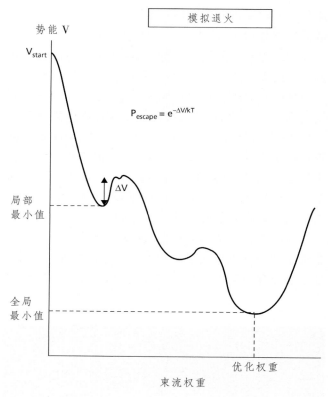

模拟退火

$$P_{escape} = e^{-\Delta V/kT}$$

**图 9-24** 避免陷入局部最小解的优化技术。优化算法拥有足够的"能量"逃脱局部陷阱找到全局最优解。

## 动态照射技术

另外一种可选用的治疗实施方式是在 X 射线出束过程中连续移动 MLC。这种滑窗技术要比分步照射更加复杂：①"窗"通常非常狭窄，导致射野几何形状狭窄；②动态治疗的 MLC 质量保证标准要求更加严格，需要验证叶片的速度特性。使用滑窗技术可以生成非常复杂的剂量分布（图 9-27）。

如果在叶片移动过程中允许机架同步转动，这种技术被称为容积旋转调强（VMAT）[55-57]。这种方法需要若干个弧来完整地实施照射，因为对于一个弧每个给定的机架角度只有一个 MLC 射野形状。虽然该方法可以生成非常复杂的剂量分布，但是对计划设计和验证提出了严峻的挑战。

## 断层放疗

断层放疗机类似于 CT 机的外观和成像能力，且

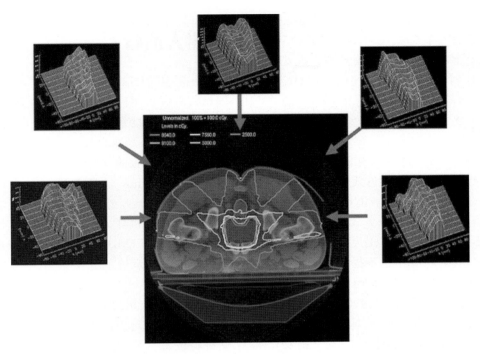

图 9-25　显示每个野三维通量图和患者中相应剂量分布的 5 野前列腺 IMRT。尽管通量图看起来很复杂,经验丰富的人员可以发现其中辅助评估治疗计划的一般趋势。包括:(a)射野与危及器官相交区域的强度显著下降。(b)机架旋转平面内危及器官外强度增加以补偿其他射野方向为了避开危及器官而减少的强度。(c)靶区暴露最佳方向的强度升高。

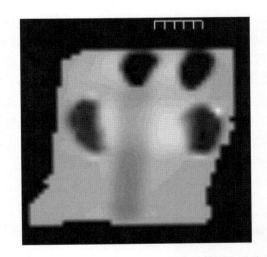

图 9-26　鼻咽癌患者的射野通量图。很容易辨别出眼睛和腮腺的位置。图像中部垂直走向的灰度略低区域是脊髓的位置。注意到脊髓和腮腺之间较亮的区域是为了补偿在其他射野方向中这些区域被遮挡的剂量。

结合了直线加速器的某些治疗能力。该治疗设备使用来自小型直线加速器的 MV 级 X 射线对患者成像,并用该加速器产生的 X 射线治疗患者。其具有一个能够在治疗和扫描孔径中进出移动的治疗床。

## 序列断层放疗

序列断层放疗(来自希腊语 tomo,意思是"断层")自 1994 就已投入临床使用。该商业化系统在直线加速器上附加了一个窄长型 MLC 并结合精确的步进治疗床来实施逐层治疗[58,59]。这种 MLC 以叶片完全开放

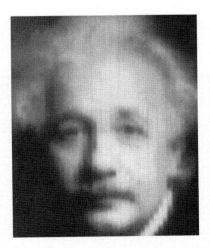

图 9-27　展现了 IMRT 生成高度复杂射野能力的复杂强度图。垂直方向的叶片宽度是分辨率的主要限制因素。(Source:Courtesy of Varian.)

或闭合的二进制方式运行。该系统已治疗了数以千计的患者，其中大多数是脑部或头颈部肿瘤患者。这种系统提供了许多能够表明 IMRT 效益的早期临床数据，为其他治疗计划和照射实施系统的发展奠定了基础。

## 螺旋断层放疗

与 CT 机从轴位扫描过渡到螺旋扫描的发展类似，断层放射治疗也采用了螺旋方式的治疗系统[60-63]。治疗机外观与 CT 机类似，以小型化 6MV 直线加速器取代了 X 射线管。采用这种设计方式使得标准直线加速器上的部件不再需要。例如：①尺寸小型化淘汰了长悬臂机架和偏转磁铁；②由于不提供电子线而采用固定靶，因此不再需要转盘；③以 MLC 调制射野取代了均整器。与传统直线加速器经过均整的射束相比，无均整的设计提供了更高的射野输出。该机器使用了与序列断层放疗类似的二进制 MLC（前文提及）。其他一些特征包括：

- 360°连续旋转的机架和与 CT 机相似的几何结构。
- 在线 MV 级 CT 成像，每次扫描约 1.5~2.5cGy。
- 最大射野尺寸 5cm×40cm。
- 等中心最大剂量率 800~1100cGy。

适形（适形规避）放疗的临床成功依赖于治疗射野每日准确对准靶区的能力。其使用 MV 级射束和 CT 探测器阵列获取轴位影像信息。MV 级 CT（MVCT）[64]提供了良好的影像质量，不受严重影响千伏级 CT 图像质量的高密度物质（例如牙填充材料）伪影的影响（图 9-28）。同时由于成像和治疗使用同一射束，所以无须进行电子密度转换。

## 机器人治疗

一种用于 SRS 和 IMRT 的机器人控制直线加速器已研制成功（图 9-29）。图中展示了其运动的 6 个自由度。该治疗设备结合了最先进的制造工业科技（机器人技术）和小型化直线加速器放疗技术。

在此书出版的同时，CyberKnife 机器人放射治疗外科系统（Accuray 公司，Sunnyvale CA）是唯一可使用的商业化放射治疗外科系统。美国医学物理师协会出版了一个关于机器人放射外科系统使用的工作组报告，详细介绍了 CyberKnife 系统。以下关于 Accuray 公司 CyberKnife 系统的介绍来自工作组报告 135 号的授权转载[65]。

Accuray 公司的 CyberKnife®机器人放射外科系统在此书出版时是当前唯一投入临床使用的机器人放射外科设备[66-68]。它由一台安装在工业机器人机械臂上的小型 X 波段直线加速器构成。机械臂受程序控制引导放射射束从不同角度进行照射，由一对正交的集成 X 射线影像系统为治疗过程提供影像引导。接受治疗的患者被安放在一台自动机器人治疗床上，以使治疗靶区位于放射射束覆盖的区域内。计算机系统直接控制机器人机械手臂和机器人患者治疗床的运动，由放疗技师（治疗患者时）和医学物理师（质量保证测量时）轮流使用。

用于 CyberKnife®的治疗计划系统是为该设备定制的。它是一套使用线性优化算法来优化射野角度和射野跳数（MU）的逆向计划系统。使用者可以选择预先设置的治疗路径、准直器尺寸、剂量计算算法（射线跟踪或者蒙特卡罗）以及设置剂量限值。

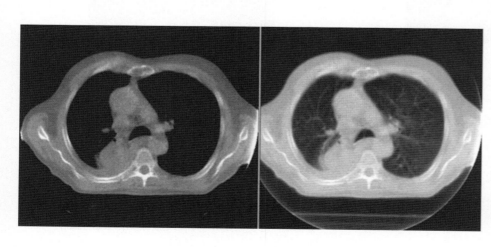

**图 9-28** 兆伏级 CT 影像。两幅图均表现了良好的对比度和分辨率。

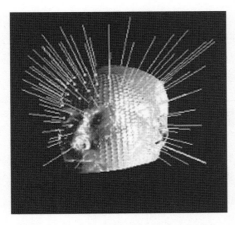

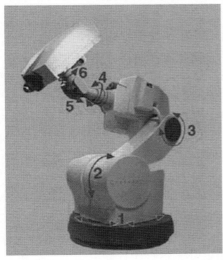

图 9-29　头部三维绘制展现了机器人治疗头可以实现的大量射野角度（上图），CyberKnife 机器人放射治疗设备（下图）。

尽管大部分 CyberKnife®治疗是非等中心方式的，但是在治疗室中有一个参考点作为 CyberKnife®应用程序内部使用的几种坐标系统的原点，机器人和影像系统都相对此点校准。这个空间中的参考点以机械安装在"isopost"上的"isocystal"定义。在此报告中，这个空间点被定义为"几何等中心"。千万不要将其与等中心靶区治疗中的"治疗等中心"混淆，此时靶区位置可能与几何等中心相距一定距离。虽然一小部分 CyberKnife®治疗是采用等中心或者不同尺寸准直器的等中心叠加照射方式，但大多数治疗是采用非等中心方式的。这意味着将射束偏离几何等中心可以生成包绕靶区凹形表面的高度不规则的剂量分布。

目前在 CyberKnife®影像引导系统中使用了三种跟踪方法：骨性结构追踪[69]、参考标记点追踪[70]和软组织追踪。下文将逐一讨论这些方法。骨性结构追踪包括颅骨追踪（6D Skull）和脊柱追踪（XSight® Spine）[71,72]。软组织追踪（XSight® Lung）利用的是靶区和周围肺组

织的密度差异，因此不需要植入有创的参考点。

**6D 颅骨追踪**：颅骨追踪算法使用整个图像区域来计算追踪结果。由于颅骨边缘极高的影像对比度，可以产生陡峭的图像梯度保证 2D/3D 配准算法的可靠性[73]。但是有些情形需要特别注意，更多相关信息读者应参考 AAPM 工作组报告。

**参考标记点追踪**：通过定位与靶区刚性相关的放射不透明标记点的位置追踪靶区，这种方法是最准确的 CyberKnife®跟踪手段之一。总准确性主要依赖于植入的参考点数目[74,75]、分布情况以及在每张追踪图像上可以被唯一准确识别的能力。影响准确性的情况包括：参考点之间的相对移动，不能够在两幅图像上识别所有参考点，参考点植入位置靠近金属手术夹，成像设备未经校正存在严重的像素伪影和 CT 成像伪影。

**脊柱追踪**：脊柱追踪依赖于沿脊柱方向的骨性结构。为了克服治疗分次间的小变形，该算法在矩形追踪网格的 81 个交点处进行小范围图像配准。影响这种跟踪方法准确性的因素包括追踪网格初始位置、内在骨性对比度（例如，一个大体积患者或者严重的骨质疏松）、X 射线技术和初次椎体的错误匹配。应当选择追踪网格的尺寸，以使位于网格内的脊柱体积最大。不应当包括太多的软组织（出现这种情况应当减小其体积），或者遗漏部分骨性脊柱（出现这种情况应当增大其体积）。

此外，直观验证追踪准确性是非常重要的。在治疗胸部脊柱时应当特别注意。由于这个特定区域骨性结构相似，可能会出现错误的椎体匹配。这将导致剂量分布的空间移位，治疗错误的椎体。因此，放疗技师摆位患者后，由放射肿瘤学家和合格的医学物理师来验证将要准备治疗的椎体是否正确是极其重要的。

**软组织追踪（XSight® Lung）**：这种跟踪模式利用了靶区和周围组织的密度差异。用这种算法治疗的肿瘤必须具有准确定义的边界，同时放射影像学上的高密度结构（脊柱、心脏）不会对其产生模糊效应，并且肿瘤大小不能超出该算法允许的尺度范围。这种算法易受 X 射线技术和追踪参数范围选择（可接受的置信阈值、图像对比度的设置、搜索范围等）的影响，同时验证追踪准确性也最为困难。

## 总结

• 治疗计划设计包括两个主要方面：①采集影像数据，经过处理和显示来表现患者解剖的三维特征；

②吸收剂量的三维计算。

- 适形放射治疗通常以轴位 CT 影像为基础,涉及使剂量分布与靶区体积适形的技术。

- 利用获取的 CT 影像中的组织密度信息,不均匀校正在临床治疗计划设计中被越来越多地使用,尽管许多历史数据是基于均匀性计算的,但是三维和 IMRT 计划设计技术的复杂性通常要求不均匀校正,尤其是当用于修改观察到的等剂量分布时。

- 虚拟模拟通常根据连续 CT 扫描数据集建立患者的三维模型。随后在影像数据集上设置等中心、布置射野和计算剂量。

- 体位固定涉及使患者在治疗过程中移动最小化的技术,目的是确保每次治疗的摆位准确性和重复性。

- 增加靶区定位的准确性和限制运动器官(如前列腺)的不确定性受到了越来越多的重视。可使用的技术包括超声实时成像和断层放疗。以解剖结构或参考点(植入或外部)为摆位基准。

- DVH 是对治疗计划中不同感兴趣组织放射剂量的图形描述。

- TCP 和 NTCP 模型的建立描述了肿瘤和危及器官的生物学响应。

- 调强放射治疗涉及三个主要步骤:
  1. 基于准确细致的结构定义,设定剂量或剂量体积目标值。
  2. 使用任何可获取的数学方法迭代优化实现目标。
  3. 转化为可用于治疗的物理参数,例如,分步照射的 MLC 子野或者动态滑窗治疗参数。

- 序列断层治疗的方式是逐层步进治疗,而螺旋断层治疗的方式是在类似于传统 CT 机的设备上进行重叠的螺旋治疗。

# 思考题

9-1 确定你所在的治疗中心使用的 5 种体位固定或定位工具。列举出来并描述它们的临床使用方法(治疗的部位)。

9-2 描述正向计划设计和逆向计划设计至少一处异同。

9-3 DRR 是什么以及怎样生成?

9-4 描述 BEV 表示什么。

9-5 简单地描述以下几个缩写词:GTV、CTV、PTV、ITV 和 PRV。

9-6 考虑以下分别对应四个治疗野的剂量矩阵,计算累积剂量矩阵和归一化剂量矩阵。同时利用电子表格程序(例如,Microsoft Excel)来建立归一化剂量矩阵的积分 DVH,包括 OAR、PTV 和皮肤。

9-7 什么是目标函数或者代价函数?两类主要的优化算法是什么?

9-8 对于一个头颈部计划,射野大小 15cm×15cm。如果有九个野并且笔形束算法使用 5mm 的单元束,有多少个可以调节的强度参数?

9-9 对于一例接受传统剂量分次治疗的患者,QUANTEC 推荐的脑、脊髓、耳蜗、喉和腮腺剂量限制是多少?对单次 SRS 治疗的推荐是什么?

| 0 | 0 | 0 | 0 | 0 | 10 | 10 | 0 | 0 | 0 |
|---|---|---|---|---|----|----|---|---|---|
| 0 | 0 | 0 | 0 | 0 | 20 | 20 | 0 | 0 | 0 |
| 0 | 0 | 0 | 0 | 0 | 40 | 40 | 0 | 0 | 0 |
| 0 | 0 | 0 | 0 | 0 | 80 | 80 | 0 | 0 | 0 |
| 0 | 0 | 0 | 0 | 0 | 100 | 100 | 0 | 0 | 0 |
| 0 | 0 | 0 | 0 | 0 | 80 | 80 | 0 | 0 | 0 |
| 0 | 0 | 0 | 0 | 0 | 40 | 40 | 0 | 0 | 0 |
| 0 | 0 | 0 | 0 | 0 | 20 | 20 | 0 | 0 | 0 |
| 0 | 0 | 0 | 0 | 0 | 5 | 5 | 0 | 0 | 0 |

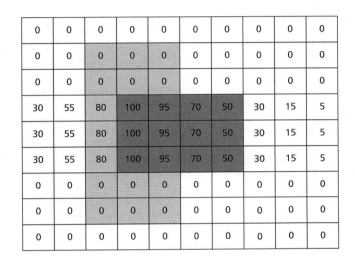

| 0 | 0 | 0 | 0 | 0 | 10 | 10 | 0 | 0 | 0 |
|---|---|---|---|---|----|----|---|---|---|
| 0 | 0 | 0 | 0 | 0 | 25 | 25 | 0 | 0 | 0 |
| 0 | 0 | 0 | 0 | 0 | 50 | 50 | 0 | 0 | 0 |
| 0 | 0 | 0 | 0 | 0 | 85 | 85 | 0 | 0 | 0 |
| 0 | 0 | 0 | 0 | 0 | 100 | 100 | 0 | 0 | 0 |
| 0 | 0 | 0 | 0 | 0 | 85 | 85 | 0 | 0 | 0 |
| 0 | 0 | 0 | 0 | 0 | 50 | 50 | 0 | 0 | 0 |
| 0 | 0 | 0 | 0 | 0 | 25 | 25 | 0 | 0 | 0 |
| 0 | 0 | 0 | 0 | 0 | 10 | 10 | 0 | 0 | 0 |

| 0 | 0 | 0 | 0 | 0 | 0 | 0 | 0 | 0 | 0 |
|---|---|---|---|---|---|---|---|---|---|
| 0 | 0 | 0 | 0 | 0 | 0 | 0 | 0 | 0 | 0 |
| 0 | 0 | 0 | 0 | 0 | 0 | 0 | 0 | 0 | 0 |
| 5 | 10 | 40 | 60 | 80 | 95 | 100 | 90 | 70 | 35 |
| 5 | 10 | 40 | 60 | 80 | 95 | 100 | 90 | 70 | 35 |
| 5 | 10 | 40 | 60 | 80 | 95 | 100 | 90 | 70 | 35 |
| 0 | 0 | 0 | 0 | 0 | 0 | 0 | 0 | 0 | 0 |
| 0 | 0 | 0 | 0 | 0 | 0 | 0 | 0 | 0 | 0 |
| 0 | 0 | 0 | 0 | 0 | 0 | 0 | 0 | 0 | 0 |

| 0 | 0 | 0 | 0 | 0 | 0 | 0 | 0 | 0 | 0 |
|---|---|---|---|---|---|---|---|---|---|
| 0 | 0 | 0 | 0 | 0 | 0 | 0 | 0 | 0 | 0 |
| 0 | 0 | 0 | 0 | 0 | 0 | 0 | 0 | 0 | 0 |
| 30 | 55 | 80 | 100 | 95 | 70 | 50 | 30 | 15 | 5 |
| 30 | 55 | 80 | 100 | 95 | 70 | 50 | 30 | 15 | 5 |
| 30 | 55 | 80 | 100 | 95 | 70 | 50 | 30 | 15 | 5 |
| 0 | 0 | 0 | 0 | 0 | 0 | 0 | 0 | 0 | 0 |
| 0 | 0 | 0 | 0 | 0 | 0 | 0 | 0 | 0 | 0 |
| 0 | 0 | 0 | 0 | 0 | 0 | 0 | 0 | 0 | 0 |

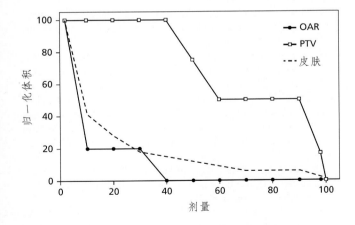

（宋威 译　郑佳俊 何侠 校）

# 参考文献

1　International Commission on Radiation Units and Measurements. Report No. 50: *Prescribing, Recording and Reporting Photon Beam Therapy*. Washington, DC, ICRU, 1993.

2　Laughlin, J. S., Mohan, R., and Kutcher, G. J. Choice of optimum mega-voltage for accelerators for photon beam treatment. *Int. J. Radiat. Oncol. Biol. Phys.* 1986; **12**(9):1551–1557.

3　Hope, C. S., Laurie, J., Orr, J. S., and Halnan, K. E. Optimization of x-ray treatment planning by computer judgment. *Phys. Med. Biol.* 1967; **12**:531–542.

4　Perez, C. A., Purdy, J. A., Harms, W., Gerber, R., Graham, M. V., et al. Three-dimensional treatment planning and conformal radiation therapy: Preliminary evaluation. *Radiother. Oncol.* 1995; **36**: 32–43.

5　Purdy, J. A., and Starkschall, G. (eds.). *A Practical Guide to 3-D Planning and Conformal Radiation Therapy*. Madison, WI, Advanced Medical Publishing, 1999.

6　Sherouse, G. W., and Chaney, E. L. The portable virtual simulator. *Int. J. Radiat. Oncol. Biol. Phys.* 1991; **21**:475–482.

7　Sherouse, G. W., Bourland, J. D., Reynolds, K., McMurry, H. L., Mitchell, T. P., and Chaney, E. L. Virtual simulation in the clinical setting: Some practical considerations. *Int. J. Radiat. Oncol. Biol. Phys.* 1990; **19**:1059–1065.

8　Jani, S. *CT Simulation for Radiotherapy*. Madison, WI, Medical Physics Publishing, 1993.

9　Coia, L., Shultheiss, T., and Hanks, G. *A Practical Guide to CT-Simulation*. Madison, WI, Advanced Medical Publishing, 1995.

10　Rosenman, J., Sherouse, G. W., Fuchs, H., Pizer, S. M., Skinner, A. L., et al. Three-dimensional display techniques in radiation therapy treatment planning. *Int. J. Radiat. Oncol. Biol. Phys.* 1989; **16**:263–269.

11 Lee, J. S., Jani, A. B., Pelizzari, C. A., Haraf, D. J., Vokes, E. E., et al. Volumetric visualization of head and neck CT data for treatment planning. *Int. J. Radiat. Oncol. Biol. Phys.* 1999; **44**(3):693–703.

12 Gehring, M. A., Mackie, T. R., Kubsad, S. S., Paliwal, B. R., Mehta, M. P., and Kinsella, T. J. A three-dimensional volume visualization package applied to stereotactic radiosurgery treatment planning. *Int. J. Radiat. Oncol. Biol. Phys.* 1991; **21**(2):491–500.

13 Reynolds, R. A., Sontag, M. R., and Chen, L. S. An algorithm for three-dimensional visualization of radiation therapy beams. *Med. Phys.* 1988; **15**(1):24–8.

14 Sherouse, G. W., Novins, K., and Chaney. E. L. Computations of digitally reconstructed radiographs for use in radiotherapy treatment design. *Int. J. Radiat. Oncol. Biol. Phys.* 1990; **18**:651–658.

15 Webb, S. *The Physics of Three-Dimensional Radiation Therapy: Conformal Radiotherapy, Radiosurgery and Treatment Planning.* Bristol, Institute of Physics Publishing, Ltd., 1993.

16 Collignon, A., Maes, F., Delaere, D., Vandermeulen, D., Suetens, P., and Marchal, G. Automated multi-modality image registration based on information theory. In *Information Processing in Medical Imaging (Brest).* Y. Bizais, C. Barillot, and R. Di Paola (eds.). Dordrecht, The Netherlands, Kluwer Academic, 1995.

17 Viola, P., and Wells III, W. M. Alignment by maximization of mutual information. *Proc. 5th Int. Conf. on Computer Vision (Boston).* IEEE, 1995.

18 International Commission on Radiation Units and Measurements. *International Commission on Radiation Reports and Measurements: Prescribing, Recording and Reporting Photon Beam Therapy* (Supplement to ICRU Report 50); Report #62. Bethesda, MD, ICRU, 1999.

19 Giraud, P., Antoine, M., Larrouy, A., et al. Evaluation of microscopic tumor extension in non-small-cell lung cancer for three-dimensional conformal radiotherapy planning. *Int. J. Radiat. Oncol. Biol. Phys.* 2000; **48**(4): 1015–1024.

20 Pekar, V., McNutt, T. R., and Kaus, M. R. Automated model-based organ delineation for radiotherapy planning in prostatic region. *Int. J. Radiat. Oncol. Biol. Phys.* 2004; **60**(3): 973.

21 Kaus, M. R., Brock, K. K., Pekar, V., Dawson, L. A., Nichol, A. M., and Jaffray, D. A. Assessment of a model-based deformable image registration approach for radiation therapy planning. *Int. J. Radiat. Oncol. Biol. Phys.* 2007; **68**(2), 572–580.

22 McDonald, S. C., and Rubin, P. Optimization of external beam radiation therapy. *Int. J. Radiat. Oncol. Biol. Phys.* 1977; **2**:307–317.

23 Drzymala, R. E., Mohan, R., Brewster, L., Chu, J., Goitein, M., et al. Dose–volume histograms. *Int. J. Radiat. Oncol. Biol. Phys.* 1991; **21**(1):71–78.

24 Drzymala, R. E., Holman, M. D., Yan, D., Harms, W., Jain, N. L., et al. Integrated software tools for the evaluation of radiotherapy treatment plans. *Int. J. Radiat. Oncol. Biol. Phys.* 1994; **30**(4): 909–919.

25 Lawrence, T. S., Tesser, R. J., and Ten Haken, R. K. Application of dose volume histograms to treatment of intrahepatic malignancies with radiation therapy. *Int. J. Radiat. Oncol. Biol. Phys.* 1990; **19**:1041–1047.

26 Kutcher, G. J., and Burman, C. Calculation of complication probability factors for non-uniform normal tissue irradiation: The effective volume method. *Int. J. Radiat. Oncol. Biol. Phys.* 1989; **16**:1623–1630.

27 Lyman, J. T. Complication probability as assessed from dose volume histograms. *Radiat. Res.* 1985; **104**:S13–S19.

28 Martel, M. K., Ten Haken, R. K., Hazuka, M. B., Kessler, M. L., and Turrisi, A. T. Analysis of tumor dose-volume histograms in relation-

ship to local progression free survival for lung cancer patients. *Int. J. Radiat. Oncol. Biol. Phys.* 1993; **27**(suppl 1):238.

29 Niemierko, A., and Goitein, M. Implementation of a model for estimating tumor control probability for an inhomogeneously irradiated tumor. *Radiother. Oncol.* 1993; **29**:140–147.

30 Niemierko, A., and Goitein, M. Optimization of 3D radiation therapy with both physical and biological end points and constraints. *Int. J. Radiat. Oncol. Biol. Phys.* 1992; **23**:99–108.

31 Wambersie, A., Hanks, G., and Van Dam, J. Quality assurance and accuracy required in radiation therapy: Biological and medical considerations. In *Selected Topics in Physics of Radiotherapy and Imaging*, U. Madhvanath, K. S. Parthasarathy, and T. V. Venkateswaran (eds.). New Delhi, McGraw-Hill, 1988.

32 Xiao, Y., Galvin, J., Hossain, M., and Valicenti, R. An optimized forward-planning technique for intensity modulated radiation therapy. *Med. Phys.* 2000; **27**(9):2093–2099.

33 Hristov, D., Stavrev, P., Sham, E., and Fallone, B. G. On the implementation of dose-volume objectives in gradient algorithms for inverse treatment planning. *Med. Phys.* 2002; **29**(5):848–856.

34 Chui, C. S., and Spirou, S. V. Inverse planning algorithms for external beam radiation therapy. *Med. Dosim.* 2001; **26**(2):189–197.

35 IMRT Collaborative Working Group. Intensity modulated radiotherapy: Current status and issues of interest. *Int. J. Radiat. Oncol. Biol. Phys.* 2001; **51**(4):880–914.

36 Webb, S. *The Physics of Conformal Radiotherapy.* Bristol, Institute of Physics Publishing Ltd., 1997.

37 Purdy, J., Grant III, W. H., Palta, J. R., Butter, B., and Perez, C. A. *3D Conformal and Intensity Modulated Radiation Therapy: Physics and Clinical Applications.* Madison, WI, Advanced Medical Publishing, 2001.

38 Brokaw, M. *Intensity Modulated Radiation Therapy. Optimizing Clinical Quality and Financial Performance.* Oncology Roundtable, The Advisory Board Company, 2002.

39 Brahme, A. Optimization of radiation therapy. *Int. J. Radiat. Oncol. Biol. Phys.* 1994; **28**:785–787.

40 Soderstrom, S., and Brahme, A. Selection of suitable beam orientations in radiation therapy using entropy and Fourier transform measures. *Phys. Med. Biol.* 1992; **37**:911–924.

41 Oldham, M., and Webb, S. The optimization and inherent limitations of 3D conformal radiotherapy treatment plans of the prostate. *Br. J. Radiol.* 1995; **68**:882–893.

42 Starkschall, G., and Eifel, P. J. An interactive beam-weight optimization tool for three-dimensional radiotherapy treatment planning. *Med. Phys.* 1992; **19**:155–163.

43 Eisbruch, A., Ten Haken, R. K., Kim, H. M., Marsh, L., and Ship, J. A. Dose, volume and function relationships in parotid salivary glands following conformal and intensity modulated irradiation of head and neck cancer. *Int. J. Radiat. Oncol. Biol. Phys.* 1999; **45**(3):577–587.

44 McKenzie, A., van Herk, M., and Mijnheer, B. Margins for geometric uncertainty around organs at risk in radiotherapy. *Radiother. Oncol.* 2002; **62**(3):299–307.

45 Wu, Q., Manning, M., Schmidt-Ullrich, R., and Mohan, R. The potential for sparing of parotids and escalation of biologically effective dose with intensity-modulated radiation treatments of head and neck cancers: A treatment design study. *Int. J. Radiat. Oncol. Biol. Phys.* 2000; **46**(1):195–205.

46 Chao, K. S., Ozyigit, G., Low, D.A., Wippold, F. J., and Thorstad, W. L. *Intensity Modulated Radiation Therapy for Head and Neck Cancers.* Philadelphia, Lippincott, Williams and Wilkins, 2002.

47 Zelefsky, M., Fuks, Z., Happersett, L., Lee, H. J., Ling, C. C., et al. Clinical experience with intensity modulated radiation therapy (IMRT) in prostate cancer. *Radiother. Oncol.* 2000; **55**:241–

249.

48 Sternick, S. (ed.). *Theory & Practice of Intensity Modulated Radiation Therapy*. Madison, WI, Advanced Medical Publishing, 1997.

49 Wu, Q., and Mohan, R. Algorithms and functionality of an intensity modulated radiotherapy optimization system. *Med. Phys.* 2000; **27**(4):701–711.

50 Emami, B., Lyman, J., Brown, A., Cola, L., Goitein, M., et al. Tolerance of normal tissue to therapeutic radiation. *Int. J. Radiat. Oncol. Biol. Phys.* 1991; **21**(1):109–122.

51 Quantitative Analysis of Normal Tissue Effects in the Clinic. *Int. J. Radiat. Oncol. Biol. Phys.* 2010; **76**(3):S1–S160.

52 Chao, K. S., Deasy J. O., Markman, J., Haynie, J., Perez, C. A, Purdy, J. A., Low, D. A. A prospective study of salivary function sparing in patients with head-and-neck cancers receiving intensity-modulated or three-dimensional radiation therapy: Initial results. *Int. J. Radiol. Oncol. Biol. Phys.* 2001; **49**(4):907–916.

53 Mageras, G. S., and Mohan, R. Application of fast simulated annealing to optimization of conformal radiation treatments. *Med. Phys.* 1992; **20**:639–647.

54 Que, W. Comparison of algorithms for multileaf collimator field segmentation. *Med. Phys.* 1999; **26**(11):2390–2396.

55 Yu, C. X., Li, X. A., Ma, L., Chen, D., Naqvi, S., et al. Clinical implementation of intensity-modulated arc therapy. *Int. J. Radiat. Oncol. Biol. Phys.* 2002; **53**(2):453–463.

56 Wong, E., Chen, J. Z., and Greenland, J. Intensity-modulated arc therapy simplified. *Int. J. Radiat. Oncol. Biol. Phys.* 2002; **53**(1):222–235.

57 Ma, L., Yu, C. X., Earl, M., Holmes, T., Sarfaraz, M., et al. Optimized intensity-modulated arc therapy for prostate cancer treatment. *Int. J. Cancer.* 2001; **96**(6):379–384.

58 Salter, B. J. NOMOS Peacock IMRT utilizing the Beak post collimation device. *Med. Dosim.* 2001; **26**(1):37–45.

59 Low, D. A., and Mutic, S. A commercial IMRT treatment-planning dose-calculation algorithm. *Int. J. Radiat. Oncol. Biol. Phys.* 1998; **41**(4):933–937.

60 Mackie, T. R., Holmes, T., Swerdloff, S., Reckwerdt, P., Deasy, J. O., et al. Tomotherapy: A new concept for the delivery of dynamic conformal radiotherapy. *Med. Phys.* 1993; **20**(6):1709–1719.

61 Olivera, G. H., et al. Tomotherapy. In *Modern Technology of Radiation Oncology*. J. Van Dyk (ed.). Madison, WI, Medical Physics Publishing, 1999.

62 Shepard, D. M., Olivera, G. H., Reckwerdt, P. J., and Mackie, T. R. Iterative approaches to dose optimization in tomotherapy. *Phys. Med. Biol.* 2000; **45**(1):69–90.

63 Kapatoes, J. M., Olivera, G. H., Ruchala, K. J., Smilowitz, J. B., Reckwerdt, P. J., and Mackie, T. R. A feasible method for clinical delivery verification and dose reconstruction in tomotherapy. *Med. Phys.* 2001; **28**:528–542.

64 Ruchala, K. J., Olivera, G. H., Kapatoes, J. M., Schloesser, E. A., Reckwerdt, P. J., and Mackie, T. R. Megavoltage CT image reconstruction during tomotherapy treatments. *Phys. Med. Biol.* 2000; **45**(12):3545–3562.

65 Dieterich, S., Cavedon, C., Chuang, C. F., Cohen, A. B., Garrett, J. A., et al. Report of AAPM TG 135: Quality assurance for robotic radiosurgery. *Med. Phys.* 2011; **38**(6):2914–2936.

66 Adler, Jr., J. R., Chang, S. D., Murphy, M. J., Doty, J., Geis, P., and Hancock, S. L. The CyberKnifeVR: A frameless robotic system for radiosurgery. *Stereotact. Funct. Neurosurg.* 1997; **69**: 124–128.

67 Kuo, J. S., Yu, C., Petrovich, Z., and Apuzzo, M. L. The CyberKnifeVR stereotactic radiosurgery system: Description, installation, and an initial evaluation of use and functionality. *Neurosurg.* 2003; **53**:1235–1239; discussion 1239.

68 Quinn, A. M. CyberKnifeVR: A robotic radiosurgery system. *Clin. J. Oncol. Nurs.* 2002; **6**:149, 156.

69 Fu, D., and Kuduvalli, G. A fast, accurate, and automatic 2D–3D image registration for image-guided cranial radiosurgery. *Med. Phys.* 2008; **35**:2180–2194.

70 Mu, Z., Fu, D., and Kuduvally, G. A probabilistic framework based on hidden Markov model for fiducial identification in image-guided radiation treatments. *IEEE Trans. Med. Imaging* 2008; **27**:288–1300.

71 Muacevic, A., Staehler, M., Drexler, C., Wowra, B., Reiser, M., and Tonn, J. C. Technical description, phantom accuracy, and clinical feasibility for fiducial-free frameless real-time image-guided spinal radiosurgery. *J. Neurosurg. Spine.* 2006; **5**:303–312.

72 Fu, D., and Kuduvalli, G. Enhancing skeletal features in digitally reconstructed radiographs. In *Medical Imaging 2006: Image Processing*, Vol. 6144, J. M. Reinhardt and J. P. Pluim (eds.). San Diego, The International Society for Optical Engineering, abstract 61442M, 2006.

73 Fu, D., and Kuduvalli, G. A fast, accurate, and automatic 2D–3D image registration for image-guided cranial radiosurgery. *Med. Phys.* 2008; **35**:2180–2194.

74 Murphy, M. J. Fiducial-based targeting accuracy for external-beam radiotherapy. *Med. Phys.* 2002; **29**:334–344.

75 West, J. B., Fitzpatrick, J. M., Toms, S. A., Maurer, Jr., C. R., and Maciunas, R. J. Fiducial point placement and the accuracy of point-based, rigid body registration. *Neurosurgery* 2001; **48**:810–816.

# 第 10 章

# 医学成像基础

目的                                          灰度分级合并

引言                                          空间分辨率

成像系统特性                      影像增强

影像对比度                           总结

数码成像概念                      思考题

  动态范围                          参考文献

## 目的

通过学习本章,读者应该能够:

- 掌握放射平片对比度的成因。
- 简述千伏级与兆伏级 X 线影像对比度差异的原因。
- 理解像素位数和像素值合并如何影响数码影像显示。
- 理解像素分辨率如何影响数码影像显示。
- 简述直方图均衡化技术以及这一技术如何改善了视觉效果。

## 引言

自从 X 射线发现后几十年来,随着电离辐射在人类疾病和损伤的诊断及治疗中的应用,医学放射学不断地在发展。在此期间,放射学专业人员既要接受放射诊断应用培训,又要接受放射治疗方法培训,因此在早年许多放射学专业人员需同时兼任诊断医生和治疗医生。然而二战以后情况发生了改变,放射诊断和放射治疗都变得越来越复杂。例如,随着 ⁶⁰Co 的问世,放射治疗变得更为复杂,⁶⁰Co 治疗需要更加复杂的治疗计划和疗效观察指标,以替代过去一直用于浅层和深部 X 线治疗的直接观察皮肤红斑和水泡方法。到了 20 世纪 70 年代初期,人们终于认识到放射诊断和放射治疗是两门完全不同的学科,因为它们有各自独立的培训方案、有各自的针对住院医生的准入鉴定委员会和各自的专家认证程序。放射治疗师(radiation therapist)逐步被称为肿瘤放射治疗专家(radiation oncologist),而术语"放射治疗师"则变为指代放疗技师,即他们是在肿瘤放射治疗专家指导下的放射治疗实施者。多数医疗机构成立的肿瘤放射治疗科独立于放射诊断科。物理师也越来越注重自己在单一学科如放射学、放射肿瘤学或核医学等专业技术知识的发展。在放射科的实习培训计划中,几乎没有安排放射肿瘤学培训内容,即便安排的话,放射肿瘤学的培训内容也仅仅是包含了放射诊断影像内容。

在过去的几十年间,放射治疗计划和患者放疗期间的体位监控已经变得越来越复杂。这主要归因于可进行 X 射线和粒子束治疗的高能加速器的出现;计算机、数学算法、软件程序的运用;物理师和计算机专业人员更频繁地参与;日常工作量的增加;以及对质量控制日益增长的需求。还有影像技术的广泛应用,尤其是计算机断层扫描(CT)、正电子发射断层扫描(PET)和磁共振(MR)在治疗模拟、治疗计划、肿瘤及其周围解剖结构三维直视中的运用也增加了这种复杂性。各种影像技术已是放射治疗的基础已成为共识,这就要求肿瘤放射治疗专业人员对这些影像技术有一个基本的了解,包括了解这些技术的优缺点以及在放疗治疗计划和治疗监控方面的适用范围等。

影像之所以成为放射治疗的重要组成部分是因为以下几个原因。首先,影像用于恶性疾病的诊断,而事实上诊断是医学影像的第一目标。在当代医学尤其是放射治疗中,影像的作用已不仅仅是疾病的诊断。影像在放射治疗的设计中起着主要的作用,影像被用作确定肿瘤,包括确定肿瘤位置、确定肿瘤侵犯范围以及确定肿瘤肉眼所见体积(GTV)。近年来用影像方法确定肿瘤从而实现患者精确摆位已经达到了一个相当高的水平。影像还被用于放射治疗的验证,也就是说用它能确保放射线始终精确投照在想要照射的区域;此外,影像被用于监测放射治疗,即观察放疗是否对患者达到预期的效果。由于影像方法越来越复杂,影像很可能会更进一步在肿瘤定位和验证中发挥重大作用。

本章是放疗涉及医学影像及其应用几个章节中的第一个章节。在本章中,我们首先介绍所有常见影像系统各自的特点,然后我们再详细介绍影像质量的一些特征,并将这些特征与放射线和物质作用的特性加以联系。最后,我们比较模拟成像、数码成像的基本概念,并叙述这些概念是如何影响我们在临床上所观察到的最终成像效果。在第 11 章中我们会描述各种类型的成像系统;而在第 12 章我们将介绍影像引导如何改善放射治疗部位的准确性。

## 成像系统特性

通常情况下,成像系统都有一些共同特征,即通常都具有某种成像介质。成像介质是成像系统的组成部分并与患者相互作用。这种相互作用程度实际上就是我们所需要的对患者的某种测量值,例如 X 射线和超声波就是一种成像介质。每种成像系统都有一个"源",由此产生所需要的成像介质,最重要的是成像介质和患者之间特定的相互作用。有时我们检测成像介质和患者之间的直接作用结果,例如检测 X 射线束穿过患者身体后的衰减程度,然后我们将它与患者体内不同的解剖结构相关联。其他一些技术,比如核医学成像,我们检测成像介质在患者体内的分布情况,并将这种分布情况与患者体内的生理功能相关联。在这种情况下,成像介质与患者之间的相互作用可能会干扰影像解读,因此不得不用某种方式进行处理。最后,我们还必须有某种装置可以在患者体外检测其体内成像介质的分布情况。正是对这种成像介质分布的解读最终它与我们想要了解的患者体内的情况相关联。

## 影像对比度

影像对比度使我们能够区分放射影像上的解剖结构。影像对比度的讨论从来都是从一张放射影像能更精确地识别什么开始。一幅放射影像或者更准确地说一幅放射线投射影像是 X 线光子束穿过吸收体后产生不同程度衰减的衰减图。由于 X 射线穿过一个吸收体(例如一位患者)后衰减程度不同,其最后撞击在患者另一侧的 X 线光子检测器的数量也就不同。这种到达探测器的不同光子数量最终能被显现出,并与患者的解剖结构相关联。如图 10-1 所示,X 线穿过吸收体后会有不同的衰减。

### 例10-1

一束能量为 30keV 的单能 X 线光子束穿过 10cm 的组织。在组织中嵌入 1cm 的骨组织后,试比较该光子束穿过骨与软组织后的衰减差异,以及单独穿过软组织的衰减差异情况。对 30keV 的 X 线,其在软组织中的线性衰减系数是 $0.3604cm^{-1}$,而在骨皮质中的中线性衰减系数是 $2.529cm^{-1}$[1]。

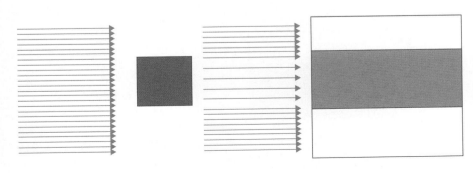

图 10-1　一束 X 线穿过一个吸收体后出现了不同程度的衰减。影像接收器上 X 线光子衰减的差异性使我们能推断吸收体中存在一个物体造成了这种衰减差异。(见彩图)

射线束穿过组织后的相对强度见下式：

$$\frac{I}{I_0}=\exp(-\mu x)$$

当射线束穿过 10cm 的软组织后，$\mu x$=3.604，则 $\frac{I}{I_0}$=0.027 21。当射线束穿过 9cm 的软组织和 1cm 的骨组织后，$\mu x$=9×0.3604+1×2.529，即 5.773 时，则 $\frac{I}{I_0}$=0.003 11，强度几乎减弱 10 倍。

这种 10 倍左右的光束强度差异相对容易被检测到。

## 例10-2

仍按照上述单能 X 线方法计算，现 X 线的能量为 2MeV。2MeV 的 X 线穿过软组织的线性衰减系数为 0.048 93cm$^{-1}$，而穿过骨皮质的线性衰减系数为 0.087 53cm$^{-1}$[1]。

现用 2MV X 线的线性衰减系数重新上述计算，我们发现，当射线束穿过 10cm 软组织后，$\mu x$=0.4893，则 $\frac{I}{I_0}$=0.6131。当射线束穿过 9cm 的软组织和 1cm 的骨组织后，$\mu x$=9×0.048 93+1×0.087 53，即 0.5279 时，则 $\frac{I}{I_0}$=0.5898。在此我们看到两者的差异仅仅约为 4%。

一束单能谱 30keV 的 X 线，其能量与 100kVp 的多能谱 X 线相当，这是一个典型的用于影像诊断的能量；而能量为 2MeV 的单能 X 线约相当于 6MV 的多能谱 X 线，这是一个典型的用于放射治疗的能量。众所周知，X 线能量较低时，其与物质作用主要为光电效应；而能量较高时，则主要为康普顿效应。由光电效应导致的衰减依赖于原子序数 Z 的三次方，而由康普顿效应导致的衰减则取决于质量密度。骨的有效原子序数几乎是软组织的 2 倍，因而在骨组织中发生光电效应的概率几乎约为软组织的 8 倍；骨的质量密度近似于软组织质量密度的 2 倍，因而在骨组织中康普顿效应的发生概率也近乎为同等厚度软组织的 2 倍。因

此，用诊断成像能量射线获取的影像其骨与软组织的对比度显著好于用治疗能量射线获得的影像。

除了衰减的差异，影响高能 X 线成像质量的另一个因素是康普顿效应产生的散射线。经由康普顿效应产生的 X 线到达影像接收器几乎不能提供其产生处与物质的作用信息。即这些散射光子不仅不能提供体内解剖的信息，反而会给放射影像增加噪声。图 10-2 显示到达影像接收器的放射线分布情况，其中包括了由衰减衍生的散射线，而这些散射线导致了影像的噪声。

由于低能 X 线的衰减差异变大，同时无散射辐射，结果用诊断能量 X 线所获得的放射影像质量显著好于放射治疗用较高能量 X 线所获得的影像质量。图 10-3 显示用较低光子能量 X 线模拟生成数码重建影像与兆伏级能量 X 线生成的射野影像之间的差异。

# 数码成像概念

## 动态范围

近年来，影像几乎完全是数码化获得的，因此这里有必要介绍一些与数码影像质量有关的概念。首先，简单来说数码影像是数字矩阵的显示，每个数字都对应一个密度。这种矩阵可以是二维的，其中的单元被称作"像素"，即表示"影像元素"；也可以是三维的，其中的单元被称作"体素"，即表示"体积元素"。模拟影像，例如胶片影像，其胶片中密度值是一个连续的值；与之相反，数码影像中某个点密度的精确度受描述该点数值的位数(bit)和测量装置的动态范围的限制。例如，若用 8 位描述一个像素值，则该值最大可达 $2^8$，也即可达 256。精度就取决于动态范围除以该数字值。

## 例10-3

假设我们有一个用 16 位表示温度的数码温度计。如果温度计的动态范围从-20°到120°，请问温度计的温度分辨率是多少？

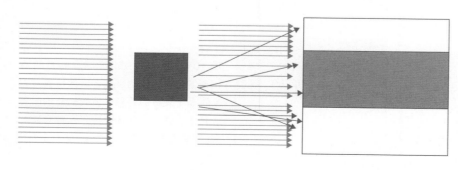

**图 10-2** 散射线使影像接收器信息接收缺失。（见彩图）

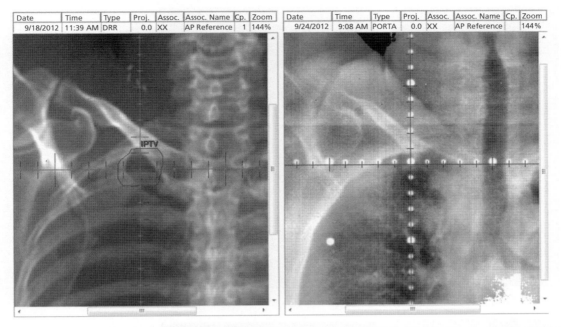

图 10-3　千伏级能量 X 线产生的数码重建放射影像与兆伏级能量 X 线产生的射野影像对比图。(Source: Courtesy of P. Balter, UT MD Anderson Cancer Center.)

16 位对应了 $2^{16}$，也就是有 65 536 等级。

动态范围是 $140°$，因而精度为 $140/65\ 536=0.002°$。

显然，增加表示值的一个位数会显著地影响精度。

图 10-4 所示为以不同位数表达灰阶的照片。注意位数值的变化对照片的对比分辨率有明显的影响。

## 灰度分级合并

一般而言，影像本身具有的位深（bit depth）要多于输出设备所能显示的位深。曾经 CT 影像一直由 12 位整数表示，也就是可以达到 $2^{12}$，或者说有 4096 个灰级。而现代设备则可以达到 16 位甚至更高的位数。多数输出设备显示 8 位影像，即包含了 256 个灰级。尽管如此，实际上人们通常只能够识别 6 位或者 64 个灰级影像。将 4096 个灰级显示成 256 个灰级则需要调整影像对比度和动态范围。图 10-5 说明了窗宽和窗位是如何影响显示器上形成的影像。原始的 CT 影像包含 4000 个 CT 值，位于 -1000 到 +3000 之间。$P_1$ 至 $P_2$ 区间的窗宽值确定后，任何一 CT 值低于 $P_1$ 的像素显示为纯黑色，任何一 CT 值高于 $P_2$ 的像素显示为纯白色。介于 $P_1$ 和 $P_2$ 之间 CT 值的像素则显示为不同层次的灰色。

图 10-6 通过显示一组 14 位（16384 灰级）的胸部数码放射影像来说明不同的窗宽和窗位是如何改变我们最终所看到的影像。在图 10-6a 中窗宽非常宽，含有 11731 个像素值，窗位大致设定在像素中间值位置。需要注意的是，几乎所有的像素落入到了窗口的低端，在影像中这些像素被显示在灰度级非常接近白色的一端。影像几乎没有反差，几乎整幅影像显示为白色。在图 10-6b 中，窗宽大幅缩小至 939 个像素值，窗位设定在 802 值处。像素值低于 $333\,(802-\frac{1}{2}\times939)$ 的显示为白色，高于 1272 的则显示为黑色。此图对比度大大增加，但由于肺部的多数像素值超过 1272 而显示为黑色，肺的细节表现不清。将窗位调至 2022，窗宽调至 2253，如图 10-6c 所示，多数软组织的像素值位于较低一侧窗值的 895 以下；因此在影像中显示为白色，并且只有很少的细节显示。最后，在图 10-6d 中，窗位 1506，窗宽 3003，同时可见到软组织和肺的细节。通过在显示器上仔细地调整数码影像的窗宽和窗位，观察者可以选择一个感兴趣的区域仔细观察其内的细节。

## 例 10-4

假设我们有一个 12 位的影像，像素值范围为 0~4095，我们要将其按 8 位影像显示（0~255 值）。我们将窗位设置为 1000，窗宽设置为 500。值低于窗口值的像素显示为黑色，值高于窗口值的像素显示为白色。试问显示为黑色的最大像素值是多少？显示为白色的最小像素值又是多少？每个灰度分级合并带有多少像

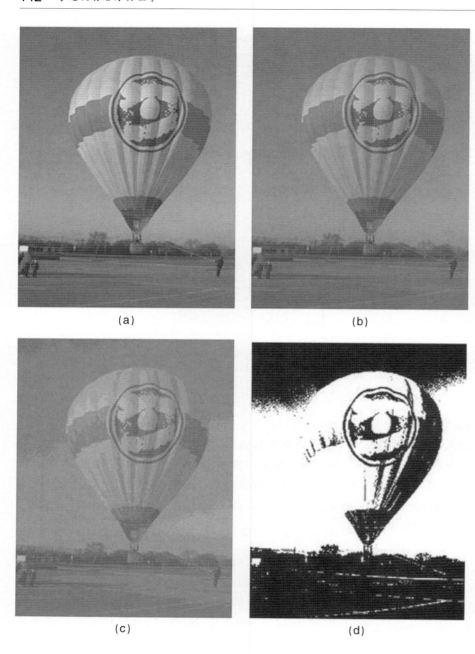

(a)

(b)

(c)

(d)

图 10-4　同一相片不同位数照片图。(a)8 位。(b)7 位。(c)3 位。(d)1 位。(Source: Courtesy of P. Balter, UT MD Anderson Cancer Center.)

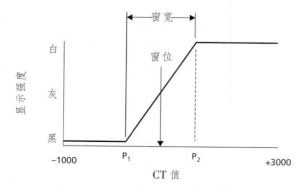

图 10-5　设置窗宽和窗位,将一系列 CT 值赋予相应灰度形成影像显示。

素值被显示?

　　显示为黑色的最大像素值由窗位减去窗宽的一半给出,即 $1000 - \frac{1}{2} \times 500$,为 750。

　　显示为白色的最小像素值由窗位加上窗宽的一半给出,即 $1000 + \frac{1}{2} \times 500$,为 1250。

　　我们有 500 个像素值(窗宽)必须按 256 个值显示(映射到 256 个显示值中去),这样大约每 2 个像素值对应一个灰度分级合并带。

　　在上述图示和例子中,将像素值线性合并分入灰

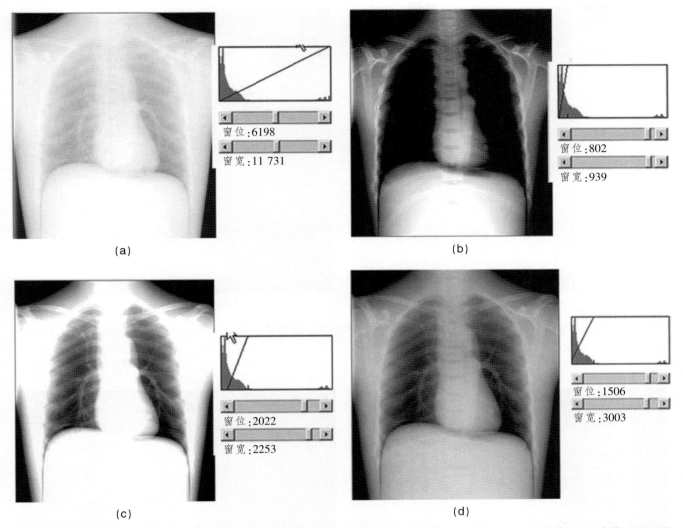

**图 10-6**　不同的窗宽和窗位胸部数码放射影像。(a)窗位 6198,窗宽 11 731。(b)窗位 802,窗宽 939。(c)窗位 2022,窗宽 2253。(d)窗位 1506,窗宽 3003。(Source: Courtesy of P. Balter, UT MD Anderson Cancer Center.)

度分级合并带。也就是说,每个灰度分级合并带中分入了大约数量相等的像素值。如果分入每个灰度分级合并带的像素值范围不同,就有可能获得更好的影像清晰度。该方法所用的技术之一就是直方图均衡化,其中通过调节每个灰度分级合并带的大小,可以使每个灰度分级合并带放入数量相等的像素。稍后在本章节中,我们将介绍如何用直方图均衡化提高影像清晰度。

## 空间分辨率

　　数码影像质量所要考虑的另一个因素是空间分辨率,空间分辨率由像素的大小决定。例如,CT 影像通常是以 512×512 的像素网格显示。因此,假如这个可见区域为 50cm,那么每个像素约为 1mm×1mm。如图 10-7 所示空间分辨率对影像的影响。左侧气球影

像由 600×800 像素的空间分辨率获得,而右图是由 100×133 像素的空间分辨率获得。在较低空间分辨率的影像上仔细观察可以看到像素结构。

　　在生成的一幅三维影像中,需要注意的是上下方向的空间分辨率通常明显低于轴位空间分辨率,上下方向分辨率取决于层厚。数码重建 X 线片(DRR)是通过计算穿过三维 CT 影像的 X 线衰减数据集获得。这种影像的空间分辨率与投影射线 CT 数据集以及 CT 数据集本身的空间分辨率均有关。图 10-8 所示将 CT 层厚由经典的 2.5mm 改变为 1mm 后的效果。

## 影像增强

　　在放射肿瘤学中有多种技术用于数码影像增强。在本章节前部分我们已描述过通过调整数码影像的窗宽和窗位实现影像增强。还有一种运用相当成熟的

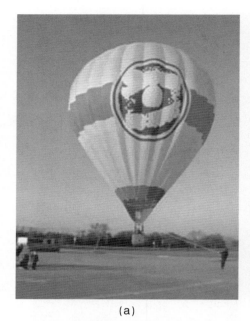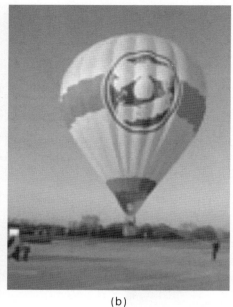

(a)　　　　　　　　　　　　　　　　　(b)

**图 10-7**　两幅不同空间分辨率的图像。(a)600×800 像素。(b)100×130 像素。(Source: Courtesy of P. Balter, UT MD Anderson Cancer Center.)

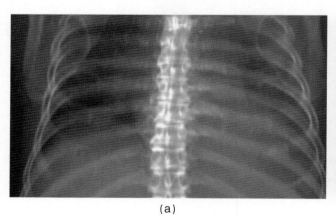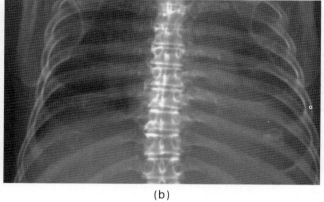

(a)　　　　　　　　　　　　　　　　　(b)

**图 10-8**　数码重建胸部 X 线片。显示 CT 层厚对 X 线片的影响：(a)2.5mm 层厚。(b)1mm 层厚。(Source: Courtesy of P. Balter, UT MD Anderson Cancer Center.)

技术是直方图均衡化。要理解直方图均衡化,我们需要回到灰度分级合并的概念。通常情况下灰度分级合并是在等窗宽下进行。然而,当可用的灰度值范围下降至一个相当窄的范围,且像素值非常接近,通过扩大这些区域的分辨率可能会获得一个更好的对比辨率。直方图均衡化是用不同的窗宽进行灰度分级合并,使每个灰度分级合并都包含相同数量的像素,而不是在等窗宽情况下使用灰度分级合并技术。图 10-9 显示直方图均衡化可以提高影像反差呈现更多的细节。

# 总结

- 医学影像在放射治疗中起着日益重要的作用。
- 影像对比度用于区分放射影像的解剖结构。
- 放射影像的影像对比度源于不同原子序数和质量密度差异导致的 X 线不同程度的吸收。
- 千伏级与兆伏级 X 线与物质作用的差异导致了两者放射影像对比度的明显差异。
- 显示设备中像素值的位数和像素值的合并明

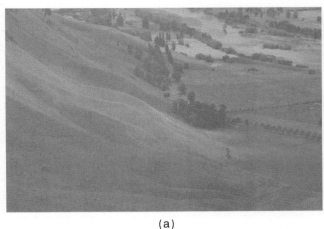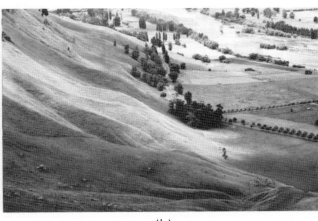

(a)　　　　　　　　　　　　　　　　　　　(b)

**图 10-9**　两幅图像使用直方图均衡后增强了图像的可视性。(a)为原始图,(b)为应用直方图均衡化后效果。(Source: Based on photograph by Philip Capper, used in Wikipedia article http://en. wikipedia.org/wiki/Histogram equalization, accessed September 15, 2015.)

显地影响数码影像显示。数码影像的显示还受到像素分辨率的影响。

● 更多的关于位数、字节、影像大小等计算机方面的讨论内容详见第 13 章。

# 思考题

**10-1**　假定乳腺由 5cm 的脂肪组织构成,其内有 1mm 的钙化灶,计算当射线束能量为 20keV 时其影像的对比度;当射线束能量为 40keV 时,其影像的对比度又是多少。

**10-2**　当温度分别用 8 位和 16 位显示,试比较数码温度计的精度。

**10-3**　估算在放射治疗计划中使用的典型的 CT 图像数据集的大小。

**10-4**　试比较治疗计划中使用的 CT 影像的空间分辨率和计算剂量的矩阵分辨率。

(王丽君 译　冯平柏 校)

# 参考文献

1 Hubbell, J. H., and Seltzer S. M. Tables of X-Ray Mass Attenuation Coefficients and Mass Energy-Absorption Coefficients from 1 keV to 20 MeV for Elements Z = 1 to 92 and 48 Additional Substances of Dosimetric Interest, NIST Standard Reference Database #126, May 1996, http://www.nist.gov/pml/data/xraycoef/index.cfm, accessed September 15, 2015.

# 第 **11** 章

# 诊断影像及其在肿瘤放射治疗中的应用

目的
引言
放射平片
　数字 X 线片
　数字 X 射线接收器
计算机断层扫描(CT)
　历史演进
　CT 原理
　CT 重建算法
超声影像
核医学

放射性药物的特性
核医学影像
发射型计算机断层扫描(ECT)
　单光子发射计算机断层扫描(SPECT)
　正电子发射断层扫描(PET)
磁共振成像
功能磁共振成像
总结
思考题
参考文献

## 目的

通过学习本章,读者应该能够:

- 了解影像技术在恶性肿瘤诊断、放疗中肿瘤位置确定,以及放疗剂量验证中的重要作用。
- 掌握应用于放射治疗影像的不同成像过程和成像过程放射物理学的基本原理。
- 掌握获取放射影像的设备和其成像步骤,并能描述模拟和数字影像各自的特点。
- 说出放疗计划中普通 X 射线模拟和 CT 模拟的原理和价值。
- 描述 CT 影像传送的特点,以及获取这些影像的步骤。
- 详细说出超声影像的获取原理和影像特征。
- 说出如何获取核医学影像 (包括 SPECT 和 PET 影像),以及它们的特点和不足。
- 简述磁共振包括功能磁共振影像技术原理及其对放疗计划的影响。

## 引言

　　在前面的章节中,我们学习了影像技术的一些共同点,本章我们将学习这些影像技术的不同之处。不同的影像方法反映患者的不同方面,一些影像方法是二维的,是患者某一部位的投射或截面影像;而另一些影像方法则是三维的,反映患者的立体信息;另外还有一些影像方法是四维的,影像提供了三维影像随时间变化的信息。有些影像方法是实时的,反映在线获取的当时影像,另一些影像方法则需耗费大量计算时间才能获得最终影像。一些影像方法反映机体的解剖结构,另外一些则反映生理特征。因此,各种影像方法有各自的特点,在临床中,我们可能需要了解患者这样或那样的信息,而要达到这一目的,我们需要根据自身需求选择合适的影像技术。

　　通过本章学习应该掌握放疗所涉及的不同影像技术,并掌握这些影像技术在实际应用中各自的特点。

# 放射平片

放射平片技术是指这样一个过程,相关的信息通过 X 射线记录到影像接收器上,然后通过影像显示和解读,从而诊断或提示患者疾病或损伤的部位和范围。放射平片影像是一种二维影像,由射线源发出 X 射线透过人体,然后在一个平面形成投影影像。机体透光度低或引起射线衰减增加表明患者该区域密度较大或原子序数较高,当影像所见与"正常"片相比出现异常,则提示相应部位可能有疾病。

放射平片除用于疾病诊断外,多年来还一直用于放疗照射野的设计。起初,放疗照射野的设计通过放疗模拟机完成。放疗用模拟机将一个诊断用 X 射线管固定在等中心的旋转机架上,用此来模拟放射治疗设备的几何结构;模拟时,患者按照治疗需要体位躺在模拟机平板床上,然后操作者将机架、遮线器和床移动到治疗需要的位置,之后获取一张二维平片,再在平片上设计照射野,这个过程通常需根据骨性标记进行。现今 CT 模拟应用更为普遍。它首先让患者按治疗需要的体位躺在 CT 模拟机的平板床上,然后获取患者的 CT 扫描影像,再在获取的系列 CT 影像上勾画出放疗靶体积,而放疗照射野是在 CT 扫描片数字化重建平片(DRR)上获得的。之后,该数字重建平片照射野与直线加速器所获得的平片照射野影像相比较,以评价放疗过程中位置的准确性。在图像引导放疗(IGRT)时,X 射线源经常置于直线加速器的机架上,这样就可以在即将治疗前获取治疗床上的影像。图 11-1 显示一个机载成像系统,它由一个 X 射线管和一个影像接收器组成,附挂在加速器上。

## 数字X线片

最初,X 射线影像通过影像增强器增强影像并记录在感光胶片上。用胶片记录 X 射线影像通常被认为是一种对获取信息记录的模拟方法,因为所获取的空间和反差信息都是连续的。而数字化 X 线片影像,其空间信息由许多微小单元即像素的阵列组成,其中每个像素以其灰度程度表示,并以数值形式记录于计算机中,该像素的数值反映相对应组织的密度。目前有多种方法可以获得 X 线片数字化信息或将普通胶片的模拟信息转化为数字信息。由于对影像后期计算机处理需求的日益增多,数字放射照相技术在放射学界逐渐被广泛接受。数字放射照相技术的另一个推动力是局域网内数字化传输的需求,例如一个医疗机构内

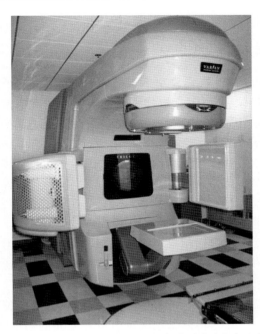

**图 11-1**　图像引导放疗(IGRT)。图左侧为固定在机架上的 X 射线射线源,图右侧为影像接收器。图底部为兆伏级影像接收器。

通常需要通过局域网将平片信息从它的拍摄地点便捷地传输到临床诊断读片和临床需使用的地方。此外,远程诊断也促进了数字放射照相技术,即将平片信息传送至远距离,用于阅片和会诊。同时,局域网还可以将医院内的数字化影像信息,由放射科便捷地传送至肿瘤放射治疗部门,用于放疗计划的设计。这类传输网络经常被称为影像归档和通信系统(PACS)[1]。

一些数字放射照相系统包含多种辐射接收器,如闪烁探针、光电二极管或半导体装置,在用扇形 X 射线束扫描患者时,它们可以同步记录 X 射线信息。这种狭缝扫描技术在获取影像过程中产生的散射辐射极少[2]。从接收器得到的电信号会被转换成数字信号,之后再将这些数字信号的强弱用 1 到 256($2^0$到 $2^8$)的数值表示,这些数值在影像中以单元灰度值显示,并成 512×512,1024×1024 或 2048×2048 的像素阵列。另一种数字放射照相方法是将影像增强器输出屏幕的采集摄像头所捕捉的电流信号数字化[3]。

荧光储存技术也是一种数字放射照相技术,并在很多临床工作中使用。该技术将 X 线片信息储存在含有光敏荧光物质,如氟溴化钡的平板中,稍后当这块平板被一束强聚焦激光扫描时,其光敏荧光物质就可以释放出可见光,光强度与早前吸收的 X 射线能量成正比。这一可见光可以通过光电倍增管或其他光敏接收器检测到,并被转换成数字信号,然后以影像显示在高清电视屏上或胶片上。荧光储存技术所获的数字

平片有时也被称为计算机放射照相术。

## 数字X射线接收器

　　近年来,数字 X 射线接收器,通常称作电子射野影像装置（EPID）,取代了过去传统的 X 射线接收方法,如过去使用的影像增强器、增强屏及胶片。早期的 EPID 应用一个摄像头捕捉影像增强器屏幕上的画面,再在控制台显示屏上显出。图 11-2 为上述装置的示意图。此类设备的技术原理非常简单,其接收器也可观察到相当大范围的影像画面。但另一方面,这类设备通常体积庞大,影响到治疗床,妨碍到治疗师与患者必需的床边接触;而且在影像增强器上产生的光线只有很少一部分被影像接收器接收而传送到控制台显示器上。

　　胶片影像可以通过激光扫描数字化,即在胶片背侧用一个光学传感器接收透过胶片激光的强度变化,并将传感器接收的信号数字化,再传输到远处,最后调制透过胶片的光强度信息,重建原始的平片影像。此方法可以将影像传输到本单位另一地点或更远距离,用于远程诊断。一旦胶片影像被数字化之后,就可以将它通过各种方法传输到远处,例如通过电话双绞线传送或光纤、微波信号传送,甚至可以通过卫星传送。

## 例 11-1

　　当 8×10 英寸的平片图像扫描成 1024×1024 像素数字图像时,它的空间分辨率是多少?

　　分辨单元大小(像素尺寸)：

　　水平方向(8 英寸)(25.4mm/英寸)/1024=0.20mm

　　纵轴方向(10 英寸)(25.4mm/英寸)/1024=0.25mm

　　每毫米线对数：1/2(1/r),其中 r=像素尺寸：

　　水平方向 1/2(1/0.2mm)=2.5 线对/mm

　　纵轴方向 1/2(1/0.25mm)=2.0 线对/mm

　　因此,数字化图像的空间分辨率明显低于原始图像 6~8 线对每毫米的分辨率。

## 例 11-2

　　如果要将例 11-1 中的数字影像储存到计算机里,按每个像素中包含 256 级灰度阶信息($2^8$ 或 8 比特或 1 字节)计算,请问需要多大的储存空间?

　　储存空间=1024×1024×8=$8.4×10^6$ 比特 （超过 1 兆字节）

# 计算机断层扫描（CT）

　　传统放射照相术中,当透过人体的 X 射线在只有几个百分数级别的微小差异时,无法在影像中显示出来。这种对穿透 X 射线微弱差别无法识别的原因是,3D 解剖信息投影在 2D 影像接收器上本身就会使透过身体不同结构微弱差别的 X 射线不易区别。此外,传统的影像接收器,如胶片、屏幕、影像增强器或平板成像器,本身并不能解析识别比几个百分点还小的入射光线强度差异。此外,用于拍摄传统平片的大面积 X 射线束可以产生相当数量的散射线,从而影响到穿透过人体 X 射线的微小差异识别。

　　所有这些传统平片的缺陷,在 CT 影像中都能得到显著改善。在 CT 中,穿透 X 射线相差(对比度)小至十几分之一个百分点时都可以在影像上显示出来。尽管 CT 影像 1 个毫米级的空间分辨率显著差于传统平片(不超过 0.1mm),但它更好的对比度和断层显示解剖结构(如横截面、冠状面和矢状面)是传统平片所不具备的,这些使得 CT 成像在观察人体许多部位结构上具有独一无二的作用。

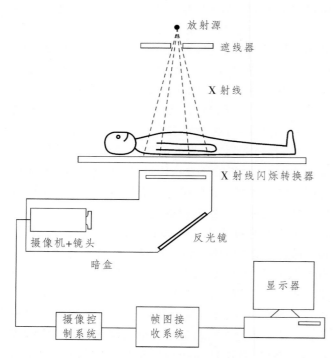

图 11-2　摄像头 EPID 结构示意图。(Source: Antonuk 2002[4]. Reproduced with permission of IOP Publishing.)

## 历史演进

1972 年,当 EMI 公司 Hounsfield 宣布头颅扫描仪开发成功时,这一划时代的 CT 影像技术便投入了临床实际应用[5]。当时 Hounsfield 首先将他的技术命名为"计算机横断面轴向断层扫描",之后这一名词又被简化成"计算机轴向断层扫描",并以"CAT"简称。由于 CAT 缩写一直受到业界取笑,以后主流医学影像界杂志便采用了"CT(computed tomography)"一词。CT 发明后,EMI 公司 CT 所使用的投影影像重建技术在其他领域也开始应用,如在射电天文学[6]、电镜显微镜学[7,8]和光学[9,10]。然而所有这些应用的理论都是基于 1917 年 Radon 提出的数学算法[11]。由于 CT 给临床医学带来的优势非常明显,70 年代中期,许多公司竞相加入了更优 CT 的研究中[12]。到了 70 年代末期就出现了"第四代"CT 产品,同时也由于激烈的竞争,许多公司出现了财务困难,或放弃研发将精力转向其他产品的开发。如今,医疗市场的 CT 设备主要由几个大的医疗仪器制造公司生产。

在过去的 20 年里,CT 已经成为医疗影像技术进步的主要影响因素。一些曾经流行的影像技术,如核医学颅脑扫描、气脑造影最终消失了;而另外一些,如脑血管造影和脊髓造影术则受到了明显的冲击。其他一些影像方法,如单光子发射计算机断层扫描(SPECT)、正电子发射断层扫描(PET)和磁共振(MRI),都利用了与 CT 类似的投影影像重建技术得以发展。还有实时和灰阶超声影像、功能核医学影像和数字 X 线片,也都是利用计算机为基础的数字化数据采集与处理技术,这些技术都来源于 CT。CT 技术对肿瘤放射治疗的计划设计也提供了很大的帮助,自从 20 世纪 70 年代早期,由于人们认识到 CT 在临床中的巨大好处,40 年来医学影像得以取得了长足进步。

## CT原理

早期的 CT 是用一个窄束 X 射线装置扫描患者,同时在患者对侧装置一个 X 射线探测器,这个探测器可能是一个增压的电离室、一个闪烁探测仪或一个半导体二极管。假设患者厚度为 x,且患者为均一物质结构组成,其 X 射线线性衰减系数为 $\mu$,则 X 射线穿透人体的射线穿透量可由标准指数衰减公式给出:$I=I_0 e^{-\mu x}$,如果患者有多处($n$)检查区域,每一个区域都有其各自的厚度和线性衰减系数,则 X 射线穿透量为:

$$I=I_0\exp(-\sum \mu_i x_i)$$

其中

$$-\sum \mu_i x_i=-(\mu_1 x_1+\mu_2 x_2+\cdots+\mu_n x_n)$$

则 X 射线穿透率为

$$I/I_0=\exp(-\sum \mu_i x_i)$$

用单一的穿透检测数据,各衰减系数无法确定,因为穿透率公式中有太多的 $\mu_i$ 是未知的。然而从多个方向对对侧 X 射线穿透率测量则可通过一定计算方法得出其相应的衰减系数。此种计算方法最后可得到患者一个扫描厚度横截面各处衰减系数的阵列。这些衰减系数可通过 CT 值来表示,计算公式为:

$$CT\text{ 值}=1000\frac{\mu_i-\mu_w}{\mu_w}$$

其中 $\mu_i$ 为某处组织体素单元(voxels)衰减系数,$\mu_w$ 为 CT 扫描 X 射线束平均能量在水中的线性衰减系数。每个 CT 值对应赋予一个特定的灰度值,一个阵列的 CT 值则可表达为一个扫描截面的灰度图,这些灰度图就构成了我们所见到的 CT 影像。在患者身体每隔一小段距离就采集一次断层 CT 影像,这些连续的 CT 影像就构成了包含患者一整段躯体影像信息的 CT 影像。每一层 CT 影像都来自一定层厚的组织,一般层厚在 1mm 到 1cm。而且连续 CT 层面中对应的体素单元通过数学方法重组可以形成冠状和矢状位影像,它们常作为横截面 CT 影像的补充并成为常规 CT 检查的内容。

第一代 CT 扫描机(图 11-3),X 射线源是一个笔形 X 射线束,该线束在一个方向上水平移动扫描,然后 X 射线源围绕患者身体旋转一定角度再水平移动扫描,通常移动的角度非常多(如 180 个),而前后两次扫描角度相差非常小,如相差 1°。这种水平-旋转式几何扫描方式获得一张 CT 影像需要花费数分钟,而在此期间,患者身体的移动将不可避免地影响到成像质量。这种耗时明显的扫描方式阻碍了这一技术在头颅以外的躯体部分的应用,因为相对于颅脑,其他部分躯体自身位移太明显。后来,CT 技术的演进主要体现在扫描时间缩短到秒级或更快,以及通过内在质控提高影像空间分辨率。第二代 CT 扫描技术(图 11-4)是用一扇形线束取代笔形线束,同时将水平-旋转运动的角度间隔增加到几度,从而将扫描时间缩短到 20s 左右。第三代 CT 扫描技术则是应用扇形线束和一

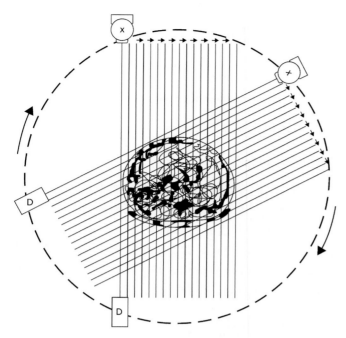

**图 11-3** 第一代 CT。用笔形 X 射线束扫描,X 射线源水平移动和旋转运动相结合。

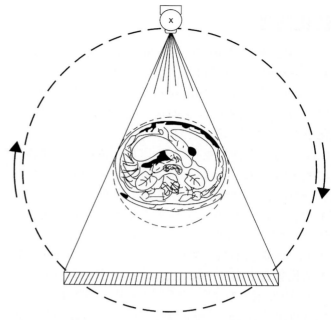

**图 11-5** 第三代 CT。扫描时 X 射线管和 X 射线接收器都在旋转运动。

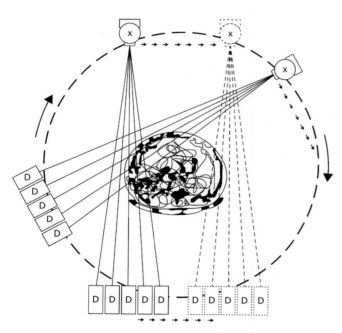

**图 11-4** 第二代 CT。用扇形 X 射线束扫描,多个 X 射线接收器,X 射线源水平移动和旋转运动相结合。

组多个 X 射线接收器,并且只有旋转移动而无水平移动,从而大大减少扫描时间到 1~2s(图 11-5)。第四代 CT 扫描技术将 X 射线接收器 360°均匀分布在环形扫描机架上,扇形线束围绕患者旋转运动扫描,这一扫描技术所用扫描时间与第三代技术所用时间相似。上述这些 CT 扫描技术由于受到用于确定不同体素单元

衰减系数的 X 射线束数目的限制,影像质量受到噪声的影响。

近年来随着螺旋 CT 的出现,扫描时机架旋转而患者随床前后水平移动,CT 扫描速度得到进一步提升(图 11-6)。通过应用更多排的 X 射线接收器环,X 射线管旋转一次可以同时获取更多 CT 影像层面,这样使整个 CT 扫描所需时间更进一步缩短。目前,这种系统被称为多层螺旋 CT,配备的环形 X 射线接收器已经可以几百排,整个扫描时间可以仅为几秒。

锥形束断层 CT(CBCT),该技术主要特点是在 X 射线源对侧放置一个平板形 X 射线接收器,其最主要应用于肿瘤放射治疗中的图像引导放疗(见第 12 章)。在这种应用中,千伏级 X 射线管和 X 射线平板接收器同时装置在直线加速器机架上[13]。当获取患者 CBCT 影像后,将此影像与计划 CT 的影像相对比,通过调整使患者靶区精确对准。

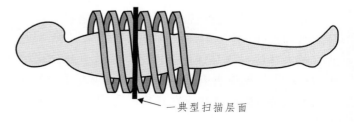

一典型扫描层面

**图 11-6** 螺旋 CT。X 射线管运动轨迹。

## CT重建算法

　　CT 的基本原理是利用投影数据通过一定的数学算法进行影像合成。数学算法主要包括简单反投射法、积分方程法(卷积法)、傅里叶变换法和级数展开法[14]。影像的重建可用简单反投影法阐明，这一法则已运用于球管水平-旋转的几何过程中。

　　简单反投影法是将穿透人体每条 X 射线的路径分成多个大小相同的体积单元，并假设每个体积单元对穿透路径上总的 X 射线衰减贡献均等。在图 11-7 中，将 A 穿透路径分成 10 个大小相同的体积单元，并假设每个体积单元对路径上总的 10%衰减贡献 1%；B 为另一个方向 X 射线穿透路径，其路径中的一个体积单元与路径 A 的一个体积单元相交叉。整个 B 路径的衰减为 20%，其中 10 个体积单元中的每个单元贡献 2%的衰减，则两路径相交叉的体积单元衰减贡献之和为 3%。第三条 C 路径同样会在上述交叉体积单元相交，则路径 C 对该体积单元的衰减又增加了 3%的贡献。在平移-旋转 CT 扫描几何过程中，如旋转有 180 个角度，则这个共同交叉的体积单元对衰减总的贡献为 180 个方向的衰减之和，其中每个衰减值为各自 X 射线路径方向测得。CT 解剖断层中每一个体积单元都有 180 个 X 射线路径交叉穿透，故每个体积单元的总衰减贡献为 180 个穿透衰减之和。因此，衰减值体现为横截面灰度图，它成为 CT 横截面图片构成单元即像素，与患者组织体积单元相对应，像素灰度与体积单元衰减相对应。这种像素图像显示即由简单反投影法处理得到了 CT 影像。

　　简单反投影法的主要缺点是在 CT 成像中当相邻两个体积单元射线衰减相差较大时，该部位会产生严重的模糊伪影。若想减少此伪影干扰需对简单反投影法进行优化，即在穿透数据进行反投影法计算之前，用去伪影函数(卷积)对 X 射线穿透数据进行处理。最常用的去伪影函数是一个称为"频率斜变滤波器"的函数，其以与一个可达到截断(cutoff)值的频率相关线性地增加信号放大程度，而当该频率达到截断值时，信号放大跌至零。由于斜变滤波器同样也放大噪音，所以也会用点对点滤波器，如 Hamming 或 Hann 滤波器来减小或衰减，较高频的斜变滤波放大。过滤后反投影法就可去除处理前图像中存在的星样伪影。这种用去伪影函数处理卷积穿透数据的技术被称为卷积法图像重建技术。这一方法为当今 CT 技术中最常见的图像重建算法。这种方法的优点之一就是可以一边收集 X 射线穿透数据一边进行影像处理。

　　在肿瘤放射治疗的计划设计系统中，CT 技术是非常有用的影像技术，它可以用于体表轮廓及肿瘤勾画，以及周围正常组织的确定[15-17]。CT 还可以提供组织衰减系数，这有助于放疗给量时对不均匀组织的修正[18,19]。多数商业化 CT 设备会提供多种相关软件包用于放射治疗计划设计。其中很多软件包可以直接将 CT 影像导入治疗计划设计系统计算机中，并能将等剂量曲线融入其中，从而使患者得到满意的放疗计划。图 11-8 为等剂量分布曲线叠加在 CT 横截面的影像。

## 超声影像

　　超声影像对勾画表面轮廓和内部结构非常有用，这对构建一个满意的放疗计划非常重要。在这种影像方法中，超声探头表面有一个压电晶体，可以产生机

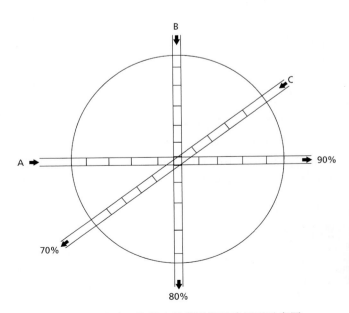

**图 11-7**　简单反投影法投影影像重建原理示意图。

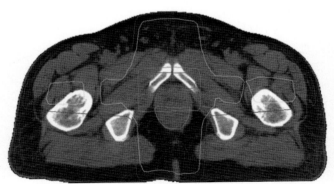

**图 11-8**　盆腔 CT 横截面等剂量曲线分布叠加图。

械振动波（压力波），从探头前方直接传输到组织内，即压电晶体受到一个瞬时电子脉冲可产生震荡，该震荡可形成压力波传输到组织中。该压力波频率在 1~10MHz 范围，属于超声频段，远高于人耳所能响应的波段（20Hz~20kHz）。

当超声波通过人体时，它会遇到不同的组织间界面，从而反射或折射超声波的能量（图 11-9）。从组织间界面反射回探头的能量取决于界面两侧的声学阻抗差。一个组织的声学阻抗 $Z$，由经由组织的物理密度 $\rho$ 和该组织中的声波传导速度 $\nu$ 决定（$Z=\rho\nu$）。

## 例11-3

超声在组织界面的能量反射量可由超声反射系数表示：

$$\alpha_R=\left[\frac{Z_2-Z_1}{Z_2+Z_1}\right]^2$$

其中，$Z_1$ 和 $Z_2$ 分别为界面两侧组织的声学阻抗。假设超声波在胸壁和肺组织中的传播速度相同，并假设超声在胸壁的声学阻抗大约为 $1.6\times10^5 g/(cm^2\cdot s)$，而在肺的声学阻抗约为 $0.0004\times10^5 g/(cm^2\cdot s)$，请问超声波在胸壁和肺界面能量反射的比例是多少？

$$\alpha_R=\left[\frac{Z_2-Z_1}{Z_2+Z_1}\right]^2$$

$$=\left[\frac{1.6-0.0004}{1.6+0.0004}\right]^2=0.999$$

也就是说，99.9%的超声能量在此界面被反射回，

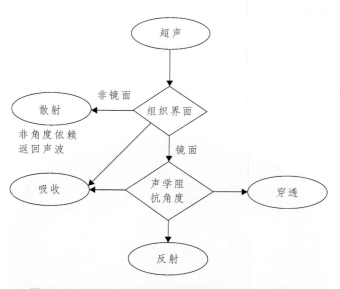

**图 11-9** 超声在人体内两组织间界面的反射和折射。

只有 0.1%的能量传输通过此界面。

当界面两侧组织的声学阻抗相差非常明显时，绝大多数能量被反射回去，只有小部分能量能通过该界面进入到后面的组织中。因此超声对胸部检查没有作用，因为胸壁和肺的物理密度差异非常大，从而阻止了超声穿透该界面。但超声在做治疗计划测量胸壁厚度时非常有用，因为通过超声反射可以看到一个非常清晰的胸壁表面轮廓和胸壁内边界。此外，超声对检查骨骼后方组织亦存在非常大的困难，因为大部分超声能量在骨骼前的软组织和骨骼的界面被反射掉，而剩余穿透该界面的一小部分超声能量又被骨骼强烈地吸收。

超声影像检查对声学阻抗相差较小的组织非常有效，因为在组织间界面被反射的超声能量足够大，超声探头能获取可测量的回波信号。例如，超声影像对区分乳房 X 线片发现的可疑病灶是囊肿还是实体病灶非常有用，因为有足够的超声能量被反射回使病灶能够被勾出边界，实体病灶内部会产生一个超声反射，而囊肿内部区域则无回声（因囊性病变不产生内部超声能量反射或不产生超声能量回声）。超声影像另一个常用场景是在 IGRT 中的应用，主要用于前列腺癌的治疗中。该治疗时前列腺、膀胱和直肠的超声实时影像可与治疗计划中的这些解剖影像相比较，并根据获取的超声信息调整患者的治疗位置。

超声在体内组织间界面被反射后，探头可探测到一个振幅已经减小的压力波。当超声探头压电晶体吸收到反射回的超声波时，即产生一小的电信号，该信号被进一步接收和处理。在超声探头接收超声信号时，探头的角度就确定了回波的方向，因而也就确定了产生超声回波的组织间界面的位置。另外通过超声信号发射和接收花费的时间 $t$，可以确定反射界面的深度，其表达式为：

$$深度=(v\cdot t)/2$$

其中，$v$ 是超声的速度。由于时间 $t$ 的原因表达式要除以 2，因为时间包括了超声信号到达界面和从界面反射回超声探头的时间。超声速度 $v$，在不同的软组织中差异不大，通常以 1540m/s 的固定值来计算反射界面深度。

## 例11-4

一个回声在超声脉冲发射进入组织 $130\mu s$ 后被探头检测到，请问产生回声的组织界面深度是多少？

深度 = $(v \cdot t)/2$

$= (154\,000\,cm/s) \times (130 \times 10^{-6}\,s)/2$

$= 10cm$

当组织界面和超声波束在一个合适角度时，被反射回探头的超声能量可达到效能最高。但人体内组织界面相对于患者体表可能是任意角度的。因此，为了获得这些界面良好的超声影像，超声探头在患者体表滑动时通常需要来回摆动，从而使得在扫描过程中超声束与这些组织界面的交角至少能够在某个时刻达到一个合适的角度。超声探头的这种两相运动，以及在超声探头和皮肤间用一层胶体耦合的超声检查方法称为"复合接触扫描"。

早期的超声扫描是通过一个探头手动在患者体表滑动来获取超声影像。这种检查方法速度慢，需要高度熟练的操作者才能获得满意的影像。现在的超声扫描仪可以提供多探头阵列，成像速度快，并且可以获得实时影像而减少了由于患者体位移动而造成的伪影（图 11-10）。关于更多的超声影像技术原理和应用，将在医学影像物理学相关书籍中更详尽地介绍[20]。超声影像除了用于确定胸壁厚度，还被用于头颈部、乳腺、上腹部、盆腔和后腹膜脏器等许多正常和异常组织结构部位的确定。超声在放疗计划和给量中的这一应用已有文献做相关描述[21-23]。

# 核医学

核医学是一种功能影像，其特点是它主要反映机体的生理、代谢和生化过程而非解剖结构。根据这一特点，在这种影像技术中，需要选用一种对患者某个器官和组织有特别亲和力、能辐射 γ 射线的放射性药物注入患者体内，核素发射 γ 射线穿过患者机体，从而

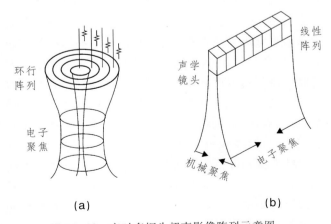

（a）　　　　　（b）

图 11-10　实时多探头超声影像阵列示意图。

能被外部探测器检测到。此检测过程产生一张影像，该影像能反映亲和组织或器官对药物的集聚、分布和分泌情况。

自从放射活性被发现以来，在生物学中，应用标有放射性的复合物作为生化示踪剂的研究一直处于非常重要的位置。21世纪以来，放射性示踪剂在生物学和医学基础科学（如生物化学、生理学、药理学以及细胞和分子生物学）的很多进展中起着非常重要的作用。然而，放射性标记药物在临床的常规应用是在20世纪中叶取得了三个重大进展之后才得以实现的。第一次进展是第二次世界大战后，在原子能委员会原子和平利用项目的推动下，人工制造放射性核素核反应堆的出现；第二次则是20世纪50年代末，由Anger促进的闪烁照相机（γ相机）的发展[24]；第三次是在同时期核素发生器的进展，特别是 $^{99}$Mo-$^{99m}$Tc核素发生器的进展。在今天众多的美国患者中，他们中有许多都至少接受过一次核医学检查；许多需要放射治疗的患者，为了评判肿瘤分期和是否转移以及转移范围，接受过一次或更多次的核医学检查。

## 放射性药物的特性

在诊断核医学中，放射性核素的选用应根据其特性是否可满足成像要求。这些理想的特性包括：

● 有一个相对短的物理半衰期，注入患者体内的核素有足够的活度以产生足够的 γ 射线而获得可接受的影像，之后放射活性残留少，这样处理残余核素和患者排泄物的困扰就小。

● 有一个相对较短的生物半衰期，这样残留在患者体内的放射性核素不至于产生不可接受的人体辐射剂量。

● 发出的射线不含粒子辐射（如 β 粒子、内转换电子和俄歇电子），因为这些辐射不会对成像检查有贡献，反而会增加患者辐射受量。

● 所发射出的 γ 射线的能量能很好地匹配接收装置的检测范围（如闪烁照相机）。

● 发射出的所需 γ 射线能量与低能量 γ 射线能很好地区分，这样低能量的散射光子可以不被接收。

● 高选择性，这样放射性核素可以高效地标记到所用药物上。

● 核素标记到药物的过程要相对容易。

$^{99m}$Tc 就是这样一个能很好地满足上述各项要求的放射性核素，大约 80% 的核医学影像是用这个核素完成的。$^{99m}$Tc 是在放射性核素发生器内，利用母体 $^{99}$Mo 核素与子体 $^{99m}$Tc 核素之间的瞬时平衡（见第 1 章）

获得。

标记有放射性核素药物若要用作核医学成像,也需要具备一定的特性,这些特性包括:

● 药物化学性质专一,体内没有与之竞争而又表现出不同生理活性的化学异能素。

● 体外化学性质稳定,使用之前可以方便储藏,而一旦进入体内,核素不会从放射性药物上解离出来。

● 在体内行为情况可预测、可重复。

● 在体内具有较高的靶/非靶比值,这样放射性核素会在亲和区浓聚,而对其他组织或器官不构成过多的辐射。

● 动力学信息可追踪,这样可以获得定量参数,这一点对评估生理功能尤为重要。

● 生物半衰期足够长,足以完成核医学检查;半衰期又足够短,足以在检查完成后被迅速清除。

受体特异性放射性药物的发展,是目前核医学研究中较为有发展前景的领域。这其中一些药物包括放射标记的单克隆抗体,可在比现有影像技术所用药物更低浓度情况下,识别出相应的肿瘤细胞。尽管目前还有很多工作要做,以改善受体特异性放射性药物的敏感性和特异性,但呼吁将它们作为检测肿瘤及分期的理想工具应该是正确的[25]。

## 核医学影像

在核医学中,放射性核素标记药物浓聚在患者特定器官或组织并发射出 γ 射线,然后被患者体外的辐射接收器检测到。要得到患者体内放射性核素的分布图,辐射接收器内 γ 射线接收点必须与患者体内核素 γ 射线源位置一致。为达到这一目的,通常在患者和接收器之间放置一个遮线器。目前有多种遮线器,包括针孔型、汇聚型和发散型。最常用的遮线器如图 11-11 所示,为平行多孔型。使用这种遮线器,接收器内收到的 γ 射线就被限制在接收器正对患者的一小片区域。这样患者体内其他位置放出的 γ 射线会被遮线器高 Z 物质,如铅或钨遮挡或吸收而不能到达接收器内闪烁反应层。通过这种方式,遮线器协助建立了接收器内 γ 射线接收点与患者体内核素 γ 射线源之间的空间对应关系。核医学中遮线器的使用极大地降低了 γ 射线接收器的接收效率,因为患者体内发射出的 γ 射线只有不到 1/100 的量经过遮线器到达接收器。然而如果没有这个遮线器,就不能建立接收器内 γ 射线接收点与患者体内放射性核素分布的对应关系图,也就无法得到有用的核医学影像。

核医学中所用的辐射接收器通常是一块大(直径

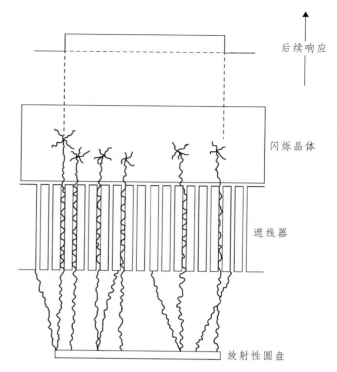

图 11-11　核医学影像中平行多孔型遮线器。

可达 50cm)而较薄的 (0.6~1.2cm) 碘化钠 (Tl) 闪烁晶体,在晶体上方装有许多光电倍增管,一旦晶体内有 γ 射线进入产生作用,就会有光线发出并被光电倍增管探测到。到达每个光电倍增管的光子的数量,也即由此而产生的电信号大小,取决于光电倍增管和闪烁晶体内 γ 射线作用点的横向距离。通过分析光电倍增管输出电信号的相对大小,以及 γ 射线在闪烁晶体内的作用位置,就可以知道从患者体内的发出 γ 射线的放射性核素位置。经过这样的分析,可以得到闪烁晶体内作用点的四个电信号参数+x,-x,+y,-y,这些参数就反映了闪烁晶体内与 γ 射线作用点的位置。

这种方法确定的 γ 射线来源位置可能为以下两种情形之一。它可能为发射初级 γ 射线的放射性药物分布的位置,但也有可能为患者初级射线在体内某处产生散射线的位置(这一散射线被闪烁晶体探头接收到)。上述无论是初级 γ 射线,还是散射 γ 射线都能经过遮线器到达闪烁晶体内作用点。然而这两者是可以区分开的,因为散射光子能量较初级 γ 射线光子的小,在闪烁晶体内激发的光信号也小。为了达到区分它们的目的,将所有光电倍增管的电信号相加,并在一个脉冲振幅分析器里将其总和(Z 脉冲)与一个初级 γ 射线引起的信号强度的期望值相比较,如果该信号比初级 γ 射线产生的信号小,则认为该信号由散射光子引起而被滤掉。

在碘化钠(Tl)晶体内，由初级 γ 射线作用产生的电信号(Z 脉冲)可传输到闪烁照相机的显示装置上。一个脉冲信号引起灯丝一次短暂电子脉冲发射，并打在显像管荧光屏上。将代表闪烁晶体内作用点四个电信号参数+x,−x,+y,−y 的电子脉冲通过电子偏转器，偏转后轰击荧光屏，荧光屏受轰击的不同位置即反映了 γ 射线在闪烁晶体内作用点的相对应位置。通过这种方式，电子轰击荧光屏产生的短暂闪光影像在荧光屏编译后可成为图片，从而反映闪烁晶体内 γ 射线发生点的位置，继而反映患者体内的放射活性分布位置。图 11−12 为闪烁照相机的结构示意图。关于闪烁照相机和核医学显像基本原理更详尽的介绍，请参考医学物理相关介绍[20]。

# 发射型计算机断层扫描(ECT)

断层扫描是这样一个过程，它从多个角度收集一个物体的投影数据，然后运用这些数据重建该物体断层影像。这一成像方法也可用于核医学影像，它通过接收分布在体内的放射性药物发出的 γ 射线而实现。发射型计算机断层扫描(ECT)技术即使用上述原理。通过正电子衰变发出的湮灭光子而获得的断层扫描影像被称为正电子发射断层扫描影像(PET)。而通过所记录的单个 γ 射线光子在闪烁晶体内作用点位置数据得出的断层扫描影像称作单光子发射计算机断层扫描(SPECT)。

## 单光子发射计算机断层扫描(SPECT)

该核医学影像技术在原理上与 X 射线穿透型 CT 有许多相同之处，它需要从多个角度获取患者的投影数据，形成一层或几层截面影像。绝大多数 SPECT 系统拥有一个旋转的探头，即闪烁照相机，还需要一个静止的 γ 射线源，即患者。不同型号设备可能会有一个、两个或三个闪烁照相机装置，它们都被装在设备的旋转机架上，每个闪烁照相机头可以覆盖患者轴向足够大的解剖区域，从而使一次扫描就能获得多"层"影像。

SPECT 和 X 射线 CT 的主要不同点是 SPECT 影像反映的是患者体内某体层的放射活性分布，而 X 射线 CT 影像反映的是 X 射线组织层面路径上的衰减情况。在 SPECT 中，光子衰减影响了成像过程，因为患者体内体积单元所处位置越深，发出的光子被探测器记录到的量就越少，因此必须对光子的这种衰减情况做修正处理。衰减修正方法通常包括身体轮廓估算、患者的双侧取样(如旋转 360° 而非旋转 180°)和建立修正阵列调整扫描衰减数据。

SPECT 在临床中有多种用途，包括心脏显像、肝/脾显像和胸部显像。SPECT 在受体特异性药物，如单克隆抗体的核医学影像中也有非常重要的地位，因为它能够进一步探测和定位患者轴向的微小放射活性部位。

## 正电子发射断层扫描(PET)

SPECT 原理也适用于 PET，但 PET 探测的是正电子与电子的湮灭辐射。湮灭光子(511keV 光子向两个相反方向发射) 的方向性使其能用于定位光子起源处，进而确定发射光子的放射性衰变发生的位置。由于湮灭光子的方向性并指示其起源，在 PET 成像中不需要遮线器。这种方法也称作"电子准直"，其极大地提高了 PET 成像的探测效率。

在一个典型的 PET 系统里(图 11−13)，患者位于

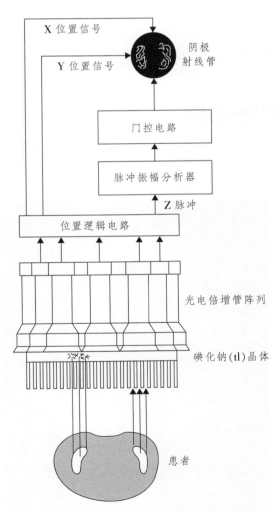

**图 11−12**　闪烁照相机示意图。(Source: Sorensen and Phelps 1987[26].)

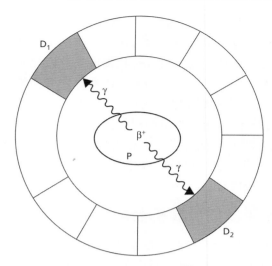

图 11-13　在 PET 成像中,如果两个探测器 D₁ 和 D₂ 同时记录到了两个能量为 0.511MeV 的光子,表明患者体内在这两个探测器连线方向上的某一点位置,发生了一次正电子衰变。

探测器环中间。当患者周围能同时探测到两个相反方向湮灭光子信号(如在纳秒时间内),就表明在这两个探测器的连线上发生了一次正电子衰变。在 PET 影像上的像素代表患者体内对应体积单元里发生的正电子衰变数量。

适合用作 PET 显像的放射性核素包括 ¹¹C、¹³N、¹⁵O、¹⁸F、⁶²Cu、⁶⁸Ga 和 ⁸²Rb,其中很多核素的半衰期非常短,所以生产这些核素的回旋加速器必须离 PET 设备很近。而今临床应用最为广泛的 PET 药物是 ¹⁸F-标记的氟脱氧葡萄糖(¹⁸FDG),其半衰期 1.7 小时适合其从生产点运输至 PET 使用处。¹⁸FDG 的 PET 影像在肿瘤放疗中评估患者原发肿瘤,发现远处转移和放疗前后评估病情都非常有用。

用 PET 获取多层影像比用 SPECT 要难,目前绝大多数 PET 设备是通过应用多个探测器环达到此目的。PET 影像的衰减修正从根本上比 SPECT 精确,因为湮灭光子对的方向可确定透过患者的一条直线,而发出该对湮灭光子的正电子衰变无论发生在该条直线上的哪一点,湮灭光子被接收器探测到时,其两个湮灭光子行径路线长度的总和是不变的。早年,PET 衰减校正是通过在 PET 扫描后立即进行一次应用放射性核素 γ 射线透射扫描来获取。近年,PET/CT 扫描设备被开发出来,它是在 PET 机架紧邻处同时装配一个 CT 扫描机架,一个扫描完成后,机床重新平移至原位进行另一个扫描,然后用 CT 扫描的信息校正 PET 扫描的衰减。图 11-14 为此类 PET/CT 扫描设备。由于透射扫描效率的增加,PET/CT 扫描设备取代了以发射

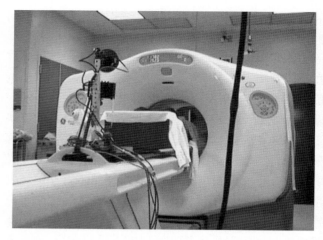

图 11-14　PET/CT 扫描设备。图中近侧机架为 CT 机架,患者先接受一个 CT 扫描,然后按设定距离移床,再进行 PET 扫描。

γ 射线作为放射源进行透射扫描的传统 PET 扫描设备。对放射治疗来说,更重要的是可从 PET/CT 获得放疗计划用的 CT,同时该 CT 能融入 PET 所获得的患者生理信息,因为标记在葡萄糖分子上的放射性氟同位素能在代谢旺盛的区域,如肿瘤和转移灶等浓聚。图 11-15 为 PET/CT 在头颈部肿瘤勾画照射靶区中的运用,它有助于勾画靶区。

# 磁共振成像

许多人将磁共振成像技术看成是 1895 年发现 X

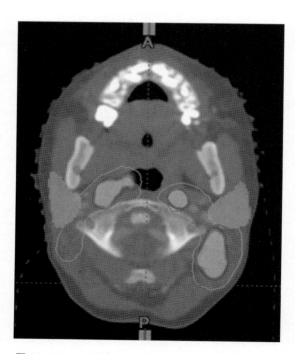

图 11-15　CT 影像与 PET 影像融合用于靶区勾画。

射线后医学影像最重要的进步。该成像技术以 1933 年 Frisch 和 Stern[27]发现的质子磁性属性以及 1939 年 Rabi[28]证实的磁共振原理为理论基础。1945 年，Bloch[29]和 Purcell[30]发现原子核放置在磁场中能发出射频信号，这一发现推进了分析化学和分析生物化学多方面的发展。1971 年，Damadian[31]利用磁共振成像观察大鼠正常组织和肿瘤组织磁属性的区别，2 年后，Lauterbur[32]公布了首张磁共振影像。2003 年，Lauterbur 与他的同事也因此共同获得了诺贝尔生理医学奖，自此，磁共振影像在医学影像学中的地位越来越重要。目前，磁共振影像和血管成像、磁共振神经功能成像技术在揭示人体健康、疾病和外伤特征方面已经取得卓越的成果，而这些在以前是不能做到也不可能做到的。

　　磁共振影像的基本要求包括原子核为非零磁矩，有静态磁场，有射频场和磁场梯度。质子和中子一样都有这样一个特性，它们都能像一个小的磁体围绕它们各自的轴自旋，核的质子和中子数相等时就不表现磁性。核构成的这一磁性特点使其磁性趋向于相互抵消，但在含有奇数个质子或中子的原子核，磁性就无法完全抵消，因此这些原子核就具有磁性（如表现为微弱的核磁）。普通的氢 $^1H$ 拥有最强的磁性是因为它只是一个核，含有一个质子而没有多余的质子或中子来抵消它的磁性，而一些奇数原子核，如 $^{13}C$、$^{19}F$、$^{23}Na$ 和 $^{31}P$，它们就显示出较微弱的磁性。

　　尽管氢气（或其他具有核磁的物质）中每个原子核都具有微弱磁性，但是这一物质整体并未显示出磁性，因为其中的每个原子核磁性方向是随机的从而相互抵消。然而，如果将这种物质放在一个强的磁场中，这些原子核的磁性就会顺着或逆着外加磁场方向进行排列。图 11-16 为这一排列示意图。核在按磁场方向排列时，每个具有磁性的核按所加磁场方向旋转（摆动或旋动），就像一个陀螺旋转时倾向沿着地球的重力方向一样。这个旋转频率 $\omega$ 被称作拉莫频率，其表达式为：

$$\omega=\gamma B_0$$

　　其中，$\gamma$ 为某种原子核的旋磁比，$B_0$ 为磁场强度，通常用单位特斯拉描述。这种顺磁方向性和旋动使核按外加磁场方向产生一个磁向量，在磁场垂直方向也有一较小的磁向量。由于磁性物质原子核旋转运动相互并无时序，在所给磁场垂直方向的核磁性相互抵消。因此整体物质在与外加磁场垂直方向上未显示出磁性。在室温 1.5T 的磁场强度下，大约每百万个自旋核子中有 10 个自旋与外加磁场方向排列一致（见图 11-16）。

　　要产生能被测量到的时间依赖横向磁性，必须给予一定的能量使其能在两种磁性状态转换。为实现这种转换，需要施加一个随时间而变的磁场，其能量为两种磁性状态能量水平之差，也就是：

$$E=\hbar\omega=\gamma\hbar B_0$$

　　其中，$\hbar$ 为普朗克常数除以 $2\pi$。如前讲述，在一个磁场中原子核的旋转频率 $\omega$，由磁场强度和原子核种类决定。如质子在 1.5T 的磁场中，其拉莫频率大约为 64MHz，这一频率在射频频率范围内，该磁场通常被称作 $B_1$ 磁场。如果对静止磁场中正在做拉莫频率旋转的某物质原子核施加一个横向射频能量脉冲，将会发生两种情况。第一种，原子核磁性方向的排列发生变化，即垂直于磁场方向的磁向量发生变化；第二种，原子

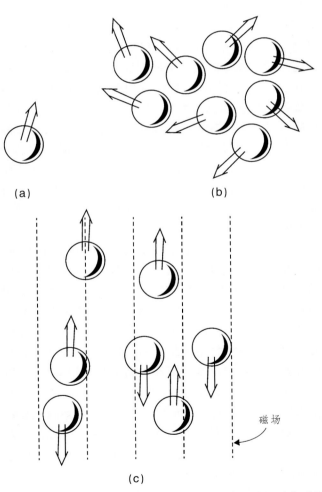

图 11-16　（a）箭头所示为质子磁性方向。（b）通常物质中质子磁性方向随机杂乱分布。（c）若外加一磁场，质子磁性将随磁场方向排列。注意其中一些质子磁性与磁场方向一致而另一些则相反。

核的旋转受到影响,原子核围绕磁场方向做同相位旋转。这些事件的结果是,该物质在某方向产生了磁性,而这一方向并不平行于原磁场方向。

### 例11-5

质子($\gamma$=42.58MHz/T)在1.5T磁场中,其共振频率$\omega$是多少?

$$\omega=\gamma B$$
$$=(42.58\text{MHz/T})\times(1.5\text{T})$$
$$=63.9\text{MHz}$$

在磁场中若施加给某物质的射频能量脉冲终止,则该物质中的原子核会立刻自发地恢复到之前原有的旋转状态。在这一过程中,射频脉冲赋予该物质的能量会释放出来,并且可以通过该物质附近的射频天线(一个信号线圈)检测到。由信号线圈检测到的射频信号会随两个时间常数 T1 和 T2 在几个毫秒时间内逐渐衰减。时间常数 T1 通常被称作"自旋-晶格弛豫时间"或"纵向弛豫时间",其描述了该物质磁性恢复到施加射频脉冲前磁性方向的速率。时间常数 T2 被称作"自旋-自旋弛豫时间"或"横向弛豫时间",指的是旋转的原子核恢复到射频脉冲施加前的无相位状态的速率。从该物质辐射出的射频能量信号可被探测到三个特征,并以此三个特征来描述该物质。这三个特征是信号强度(反映自旋密度,即该物质中自旋原子核数量的多少)、自旋-晶格弛豫时间 T1 和自旋-自旋弛豫时间 T2。这三个信号特征构成了一个物质 MR 成像的基本参数。

目前有多种方法用于对某物质射频能量的施加,以及收集和测量该物质的射频信号,该方法被统称作"脉冲序列",详细了解可参照磁共振和医学影像物理等相关资料[33,34]。脉冲序列可得到对患者的解剖和功能具有高分辨率和强对比度的影像。获得这些信息就有了勾画各种生物组织结构的重要参照,如是否有肿瘤或肿瘤侵犯的程度,紧邻肿瘤正常组织的形态,以及肿瘤复发和组织放射坏死的区分。图 11-17 为磁共振影像与等剂量曲线分布叠加图。磁共振影像在放疗的计划设计和质量控制中大有裨益,我们相信,随着对磁共振更多应用的不断认识和开发,它在未来医学领域的重要性将与日俱增。

## 功能磁共振成像

多数生物组织对外加磁场都有一个微弱的排斥

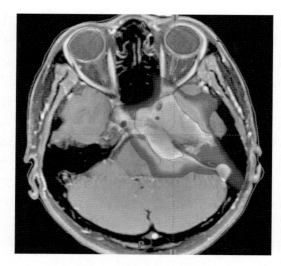

图 11-17　等剂量曲线(彩色显示)与横断面磁共振影像叠加图。

力,这种效应被称作"抗磁性",此时该组织也被称为"抗磁性的",氧合血液(或氧合血红蛋白)就是抗磁性的。在含有未氧合血液的组织中,血液中脱氧血红蛋白具有未配对电子,从而产生了一个非常有限的 T2 明显缩短的区域,这种效应称为"顺磁性",这种效应区域的直径大概是滋养这一区域血管直径的 2~3 倍。

大脑某个区域的神经活动会刺激该区域增加供血流量、增加脑的供血容积和氧的释放,增加的血流可以运走脱氧血红蛋白而补充氧合血液。这个过程去除了此区域脱氧血红蛋白的 T2 缩短效应,这一改变可以在磁共振 T2 相影像看见,表现为 T2 信号的改变。T2 信号的这种改变可以在神经元受刺激后几秒钟内观察到,这也支持了 MR 信号的改变与氧合血液经过毛细血管床向静脉流入的相关理论。也就是氧合血红蛋白可以作为观察反映脑神经元活动时间和空间特征的 MR 信号的天然造影剂。这些特征被显示也就得到了脑神经元活动的功能图。获得这一功能影像的过程也被称为功能磁共振成像(fMRI)。

功能磁共振成像是脑功能研究划时代的进展。在功能磁共振成像技术出现之前,脑功能研究主要是通过那些有天生缺陷或外伤导致的脑神经功能缺失的个体,分析他们的神经和行为异常来实现。现已证明,功能磁共振影像技术在脑肿瘤切除前标定脑功能区中非常有用,在评估中风和其他神经血管事件后的患者情况时也非常有用。该技术同样也极大地推进了认知科学中组织结构与功能相关知识的发展(图 11-18)。

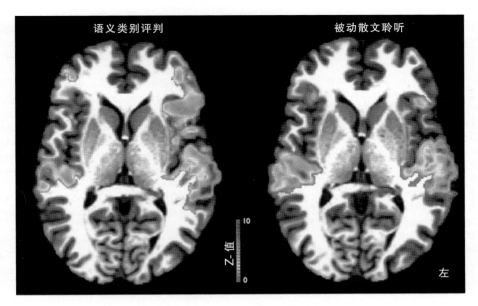

**图 11-18** 同一名受试者在两次标准 fMRI 语言范式试验时血流氧合水平依赖性(blood oxygenation level dependent,BOLD)激活的脑部轴位磁共振影像。左图为切过颞上回和顶下回层面;受试者通过一个按键动作来显示给予的配对词语是否来自同一词类(如:公爵/国王为同一词类,而大树/国王为不同词类)。右侧图为同一名受试者在听有声读物片段;所示层面稍偏下切过颞上回。彩色温标显示相对于静息状态用脑时 z-值与 BOLD 反应有关联。数据采集条件为 1.5T 西门子 Avanto 磁共振设备,32 频段的头颅线圈,4× 多频段加速回波平面成像射频序列,体积元大小为 3mm×3mm×3mm。分析前原始数据以大脑皮质表面为基准平滑处理以增加信号噪音比,然后应用 FSL 软件分析处理。回波平面图像和统计分布图以 1mm×1mm×1mm 重新取样用于显示。(Source: Photo courtesy of Dr Frederick Dick, Birkbeck/University College London Centre for NeuroImaging.)

## 总结

- 数字 X 射线接收器包括荧光储存器和电荷耦合元件,其在放射平片中的使用越来越广泛。
- X 射线透射计算机断层扫描可以提供平面和 3D 解剖信息,并且有良好的对比分辨率。
- 超声影像显示的是具有较小声学阻抗 Z (Z=超声速度/介质密度)差异的组织间界面。
- 核医学是应用放射性核素标记的药物显示机体组织生理代谢、生物化学和解剖结构信息。
- SPECT 和 PET 通过放射性核素发射出单光子和正电子信息,运用闪烁照相机获取投影,形成 2D 和 3D 影像。
- 磁共振影像技术通过检测不同时间组织磁性微弱差异信息,提供具有良好对比分辨率的影像。
- 功能磁共振影像可以显示脑对多种外在和内在刺激的理解和反应的区域所在。

## 思考题

**11-1** 若将 2048×2048 像素的数码影像用 256 个灰阶图像显示,请问计算机需要多少字节的储存空间?

**11-2** 将 1p/mm 的 4 英寸×4 英寸大小的 X 射线影像储存于 512×512 数字矩阵中,其空间分辨率是多少?

**11-3** 请计算空气($\mu \approx 0$)和致密骨($\mu \approx 2\mu_w$)的 CT 值。

**11-4** 一个液性囊肿的声学阻抗是 1.50,肝的声学阻抗是 1.65{声学阻抗的单位是 $[kg/(m^2 \cdot s)]×10^4$ 的类似值,计算时可以忽略},请问在肝-囊肿界面被反射回的超声量是百分之几?

**11-5** 一个超声脉冲从皮下 12cm 深处反射回至探头需要多长时间?

**11-6** 在磁共振机 1.5T 磁场中,质子的旋转频率是多少?

(鱼红亮 译 冯平柏 校)

# 参考文献

1 Mun, S. K., et al. (eds.). *The First International Conference on Image Management and Communication in Patient Care: Implementation and impact.* Washington, DC, IEEE Computer Society Press, Institute of Electrical and Electronics Engineers, 1989.

2 Barnes, G., Ceare, H., and Brezovich, I. Reduction of scatter in diagnostic radiology by means of a scanning multiple slit assembly. *Radiology* 1976; **120**:691–694.

3 Smathers, R. L., and Brody, W. R. Digital radiology: Current and future trends. *Br. J. Radiol.* 1985; **58**:285–307.

4 Antonuk, L. E. Electronic portal imaging devices: A review and historical perspective of contemporary technologies and research. *Phys. Med. Biol.* 2002; **47**:R31–R65.

5 Hounsfield, G. Computerized transverse axial scanning (tomography): Part I: Description of system. *Br. J. Radiol.* 1973; **46**:1016–1022.

6 Bracewell, R. Strip integration in radio astronomy *Aust. J. Phys.* 1956; **9**:198–217.

7 DeRosier, D., and Klug, A. Reconstruction of three dimensional structures from electron micrographs. *Nature* 1968; **217**:130–134.

8 Gordon, R., Bender, R., and Herman, T. Algebraic reconstruction techniques (ART) for three-dimensional electron microscopy and x-ray photography. *J. Theor. Biol.* 1970; **29**:471–481.

9 Berry, M., and Gibbs, D. The interpretation of optical projections. *Proc. R. Soc [A]* 1970; **314**:143–152.

10 Rowley, P. Quantitative interpretation of three-dimensional weakly refractive phase objects using holographic interferometry. *J. Opt. Soc. Am.* 1969; **59**:1496–1498.

11 Radon, J. Über die Bestimmung von Funktionen durch irhe integralwerte laengs gewisser Mannigfaltigkeiten (On the determination of functions from their integrals along certain manifolds). *Ber. Saechsische Akad. Wiss. (Leipzig) Math.-Phys. Klasse* 1917; **69**:262.

12 Hendee, W. R. *Physical Principles of Computed Tomography.* Boston, Little, Brown & Co., 1983.

13 Jaffray, D. A., Siewerdsen, J. H., Wong, J. W., and Martinez, A. A. Flat-panel cone-beam computed tomography for image-guided radiation therapy. *Int. J. Radiat. Oncol. Biol. Phys.* 2002; **53**(5):1337–1349.

14 Swindell, W., and Webb, S. X-ray transmission computed tomography. In *The Physics of Medical Imaging*, S. Webb (ed.). Philadelphia: Adam Hilger, 1988.

15 Dobbs, H. J., and Parker, R. P. The respective roles of the simulator and computed tomography in radiotherapy planning: A review. *Clin. Radiol.* 1984; **35**:433–439.

16 Dobbs, J. H., and Webb, S. Clinical applications of x-ray computed tomography in radiotherapy planning. In S. Webb (ed.) *The Physics of Medical Imaging.* Philadelphia: Adam Hilger, 1988.

17 Harrison, R. M., and Farmer, F. T. The determination of anatomical cross-sections using a radiotherapy simulator. *Br. J. Radiol.* 1978; **51**:448–453.

18 Ragan, D. P., and Perez, C. A. Efficacy of CT assisted two-dimensional treatment planning in analysis of 45 patients. *AJR* 1978; **131**:75–79.

19 Silver, M. D., Nishiki, M., Tochimura, K., Arita, M., Drawert, B. M., and Judd, T. C. CT imaging with an image intensifier: Using a radiation therapy simulator as a CT scanner. In *Image Physics: Proceedings of the Society of Photo-Optical Instrumentation Engineers.* 1991; **1443**:250–260.

20 Curry, T. S., Dowdey, J. E., and Murry, R. C. *Christensen's Physics of Diagnostic Radiology*, 4th edition. Philadelphia, Lea & Febiger, 1990.

21 Carson, P. L., et al. Ultrasound imaging as an aid to cancer therapy: Part I. *Int. J. Radiat. Oncol. Biol. Phys.* 1975; **1**:119–132.

22 Carson, P. L., et al. Ultrasound imaging as an aid to cancer therapy: Part II. *Int. J. Radiat. Oncol. Biol. Phys.* 1976; **2**:335.

23 Fessenden, P., and Hand, J. W. Hyperthermia therapy physics. In *Radiation Therapy Physics*, A. R. Smith (ed.). Berlin, Springer-Verlag, 1995, pp. 315–363.

24 Anger, H. Scintillation camera. *Rev. Sci. Instrum.* 1958; **29**:27–33.

25 Srivastava, S. C., and Mausner, L. F. (ed.). Radiolabelled monoclonal antibodies: Chemical, diagnostic and therapeutic investigations. *Nucl. Med. Biol.* 1987; **13**.

26 Sorensen, J. A., and Phelps, M. E. *Physics in Nuclear Medicine.* Orlando, FL, Grune and Stratton, 1987.

27 Frisch, R., and Stern, O. Über die magnetische ablenkung von Wasserstoff-Molekulen und das magnetische moment das protons I. *Z. Physik* 1933; **85**:4–16.

28 Rabi, I. I., Millman, S., Kusch, P., and Zacharias, J. R. Molecular beam resonance method for measuring nuclear magnetic moments. *Phys. Rev.* 1939; **55**:526–535.

29 Bloch, R. The principle of nuclear induction. In *Nobel Lectures in Physics, 1946–1962.* New York, Elsevier Science Publishing, 1964.

30 Purcell, E. M. Research in nuclear magnetism. In *Nobel Lectures in Physics, 1946–1962.* New York, Elsevier Science Publishing, 1964.

31 Damadian, R. Tumor detection by nuclear magnetic resonance. *Science* 1971; **171**:1151–1153.

32 Lauterbur, P. C. Image formation by induced local interactions: Examples employing nuclear magnetic resonance. *Nature* 1973; **242**:190–191.

33 Stark, D. D., and Bradley, W. G. (eds). *Magnetic Resonance Imaging.* St. Louis, Mosby–Year Book, 1988.

34 Thomas, S. R., and Dixon, R. L. (eds.). *NMR in Medicine: Instrumentation and Clinical Applications: Medical Physics Monograph No. 14.* New York, American Institute of Physics, 1986.

# 第12章

# 肿瘤精准治疗：影像引导与自适应放疗

目的

引言

放疗分次内运动

　呼吸运动对成像的影响

　伴有呼吸运动的放疗计划

　呼吸减幅

位置不确定性

二维校准与三维校准

　二维校准

　三维校准

非放射影像引导放射治疗

　体表影像引导放射治疗

　超声系统

　电磁应答器

　磁共振影像引导放射治疗

影像引导放射治疗的数据要求

总结

思考题

参考文献

## 目的

通过学习本章，读者应该能够：

● 掌握放疗分次内运动和放疗分次间差异将如何导致治疗靶区位置的不确定性。

● 了解影像引导在减少照射范围中的作用。

● 掌握呼吸运动对两种成像的影响。

● 掌握摆位系统误差和随机误差的不同原因。

● 简述影像引导放疗影像采集的不同方法。

● 简述二维和三维影像校正方法。

● 掌握非放射胶片影像校正方法。

● 掌握影像引导放疗所需采集数据要求以及数据获取和转换的局限性。

## 引言

　　典型的放疗过程是首先给患者成像；然后制订放疗计划，该计划能对准靶区照射，同时又能避开未受累组织；最后将该治疗计划传送至放疗设备，并按照治疗计划实施放射治疗。在 20 世纪，放疗患者的影像资料都是在放疗前几天通过传统的模拟机或 CT 扫描获得。一个放疗计划的制订是逐步进行的，首先要通过人工方法获得人体外轮廓，然后再调用 CT 成像数据组，射线参数通过手动或自动的方式传送至放疗设备，最后进行患者治疗。过去一开始获取的影像是用于验证放疗是否准确地照射在所需照射的区域，之后通常是每周一次再成像，用于持续检验治疗给量的几何精度。这样的计划制订是基于这样一个前提，即患者信息在整个治疗过程中保持不变，也就是说在放疗过程中，患者在几何上分次内无移动，分次间也无差异。

　　现在我们都认识到这样的前提假设情况是不存在的。图 12-1 显示 CT 影像上肺部肿瘤在呼气和吸气相的外轮廓变化。为了解决肿瘤随呼吸运动这一问题，我们要在 CTV（临床靶区）外周至少放 1cm 以克服呼吸运动影响。这是一均等外放，其外放数值来自对群体患者统计的结果，并假设肺肿瘤运动幅度相同，

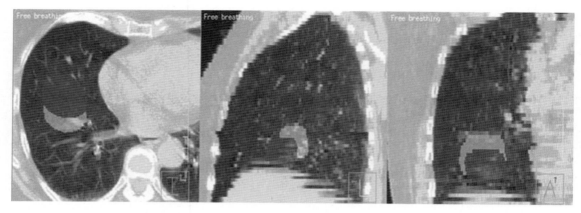

图 12-1  肺轴位、矢状位和冠状位 CT 影像。吸气(红色)和呼气(黄色)时肿瘤位置。肿瘤几何中心位置移动侧方为 0.06cm、前后 1.37cm、上下 0.87cm，总体运动幅度 1.62cm。(见彩图)

患者差异、肿瘤位置、肿瘤大小等因素并未考虑在内；肺部肿瘤的照射边界也通过默认的一致外放得到。然而上述假设情况没有一项是正确的。研究表明，肿瘤的运动幅度在 0~2cm 之间或更多[1]，多为曲线运动，瘤体运动轨迹更像一个拉长的椭圆形[2]。因此在我们准确评估瘤体的运动范围后，应针对不同的患者个体制订相应照射野，减少未受累组织受照体积[3]。

放疗分次间的变化也是非常明显的。Crevoisier 等[4]通过放疗机房内 CT 扫描获取影像发现，前列腺癌患者在放疗前后膀胱和直肠的解剖结构发生显著变化。Barker 等[5]用放疗机房内 CT，每天对头颈部肿瘤治疗患者进行 CT 扫描，发现肿瘤体积(GTV)几乎平均缩小达 70%，而且随着时间的变化，GTV 的位置也发生改变。这两项研究均表明，为了确保靶区治疗的最佳覆盖，有必要对治疗范围进行几何修正。

近年来，对患者进行更多次的影像学检查已经显示出临床上的获益。目前，许多成像是在即将放疗前进行，经过成像常引起治疗参数的修改。这种影像引导的放疗(IGRT)能够实现更精准的靶区治疗。更进一步，由于采用了这种影像方式，使自适应放疗成为可能，也使根据治疗前最新一次患者解剖影像进行放射剂量计算重新制订治疗计划成为可能。

# 放疗分次内运动

放疗分次内运动是指放射线出束期间患者正在治疗时或治疗中出束间期时的运动，该运动主要由呼吸引起，在胸部和腹部放疗时尤为明显。然而放疗分次内运动还可以通过骨骼、肌肉、心脏和胃肠道活动而表现出。大多数降低分次内运动影响的方法还是通过控制呼吸运动。美国医学物理学家协会放射治疗委员会 76 号工作组的一份报告对这一话题已进行了很好的讨论[6]。

## 呼吸运动对成像的影响

患者在呼吸过程中其运动一个重要组成部分是头脚方向运动，就像 CT 床沿头脚方向运动一样。这样在影像获取时，患者解剖不同部位就会移入或移出 CT 断层扫描窗，如图 12-2 所示。这一呼吸运动会产生 CT 影像的伪影，这些伪影可导致靶区勾画错误和剂量计算错误。

呼吸情况下获取无伪影影像的困难在于正常人的呼吸周期为 4~5s，大约等于 CT 获取数据的常用时间。除非我们 CT 获取数据的时间能够远远小于一个呼吸周期，事实上我们不可能用暂停呼吸的方法进行一次 CT 扫描。之所以我们能够实现呼吸运动时成像

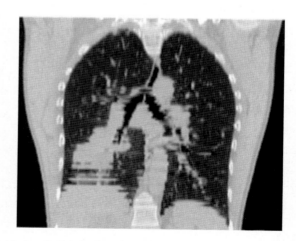

图 12-2  患者自由呼吸时胸部 CT 扫描冠状位影像。显示呼吸运动产生的伪影，在患者横膈周围尤为明显。(Source: Keall 2002[7].Reproduced with permission of Australasian College of Physical Sciences and Engineering in Medicine.)

是因为呼吸过程是周期性的,在不同的呼吸周期中肺可以在同一位置。我们在呼吸周期某一时相,对一小段胸进行成像,到下一个呼吸周期同一个时相再次进行胸部成像获得更多信息,如此反复成像,这样经过许多呼吸周期,获取了足够范围的患者信息。这一过程就是人们所熟知的四维 CT(4D-CT)扫描,即以呼吸相位取代时间成为第四维。一套标准的 4D-CT 数据由一组 4~10 个三维 CT(3D-CT)数据组组成,每一套数据组对应呼吸运动不同时相。

　　有两项技术能够使 4D-CT 扫描成像成为可能。多层螺旋 CT 扫描器可实现快速成像。呼吸监测可监测患者体表标记、肺部气流或腹围变化,并将这些与呼吸周期中相应时相的影像信息相关联。图 12-3 展示了这类呼吸监测仪。它是将一个位置变化反射感应块放置于患者腹部表面,该反射感应块随患者的呼吸周期而运动,用一个红外照相机和电荷耦合探头(CCD)跟踪该感应块的运动。图 12-4 展示了一个肺活量计,用于气流测量。图 12-5 展示了一个波纹管装置,将它绑在患者腹部用于腹围测量。

　　常用的采集 4D-CT 影像信息的方法已发展为两种,并已在临床上得到广泛应用。一种是将 CT 设成所谓的电影扫描模式[8]。在电影扫描模式下,CT 床保持一个呼吸周期时长静止,此时机架旋转获取影像。然后 CT 床移动相当探头宽度的长度,重复上述影像获取过程。用这种 CT 床不断移位,不断在其静止时获取影像采集数据,直到获取全部数据。用这种方式可以采集到大量影像数据(1000~3000 幅影像),每幅影像以从呼吸监测器得到的影像获取时间为标志,软件将影像获取时间与呼吸周期所需的时相所对应的时间相关联。先进行投影影像重建,再将其转为二进制载入相应的呼吸时相,从而获得一组 4D-CT 影像数据。

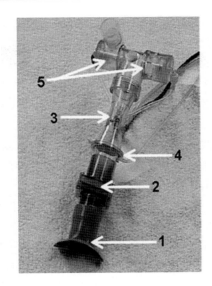

图 12-4　肺活量计气流检测装置。(1)吹嘴,(2)过滤器,(3)流量传感器,(4)压力传感器,(5)闭塞阀。

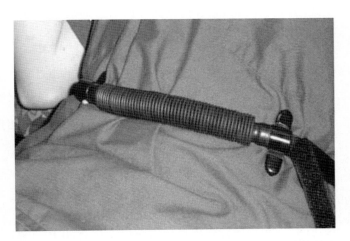

图 12-5　波纹管腹围测量装置。随着患者呼吸,波纹管拉伸和收缩。

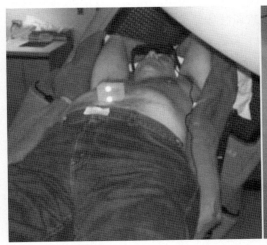
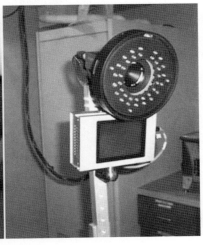

图 12-3　反射感应块放置于平躺患者的腹部表面,由红外照相机和电荷耦合探头监测。

另一种采集方法则是将 CT 螺距设成非常小（螺距在 0.04~0.08）的螺旋扫描方式[9]，用这种方式扫描能采集到大量的影像数据。然后软件先将影像获取时间与呼吸周期所需的时相相关联，再将二进制影像重建载入呼吸时相。因此第一步将传输影像格式转为二进制，接着再进行影像重建。

用这两种方法最终获取的 4D-CT 影像是相似的，即获取了几组 3D 影像数据，每组数据与呼吸周期中的相应时相对应。

此外，还有其他一些 CT 扫描方法用于呼吸运动成像。例如让患者在 CT 扫描时屏住呼吸，这种方法尤其适用于屏气时治疗给量。随着多层螺旋 CT 扫描技术的逐渐发展，影像获取时间可以少到几秒，这使这一屏气技术应用成为可能。呼吸屏气影像获取非常有用的一点是为患者提供了他们自己呼吸幅度的直观反馈。CT 操作者在影像获取操作台通常可以看到呼吸运动情况，而为患者提供同样的信息则很简单，只要将监测器放在 CT 扫描仪器附近或让患者始终可以看到该显示即可。

此外，还有一个可以选择的呼吸运动成像技术是 CT 扫描门控技术，在这一技术中要监控呼吸运动，影像数据是在呼吸周期中的最佳时相点采集。

## 伴有呼吸运动的放疗计划

一旦 4D-CT 影像数据被采集，就可以将其用于制订放疗计划。目前，大多数运用 4D 数据的放疗计划实际上都是 3D 计划，其中的 4D 影像数据用于确定内靶区（ITV）。根据国际辐射单位与测量委员会（ICRU）的定义，ITV 包括 CTV 和一部分内边界，该内边界用于补偿 CTV 内或邻近 CTV 器官组织因部位、大小、形状等因素所引起的总体运动和各种变化[10]。因此，ITV 可以通过勾画每个时相的 CTV 从 4D-CT 影像数据提取，实现最终包全 CTV 的范围。

由于是在 4D-CT 每个呼吸时相上勾画 CTV，工作量有点大，可以用最大密度投影（MIP）获得一个最近似的 ITV，以此生成一个范围包全 GTV 运动的区域。最大密度投影可以在构成 4D-CT 影像数据组的各时相中通过采集其 CT 体积单元最大像素值获得。在肺部对肿瘤组织用最大密度投影获取是可行的，因为通常情况下肿瘤组织具有密度单元，而周围肺组织密度较低。将该最大密度投影按照估计可以包及其亚临床范围进行扩大形成 ITV，接着再根据摆位的误差扩大 ITV 边界形成计划靶区（PTV）。之后便可以进行治疗计划设计，根据从 4D-CT 数据组所采集的 CT 体积单

元平均密度值的 CT 数据进行剂量计算。而对于肝脏肿瘤，其肿瘤密度值常低于周围正常肝组织，因此可以采用最低密度投影（MinIP）勾画肿瘤体积，在放疗计划制订时采用其平均密度值。

通过真 4D 剂量计算，可以获得较为准确的剂量分布。在真 4D 剂量计算中，GTV 是在 4D-CT 数据的每一个时相上勾画。虽然这一过程耗时，但软件工具可以在 4D-CT 数据中的每一个时相生成轮廓，并做形变处理匹配肿瘤影像[11]。每个时相的 GTV 外扩就形成了 CTV。所有 CTV 范围加在一起就形成了 ITV，再在 ITV 上外扩则形成了 PTV。到目前为止，这是一个仅有的比用 MIP 影像更准确的生成 PTV 的方法。

选择一个时相作为参考时相，然后进行射线设置对参考相位 PTV 进行治疗。用所设置射线束在每个时相上进行剂量计算并确定给量。然后对参考时相以及所有其他时相剂量矩阵进行形变，将积累剂量加载在 4D-CT 数据中的所有时相上，最后在参考时相上显示剂量分布[12]。

实际上这一过程或许涉及 3.5D 放疗计划，因为实际的放疗计划是按 3D 做的，只有剂量是按 4D 计算。尽管目前做了很多工作将 4D 计划用于放射治疗，但就目前情况而言，真 4D 治疗计划只是其中射束设置按 4D-CT 数据考虑，光子束并未按 4D 考虑，尽管有人尝试将光子按 4D 考虑[13]。

## 呼吸减幅

考虑到呼吸运动的存在，最好能降低呼吸运动幅度以减少 PTV 的大小，从而减少未受累组织的剂量。这样做可能会使治疗给量的过程复杂化。如果呼吸运动并不明显，最好也应该考虑到呼吸运动的存在，并在放疗计划制订中注意呼吸运动的影响。美国医学物理学家协会 76 号工作组报告建议，如果呼吸运动导致肿瘤位移超过 5mm，就应该考虑减弱呼吸运动幅度[6]。减弱呼吸运动幅度的方法有很多，包括呼吸门控法、屏气法、自主呼吸控制、腹部压块和肿瘤追踪法。

呼吸门控法涉及在患者呼吸周期特定时间点放疗给量[14]。例如我们在 4D 影像一节中所描述的方法之一呼吸监测就是用于放疗给量控制。图 12-6 示呼吸门控窗口已设定，当所追踪呼吸进入窗口时，信号传送至直线加速器触发打开放射线实施放疗，而当所追踪呼吸超出窗口时，则信号触发关闭放射线。因此，放疗只是在呼吸周期的某个特定时相实施，肿瘤位置是"固定"的。在设置门控窗口时需要权衡的一个重要

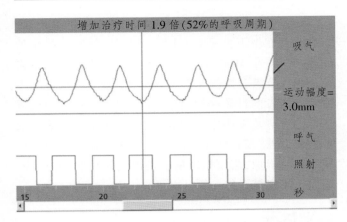

**图 12-6**　呼吸门控监测器上呼吸周期线。上图为门控窗口，下图示放射给量。

因素是肿瘤运动，运动较小则用窄窗宽，但这显著增加了患者在治疗床上的时间；而宽窗口则包含比较长的呼吸周期，包含的肿瘤运动也就较多。

进行有效呼吸门控重要的一点是患者能够有规律的呼吸。因此，最好在呼吸门控实施前结合呼吸训练或可视的呼吸反馈对患者进行呼吸评估。

另一种呼吸运动减幅的方法是要求患者在放疗过程中屏住呼吸[15]。这一技术主要应用于肺部放疗，有时也作为乳腺癌患者放疗减少心脏受量的方法。由于屏气一般都在深吸气时，因此形成了一个专业术语——深吸气呼吸屏气（DIBH）。DIBH 的优势在于肺部在深吸气后膨胀到最大，这样就可以减少肺部受照组织。此外，该方法对肿瘤运动减少的程度超过自由呼吸的此类其他技术。当然，DIBH 也有不足，许多胸部疾病患者本身呼吸就不好，难以做到不断地深吸气后屏气。

对呼吸屏气困难患者，可以做一些改进，将肺活量计闭塞强迫屏气。这一技术即人们所知的自主呼吸控制（active breathing control，ABC）[16]。图 12-4 展示了一个肺活量计用于 ABC 的实例。运用时患者先深吸气，按照预先设定的患者最舒适时长关闭闭塞瓣阻止气流，通常为 15~30s，然后此期间给量放疗。自主呼吸控制中用视觉反馈也同样可以获得满意的效果。

此外还有一种运动减幅技术是腹部压迫法[17]，该方法最早用于立体定向放射治疗。应用时有一个立体定向治疗体架，同时用一压迫平板放在腹部，减少腹部起伏，从而减少呼吸运动幅度。

最后还有一种呼吸减幅方法是动态调整放射治疗束位置追踪肿瘤运动。这种方法被称为实时肿瘤追踪，通过利用 MLC，根据肿瘤运动情况产生一个动态线束孔追随靶区运动，或者将直线加速器固定于机械臂上追踪肿瘤运动。该方法的优点是不需再勾画肿瘤运动边界，可以在整个呼吸周期内更有效的剂量给量。其缺点是需对肿瘤实时精准追踪，目前实时肿瘤追踪还是一个正在研究中的难题。

## 位置不确定性

内靶区体积除了主要考虑内部运动外，还有一个范围必须加在靶区上，它所考虑的是患者摆位本身的不确定性。摆位不确定性有两个来源，一是随机误差，一是系统误差。

随机误差来源于患者摆位本身的不确定性。给患者摆位时很难做到每次摆位都完全一致。但通过使用一些合适的固定装置，如人体负压垫、热塑面罩和侵入性立体定向头架等可以减少随机误差。固定装置的选择取决于放疗的实际需要以及对偏差的可接受程度。

系统误差来源于治疗计划影像采集过程中患者位置的不确定性。要理解系统误差出现的原因，应从患者的 CT 影像系列着手。由于这些 CT 影像都是在相同的一个时间段获取，因此患者本身不会有能观察到的几何位置变化。但事实上每次影像采集前，患者都是重新躺在检查床上并重新进行了摆位。如果我们仔细对比每次影像信息，就能发现微小可观察到的患者解剖学参照点或标记点位置因为患者摆位本身的误差而发生改变。这种位置改变均值的标准差即为患者摆位随机误差。我们选择其中一组影像数据用于制订患者的放疗计划，而其他影像数据看成是患者随后每次治疗的数据，这样参考点位置会有变化，并能观察到其均值，这就是患者摆位中的患者系统误差。

## 例12-1

一项关于患者位置的研究中，患者体内放置一参考标记，随后以该参考标记为等中心点（x=0，y=0，z=0）进行放疗。前 5 次放疗采集照射野影像。根据每次照射野影像的信息，其体内参考点的坐标变化如下：

| 治疗天数 | x(cm) | y(cm) | z(cm) |
| --- | --- | --- | --- |
| 1 | 0.13 | −0.21 | −0.15 |
| 2 | 0.05 | −0.13 | −0.21 |
| 3 | 0.11 | 0.05 | −0.25 |
| 4 | 0.03 | −0.25 | 0.11 |
| 5 | −0.05 | −0.20 | −0.16 |

a.该患者的系统误差是多少？

对该患者，我们以放疗计划同中心坐标位置 $(0,0,0)$ 为参考点评估其摆位系统误差，这名患者的系统误差即为到原坐标点 $(0,0,0)$ 的平均距离。

平均等中心点坐标位置为 $(0.05,-0.15,-0.13)$，与参考点的坐标距离为 0.21cm，即为系统误差。

b.该患者的随机误差是多少？

该患者的随机误差即为与参照点坐标的标准差。参考点坐标的标准差为 $(0.07,0.12,0.14)$，因此随机误差为 0.20cm。

在影像引导下，我们能够修正患者的系统误差。Van Herk 等根据这种摆位误差列出了边界外扩公式[18]，该边界外扩公式，按照 90% 人群的 CTV 能够受到至少 95% 的处方剂量计算，表达如下：

$$M=2.5\Sigma+1.64\sqrt{\sigma^2+\sigma_p^2}-1.64\sigma_P$$

在这一等式中，$\Sigma$ 为系统误差的标准差，$\sigma$ 为随机误差的标准差，$\sigma_P$ 为半影剂量梯度的标准差。值得注意的是，系统误差的边界比随机误差的边界大 50%。

## 例12-2

在上述实例中，推荐边界大小是多少(不考虑半影)？

根据 Van Herk 公式，对系统误差其边界需增加 0.53cm，对随机误差需增加 0.33cm，这样一共需要增加 0.86cm 的边界。

IGRT 的目的就是通过患者影像去除患者的系统误差，该影像在最接近患者照射时采集，在患者影像采集后和治疗前，根据所测的患者偏移移动，患者能较好地修正偏差。根据重做的影像可以重新确定患者的位置去除系统误差，然而随机误差无法去除，除非改变固定患者的方法。

# 二维校准与三维校准

IGRT 影像校准有两种方式，一是二维校准，另一是三维校准。二维校准是依据投影影像，而三维校准则是根据立体影像，通常根据 CT 影像。

以前放射治疗照射野是用二维影像验证。兆伏级 X 射线照射野影像包括治疗范围及其周围解剖结构，该照射野影像通过治疗射束获取并与参考影像比对。参考影像通常从传统模拟机，即几何上模仿放疗设备的 X 射线诊断设备获得。如果观察到治疗野漏掉一部分肿瘤，则应调整患者，修正偏差。

随着三维适形放疗和调强放疗的出现，照射野的影像概念变得不再那么有用。机架的成角、治疗床的成角，以及小 MLC 光孔的运用使单独依据治疗野来验证和修改患者摆位变得十分困难。而且线束范围不再依赖患者的骨骼结构决定，而是根据观察到的或所认为的肿瘤范围决定。因此，用治疗线束和兆伏级照射野成像器，或在线千伏级照射野成像器获得的前后位或侧位影像，与模拟时所获得的前后位和侧位参考影像相比变得更加方便且更可靠。

## 二维校准

二维与二维的匹配工具能将要匹配的影像加入其中。该工具包括标尺和等中心指示器支持人工影像匹配，但还可以包括分屏和影像加入多种色彩，这使获取影像和参照影像可结合在一起。自动校准系统依据相互[19]或互相关[20]信息使这一自动矫正过程易于实现。

在匹配平面影像中，解读影像相对容易，特别是借助多种软件工具后还可以解读成角影像。但它的主要局限性是需要借助观察物的不透放射线性进行观察，通常人们是利用骨性标志，但也可以利用体内植入标记物进行观察[21]。

多数 IGRT 系统都是将千伏级 X 射线源和影像接收器直接装在治疗设备机架上，并与兆伏级 X 射线放射源和照野影成像器呈 90° 角。图 12-7 展示了机架所装上的这种附件。成像时，患者按治疗体位躺在治疗床上摆好体位，然后采集患者前后位和侧位千伏级 X

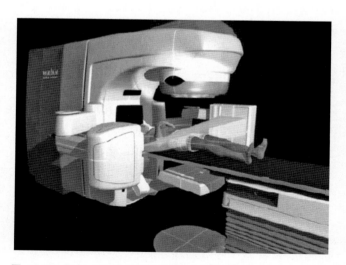

图 12-7　机架式千伏 X 射线源和影像接收器。图中可见成像射线束，治疗光束(图中未示)与成像光束垂直并向下照射在患者身上。(Source: Varian Medical Systems. Reproduced with permission of Varian Medical Systems.)(见彩图)

射线影像。将所采集影像与模拟数字重建图像（DRR）相对比，根据影像调整所需要调整患者位置。由于这些像都是前后方向和侧向方向，因此可通过治疗床侧向移动实现平移修正。若有六个自由度的治疗床，还可以通过旋转修正。

治疗室内安装的正交 X 射线系统如图 12-8 所示[22]，可实现实时成像，从而可以实时调整体位。然而由于上述所采集的影像并不是常规的前后向和侧向影像，因此需要借助软件进行影像解读，确定如何进行位置调整。室内安装的千伏级影像接收器通过对植入标记物进行实时影像还可用于评估放疗分次内运动[21]。

## 三维校准

三维校准的方法很多，包括运用治疗室内 CT 或 MR 扫描仪、螺旋断层放疗设备和锥形束 CT。同轴 CT 是指与直线加速器在同一机房内的 CT 扫描仪，它与直线加速器共用一个患者治疗床，如图 12-9 所示。与传统 CT 扫描仪不同，同轴 CT 扫描时，CT 扫描仪平移，而患者床静止并不平移通过扫描器。这样就用这种方法获得了患者的三维 CT 数据，之后再将其与放疗计划数据相比，通过这两组 CT 数据的校准，实现对患者摆位的调整。

20 世纪 90 年代初期，威斯康星大学的 Mackie 及其同事逐步开发了螺旋断层放疗系统[23]。最初这个系统是为一种调强放射治疗给量方式而设计，由装在环状机架上的兆伏级 X 射线源，以及可随时调节的多叶光栅构成。患者实施治疗时机架旋转给出兆伏级 X 射线，同时床位不断平移，类似螺旋 CT 扫描的工作方式。机架上与兆伏级 X 射线源呈 90°角处分别装有千伏级 X 射线源以及 X 射线接收器，用它们对患者进行

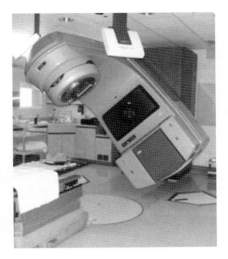

图 12-8　装有正交千伏成像器的机房。成像源嵌在地板中，影像接收器位于天花板。

成像。按这种方式，可将螺旋 CT 扫描仪直接安装于治疗机架上，以兆伏级 X 射线作为射线源，在患者治疗体位采集影像。图 12-10 示螺旋断层放疗系统。

目前最常用的支持 IGRT 的技术或许是锥形束 CT（CBCT）技术。在 CBCT 系统中，有一个 X 射线源安装于直线加速器的机架上，用它产生锥形 X 射线束，通过机架上的平板探测器多个机架角度采集信息获得一幅二维投影影像[24]。将所获取的多个二维影像重建成三维影像数据组，之后便可以将此用于患者校准。目前，该放射源可以是球管装在机架上的千伏级 X 射线（千伏级 CBCT），也可以是兆伏级治疗 X 射线（兆伏级 CBCT）。用 CBCT 所采集生成的三维影像无法达到诊断质量，但可用于位置校准。由于传统 CT 扫描不到 1s，而直线加速器机架旋转大约需要 1min，运

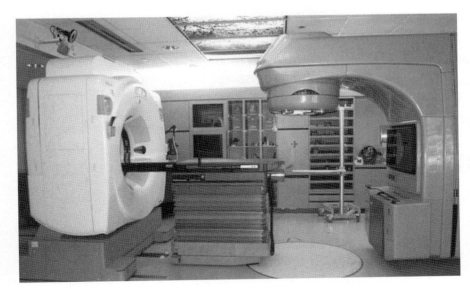

图 12-9　CT 扫描仪与直线加速器在同一治疗室内并使用同一治疗床。CT 扫描仪平移，患者床静止不动。

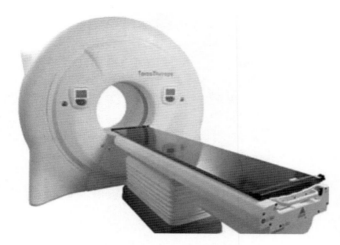

图 12-10 螺旋断层放疗系统。

动模糊会给成像质量带来不利影响。此外,CBCT 所涉及体积明显大于传统 CT 所涉及体积,这样,增加的散射线导致了一定程度的影像质量下降。然而,机架上的 CBCT 比传统 CT 还是具备一定的优势,它可以在治疗中成像,此外,CBCT 并不一定需要考虑扫描厚度,其所有三维分辨率均在亚毫米级。

在通常的 CBCT 结构中,X 射线源和影像接收器对称地放置在射束轴线两侧,并且能够随机架 360° 旋转,这样就存在数据重复问题,因为在另一个 180° 也能采集到相同的投影信息,换而言之,0°角采集的影像信息与 180°角采集的相同,但这一重复数据可以用于提高 CBCT 的成像质量。另一种成像方法是将影像接收器向侧方移位,仅接受原射线束一半范围射线,然后准直器再挡去一半射束,这样在获得患者较大范围影像时,只接受到较小体积产生的散射线。

CBCT 按同轨 CT 方法使用。在患者放疗前采集三维影像,然后与放疗计划影像进行对比,如果发现靶区位置有不可接受的偏移,就用三维与三维的校准方法对患者摆位进行调整[25]。三维与三维的校准工具类似二维与二维的校准工具,但它还包括结构叠加。软组织靶区可以用三维影像观察,它由六自由度描述。另一方面,采集和重建影像需要更多的时间,三维成像意味着患者接受更多的成像射线[26]。

# 非放射影像引导放射治疗

## 体表影像引导放射治疗

到目前为止,我们已经了解到依赖放射成像的影像引导评估患者位置相同性的方法。其他还有许多非侵入性技术也在被应用。其中一个技术为体表摄影测量法,该方法采集患者体表立体影像,然后再与一个参照表面进行对比[27]。

参照体表面最早是从计划扫描 CT 或患者第一次治疗时采集。这种体表模型是由一组顶点和三角面构成。在患者摆位后放疗前,用一特制的相机,采集患者体表立体影像,见图 12-11。该摄像包括两个电荷耦合器件(CCD)相机用于体表影像采集;另还包括一个 CCD 相机用于结构影像采集,包括两个闪光组件(一个用于产生散斑影像,另一个用于清晰照明)和一个连续投影器(用于动态成像中的连续散斑影像投影)。这些相机按直线加速器的坐标系进行校准。

两个立体影像采集后,患者体表的三维位置通过电脑进行三角计算。单纯的皮肤影像并不能提供足够的信息用于三角精确计算,所以在采集影像时,需投射一个伪随机散斑影像,以提供额外的信息确保立体影像的匹配。若有六个自由度即三个平移和三个旋转,则用刚体配准进行配准计算。由于该系统按直线加速的坐标系进行校准,刚体转换可以直接应用于治疗床位置调整确保影像校准。采用这种配准系统目前已知平移的精度小于 1mm,旋转精度为 0.1°[27]。

体表摄影测量法协助患者校准的主要优势在于它可以实时、非侵入性地进行位置监控。然而,体表摄影测量法是以假定患者内部解剖结构与患者体表相关联为前提,这个假设或许合理或许不合理[28]。因此,该系统早期临床应用于立体定向放射外科[29],以及如乳腺等其他摆位[30]。

## 超声系统

B 超用于影像引导放疗始于 20 世纪 90 年代末期,主要作为前列腺放疗的影像引导。该系统使用关节臂和对接盘进行空间配准。解剖结构轮廓膀胱、前列腺、直肠从治疗计划系统中导入,叠加在治疗室内

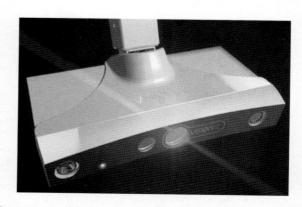

图 12-11 立体相机。它可根据体表进行患者校准。(见彩图)

采集的轴位和矢状位超声影像上。这些轮廓随后被用于参考校准患者。图 12-12 展示了 B 超在患者校准中的应用。

　　B 超的优势在于无电离辐射，超声无创性，能检测软组织，成本低，超声设备相对便携[31]。而缺点是超声影像往往难以解读，采集超声影像需要超声操作者具备高超的检查技能，所获取的影像无组织变形[32]。与 CT 定位相比，B 超定位的准确性在 3~5mm[33]。B 超的精确性取决于声波在介质中传播速度的精确性与稳定性，而组织的异质性、探头压迫引起的组织变形和各种伪影，如反射、阴影，将会影响 B 超的准确性。

　　近来，超声系统的发展包括超声探头上安装多种反射标记物，同时配有依据照相影像的配准方法，从而形成了三维超声系统。通过测量发射波和反射波之间经过的时间进行影像重建。

## 电磁应答器

　　21 世纪初，开发了一种利用射频波进行影像引导的新技术。它将一个或多个微小（长度<1mm）电磁应答器植入肿瘤区域（图 12-13），这些应答器通过射频波与定位系统联系。最初，这一的系统开发是用于改善前列腺癌治疗时患者的位置，后来扩大应用于监测分次间呼吸运动。

　　电磁跟踪系统工作过程如下[34]：首先在患者拍摄治疗计划 CT 前将无线应答器植入患者体内；在治疗计划设计期间，确定应答器 CT 上与同中心的相对位置。当患者摆位后准备治疗时，装在治疗床的磁源和接收器线圈组确定无线应答器的位置。磁源线圈产生一个震荡电磁场，引起应答器谐振。之后关闭磁场，接收器线圈通过接收谐振信号来确定应答器的位置和方向，这一过程以 10Hz 的速率重复。该线圈又受到红外光实时追踪。通过确定线圈相对房间和直线加速器的位置，获得应答器相对于线圈的位置，根据应答器确定等中心点的位置，最后直线加速器等中心点的位置就被确定。有了这样的信息，需要时可利用这些信息调整患者位置，或实时追踪分次内肿瘤运动情况。

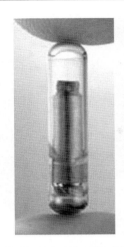

图 12-13　电磁应答器。用于植入肿瘤协助定位。（Source: Varian Medical Systems. Reproduced with permission of Varian Medical Systems.）

　　仿真研究表明，这项技术具有亚毫米级的精度[34]，而在临床实践中，电磁定位与放射学三维定位的平均差异为 1.5mm[35]。

## 磁共振影像引导放射治疗

　　最近，利用实时磁共振协助影像引导的想法已成形。磁共振影像引导具有两个潜在优势：一是磁共振与 CT 相比具有良好的软组织成像对比，另外磁共振无辐射剂量[36]。实时磁共振影像引导必须克服的主要障碍是磁共振扫描器磁场和直线加速器的射频场之间的互相干扰。

　　一种解决方案是用低磁场（0.2T）磁共振扫描器与多个放射性核素 $^{60}$Co 远距离治疗源结合[37]。然而，$^{60}$Co 是磁性的，过去一直认为磁性材料可能会对扫描器磁场的均整性产生影响，但现在从实践来看磁场不均匀似乎并不是问题。图 12-14 展示了这种设备，它在可转动的机架上装了三个 $^{60}$Co 源。

　　另一种解决方法是将高磁场（1.5T）磁共振与 6MV 直线性加速器结合[38]。直线加速器磁场干扰这一问题通过磁场屏蔽在加速器电子枪周围产生一个零磁场；

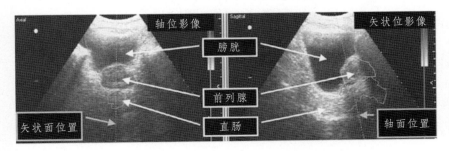

图 12-12　超声引导的靶区定位。靶区轮廓从治疗计划系统导入，用于治疗室内所获取的超声影像的校准参考。（Source: Kuban 2005[31]. Reproduced with permission of Elsevier.）（见彩图）

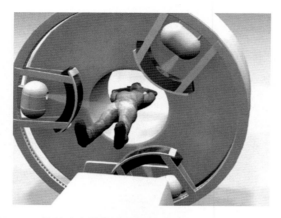

图 12-14 放射治疗影像引导系统。由三个 $^{60}$Co 源和磁共振扫描器组成。(Source: ViewRay Incorporated. Reproduced with permission of ViewRay Incorporated.)

以及在加速器管周围产生一个低磁场来克服。而加速器和磁共振扫描器之间射频干扰这一问题通过同步加速器和磁共振脉冲来克服。人们一直担心射线束穿过磁共振部件有可能会产生散射线对放疗剂量产生偏差;此外,由于电子在磁场中会偏转,过去一直认为磁共振扫描器磁场可能会影响次级电子的路径。然而现根据计算研究表明,在临床配置情况下,似乎没有看到对磁场产生明显的影响[38]。

磁共振影像引导的应用是放射肿瘤学相对新的发展,现已证明其具有临床应用价值。

# 影像引导放射治疗的数据要求

在 IGRT 过程中,其中有一个问题是相比传统放疗要处理更多的数据。传统的放射治疗记录数据由直线加速器的设置,包括跳数、野大小和治疗床位置等组成,这种数据量已显得微不足道,而当今增加的影像数据显著地增加了数据负荷。日常的正交千伏射线影像会使每日增加 3MB 数据量;如果等中心点移动需要重新成像则每日还要再增加 3MB 数据量。日常的锥形束 CT 影像每日要增加 32MB。如果每例患者都采用 IGRT,则产生更多数据。假设每个机器治疗 40 例患者,只摄正交片每年将产生 61GB 的数据,如果所有患者都做锥形束 CT,那么每年将产生 325GB 的数据。

目前数据储存的成本不高,而且会越来越便宜,但需要足够的网络带宽传输这些数据。典型的医院内部网络通讯带宽为每秒 100Mbit,这或许够用。但是对于图文分离信息转换,只有每秒 10Mbit 的更常规带宽或每秒 0.2Mbit 的 3G 带宽,显然不能满足数据传输的需求。

数据处理问题将会在第 14 章进一步阐述。

# 总结

- 影像引导放疗正逐步成为外照射的标准放疗。
- 放疗分次内运动和分次间差异颠覆了传统的认知,即患者治疗前采集的影像是患者治疗过程中最准确的反映。
- 在 IGRT 的应用中,影像采集有多种方式,每种方式各自有其优缺点。
- 需要足够的带宽处理 IGRT 应用中的大量影像数据。

# 思考题

12-1 当 CT 以螺旋模式扫描获取 4D 影像时,如果螺距过大对影像会产生什么影响?

12-2 通过最大密度投影影像勾画 ITV,为什么可以得到真实的 ITV 的最大范围。

12-3 用例 12-1 和例 12-2 的数据,若用影像引导去除系统误差,请估计 PTV 缩小的体积。

12-4 为什么限制直线加速器机架旋转速度会影响 CBCT 的时间分辨率?

12-5 典型的 4D-CT 数据包括多少层 CT 扫描影像?

(吴俚蓉 译 冯平柏 校)

# 参考文献

1 Liu, H. H., Balter, P., Tutt, T., Choi, B., Zhang, J., et al. Assessing respiration-induced tumor motion and internal target volume using four-dimensional computed tomography for radiotherapy of lung cancer. *Int. J. Radiat. Oncol. Biol. Phys.* 2007; 68:531–540.

2 Seppenwoolde, Y., Shirato, H., Kitamura, K., Shimizu, S., Van Herk, M., et al. Precise and real-time measurement of 3D tumor motion in lung due to breathing and heartbeat, measured during radiotherapy. *Int. J. Radiat. Oncol. Biol. Phys.* 2002; 53:822–834.

3 Butler, L. E., Forster, K. M., Stevens, C. W., Bloch, C., Liu, H. H., et al. Dosimetric benefits of respiratory gating: A preliminary study. *J. Appl. Clin. Med. Phys.* 2004; 5:16–24.

4 de Crevoisier, R., Melancon, A. D., Kuban, D. A., Lee, A. K., Cheung, R. M., et al. Changes in the pelvic anatomy after an IMRT treatment fraction of prostate cancer. *Int. J. Radiat. Oncol. Biol. Phys.* 2007; 68:1529–1536.

5 Barker, J. L., Garden, A. S., Ang, K. K., O'Daniel, J. C., Wang, H., et al. Quantification of volumetric changes occurring during fractionated radiotherapy for head-and-neck cancer using an integrated CT/linear accelerator system. *Int. J. Radiat. Oncol. Biol. Phys.*

2004; **59**:960–970.

6 Keall, P. J., Mageras, G. S., Balter, J. M., Emery, R. S., Forster, K. M., et al. AAPM Report 91: The Management of Respiratory Motion in Radiation Oncology. Report of AAPM Task Group 76, http://www.aapm.org/pubs/reports/RPT 91.pdf, accessed September 15, 2015. Synopsis published in *Med. Phys.* 2006; **33**:3874–3900.

7 Keall, P. J., Kini, V. R., Vedam, S. S., and Mohan, R. Potential radiotherapy improvements with respiratory gating. *Australas. Phys. Eng. Sci. Med.* 2002; **25**(1):1–6.

8 Pan, T., Lee, T.-Y., Rietzel, E., and Chen, G. T. Y. 4D-CT imaging of a volume influenced by respiratory motion on multi-slice CT. *Med. Phys.* 2004; **31**:333–340.

9 Keall, P. J., Starkschall, G., Shukla, H., Forster, K. M., Ortiz, V., et al. Acquiring 4D thoracic CT scans using a multislice helical method. *Phys. Med. Biol.* 2004; **49**:2053–2067.

10 International Commission on Radiation Units and Measurements. *ICRU Report 62. Prescribing, Recording and Reporting Photon Beam Therapy (Supplement to ICRU Report 50).* Bethesda, MD, ICRU, 1999.

11 Ezhil, M., Choi, B., Starkschall, G., Bucci, M. K., Vedam, S., and Balter, P. Comparison of rigid and adaptive methods of propagating gross tumor volume through respiratory phases of four-dimensional computed tomography image data set. *Int. J. Radiat. Oncol. Biol. Phys.* 2008; **71**:290–296.

12 Starkschall, G., Britton, K., McAleer, M. F., Jeter, M. D., Kaus, M. R., et al. Potential dosimetric benefits of four-dimensional radiation treatment planning. *Int. J. Radiat. Oncol. Biol. Phys.* 2009; **73**:1560–1565.

13 Richter, D., Schwarzkopf, A., Trautmann, J., Krämer, M., Durante, M., et al. Upgrade and benchmarking of a 4D treatment planning system for scanned ion beam therapy. *Med. Phys.* 2013; **40**:051722.

14 Ohara, K., Okumura, T., Akisada, M., Inada, T., Mori, T., et al. Irradiation synchronized with respiration gate. *Int. J. Radiat. Oncol. Biol. Phys.* 1989; **17**(4):853–857.

15 Hanley, J., Debois, M. M., Mah, D., Mageras, G. S., Raben, A., et al. Deep inspiration breath-hold technique for lung tumors: The potential value of target immobilization and reduced lung density in dose escalation. *Int. J. Radiat. Oncol. Biol. Phys.* 1999; **45**:603–611.

16 Wong, J. W., Sharpe, M. B., Jaffray, D. A., Kini, V. R., Robertson, J. M., et al. The use of active breathing control (ABC) to reduce margin for breathing motion. *Int. J. Radiat. Oncol. Biol. Phys.* 1999; **44**:911–919.

17 Lax, I., Blomgren, H., Naslund, I., and Svanstrom, R. Stereotactic radiotherapy of malignancies in the abdomen. Methodological aspects. *Acta. Oncol.* 1994; **33**:677–683.

18 Van Herk, M., Remeijer, P., Rasch, C., et al. The probability of correct target dosage: Dose-population histograms for deriving treatment margins in radiotherapy. *Int. J. Radiat. Oncol. Biol. Phys.* 2000; **47**:1121–1135.

19 Viola, P., and Wells, W. M. Alignment by maximization of mutual information. *Int. J. Comput. Vision.* 1997; **24**:137–154.

20 Murphy, M. J. An automatic six-degree-of-freedom image registration algorithm for image-guided frameless stereotaxic radiosurgery. *Med. Phys.* 1997; **24**:857–866.

21 Shimizu, S., Shirato, H., Ogura, S., Akita-Dosaka, H., Kitamura, K., et al. Detection of lung tumor movement in real-time tumor-tracking radiotherapy. *Int. J. Radiat. Oncol. Biol. Phys.* 2001;

51:304–310.

22 Chen, G. T., Sharp, G. C., and Mori, S. A review of image-guided radiotherapy. *Radiol. Phys. Technol.* 2009; **2**:1–12.

23 Mackie, T. R., Holmes, T., Swerdloff, S., Reckwerdt, P., Deasy, J. O., et al. Tomotherapy: A new concept in the delivery of dynamic conformal radiotherapy. *Med. Phys.* 1993; **20**:1709–1719.

24 Jaffray, D. A., Drake, D. G., Martinez, A. A., and Wong, J. W. A radiographic and tomographic imaging system integrated into a medical linear accelerator for localization of bone and soft-tissue targets. *Int. J. Radiat. Oncol. Biol. Phys.* 1999; **45**:773–789.

25 Oldham, M., LeTourneau, D., Watt, L., Hugo, G., Yan, D., et al. Cone-beam-CT guided radiation therapy: A model for on-line application. *Radiother. Oncol.* **75**:271–278 (2005).

26 Murphy, M. J., Balter, J., Balter, S., BenComo, J. A., Das, I. J., et al. The management of imaging dose during image-guided radiotherapy: Report of the AAPM Task Group 75. *Med. Phys.* **34**:4041–4063 (2007).

27 Bert, C., Metheany, K. G., Doppke, K., and Chen, G. T. Y. A phantom evaluation of a stereo-vision surface imaging system for radiotherapy patient setup. *Med. Phys.* 2005; **32**:2753–2762.

28 Koch, N., Liu, H. H., Starkschall, G., Jacobson, M., Forster, K., et al. Evaluation of internal lung motion for respiratory-gated radiotherapy using MRI: Part I: Correlating internal lung motion with skin fiducial motion. *Int. J. Radiat. Oncol. Biol. Phys.* 2004; **60**:1459–1472.

29 Li, S., Liu, D., Yin, G., Zhuang, P., and Geng, J. Real-time 3D-surface-guided head refixation useful for fractionated stereotactic radiotherapy. *Med. Phys.* 2006; **33**:492–503.

30 Bert, C., Metheany, K. G., Doppke, K. P., Taghian, A. P., Powell, S. N., and Chen, G. T. Y. Clinical experience with a 3D surface patient setup system for alignment of partial-breast irradiation patients. *Int. J. Radiat. Oncol. Biol. Phys.* 2006; **64**:1265–1274.

31 Kuban, D., Dong, L., Cheung, R., Strom, E., and de Crevoisier, R. US-based localization. *Semin. Radiat. Oncol.* 2005; **15**:180–191.

32 Molloy, J. A., Chan, G., Markovic, A., McNeeley, S., Pfeiffer, D., et al. Quality assurance of US-guided external beam radiotherapy for prostate cancer: Report of AAPM Task Group 154. *Med. Phys.* 2011; **38**:857–871.

33 Lattanzi, J., McNeeley, S., Pinover, W., Horowitz, E., Das, I., et al. A comparison of daily CT localization to a daily US-based system in prostate cancer. *Int. J. Radiat. Oncol. Biol. Phys.* 1999; **43**:719–725.

34 Balter, J. M., Wright, J. N., Newell, L. J., Friemel, B., Dimmer, S., et al. Accuracy of a wireless localization system for radiotherapy. *Int. J. Radiat. Oncol. Biol. Phys.* 2005; **61**:933–937.

35 Willoughby T. R., Kupelian, P. A., Pouliot, J., Shinohara, K., Aubin, M., et al. Target localization and real-time tracking using the Calypso 4D localization system in patients with localized prostate cancer. *Int. J. Radiat. Oncol. Biol. Phys.* 2006; **65**:528–534.

36 Balter, J. M., and Cao, Y. Advanced technologies in image-guided radiation therapy. *Semin. Radiat. Oncol.* 2007; **17**:293–297.

37 Dempsey, J. F., Benoit, D., Fitzsimmons, J. R., Haghighat, A., Li, J. G., et al. A device for real time 3D image-guided IMRT. *Int. J. Radiat. Oncol. Biol. Phys.* 2005; **63**(Suppl 1): S202.

38 Lagendijk, J. J. W., Raaymakers, B. W., Raaijmakers, A. J., Overweg, J., Brown, K. J., et al. MRI/linac integration. *Radiother. Oncol.* 2008; **86**:25–29.

# 第 13 章

# 计算机系统

目的
引言
术语和数据表示法
　数字系统
　进制间的转换
位、字节和字
数据表示方法
　状态的表示
　数字数据
　字符数据
　数模转换及模数转换
　图像数据的表示法
计算机的结构
　内存
　中央处理器
　图像处理单元
　输入/输出设备

大型存储设备
计算机软件
编程语言
　计算机语言
　低级语言
　高级语言
网络
　网络部件及结构
　接口
　传输介质
　数据压缩
　显示工作站和标准
放疗计划系统中的计算机需求
总结
思考题
参考文献

## 目的

通过学习本章,读者应该能够:

- 建立关于计算机和计算机网络发展的历史视角。
- 了解数模转换及模数转换的过程及不确定性。
- 阐述数字图像的特征、优势及不足。
- 讨论计算机部件及作用,包括内存、中央处理器、输入/输出及大型储存器。
- 解释不同计算机语言的差异。
- 描述计算机网络的结构与构成,包括接口、传输媒体、数据压缩、显示工作站、网络标准、加密及安全。

## 引言

　　第一台真正的电子数字计算机于 1939 年由爱荷华州立大学的 Atanasoff 和 Berry 研发出来[1],设计这台计算机的初衷是为了解决大型线性方程组在量子力学中的求解问题。在计算电路中使用真空管成为计算机技术发展的转折点。这促成了 1945 年 Mauchly 和 Eckert 在宾夕法尼亚大学研发的电子数字积分计算机 (ENIAC)[2]。最初,这台计算机的建造是二战期间为了准备火炮弹道表。相比于现代计算机的紧凑尺寸,这台 ENIAC 计算机占据了几个大房间。

人们很快发现 ENIAC 的不足在于其无法存储计算结果,或者更重要的是不能存储程序。因而人们想要制造存储器。早期的设计是使用延迟装置,一个储存槽最多可以储存 500 个数据。这些数字实际上用超声波脉冲穿透一槽水银产生的脉冲表示。这种类型的内存设备在 1947 年成功问世,并装配到电子延迟存储自动计算器(EDSAC)中,其在 1949 年后被应用[3]。

第二次世界大战后,晶体管的快速发展带来了计算机设计的一场革命,晶体管控制电流类似于真空管,但它们的体积更小,功耗更低。到 20 世纪 60 年代,技术发展到可以制造更小体积的硅晶,称为集成电路(IC,也叫微芯片)。这些设备里有着构建成复杂电路的大量晶体管,IBM 使用这些集成电路组成了新一代的 360 系列计算机。其他公司紧随其后,包括 AT&T、Exxon 和 DEC 等公司。许多初期的计算机制造商最终被竞争所淘汰,但如 IBM 和 DEC 最终形成了巨无霸的大型公司。

由于集成电路制造技术的迅猛发展,计算机的能力也变得更加强大,计算机厂商制造出大型计算机,还有小型计算机,如 DEC 公司在 1965 年生产的 PDP-8。在许多小型计算机中,PDP-8 以适中的价格成为市场上长期占据主流的小型计算机之一。Steve Wozniak 受到 PDP-8 小型计算机使用手册的启发,创建了他自己的计算机,后来演变为苹果 Macintosh 个人电脑。在 20 世纪 60 年代后期,DEC 将 PDP-8 改造成了第一台致力于放疗计划设计的计算机,即 RAD-8。

随着计算机部件体积的进一步缩小以及由此带来的规模化生产,计算机的处理能力也更加强大,甚至有台式与便携式计算机。1971 年,Intel 公司制造出第一颗集成到一片硅晶上的处理器,这颗芯片包含了 2300 个晶体管。这种称为 4004 的芯片体积非常小,所以被称作微处理器,可以以低廉价格批量制造。从此,芯片制造业获得了迅猛发展,Intel 公司的 P6 芯片就包含了 550 万的晶体管。更小的体积便有更快的速度,P6 芯片能够每秒执行 13 300 万次指令,巧妙的指令集技术使计算机速度更上一层楼。这种芯片制造的计算机的能力是 20 世纪 50 年代那种庞然大物计算机的 10 万倍。60 年代后,微处理器的处理能力每两年翻倍(即摩尔定律)[4]。

20 世纪 70 年代初,计算机进入到放射科,由于计算机在存储、操作及显示大型数据等方面有着巨大优势,计算机迅速地被引进到临床核医学。计算机也迅速应用到放疗中,主要用于多野治疗的剂量分布计算和显示。

# 术语和数据表示法

## 数字系统

### 十为基数

可能因为人有十根手指,所以人类使用十为基数的数字系统数数和计算。十为基数,即有 0 到 9 的十个数,数值中的数字由 10 的幂次决定着其在一个数中的位置。十为基数的数字系统也被称为十进制。

数字可以以列举一种有意义的数字序列来表示。例如,数值 1983 实际上代表 $1\times10^3+9\times10^2+8\times10^1+3\times10^0$,其中,$10^0$ 等于 1,乘以 10 和除以 10 是一个简单的过程,其仅仅只要在乘法时让小数点右移一位,除法时左移一位,例如 198.30×10=1983.0 和 198.30÷10=19.830。

### 二为基数

用于计算机系统的计数系统仅仅包含两个数字(0 和 1),因为电子方法可以很容易地表示两个数字。例如开关,在断开位置表示 0,连通表示 1。由于系统就只有两个数字,被之为二为基数或二进制系统,如同十进制系统,二级制的数值也是把数字放到序列中表示,数字的位置表示它的值。例如,二进制数值 1011 就可以表达成 $1\times2^3+0\times2^2+1\times2^1+1\times2^0$,这里 $2^3=8,2^2=4,2^1=2,2^0=1$。所以,二进制数值 1011 等效于 10 进制下的 11。

二进制系统下的计数如同十进制一般,每增加 1,数字 1 都会被加到数值的最低有效位中。如果最低有效位已经是 1,则最低位则被 0 代替,1 就会变作进位带到下一位。数字 0 有时被称作位置持有者,因为其功能是协助正确识别其他数在数字中的数值。

二进制的数值乘以 2 类似于十进制的数值乘以 10,乘以 2 则简单的向左移动一位,除法则是向右移动一位(例 13-1)。二进制中的数值序列和十进制的表示如表 13-1 所示。

### 例13-1

101 乘以 2 两次(相当于 10 进制中乘以 4)

101×2=1010(数字向左移一位,右边最低位加一个 0)

1010×2=10100(重复上述过程)

和表 13-1 中所列数值比较。

表 13-1 十进制和二进制形式的数值序列

| 十进制 | 二进制 | 十进制 | 二进制 |
|---|---|---|---|
| 1 | 1 | 11 | 1011 |
| 2 | 10 | 12 | 1100 |
| 3 | 11 | 13 | 1101 |
| 4 | 100 | 14 | 1110 |
| 5 | 101 | 15 | 1111 |
| 6 | 110 | 16 | 10000 |
| 7 | 111 | 17 | 10001 |
| 8 | 1000 | 18 | 10010 |
| 9 | 1001 | 19 | 10011 |
| 10 | 1010 | 20 | 10100 |

## 进制间的转换

从十进制转换成其他进制需要除以新进制的基础幂,例如,将十进制数字 419 转换成二进制,419 首先除以 $2^8$(256),然后余数在除以 $2^7$(128),以此类推下去。转换成 10 进制则需要乘以新进制的基础幂。

## 例13-2

将 10111 转换成 10 进制
答案:

$$(1 \times 2^4) + (0 \times 2^3) + (1 \times 2^2) + (1 \times 2^1) + (1 \times 2^0)$$
$$= 16 + 0 + 4 + 2 + 1 = 23$$

# 位、字节和字

计算机中数据的基本单元称为位(对二进制来说)。作为二进制数字,一个位有两种状态,例如开和关。现代计算机内存中每一个位就由一个晶体管代表,所以在晶体管终端中,用是否有电压存在来表示位的状态。在磁性存储介质,如磁盘和磁带中,位表示存储媒介上在很小的区域内磁化或没有磁化,来代表着位的状态。位组合成为数字则为字节,一般八位组成一个字节,能方便地表示 0 到 $2^8-1$ 之间的数值。

后面将会讲到,字节是方便的存储单位,因为它可用来表示许多类型的数据。一般根据可用字节数来描述计算机内存。因为数量常常很大,也会用到千字节、兆字节、吉字节和太字节这样的术语。如下所示,前缀千、兆、吉,一般都是近似的,内存位置的实际数目只是大约 $10^3$ 的倍数。

1 千字节(kB)= $2^{10}$ 字节 = 1024 字节
1 兆字节(MB)= $2^{20}$ 字节 = 1 048 576 字节
1 吉字节(GB)= $2^{30}$ 字节 = 1 073 741 824 字节
1 太字节(TB)= $2^{40}$ 字节 = 1 099 511 627 776 字节

一页 Word 带格式文档大约为 30kB,同样的无格式 ASCII 编码的文档大约为 4kB。一层患者的 CT 扫描片大小约为 500kB(0.5MB)。

位可组成更大单元,称之为字。字一般包含 16 位(2 字节)、32 位(4 字节)或 64 位(8 字节)。位组成字能简便地表达更大的整数。例如,32 位的字的区间可以用来表示从 0 到 $2^{32}-1$ = 4 294 967 295 的数值。字的大小决定着计算机可以被存取内存的大小,16 位字的计算机仅仅可以直接使用 65 535 个内存位置($2^{16}-1$)。因为每一个内存位置可以存储一个字节的数据,这种内存的大小为 64kB。目前,许多计算机应用需要存取更大字节的内存,甚至家庭电脑也常安装有几吉字节的内存,存取更大的内存需要 32 位或甚至 64 位字体系,更大的字能让计算机获得更高的精度并减少舍弃末段引起的错误。

# 数据表示方法

## 状态的表示

现代计算机帮助人们处理各种问题,也在各种场合辅助人们工作。例如,现代台式机被用来文字处理、执行各种复杂的数学计算以及显示图像。多任务处理需要计算机能储存和处理许多不同类型的数字形式的数据,文档处理程序需要计算机及时反映和操作文字与数字数据(文本)。执行计算的程序需要计算机存储数字形式的数值。前文讲述了计算机如何存储 0 到最大的整数值,该最大值由计算机字的位数所决定。而计算机同样需要处理负数、分数、非常大或非常小的数。

## 数字数据

计算机中如何存储正整数在前面有过叙述,字节可以轻松地表示从 0 到 255($2^8-1$)的整数。然而,在计算机内存中同样需要去表示负数。因此,计算机中在字节中保留一位表示数字的符号,剩下的位数(此时为 7)表示数的值,这样数值最大只能标识到 127($2^7$ 或 128-1)。目前许多计算机使用一种替代的方法,称为二进制补码,用来表示有符号的整数(0 表示正数,1

表示负数),所以一个 8 位的字节可以表示数字从–127 到 127 之间。二进制数字 0000 0001 代表十进制数字的 1 0111 1111 代表 127,二进制数值 1000 0000 代表–127 1111 1111 表示数字–1。尽管这种标记法似乎有些笨拙,但它却方便了计算机内存中的加法运算。

　　非常大的和非常小的数字经常被用作科学计算。阿伏伽德罗数($6.023 \times 10^{23}$ 个分子/mol)和电子的电荷数($1.6 \times 10^{-16}$C)就是这样的例子。这些数字可以用浮点数格式表达。浮点数类似于指数记数法,其中数字用十进制的数量乘以 10 的幂来表示。同样,二进制的数值也可以写成乘以 2 的幂来表达。有代表性的是,存储浮点数使用 4 字节,其中一位标识状态 (0=正,1=负),8 位留给指数和尾数占用 23 位。现代计算机的运算非常快,其中某些计算指令比其他的更快捷。例如,计算机浮点指令就要消耗数倍于运行整数指令的时间。

## 字符数据

　　文本的存储使用字母数字形式,需要一个转换表,在二进制整数和字母数字间转换。计算机的输出,例如文档的处理,需要二进制整数转换成人们能够识别的字母和符号的形状。26 个字母、数字 0~9 还有许多特殊的符号(如 \$,! ,=等),被称为字母数字字符集。包括大小写字符和附加的符号,字符集包含有 128 个元素。表 13–2 显示了美国国家信息交换标准代码(ASCII),这是最广泛使用的字母数字编码方案中的一种。

## 数模转换及模数转换

　　可测量的量一般表现为两种形式之一,模拟量和数字量。模拟量表达的是正在测量的量以连续方式变化。例如,指针电压表测量电压显示从 0 到最大值,在量程范围内,显示的量可以是一个任意值。我们测到的值取决于我们读数的能力。一块表或钟上的连续不断走动的指针就是时间模拟量显示的例子,我们测量时间的能力仅仅受限于我们读取钟表指针位置的能力。另一方面,量也可以标识成数字量。数字量是离散的,只能呈现出被一定的间隔分开的具体值。一块数字电压表可能只能显示只有整数的伏特电压(0,1,2 等),或一块数字式手表可能显示只有整数的分钟数(例如 10:23)。

　　本章描述的计算机是数字计算机,它们仅仅处理数字量。然而,在科学界收集的多数信息,包括医药类,都是以模拟量的形式存在。因此,从模拟量转换成

表 13–2　美国国家信息交换标准代码(ASCII)

| 字符 | 二进制 | 十进制 | 二进制 |
|---|---|---|---|
| A | 1000001 | 0 | 0110000 |
| B | 1000010 | 1 | 0110001 |
| C | 1000011 | 2 | 0110010 |
| D | 1000100 | 3 | 0110011 |
| E | 1000101 | 4 | 0110100 |
| F | 1000110 | 5 | 0110101 |
| G | 1000111 | 6 | 0110110 |
| H | 1001000 | 7 | 0110111 |
| I | 1001001 | 8 | 0111000 |
| J | 1001010 | 9 | 0111001 |
| K | 1001011 | | |
| L | 1001100 | | |
| M | 1001101 | BLANK | 0100000 |
| N | 1001110 | . | 0101110 |
| O | 1001111 | ( | 0101000 |
| P | 1010000 | + | 0101011 |
| Q | 1010001 | \$ | 0100100 |
| R | 1010010 | * | 0101010 |
| S | 1010011 | ) | 0101101 |
| T | 1010100 | – | 0101101 |
| U | 1010101 | / | 0101111 |
| V | 1010110 | ' | 0101100 |
| W | 1010111 | ^ | 0101101 |
| X | 1011000 | | |
| Y | 1011001 | | |
| Z | 1011010 | | |

数字量,以及反之,都是非常有必要的。例如,放射探头(如电离室)所产生的电信号就是模拟量。用一台计算机来处理电离室的信号,需要将采集的模拟信号转换成数字形式。反之亦然,用计算机去控制设备(即便是简单的设备,如马达)也需要将计算机的输出信号从数字信号转换成模拟信号。模拟输出的典型例子是在计算机中播放音乐。通过数字去表示模拟量,就是用有限的数字量来替代。例如,需要一个三位二进制数来表示电离室的电信号。这个二进制数字最多可提供八种不同的数值。而电离室的输出电压范围在 0~10V。如果每个二进制的值表示 1.25V,那么八位二进制可以表示电压从 0~10V(图 13–1)。一个模拟电压在 0 到 1.25V 可以表示成 0,而 1.25~2.5V 的电压则被表示成 1.25V,以此类推。与这一数字化过程关联的误差可能大到 1.25V,即相邻的二进制值之间的差。然而,平均数字化误差(假定的模拟值均匀分布在 0 和 10V

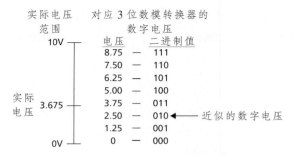

对应 3 位数模转换器的
数字电压

| 10V | 8.75 | — | 111 |
| | 7.50 | — | 110 |
| | 6.25 | — | 101 |
| 实际 | 5.00 | — | 100 |
| 电压　3.675 | 3.75 | — | 011 |
| | 2.50 | — | 010 | ← 近似的数字电压 |
| | 1.25 | — | 001 |
| 0V | 0.00 | — | 000 |

**图 13-1** 用 3 位数模转换器去记录 0~10V 的电压，由于仅仅只有 3 位分辨率，将电压等分成 1.25V，0~1.25V 的电压表示为 0，1.25~2.5V 的电压表示为 1.25V，以此类推。

之间）是数字化的增量的一半，或者 0.625V。

像这样粗糙精度的数字化在某些环境下可以被接受，但在大多数科学应用领域需要更高的精度。一个十六位的数字化可以将 0 到 10V 的电压的精度提升到 $10V/2^{16}=0.00015V$。最大误差等于其精度，还有其平均误差（假定模拟量在 0~10V 均匀分布）是 0.000075V（精度的一半）。

当数字化一个模拟量时，最大数字化误差是：

$$err_{max}=R_a/N=R_a/2^n$$

平均精度误差是：

$$err_{avg}=err_{max}/2=R_a/2^{n+1}$$

在这些表达式中，$R_a$ 代表范围（测量的从最小到最大间的模拟值），N 代表的是数字化时的增量。

## 例13-3

计算等剂量线绘制器的位置传感器电路的最大与平均数字化误差（以 cm 为单位）。探测器轴长 50cm，电位器提供位置依赖电压范围从 0~15V。电压由 12 位的模数转换器负责监控。数字化精度为：

$$15V/2^{12}=0.0037V$$

因此最大数字误差是：

0.0037V

平均误差 0.00185V，对应于数字化增量的一半，并假设模拟值均匀分布于 0~15V。这个问题可以用 12 位的模数转换器解决，其具有表示 4096 个数字的能力，因此精度可达到 1/4096。

## 图像数据的表示法

图像矩阵是指像素组成的图像集。矩阵是二维的（如 64×64，512×512，2048×2048）。在计算机中存储图像，图像必须被分成更小单元，称之为图片元素或像素（图 13-2）。如果存储彩色图像则每个像素分配一个单一的位去表示颜色，或者存储的是黑白图像，则这个数字里表示的是灰度。数字图像因此要包含一系列的二进制去对应图像中的独立像素。用每个二进制值（对应于每个像素）的位数确定颜色种类的多少或灰度级等级。如果增加位（描述颜色或灰度级别）的深度，那么计算机渲染出的图像相对于原始图像的还原度也随之得到提升。

计算机可以以数字形式直接产生图像。如 CT、核磁共振（MR）和计算机放射影像（CR）都通过数字计算机直接处理产生。像素的多少直接影响着图像的质量。低像素导致图像粗糙。同样，由计算机处理生成的含有大量像素的图像（如 CT 影像）是高精度图像。观察者无法去辨别独立的像素点。使用高像素产生的图像将有利于提高图像的质量和分辨率，但同时对存储影像的计算机空间提出了更高的要求。图像矩阵的尺寸通常是二的幂。例如，典型的 CT 图像是 256×256（$2^8×2^8$）像素，或者 512×512（$2^9×2^9$）像素。如果这些图像的位深度是 8 位，这些图像格式将分别需要 524 288 或 2 097 152 位。通常情况下的图像将以 8 位的字节为单位，它们分别需要 $2^{16}=65\ 536$ 字节与 $2^{18}=262\ 144$ 字节。

大型图像矩阵的另一个缺点是传输速率慢。在两台计算机间传送信息位需要将数据改编成串行数据。传输率就是每秒传输位的个数。传输的速率从每秒几兆位（Mbps）的双绞线（电话线）到每秒几太位（Tbps）的光纤不等。显然，大型图像矩阵从一台计算机到另

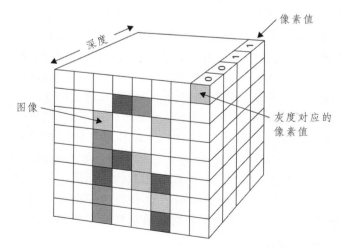

**图 13-2** 一个数字图像可以被想象成一个由众多小立方体组成的三维物体，其中每个包含一个二进制数字（位），块的前表面上呈现图像。块的"深度"是描述每个像素的颜色或灰度级别所需的位数。构成大块的小立方体总数是存储图像所需的位数。

一台计算机将耗费更长的时间。

## 例13-4

连接两台计算机传输图像的速率为每秒 9600 位。计算传送 128×128 像素的图像需要的时间,每个像素点由 8 位二进制数表示。

128×128 像素的图像总共需要 128×128×8=131 072 位去存储,在 9600 位/秒的传输速度下,需要 131 072/9600=13.65s。

计算机硬件是具有各种功能的部件的集合。计算机软件是用于操控电脑和执行数据处理的操作的指令集合。设备的驱动是允许更高级的应用软件(如字处理或表格程序)去驱动计算机的硬件,如打印机和计算机的存储外设。在 20 世纪 90 年代中期,为了在使用额外设备驱动程序情况下方便与任何电脑相连,人们对一些设备的通用连接方式与通讯协议进行了标准化。这些设备通常被称作 USB(通用串行总线)设备。

## 计算机的结构

本书在前面已经介绍了计算机内存,计算机实际上由众多部件组成,包括内存单元,它们通过一种叫作总线的路径相互连接(图 13-3)。计算机内存存放着正在执行的程序(指令序列),也存放着正在处理的数据。中央处理器执行程序指令去处理数据。输入/输出设备允许操作者从计算机中将信息输入或取出信息。典型的输入/输出设备包括键盘、鼠标或其他点击设备、显示器、容量存储器、打印机或绘图仪。数据总线是线的集合,以并行方式传送数据。这种模式比一次只能传输一位的串行方式更加有效率。并行模式下数个数据位能同时传输,8 位数据总线能够同时传输 8 个位数据,每位数据需要一个串行接口去传输单独的位。使用者感受的计算机的速度不仅取决于中央处理器,同时还依赖总线的吞吐能力和操作系统。

## 内存

内存给程序(指令的集合)提供临时储存空间,同时也临时存储正在处理的数据。这不同于一个供日后使用的文件,后者需要更长期的记忆存储器。内存包含大量的数据存储的位置信息,一般每位地址都包含一个字节。每个存储地址都是唯一的。内存地址通常从 0 顺序增长。"1 兆字节"的记忆体其实有 1 048 576 的内存位置,由从 0 到 1 048 575 的地址标识内存。大

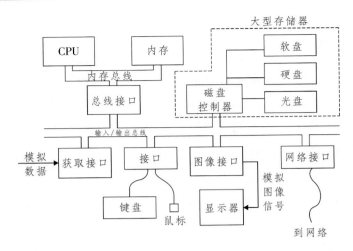

**图 13-3**　现代电脑结构图。(Source: Bushberg et al. 1994[5].)

多数现代计算机都包含一定数量的随机存取内存(RAM)。通常便携电脑大概有 4GB 的 RAM。RAM 指计算机可以同时进行读和写操作。现代 RAM 最大的缺陷就是不稳定,即系统掉电时,数据也将会丢失。向内存中写数据,计算机必须先查找数据对应内存所在的地址,然后再将数据发送至内存单元。在内存中读取数据,计算机必须先查找先索引数据所在的地址,然后将地址中的数据读出。为了能够存取 1MB 容量的内存,计算机必须拥有检索 1 048 575 或 $2^{20}-1$ 大小的空间的能力。这就必须要至少 20 位的字。所以在计算机系统中一般使用 24 位甚至是 32 位。

另外一种类型的内存是只读内存(ROM)。计算机只能从 ROM 中读取数据,不能写入或更改数据。只读存储器的优点是在掉电时,计算机 ROM 中的数据不会丢失。ROM 被应用于厂商执行频繁而又重要的程序,例如计算机打开电源后执行准备计算机启动的功能程序。

可编程 ROM 的推广,使程序升级变得更加容易,一些标准的软件就存储在可编程只读内存芯片中。这些芯片的数据可被擦除,并可以被使用者用另外不同的软件所替代。在某些环境下,可编程只读存储器被生产厂家通过调制解调器连接进行程序重写。

内存的大小取决于计算机应用软件所需要的空间。例如,计算机常用字处理程序需要足够的内存去存储字处理程序本身,同时还要将文档写入内存之中。通常一个字处理程序大概需要兆单位字节的内存,而文档可能也需要几兆空间的内存。一台只有少量空余 RAM 的计算机或许还可以允许运行字处理程序,但同一时刻只有部分软件程序被调入了 RAM 内存中。因此,同一时刻只执行程序命令和功能的一部

分。使用另外的功能必须将程序的另外一段也调入到内存中(覆盖已经读入内存的那段)。这种处理方法将使得程序的执行时间变得更长。处理大型的数据,如医学图像,需要为数据保留大量的内存空间。因此目前为医学影像处理设计的个人计算机工作站通常拥有 8GB 的随机储存内存。

## 中央处理器

中央处理器是计算机的核心,它是电子电路集中计算简单功能指令集合的中心。例如,中央处理器从程序中按次序的读取和执行指令,通常,CPU 执行四种指令:

1.将单元数据(通常是一个字节或字)在内存地址,存储寄存器或输入/输出单元之间互相传输。

2.执行两个数值间的数学操作。

3.比较两个数值或其他信息。

4.跳转到下条需要执行指令的地址。

例如,程序指令让中央处理器执行两个数值相加,这个操作需要以下步骤:

1.找到第一数字所在的地址(输入/输出设备上或随机存储内存上)。

2.将数值临时存放在缓存中并记录缓存地址。

3.找到第二个数值的地址(输入/输出设备上或随机存储内存上)。

4.标识存放结果的缓存位置。

5.执行加法功能,并将结果存放如标识好的缓存位置中去。

6.报告结果返回主程序,跳转到下一条指令中。

大多数计算机功能都使用被称为串行处理的技术。一个任务结束另一个任务才能开始。在许多应用中,单任务执行的结果是下一个任务的输入,这样串行处理方式是必然的。然而在某些应用中,一个任务的完成完全独立于其他任务。在这些案例中,同时进行多任务处理成为了可能。这种能力我们称之为多任务系统。如果程序的执行建立在同样大量的数据单元上时,两个中央处理器可同时操作二批数据,这样执行效率提升一倍。这些任务被并行地处理。一个计算机的中央处理器如果能处理并行任务,则称之为并行处理器。

一个典型的并行处理器是矩阵处理器。一个阵列处理器使用一个单独的指令去执行矩阵上大量重复的计算。通过使用阵列处理器去处理数字图像,能够节省下大量计算机的运算时间。这样的处理器已经在 CT 和 MRI 图像领域上使用,成为数字影像系统中的一种标准配置。

另外一种在放疗领域中得到广泛运用的特别处理器称为算数处理器。许多数学函数,例如,指数、平方根和三角函数等可以通过简单的加法,通过程序指令的反复执行,虽耗时但更简明。算数处理器更快、更准确,进行离散数学运算执行较少的步骤。算术处理器的优化主要在执行数学函数上。

每秒执行指令数量成为衡量计算机速度的指标。速度通常用每秒多少百万指令或 MIPS 来表示。

## 图像处理单元

图像处理(GPU)具有高度并行的结构,其并行处理数据块的算法,使得它比通用的中央处理器更具效率。并行计算是指计算的一部分不受前面部分的计算结果的影响。常见可并行处理的算法包括数字重建影像(DRR)、CT 图像重建和某些类型的剂量计算算法。GPU 的发展最初是为了在移动电话、个人计算机和工作站上增强图形处理能力。在新的放射治疗技术下,在线自适应放射治疗技术的临床应用与发展中,GPU 扮演了更重要的角色。

有并行处理能力的超级计算机可以实现的数据处理速度>300 百万浮点运算每秒(MFLOPS)。所谓的拥有几百个微处理器的大型并行系统可以达到吉浮点运算每秒 (giga-FLOP) 以及太浮点计算每秒(tera-FLOP)[6]。

## 输入/输出设备

输入/输出(I/O)设备是人机交互的窗口。键盘、鼠标、显示器和打印机都可以归入到输入/输出设备中来,这些设备发送和接受并行或串行的数据。

例如,键盘将字符数字符转换成数字代码来代表这个字符。当键盘的 A 键被按下,键盘将一系列的高(如 5V)低电压(如 0V)信号序列传输到电脑。这些脉冲被翻译成 1 和 0,形成 0100 0001 的 ASCII 码(见表 13–2)。

类似的,打印机接收脉冲序列,形成 0 和 1 组成的 ASCII 二进制代码。打印机将这些代码翻译成正确的字符,选择正确的字符,然后用喷墨或激光将黑墨打印在纸张上,产生输出结果。

## 大型存储设备

计算机的程序和数据使用磁记录或光编码方式进行永久存储。计算机在内存中临时拷贝一份程序和数据来执行指令。

前面提到,存储在随机内存中的信息会随掉电而丢失。此外,当内存需要执行不同的程序或处理一个新的数据,存储在内存的先前的数据将被覆盖。在它们丢失前,程序应该将产生的新的数据保存到大型存储设备中去。

常见的大型存储器包括磁盘和光盘。磁盘和磁带通过磁化小块的区域(称为畴)来存取数据。当磁畴的指向在磁场作用下变得一致时,它们联合的磁场区域变得可被检测到。由磁盘驱动器在磁头(写模式)产生的局部磁场可将小区域的磁盘区域磁化。相同的磁头在其"读"的模式下,可以检测区域磁化的模式。磁化模式不会在掉电的情况下丢失数据,所以磁存储设备具有非易失性的特征。

人们制造了很多种磁盘格式。旧的计算机系统使用的是柔性的(或者软的)磁盘片。这些磁盘是廉价的,但只能存取相对较少的信息,通常为 1.4 兆字节。软盘的使用在很大程度上已被光盘取代,以及最近的(USB)闪存驱动器。硬盘可分为固定和可移动的形式,容量从兆字节到吉字节不等。

无论软盘还是硬盘都是磁介质的。磁盘的读/写磁头在很小的区域读取嵌入到磁盘中的信息。存储的数据沿同心铁轨分布,它们被分为扇区。磁头的快速移动整个磁盘,存取不同的轨道信息。通常情况下会有相对的两个磁头,磁盘的两面都可以存储数据。

一般情况下,写入的数据存储在块中,磁盘上的目录标识每个块的使用。一个大的程序或数据文件可能需要许多块,然而,根据驱动器的功能,块可能不一定是连续的。因此,每个块的最后记录是一个指针,指向用于文件系统中的下一个块的地址。尽管它可能潜在改变了硬盘上的单元位(不太确定),已编辑的文件通常会被重写到磁盘上的新位置,而原来的存放文件的位置会供新的数据使用。

移动到所需位置的磁盘上的读/写磁头被称为存取数据时间。典型的访问时间范围从几毫秒到几百毫秒。写入或读取磁盘中的数据被称为数据传输速率。如果磁头碰到磁盘表面,硬盘驱动器可能会永久损坏。通常情况下,磁盘驱动器移动磁头(如在便携式计算机的磁盘驱动器)前,一个保护机制会被激活,将磁头停靠到一个安全的位置。磁盘驱动器必须密闭保护,以免接触灰尘或污垢。磁头在磁盘上的移动只有几微米左右,所以一根头发或尘埃可以划伤磁盘或损坏磁头(图 13-4)。

# 计算机软件

使计算机执行它们的预定的功能组成程序,程序集合起来叫作软件。软件程序包括将两个数字加在一起的简单程序,以及文字处理程序或用大量数据来执行的复杂计算程序。也有为了简化开发其他程序的程序。

所有现代计算机运行在操作系统之上,如微软的视窗和 Mac OS X 操作系统。许多计算机工作站(具有高速处理器和大内存的一代计算机)运行在一种被称为 Unix 的操作系统上。操作系统监视系统下各个方面硬件和处理数据的传输。它时刻监视输入的设备,如键盘或鼠标,并负责解释从这些设备接受的指令。指令可能显示操作系统读取到内存中文件的一个副本,然后将该文件发送到打印机。初始化操作系统被称为引导(booting)计算机,来自自力更生(to pull oneself up by the bootstraps)这一词组,即完成自我启动。

应用是完成特定功能的程序,如文字处理程序。为回应鼠标和键盘的输入,计算机操作系统从磁盘和内存中调用应用,从而执行相应的指令。计算机然后将之传递到应用程序进行控制。

1951 年,美国海军上将 Grace Hopper 博士发现宕机实际源自一个电子继电器之后,从而产生了电脑故

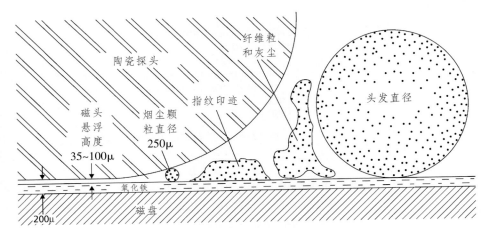

**图 13-4** 磁头在硬盘表面移动很微小的距离,灰尘和发丝都会永久地损害磁头。(Source:Hendee 1985[7].)

障排除的概念。目前,宕机用来描述不按预期方式执行的软件问题。在放射治疗上,大多数软件的宕机是些小麻烦,但其中一些可导致灾难性故障,会造成严重损害或患者死亡。

# 编程语言

## 计算机语言

执行目标功能的计算机指令集包含在程序中。程序让计算机执行所希望的功能块称之为软件(相对于计算机本身的硬件)。计算机程序包含一系列的逻辑顺序执行的指令,当其执行时会让计算机执行一系列操作。程序可以很简单(如执行计算机显示一个字符或一段话)或很复杂(如字处理软件)。复杂的程序经常被分成较小的部分,叫作子程序,处理一个单一的功能或操作。

包含在这个程序的指令必须以计算机能理解的方式书写。但一台计算机容易理解指令并非由人类理解的方式进行翻译。因此,几种不同层次的语言从人们所理解的语言向计算机所理解的语言进行转换。

## 低级语言

低级语言是那些计算机不需要翻译而直接执行的语言,称为对象代码或机器语言。打印时,对象代码似乎是毫无意义的数字和字符列表。数字和字符可能是十六进制的数字, 每个元素代表一个单一的指令。例如,一个特定的十六进制代码可能是给 CPU 的一条指令,令其从内存中取出一个值,而这个值的地址可能需要从下一条指令中读取。

对象代码很难被人理解,即使是那些善于用这种语言写程序的人。一种稍微容易理解的程序语言是汇编语言。此代码为每个对象的代码中包含的说明替换助记符。这些指令虽然晦涩,至少可以认识的是,它们使用低级语言编写程序变得稍微容易些。助记符代码与对象代码指令一一对应。

## 高级语言

为了使程序开发便利化,高级语言应运而生。这些语言使用类似于英语语言的命令。图 13-5 中的高级语言就是 BASIC 语言。图中显示了几种常见元素的计算机程序。计算机指令的逻辑顺序,以行号定义顺序逻辑。一些命令的目的是要不断重复运算,直到满足一些条件才停止。 这些指令为循环命令。循环被

"For"和"Next"指令标志所定义(为清楚起见,中间的命令已经被缩进,一种常见的程序员)。指令必须将结果传递给使用程序的人。在此示例中,"打印"语句导致引号内的由符号表示"I"和"A"文本和数字值在连接到计算机的输出设备上打印出来。

当使用一种高级编程语言时,计算机必须配备一个程序来解释或编译高级语言编写的程序。两者之间很容易区分: 翻译程序是一种解释用户的程序,一次一行,作用于此行的指令,然后继续到下一行翻译。每次遇到一行,则即使它属于一种循环,它都必须被重新解释。编译器是将用户程序变成汇编语言格式的新程序。汇编语言程序可进一步修改,并结合其他子程序,最后制作在对象代码中的程序中。最终的版本可被计算机直接以最快的程序执行。然而这个版本无法被人所理解,更别提修改。因此,必须在原高级语言程序修改,然后必须重新编译重新链接,而后执行。这样的好处是一旦程序到达其最终形式,一旦需要,程序可以迅速地被执行。

一个 C 程序的一部分和由编译器生成的相应汇编语言代码的例子如图 13-6 所示。该程序非常简单:它会提示操作者输入两个数字,这些数字相乘,并显示结果。运算符号部分的程序,包含括号中"/ *"内是注释信息, 当翻译器将源代码转换为对象代码时,编译器会忽略掉符号段内的信息,并将原代码转换成机器语言。相应的汇编代码将变得更长。遵循一个分号在每一行均有一个注释。显然相对于生成的汇编语言,C 代码更紧凑和易读。

编译器比将高级语言程序转换成目标代码的解释程序要快得多。然而,一旦编译器已完成翻译,程序中的指令几乎不可能改变。

近年,高级编程语言使程序员能够使用更接近英语的语句进行编程。这类软件包括数学计算辅助设计(MATHCAD)以及数学运算实验室(MATLAB)*。

```
10 PRINT "CALCULATE POWERS of 2"
20 FOR I = 1 TO 10
      30 LET A = 2**1
      40 REM The double asterisk indicates an exponent
      50 PRINT "The" ,-I-," Exponent of 2 is "; A
60 NEXT I
70 END
```

图 13-5　一个简单的 BASIC 语言程序。

*MATHCAD 为 Math Soft 公司(剑桥市百老汇 201 号,MA02139)的注册商标。MATLAB 为 Math Works(纳迪克市普莱姆帕克路 24 号,MA01760)的注册商标。

```
c program language:

#include <stdio.h>

main ()
    {
    float a;
    float b;
    float c;

    /*
    * Display a prompt.
    */

    printf("Enter values A, B: ");

    /*
    * Read values A and B from standard input. */

    scanf("%f,%f",&a,&b);

    /*
    * Put product of A and B in C.
    */

    c=a*b;

    /*
    * Print product on screen.
    */

    printf("The product of A and B is: %f",c);

    }
```

```
Assembly code generated by the compiler:

    .SPACE    $TEXT$,SORT=8
    .SUBSPA   $CODE$,QUAD=0,ALIGN=4,ACCESS=0x2c,CODE_ONLY,SORT=24
main
    .PROC
    .CALLINFO        CALLER,FRAME=16,SAVE_RP
    .ENTRY
    STW       %r2,-20(%r30)        ;offset 0x0
    LDO       64(%r30),%r30        ;offset 0x4
    ADDIL     LR'M$2-$global$,%r27          ;offset 0x8
    LDO       RR'M$2-$global$(%r1),%r26        ;offset 0xc
    LDIL      L'printf,%r31        ;offset 0x10
    .CALL     ARGW0=GR,RTNVAL=GR                ;in=26;out=28;
    BLE       R'printf(%sr4,%r31)          ;offset 0x14
    COPY      %r31,%r2             ;offset 0x18
    ADDIL     LR'M$2-$global$+20,%r27           ;offset 0x1c
    LDO       RR'M$2-$global$+20(%r1),%r26   ;offset 0x20
    LDO       -64(%r30),%r25        ;offset 0x24
    LDO       -60(%r30),%r24        ;offset 0x28
    LDIL      L'scanf,%r31          ;offset 0x2c
    .CALL     ARGW0=GR,ARGW1=GR,ARGW2=GR,RTNVAL=GR         ;in=24,25,26;out=28;
    BLE       R'scanf(%sr4,%r31)            ;offset 0x30
    COPY      %r31,%r2             ;offset 0x34
    LDO       -48(%r30),%r1         ;offset 0x38
    FLDWS     -16(%r1),%fr4L        ;offset 0x3c
    FCNVFF,SGL,DBL              %fr4L,%fr4  ;offset 0x40
    LDO       -48(%r30),%r31        ;offset 0x44
    FLDWS     -12(%r31),%fr5L       ;offset 0x48
    FCNVFF,SGL,DBL              %fr5L,%fr5  ;offset 0x4c
    FMPY,DBL  %fr4,%fr5,%fr6       ;offset 0x50
    FCNVFF,DBL,SGL              %fr6,%fr5R  ;offset 0x54
    LDO       -48(%r30),%r19        ;offset 0x58
    FSTWS     %fr5R,-8(%r19)        ;offset 0x5c
    ADDIL     LR'M$2-$global$+28,%r27           ;offset 0x60
    LDO       RR'M$2-$global$+28(%r1),%r26   ;offset 0x64
    LDO       -48(%r30),%r20        ;offset 0x68
    FLDWS     -8(%r20),%fr6L        ;offset 0x6c
```

图 13-6　一小段 C 语言程序及其被编译器转换成的汇编语言。(Source：Courtesy of Yeong-Yeong Liu of Computerized Medical Systems，St. Louis，MO.)(待续)

```
FCNVFF,SGL,DBL              %fr6L,%fr7   ;offset 0x70
LDIL        L'printf,%r31   ;offset 0x74
.CALL       ARGW0=GR,ARGW2=FR,ARGW3=FU,RTNVAL=GR      ;in=26;out=28;fpin=107;
BLE         R'printf(%sr4,%r31)          ;offset 0x78
COPY        %r31,%r2        ;offset 0x7c
LDW         -84(%r30),%r2   ;offset 0x80
BV          %r0(%r2)        ;offset 0x84
.EXIT
LDO         -64(%r30),%r30  ;offset 0x88
.PROCEND ;out=28;


.SPACE      $TEXT$
.SUBSPA     $CODE$
.SPACE      $PRIVATE$,SORT=16
.SUBSPA     $DATA$,QUAD=1,ALIGN=8,ACCESS=0x1f,SORT=16
M$2
.ALIGN      8
.STRINGZ "Enter values A, B: \x00%f,%f"
.BLOCKZ  2
.STRINGZ "The product of A and B is: %f"
.IMPORT  $global$,DATA
.SPACE      $TEXT$
.SUBSPA  $CODE$
.EXPORT  main,ENTRY,PRIV_LEV=3,RTNVAL=GR
.IMPORT  printf,CODE
.IMPORT  scanf,CODE
.END
```

图 13-6(续)

# 网络†

医学,包括诊断影像领域中计算机的使用越来越多,这促使人们想要将计算机连接在一起,从而使存储在一台计算机中的信息可被机构或单位中的其他所有计算机共享,这种连接计算机的方法被称为网络,也是当今的热点[8-11]。

在 20 世纪 60 年代末,美国国防部想开发一种在核武器攻击下能够生存下来的计算机网络。即使一些组件或链接被摧毁,网络将继续提供数据流服务。解决方案是"分组交换",将系统中的数据流分解成小块,称之为帧。每个单元格包含不止一块数据,同时也包含该数据在原始序列中的位置信息,该流数据相比其他数据流等的优先级级别等。分组交换的一个关键特征是组件的每个单元格也包含发送到的地址单元。分组交换的另一个关键特点是,该网络由相互连接的路由器组成。每个路由器都是一台计算机,其目的是维护周边路由器的地址有关的信息。当数据包到达路由器时,它自动发送给另一台更"接近"其目的地的路由器。因此,如果部分网络关闭,则路由器更新它们的信息, 只需简单地将包发送到其他路径上的路由上去。阿帕网(Arpanet)是世界上最早的广域网,其名

字来自国防部高级研究项目管理局。

万维网(WWW)创立于 1989 年 3 月,位于法国-瑞士边境上的高能粒子物理实验室中。欧洲粒子物理研究所(CERN)的物理学家蒂姆·伯纳斯-李,提出一种从不同信息源和不同的计算机平台链接数据的 WWW 的超文本系统的想法。1991 年,各个物理实验室当时一共只有 10 台文件服务器提供万维网服务。当今,服务器数量数以百万计。互联网浏览器和 Web 服务器之间进行通信时必须遵循网络之间的基准安全协议,即为安全套接层(SSL),确保服务器和浏览器之间传递的所有数据是安全且能保护隐私的。

当电子邮件迅猛发展时,Arpanet 网络在信息交流中的重要性日渐凸显,学者、政府、广大社会和网络用户的数量持续增长。虽然 Arpanet 在 1989 年正式停止使用,但从那时起,广大用户群体有着对网络的客观需求,于是网络由美国国防部移交给美国国家自然科学基金管理。自 1989 年以来,网络路由器、文件服务器和其他设备,逐渐成为现代通信的基础,并统称为互联网。

## 网络部件及结构

医学影像学的计算机网络有很多种, 如信息管理、存档和通信系统(IMACS)、图片归档和通信系统(PACS)、数字影像网络(DIN)和本地局域网(LAN)。这些网络都必须解决一类基础问题,包括:①如何快速传输图像;②当网络负担过重时如何避免瓶颈或"数据碰撞";③如何组织和维护数据安全,记录的图像和它们在系统中的位置的日志文件;④如何保留尽

†This section on networking is taken from Hendee, W. R., and Ritenour, E. R. *Medical Imaging Physics*, 4th edition NewYork, John Wiley & Sons, 2001.

可能多的影像,保存的时间也尽可能长久。

组件包括(CT、超声等)的图像采集、归档(磁带、磁盘等)、中央控制器、数据库管理和显示工作站。那种通过显示和归档技术允许网络与外面世界进行通信的组件称为节点。部件并不一定都是节点。例如,几个超声设备单元可以通过单一格式化设备链接到网络,后者将数字图像转换为网络可辨认的标准格式。该设备能直接与网络进行通信,那么它才是超声设备的节点。

基于其整体结构,网络可分为两类。中心式网络使用一台计算机(中央控制器)监视和控制访问网络的所有信息。分布式网络中组件连接在一起,没有中央控制器。任务持续处理直到冲突出现,例如,放置在该组件上的响应请求超过负载时,则它可能会出现混乱状况。分布式网络的优点是其他组件不受其他一个或多个部件的效率降低或暂停的影响。尤其是由于没有中央控制器,如果出现故障,不会影响到整个系统的运行。

## 接口

成像设备,如 CT 扫描仪,与计算机网络的接口和几条线相比通常是一个复杂的问题。传输图像和其他数据的准备接收、传输和存储设备的信息传递,这些操作可能会干扰发生在网络上的其他活动。因此,图像设备必须发送一个中断信号通知传输设备准备好了的信号,数据的传输必须打包成特定大小的数据包(如 256k 字节的传输数据包),这样网络可以识别出这是某个大文件的一部分。

上述问题需要提供硬件和软件的双重解决方案,控制数据到各个组件的程序被称为设备驱动程序。物理链接器必须和网络部件兼容。硬件和软件同时被嵌入到接口内,连接到计算机或计算机网络,通过这种方式传输信息,称为与组件连接。成像设备的接口已经有数种尝试性的协议规范,包括美国放射协会/国家电子制造商协会(ACR/NEMA)标准接口[12]。

## 传输介质

网络组件的物理距离可从几英尺到几百英里或更多,数字信息的传输要求传输介质,并适合于特定的网络需求。需要考虑的最重要因素之一是数据传输的速率,即位每秒(bps)。

## 例13-5

一个网络传输数据的能力是每秒 1M 字节(Mbps)。如果每个像素有 8 位深度,传输 50 幅 512×512 的图像需要多久?

每个像素包含 8 位,所以总位数为:

$$50 [8 \text{ bits} / \text{pixel} \times (512 \times 512 \text{ pixels})]$$
$$=50(2^3 \times 2^9 \times 2^9) \text{bits} = 50(2^{21}) \text{bits}$$
$$=50(2 \text{ Mbits}) = 100 \text{ Mbits}$$

那么传输时间为 100Mbits/1Mbps=100s。

电话线(有时称为双绞线)是最便宜的传输媒介之一。这是最容易安装和维护的。然而,传输速率通常不超过几 Mbps。数百兆传输速率的实现需使用同轴电缆。然而,同轴电缆相对昂贵,更需要内联放大器,同时在安装某些电气时存在干扰问题。传输速率最高的是光纤电缆。这种传输媒介利用玻璃光纤传输光脉冲,从而消除电气干扰问题。目前,光纤电缆的传输速率是太比特每秒量级(Tbps)。

## 数据压缩

如果图像包含更少位数,那么它传输得更快并需要较少的存储空间。然而,减少像素的数量则降低了图像的空间分辨率,降低了位的深度,减小对比敏感度。而可能的是,需要在没有重大损失空间图像数据或对比度分辨率的情况下"压缩"信息。

减少比特数的一种方法是以某种序列(如一行一样的)编码像素值,以及连续的具有相同值的像素。这将减少来描述图像需要的总位数,因为大多数图像有几个连续的像素具有相同的值(例如,黑色边框环绕的具有代表性的 CT 图像)。另外一种压缩数据的技术包括分析每个像素值和赋值发生的概率,转换每个像素值及其对应的概率并于赋值。像这样的"概率映射"可以使用更少的位去存储更多的近似像素值[13]。

在上面的例子中,图像信息被完整地保存下来。当图像解压后将还原为和原来相同的图。这些数据压缩方法称为无损(位保留,或非破坏性的)技术。减少位数可达 3 或 4 倍。当需要更大的压缩比时,数据压缩方法可做到不保留图像的精确位结构,但仍维持可接受的诊断质量,为特定的应用程序所用。这些技术称为不可逆的数据压缩方法,可以减少任意倍。

不可恢复的数据压缩方法的一个例子是使用傅里叶变换来描述图像中的像素值,然后排除一些图像的高或低频率部分,以减少存储图像所需的位数。当反变换用于还原图像时,高或低空间频率的损失,不会造成图像的显著偏离,从而不影响图像诊断之用。

## 显示工作站和标准

最容易观察到计算机网络的部分是数字显示器或监视器,通常被称为图像工作站。一些显示工作站能够显示更多的数据,相对于同时在屏幕上给出了的显示。它们可能会在显示图像时降低分辨率(如1024×1024)同时在内存中保留充分的"高分辨率"的数据集(如2048×2048)。存储的数据可以通过用户可选的窗口中回顾。或者,可能显示的只是图像的一部分,显示出的部分可能只是整幅图平移或移动后的结果。

满足初次诊断分析的图像精度,数字矩阵的大小和远程医学图像显示的标准规范,由美国放射学协会(ACR)制订[12]。这些标准将继续随着设备性能提升(特别是显示器)而得到持续改善。目前的标准在ACR的网站可以随时查询。目前,该网站上有两个版本的图像标准:小型矩阵系统和大型矩阵系统。小型矩阵系统(CT、MRI、超声、核医学和数字透视)格式必须至少为5k×5k×8位。必须能够显示至少5k×0.48k×8位。大型矩阵系统(数字化射线照相、计算机放射成像)基于标准的所需空间和对比度分辨率所设立。对于这些成像方法,数字数据必须提供至少2.5线对/毫米的分辨率和10位灰度等级。显示必须能够达到2.5线对/毫米,最小8位灰度级别。

网络组件之间传递图像的工业标准是医用数字影像通信或DICOM标准。标准主要包括规范各种数据"字段",它们必须出现在图像头字段中。这些字段描述属性,如矩阵大小的图像,不管它是一个图像序列(如多层CT序列中的某一层)还是患者的人口统计学数据。1985年,DICOM标准由美国放射协会(ACR)和国家电气制造商协会(NEMA)最早提出,并随着设备性能的改变而不断演化发展。

2004年,为了完善辐射肿瘤诊所中的功能和数据的连接,集成医疗保健企业放射肿瘤学(IHE-RO)的倡议被广泛接纳。IHE-RO倡议由临床医师和业界代表来制订,开发解决连通性以及其他含糊问题的工业标准。

虽然"高端"工作站的能力远远未被标准化,一些通用功能已经被标准化。显示器应该能够提供有关患者的足够资料,无需提供纸质病例报告。显示站应该能够运行图像处理软件,并提供简单显示变量窗口水平、窗口宽度和放大功能。三维重建与组织分割是常见的需求。

# 放疗计划系统中的计算机需求

放射疗法治疗计划的计算机系统并没有特殊的要求或特别需要强加的地方。目前,计划系统的计算机可以由多家厂商生产的部件组装。多年来,治疗计划软件在高性能台式计算机上可以运行。由于桌面计算机的迅猛发展,计算机软硬件更加强大,使它们更加适合计划系统应用程序的处理的需求。综合治疗计划系统已经在高端工作站和台式个人计算机上使用。这些系统有精湛的图形处理能力以及快速的处理器,能够处理大量数据。相对于早期工作站,现在的台式计算机与GPU图形卡可以提供相近甚至更好的功能。例如,可以存储大量CT或磁共振图像。现代三维治疗计划计算机也需要大量的内存来存储计算剂量矩阵的结果。

治疗计划计算机需要多种方法录入数据。大多数系统配备数字化仪输入轮廓的解剖结构,野轮廓,在某些情况下,为射束数据。这些系统需要鼠标或一些其他的指针工具,以及一个键盘。在放射治疗中普遍使用CT图像,因此数字化仪已经变得不太常见。向计划系统中导入CT或其他图像会使用光驱驱动或以太网连接。高质量的显示器是必需的,因为做出治疗计划经常被多人同时查看。最后,激光打印机是必需的,以将患者病历、治疗野以及等剂量曲线等打印成复印件。然而,电子医疗记录的使用使得复印件这种记录患者治疗计划的方法变得越来越不常见。

# 总结

● 尽管不同类型的计算机已经存在了几个世纪,但晶体管技术的发展才真正开创了现代计算机和信息网络时代。

● 数字可以有多种数字系统表达,最常见的数字系统是十为基数(十进制)和二为基数(二进制)。

● 信息的基础单位是位(二进制位);由位组成字节(8位)和字(16位或32位)。

● 许多信号探测器和显示系统是模拟设备;模数转换器(ADC)和数模转换器(DAC)为这些设备和计算机系统之间提供了接口。

● 数字图像是二维矩阵的像素,每个像素的位深度为灰度信息。

● 计算机内存中包含执行程序,并提供临时存储计算机处理的数据。

● 中央处理单元(CPU)是计算机中心控制机制。

● 很多输入/输出(I/O)设备都是可交互的,部分设备则包含双向功能。

● 大型数据存储设备包括磁盘和光盘(CD-ROMS和DVD)。

● 计算机语言存在若干层次,高级语言类似于英语。

● 医学影像学的计算机网络经常是指IMAC、PACS、DIN和局域网。

● 网络可以分为两类:集中式和分布式计算机网络。

● 信息网络传输媒介范围从电话线到光纤电缆。

● 在数字图像传输中,通常需要用数据压缩来减小数据存储量和传输时间。

● 在局域网中的组件之间传输图像标准被称为DICOM标准。

● 远程图像传输(远程放射学)标准已由美国放射协会建立。

● 放疗治疗计划对计算机系统无特殊要求。

# 思考题

13-1 系统断电后,哪一个器件可以留存它的存储内容?

a. ROM

b. CPU

c. DRAM

d. SDRAM

13-2 什么是计算机的四项基本功能?

a. 键盘、显示、存储和磁盘驱动器

b. 文字处理、表格、数据库和互联网

c. 输入、处理、输出和存储

d. 位、字节、字和句子

13-3 和保护送到互联网的数据有关,缩写SSL是什么意思?

a. Secure Socket LAN

b. Software Security Layer

c. Secure Software Layer

d. Secure Socket Layer

13-4 下列哪个存储器的容量最大?

a. 100TB

b. 100KB

c. 100MB

d. 100GB

13-5 显示屏精度1280×800代表什么?

a. 像素,高乘宽

b. 像素,宽乘高

c. 毫米,宽乘高

d. 点,高乘宽

13-6 把二进制数 1110 0110 1001 1101 转换为十进制。

13-7 把十进制数 1995 转换为二进制数。

13-8 把 19 写成二进制数,把它和二进制数 101 相乘。再用十进制数相乘验证。

13-9 一套头颈部CT数据,扫描长度45cm,层厚0.5cm,每层CT有512×512像素,使用压缩算法使得每个像素为6位。则该CT数据从CT传输到计划系统需要多长时间?医院网络每秒可以传输100Mb(忽略压缩时间与其他网络延迟)吗?如网速为每秒1Gb则需多少时间?

13-10 容量64GB的存储器可以存储多少个思考题13-9所描述的CT?1TB呢?

(叶峰 译 牟忠德 校)

# 参考文献

1 Mackintosh, A. R. The first electronic computer. *Phys. Today* 1987; **March**:25–32.

2 Mauchly, K. R. *IEEE Annals in the History of Computing*, Vol. 6. Piscataway, NJ, IEEE Computer Society, 1984, p. 116.

3 Hendee, W. R., and Ritenour, E. R. *Medical Imaging Physics*, 4th edition. New York, John Wiley & Sons, Ltd., 2001.

4 Moore, G. E. Cramming more components onto integrated circuits. *Electronics* 1965; **38**(8).

5 Bushberg, J. T., Seiberta, J. A., Leidholdt, E. M., and Boone, J. M. et al. *The Essential Physics of Medical Imaging*. Baltimore, Williams & Wilkins, 1994.

6 Glantz, J. Microprocessors deliver teraflops. *Science* 1996; **271**:598.

7 Hendee, W. R. *The Selection and Performance of Radiological Equipment*. Baltimore, Williams & Wilkins, 1985.

8 Johnson, N. D., Garofolo, G., and Geers, W. Demystifying the hospital information system/radiology information system integration process. *J. Digit. Imaging* 2000; **13**(2 Suppl. 1):175–179.

9 Langer, S. G. Architecture of an image capable, Web-based, electronic medical record. *J. Digit. Imaging* 2000; **13**(2):82–89.

10 Abbing, H. R. Medical confidentiality and electronic patient files. *Med. Law.* 2000; **19**(1):107–112.

11 Staggers, N. The vision for the Department of Defense's computer-based patient record. *Military Med.* 2000; **165**(3):180–185.

12 American College of Radiology. *Handbook of Teleradiology Applications*. Reston, VA, ACR, 1997.

13 Huang, H. K. *PACS: Basic principles and applications*. New York, John Wiley & Sons, Inc., 1999, Chapter 6.

# 第 14 章

# 放射肿瘤信息学

目的

引言

本体论

信息标准

放射肿瘤学的信息流

治疗计划的信息学

放射肿瘤信息学的未来趋势

总结

思考题

参考文献

## 目的

通过学习本章,读者应该能够:

● 清楚信息学的定义。

● 明确信息学知识如何实际地促进了放射肿瘤学。

● 了解什么是本体论并描述放射肿瘤学本体论的组成。

● 确定放射肿瘤学的信息沟通标准。

● 描述放射治疗中的信息流处理。

# 引言

在过去的 10~15 年中,放射肿瘤学在医学界影响深刻却并未得到普遍认知,即信息的爆炸导致临床医生改变了对放疗患者的管理。在过去,临床医生得到的信息是非常局限的。治疗计划呈现在纸张上,射野图像则呈现在胶片上。治疗参数是以手动方式从纸质传输至治疗机器上,而放射剂量信息则手动记录到纸质单据上。如今已不再那样。当今,在采集、传输以及记录过程增加的信息量已经远远超出个人能手动处理的能力。此外,很多这类信息需要以电子方式进行共享,因为很多机构参与了跨机构的协议或临床试验。为了能够系统地采集和处理,并交互利用这些信息,在放射肿瘤实践中提出了信息学规程。

在医药领域衍生的信息学是研究影响医学决策的信息。此类信息有着广泛的类型:包括文本信息,如患者基本资料和诊断报告;图像信息,如诊断图像和病理学图像;统计信息,如治疗记录;词典汇编信息,如临床术语 (SNOMED CT)[1]、放射影像学术语 (RADLEX)[2]以及其他信息,如基因序列[3]。

本章将就信息学领域在放射肿瘤中的应用进行探讨。首先是放射肿瘤学的知识如何呈现以及这些知识如何有序地组织。探索信息通讯标准:确保患者相关的诊断、治疗和结果以统一而明晰的方式完成。下一个提出的话题是患者放射治疗疗程中的信息流,以及信息如何在放疗进程的不同组件之间传输。随后,将会探讨治疗计划进程以及对此进程中信息如何采集、传输并在放疗中应用加以解释。本章将对未来放疗信息学的发展趋势进行推论。

# 本体论

要对信息如何流经放疗进程达成共识,首先需要对信息流有统一的描述,为此而创建了本体论。本体论是由 McShan 在"一种用来表示特定或感兴趣领域的知识和信息的技术"[4]中提出的。医学知识是高度构架的,然而用自然语言表述此类知识往往会掩盖形式化的构架[5]。本体论使用数据库提供了一种有条理的方式,来收集和表述医学知识,使之变得更为容易,例如其可以便于多机构间的分享发现。本体论的逻辑规则有助于临床判断。

在放射肿瘤领域,人们可以为知识库建立本体论,仅需声明概念、属性、关系以及实例。例如在放射肿瘤中的概念包括"病例""PTV""治疗野"以及"辐射剂量"[4]。这些概念拥有与之相关的属性,如"创建日期"或"剂量单位",还有与其他概念由关系相关联的概念。例如,可以为"治疗计划"指定属性"拥有治疗野",而这种关系是与概念"治疗野"相关。可以用给每个对象一个特定值的方式来举实例说明。例如,一个平行对穿野构成的计划可以实例化为:创建概念实例"病例"并使用特定的属性"名称"和"描述"关联实例属性"拥有治疗计划"到"治疗计划",关联两个对象的是"治疗野"对象。

随着本体论的建立,可提供明确可理解的概念及它们之间的联系,同时使得机器解释此类知识变成可能。有了这些信息,研究和临床发现可以被收集、组织和表征。放射肿瘤本体论还尚未发展完整;知识模型的量级目前阻碍了本体论的完善[4]。

# 信息标准

放疗系统中各组成部分之间准确的信息沟通必不可少,尤其是在各组成部件由多家供应商提供的情况下。尽管有些厂家声称在同一专利标准的环境中可以更精确地传输信息,然而当意识到即便是专利标准也会随时间的改变而被弱化,所以即便在某时某刻是同质化的环境但在后续的时刻也可能变得不是。更重要的是,多数临床环境是非同质的,用户会选择最为满足他们要求的厂家设备,而不会为了更易于通讯而妥协。因此,开放信息标准是数据源和用户之间确保精确传输信息的必要条件,无论在何种环境下都是如此。认识到这一点,很多厂家都采用了医用数字影像和通讯补充版 11,通常称之为 DICOM-RT。

原本的 DICOM 标准是为放射影像而开发,DI-COM-RT 标准是在 DICOM 3.0 版本标准基础上进行扩展,使其可以处理放射肿瘤的额外信息[6]。放疗扩展了一组共计五个与放射肿瘤相关的对象:放疗影像、放疗计划、放疗剂量、放疗轮廓组以及放疗记录。放疗影像是指所有放射肿瘤学中用到的平面图像,包括模拟机图像、射野图像、数字重建的放射图像(DRR),以及相关的图像特征,如像素间距、等中心位置以及射束限制装置的描述。放疗剂量包括剂量数据,如剂量矩阵、点剂量、等剂量线以及剂量体积直方图。放疗轮廓组包括患者相关的感兴趣区域和感兴趣点。最后,放疗记录包括所有的治疗分次数据、治疗摘要信息、剂量计算以及剂量测量。

放疗进程中有很重要的一点需要注意,即几何参数的一致性。无论是 DICOM 标准还是国际电工协会(IEC)都定义了坐标系统公约[7],但这两种公约对患者坐标系统有着显著的不同。DICOM 坐标系统是一种基于图像的系统,它的+X 方向指向横断面的右侧,+Y 方向指向图像的底部。由于其是一个右手坐标系统,+Z 方向朝向患者头部。在 IEC 坐标系统中,+X 方向朝向患者右侧,+Y 方向朝向患者头部,+Z 方向朝向患者前侧。图 14-1 为 IEC 患者坐标系统的图示。

即使使用如 DICOM-RT 等通讯标准,放射肿瘤设备厂商仍需论证此标准能够在不同厂商平台间进行信息传输。为促进这些通讯标准的实施,美国放射肿瘤学会(ASTRO)在美国医学物理师学会(AAPM)、北美放射学会(RSNA)和医疗信息管理系统协会(HIMSS)的协助下赞助开发了一个称为肿瘤放疗医学信息集成(IHE-RO)的项目。IHE-RO 的任务为发展并测试 IHE 集成配置,这些是用于描述解决具体集成问题的案例。IHE-RO 的参与者通常举行定期会议来测试这些案例的兼容性,并提供其连通性的定期公开展示。

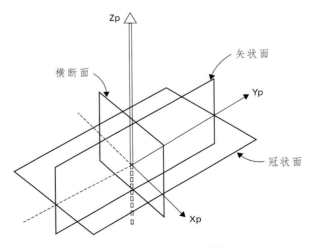

图 14-1　IEC 患者坐标系统。

## 放射肿瘤学的信息流

信息通常从放疗系统的一个组件转移至另外一个。最初,纸质表格被用来传递信息,被作为一个范例,因为这种模型非常容易理解。纸质表格有几个优势,它快速,易于使用和修改,适应临床实例的特定应用和工作流,并且实施起来相对便宜[8]。而且,用户对已有的系统有着很高的舒适度。然而,纸质表格不利于建立一个安全的通讯环境,来支持实时和基于团队的决策、质量改进和结果分析。

当代放射肿瘤的复杂度,再加上前述的对于支持实时和基于团队的决策,以及质量改进和结果分析的需求,推进了自动信息流系统的发展。最简单的开发一种自动信息流系统的方法是模仿以前的步骤和工作流。然而,此方式可能有限制性,缺乏整合性、连通性和修改的弹性。这里的挑战是建立一个基于电子化的符合临床和管理程序需求,允许在多个系统和技术之间联通,并支持多种工作流的信息管理系统。现代化的系统需要考虑用户,提供数据的输入和提取输出。这里的用户包括放射肿瘤医师、医学物理师、剂量师、护士、管理人员和 IS/IT 员工等。此外,信息管理系统也要考虑用户间的交流功能。

信息管理系统需要考虑发生在肿瘤放射治疗实例中的进程。包括临床和管理活动,如填写处方、治疗排程、指定治疗计划,并将这些进程与参与的用户连接。这些进程是一个实例中的基本工作元素。重要的是要确定进程的每一步中哪些信息是必需的,什么时候可以捕获这些信息。与纸质表格进行一个类比:如果在物理师桌面上有一个包含治疗计划的图表,随后这个治疗计划需要被检查。进程为检查治疗计划,用户为物理师,信息则是这个治疗计划。当信息使用电子化传输处理时,有必要有一个定义明确的工作流来保证进程的每一步都在正确的时间完成。图 14-2 描述了在放射治疗中的一个这样的工作流示例。

放射肿瘤实践包含了一组基本进程,为了有效地管理这些进程,信息必须在使用的时候可用。已定义了九个基本进程来支持临床工作流[8,9]。包括:

- 患者注册。
- 咨询。
- 部门安排。
- 部门表格。
- 安排治疗模拟。
- 治疗计划。
- 治疗实施。
- 管理服务。
- 质量保证。

第一个进程为患者注册,包含获取属于患者的所

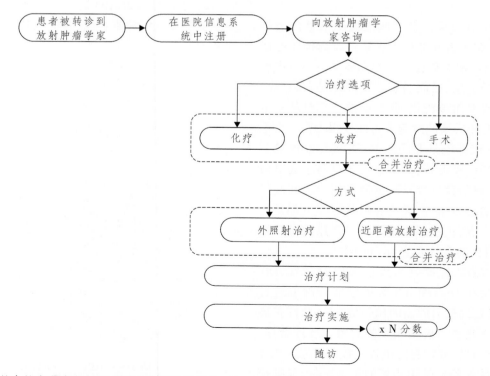

**图 14-2**　整合的癌症治疗流程,着重在放射治疗部分。(Source:Courtesy of Luis Fong de los Santos, PhD, Mayo Clinic.)

有相关人口学信息,如身份、保险责任范围、家庭成员及转诊医生等。在一个结合了医院信息系统的放射肿瘤信息系统中,这些信息可以在医院信息系统中方便地提取到。否则需要单独登记并与存储于医院信息系统中的信息复查。

在咨询进程中,患者和放射肿瘤医生之间交换信息,制订治疗方案决策。在治疗时,生成并归集相关信息来支持治疗决策,观测并评估临床结果,提供给患者反馈。在做完后续检查的治疗咨询后,会获取额外的信息。在治疗前、治疗中和治疗后,都会从放射肿瘤团队中的不同成员处获取大量信息。使用结构化和基于模板输入来辅助分析这些大量信息非常可取。

下一个进程为部门安排,涉及协调员工成员和资源的时间。必须考虑治疗机器、检查室机器和人员的工作安排。系统需要避免资源和供应者的冲突。和患者注册进程类似,与医院排程系统协调是一个理想思路,但是很少能切实可行。

部门表格是患者治疗信息的主要呈现。表格记录了一名患者的所有相关数据,如患者历史文档、体检结果、病理研究、护理日志、治疗记录、模拟记录、计划和验证影像等。对于很多放射肿瘤学活动来说,使用电子表格来替换传统的纸质表格是一个困难的转换。电子表格的一个主要优点是它的可移植性。员工无需查找纸质表格,一个电子表格允许在不同地点让不同授权的用户进行查看和修改。

安排治疗模拟摆位进程包含获取二维和三维影像,以定位靶区,定义等中心点和摆位患者。在此进程中,重要的是坐标系由摆位(常规或 CT 模拟机)到治疗计划计算机再到治疗机器的精确传输。

在治疗计划进程,根据模拟信息与其他模态的诊断影像信息结合,来选择放射射束的数量、方向和特质,以达到治疗目标。一旦确定了这些射束信息,信息就需要由治疗计划系统传输至记录和验证系统,再传输至治疗投照系统。此外,来源于计划系统的影像,如 DRR 等也需要传输至记录和验证系统。

从治疗计划系统和治疗传递系统所得到的治疗参数用于审查和核实,然后治疗是交付和记录。随着越来越多地使用复杂的治疗计划系统,如调强放疗和动态治疗系统,治疗参数由治疗计划系统自动传输至治疗系统成为基本需求,和治疗验证需求一样。

在肿瘤放射治疗临床中的管理服务包括收费、患者教育、生成报告及数据收集和分析。将收费系统连接到排程和代码捕获系统能提高效率。自动数据收集能方便地生成报告,以改进肿瘤放射活动的质量、安全和效率。

治疗保证过程最初基于衡量和评估放射治疗设备的性能,来保证所有放疗设备在放疗出束中符合要求,如处方剂量(偏差在 5% 以内)[10]。但是已经开发了一种包含关注于流程分析和正式的风险分析策略的新范式[11]。虽然容差仍然是新范式中的一部分,为了支持此方法,目前所有信息流和工作流必须包含在质量保证进程中。

## 治疗计划的信息学

在放射治疗计划进程中特别需要精确的信息流。Mageras 等[12]确定如下治疗计划进程的基本工作流步骤:

1. 获取体积影像。
2. 将影像和数据传输至放疗计划系统。
3. 定义感兴趣体积。
4. 设计治疗机器参数。
5. 设计用于定位的参考影像。
6. 计算放射剂量。
7. 回看并确认治疗计划。
8. 将放疗计划和参考影像传输至控制定位影像装置系统和治疗机器。

患者的体积影像主要通过 CT 扫描获取。CT 影像的每个部分由像素描述,像素区域和 CT 切片的厚度组建成一个体素。体素的数字值描述为一个 CT 值,其与体素中内容物的线性穿透系数相关。CT 值通常按亨氏单位描述,范围为 −1000 描述空气,到 0 描述水,再到 1000~2000 的值来描述骨。为了计算的目的,数值被以 12-bit 无符号整数描述,范围由 0~4095。

CT 影像通常用一束能量在 102~140kVp 的射束获取,然而放射治疗投照使用兆伏级光子束。在 CT 能量范围中的线性穿透系数有很大一部分组成归于光电效应,其高度依靠于吸收物的原子序数,而在治疗能量范围的线性穿透系数几乎全部归于康普顿散射,其主要反映在质量密度。因此,使用一个典型的组合非线性转换表关联 CT 值和质量密度。

软件系统已经取代了放射成像模拟机来执行患者对准、靶区和正常器官定位、虚拟透视、定义参考等中心点、设计治疗影像野及生成 DRR 等的功能。用户也可以通过 MR 或 PET 影像获取信息。如果获取此类信息,重要的是要将这些影像和计划的 CT 影像数据精确配准。由 CT、MR、PET 等获取的影像也许会通过影像归档和通信系统(PACS)传输至治疗计划系统,用于计算剂量。在治疗计划系统,生成治疗计划并将其传送至放射治疗系统。

在目前的放疗计划系统中,需要充足的数据设备来处理海量的数据。一张 CT 切片大约占用 0.5MB 空间。一个典型的 200 张切片的 CT 检查占用 100MB,而一个 4D CT 检查,通常要包含 10 个时相,要使用 1GB 空间。然后,一个 CBCT 影像每次扫描占用大概 35MB 空间。而且,数据存储需要冗余备份,这也增加了存储需求。

治疗计划进程可以被看作是对一组射束和患者交互的模拟,影像信息必须包含关于组织密度和成分的信息。这些信息必须能在影像中定义精确的位置关系以定义三维体积。像素大小必须统一,影像对比必须足以看清解剖结构之间的边界,CT 值转换为电子密度必须精确。在显示的体积影像和叠加的治疗计划信息之间实现正确的空间对应关系非常重要。CT 数据集里的每幅影像确定了一个影像位置(影像第一个像素的中心的坐标)和影像方向(患者影像的第一行和第一列的方向)。数据集合里的所有影像必须有相同的方向。影像按照影像位置排序,CT 值被映射到窗宽和窗位值。所有要求看起来简单明了,需要仔细规划制造商和用户级别,以确保图像记录并准确地从成像系统转移到治疗计划系统,几何对应关系是进一步准确地传送到治疗交付设备的质量保证。

图像分割是定义感兴趣区域(ROI)体积的进程。可以手动或自动完成。有很多方法可用于描述 ROI。一个描述体积的方法是使用在轴位影像上的轮廓。第二种方法使用多边形网格定义 ROI 的表面。而第三种方法用数字将每个体素编码,如果体素在第 n 个 ROI 内,则数字的第 n 个 bit 是 1,如果未在 ROI 内则为 0。每种方法都有其优点。轮廓描述法从单独的轴位 CT 影像上的区段直接获取 ROI,是 2D 治疗计划的直接分支。网格描述法使显示 ROI 表面变得简单。Bit 编码描述法使计算剂量体积数变得简单。

由多影像模态得到的影像信息经常用于辅助治疗计划进程,常用于定义 ROI。为了允许由其他影像模态的信息包含进治疗计划,需要对影像进行配准。影像配准是来决定几何转换,映射一个影像中的对象的点到另一个影像中的对象对应的点。影像配准可能包含平移、旋转和缩放,另外还有多种方式的形变影像配准。

为了确定治疗计划参数,需要显示射束。在 2D 显示中,射束的中心轴和射野边界叠加在轴向切片上。在现代 3D 治疗计划中,一个射野方向观(BEV)叠加在 DRR 上。使用 BEV 显示能够让治疗计划定义射束光阑来保证靶体积受到照射而危及结构被遮挡。DRR 是模拟胶片的数字等效物,用于作为定位的参考影像。DRR 通过投影 3D 影像体积到 2D 影像来生成,其中影像亮度相当于密度相关衰减。射线由影像源投射到 DRR 平面上的每个网格点,计算射线穿透 3D CT 影像后的衰减。

一旦确定了治疗参数,计算放射剂量后显示出治疗计划。通常显示信息包括剂量分布,有 2D 等剂量线或 3D 剂量线,还有 DVH。放射肿瘤专家查看并确认治疗计划。最终,治疗计划和参考影像被存储,相关信息被传送至治疗机器。

# 放射肿瘤信息学的未来趋势

放射肿瘤信息学仍然是一个不成熟的学科,在信息流和其应用的研究方面有很多发展潜能。Moore 等人曾指出放射肿瘤信息学的多个趋势[13],包括数据聚合应用和云计算等。数据聚合是在多个机构中访问和分析数据,并从许多不同患者那里合成信息的能力。当前的临床放疗计算系统被开发为处理单个患者的模拟定位、计划和治疗进程,目标为促进信息由一个程序传输到另一个程序。但是这个系统并没有对多患者回顾数据分析进行优化。例如,如果用户需要执行一个研究,需要从一组 III 期非小细胞肺癌患者的治疗计划中获取数据,代替了从计划系统的归档中检索大量的治疗计划这样一个沉闷的过程,一个精心设计的信息检索系统应高效并能快速地提供想要的信息。一个云端系统使用一个通用服务器用于数据存储,可通过互联网访问,可以促进多机构研究[14]。另一个例子是这种云端计算对数据聚合极为有用,可使用加速器日志文件来确定治疗投照的规范趋势。云端计算的一个大的优势是大量的常规系统维护任务由终端用户转移到服务端。大量通常由每个用户购买的软硬件简单变成一个类似应用服务的服务,就如水电一样。这导致计算模型软件即服务(SaaS)、平台即服务(PaaS)和基础设施即服务(IaaS)。这些同样包含如定期备份和减灾等活动。另一方面,主机需要保证有效的适当的安全和隐私策略。

# 总结

- 信息学是对医疗决策制订中信息的研究。
- 本体论提供了一种使用数据库来收集和表示

医学知识的有组织的方法。

- 开放的信息标准是必需的,以保证在不论任何环境的数据源下用户间能精确地传递信息。目前应用的主要标准为 DICOM-RT 标准。

- 使用 DICOM-RT 标准进行信息传输,不同厂商间会使用 IHR-RO 项目的多种测试例进行频繁的测试。

- 对放射肿瘤进程中信息流的理解对于自动化信息流系统是必需的。

- 放射肿瘤信息学的程序相对来说仍不成熟,它的应用在未来仍存在大量机遇。

# 思考题

**14-1** 什么是数据库本体论?

**14-2** 使用本体论有什么益处?

**14-3** DICOM-RT 与 DICOM 的不同是什么?

**14-4** 自从多年前初次定义 DICOM-RT 标准后,放射肿瘤学经历了多次进展。你能确定现在用于放射肿瘤学但没有在 DICOM-RT 标准中的数量吗?

**14-5** 比较将放射肿瘤学信息以结构化数据库和自由形态文本呈现的优缺点。

**14-6** 将纸质表格转换为电子记录系统时,有什么可预料到的阻碍?

**14-7** 关于云端计算,SaaS、IaaS 和 PaaS 分别代表什么?

(高恒东 译 叶峰 牟忠德 校)

# 参考文献

1 *SNOMED Clinical Terms*, https://www.nlm.nih.gov/research/umls/Snomed/snomed_main.html, accessed September 15, 2015.

2 *What is RadLex?*, http://www.rsna.org/radlex.aspx, accessed September 15, 2015.

3 Genetic Sequence Data Bank. *NCBI-GenBank Flat File Release 173.0 Distribution Release Notes: August 15 2009*. Available at ftp://ftp.ncbi.nih.gov/genbank/gbrel.txt, accessed September 15, 2015.

4 McShan D. L. Ontology for radiation oncology. In *Informatics in Radiation Oncology*, R. Alfredo C. Siochi, and G. Starkschall (eds.). Boca Raton, FL, Taylor & Francis.

5 Miller, A. A., *Developing an ontology for radiation oncology*, Master's Thesis, University of Woolongong, 2012.

6 Starkschall, G., and Balter, P., Informatics in radiation oncology. In Kagadis, G. C. and Langer, S. G. (eds.), *Informatics in Medical Imaging*, Boca Raton, FL, Taylor & Francis, 2011, pp. 325–331.

7 International Electrotechnical Commission. *IEC 61217: Radiotherapy equipment: Coordinates, movements, and scales*. Geneva: IEC, 1999.

8 Brooks, K. Radiation oncology information management system. In *The Modern Technology of Radiation Oncology*, J. Van Dyk (ed.). Madison, WI, Medical Physics Publishing, 1999, pp. 509–520.

9 Brooks, K. W., Fox, T. H., and Davis, D. L. Advanced therapy information management systems: An oncology information systems RFP toolkit. In J. D. Hazle, and A. L. Boyer (eds.). *Imaging in Radiation Therapy*. Madison, WI, Medical Physics Publishing, 1998.

10 International Commission on Radiation Units and Measurement. *Determination of absorbed dose in a patient irradiated by beams of x- or gamma-rays in radiotherapy procedures: ICRU Rep. 24*. Bethesda, MD, ICRU, 1976.

11 Huq, M. S., Fraass, B. A., Dunscombe, P. B., Gibbons, J. P., Ibbott, G. S., et al. A method for evaluating quality assurance needs in radiation therapy. *Int. J. Radiat. Oncol. Biol. Phys.* 2008; **71**(Suppl):S170–S173.

12 Mageras, G. S., Hu, Y.-C., McNamara, S., Pham, H., and Xiong, J.-P. Imaging for radiation treatment planning. In *Informatics in Radiation Oncology*, R. Alfredo C. Siochi, and G. Starkschall (eds.). Boca Raton, FL, Taylor & Francis, pp. 191–206.

13 Moore, K. L., Kagadis, G. C., McNutt, T. R., Moiseenko, V., and Mutic, S. Automation and advanced computing in clinical radiation oncology. *Med. Phys.* 2014; **41**(1).

14 Kagadis, G. C., Kloukinas, C., Moore, K., Philbin, J., Papadimitroulas, P., et al. Cloud computing in medical imaging. *Med. Phys.* 2013; **40**(7):070901.

# 质子放射治疗物理学

目的                          点扫描计划
引言                          计划质量保证
质子束的生成                    质子放疗的不确定性
临床质子束的特性                 质子放疗的质量保证
生成临床有用质子束                 患者计划相关的质量保证
  被动散射模式                    设备相关的质量保证
  扫描束                       总结
质子治疗计划                    思考题
  被动散射计划                  参考文献

**目的**

通过学习本章,读者应该能够
- 了解质子束成为理想放疗射线所具备的物理特性。
- 了解生成质子束的方法。
- 了解生成适用于放射治疗的有效质子束的方法。
- 区分回旋加速器和同步加速器生成的质子束的不同。
- 区分被动散射和点扫描方法在质子束照射和治疗计划设计方面的差别。
- 了解质子放疗过程中存在的诸多不确定因素,并能够对其进行解释。

# 引言

1946 年,Wilson 首先提出质子射线治疗肿瘤的设想[1],1954 年实施了第一例质子束的临床应用,在美国

加州大学 Lawrence Berkeley 实验室对转移性乳腺癌患者激素抑制的垂体进行了照射。1961 年,美国哈佛回旋加速器实验室首次用质子射线治疗了一例患者,也是对脑垂体进行了照射。1990 年,美国加利福尼亚州南部的洛马林达大学医学中心首先启用了医院专用质子治疗装置。2001 年,美国波士顿哈佛大学麻省总医院安装了另一台质子加速器。自此以后,质子加速器开始普及;目前北美有 10~15 台医用质子加速器已投入使用,并且还有 10~15 台仍处于规划阶段或正在筹建。

质子的一些特性使其成为理想的放射治疗射线[1,2]。正如第 3 章所描述的,当带电粒子穿透组织时,其能量沉积基本保持不变,并且当带电粒子达到一定射程后会突然停止,此特性与电子非常相似。然而,质子的其他特性决定其在剂量学方面比电子更适合用于放射治疗,质子的一种属性是当其到达径迹末端时,沉积能量会增加,这种剂量的增加就是著名的布拉格峰。此外,由于质子质量约为电子质量的 2000 倍,质子散射远远小于电子。因此,超出质子束射程

后,质子射线几乎没有能量沉积。未调制的 250MeV 质子束在水中的中心轴深度剂量分布如图 15-1 所示。

　　然而,如图 15-1 所示,由于单能质子束的原始布拉格峰非常狭窄,很难覆盖一般靶区。因此在常规质子放疗过程中,常采用多种不同能量的单能质子束进行组合照射,从而为靶区提供更加均匀的剂量分布。这些多种能量质子束的组合生成了扩展的布拉格峰(SOBP)。虽然低能射线成分的叠加增加了靶区周围组织的剂量,但却为靶区提供了均匀的剂量。不同能量的射线与初始的质子束进行叠加,生成的扩展布拉格峰,如图 15-2 所示。

　　但应该指出的是"天下没有免费的午餐"。一个单能质子束的表面剂量很低,而当采用扩展布拉格峰治疗临床靶区时,表面剂量相当高。质子束的显著优点在于布拉格峰末端即靶区后的正常组织处剂量迅速下降。然而这也是质子放疗不确定性因素的根源,我们将在本章后续展开讨论。

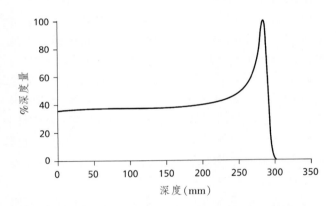

**图 15-1**　未调制的 250MeV 质子束在水中的中心轴深度剂量分布。

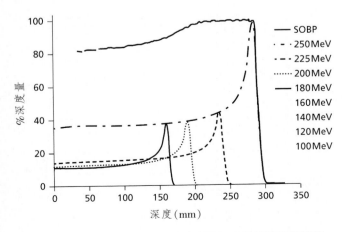

**图 15-2**　多个射线束与初始质子束叠加生成扩展布拉格峰。

# 质子束的生成

　　在目前的临床应用中,质子加速器主要包括两种类型:回旋加速器和同步加速器。二者区别主要在于回旋加速器产生连续线束,而同步加速器产生的质子束是脉冲束。回旋加速器产生的质子线能量单一且稳定,通过射程调制器调整布拉格峰的位置。而同步加速器其能量可调节,允许点扫描,即一个狭窄的笔形束的高剂量区(布拉格峰)通过磁场导向和能量变化对靶区逐点扫描。

　　回旋加速器的工作原理为带电粒子在加上高频交流电压的 D 形电极间加速运动,垂直于电极平面所加的静态磁场引导带电粒子在近似于螺旋的路径上运动飞行,直到离开加速腔。关于回旋加速器的工作原理详见第 4 章。

　　正如第 4 章所提到的,用于放疗的电子具有相对论效应,无法保持 D 形盒发射出的粒子和 D 形盒极性变化的同步性,回旋加速器不适用于加速电子。然而,由于质子的质量较大,用于放疗的质子相对论效应偏低,因此回旋加速器可以有效地加速质子。回旋加速器连续导出单能束,通过射程调制器快速调节射线能量,使其进入患者体内之前能量得到降低。在回旋加速器中,将氢气电离即成为质子。回旋加速器的组成包括用于加速质子的射频系统,确保质子在一个恒定的环形轨道中运动的磁场以及束流引出系统。

　　同步加速器可用于加速质子,质子加速后的能量可达 250MeV 左右,该能量的质子在组织中的最大穿透深度为 30cm 左右,因此适合用于放射治疗。同步加速器采用随时间变化的磁场,与粒子束动能的增加同步变化。质子在同步加速器中加速,直至达到所需的能量,便被引出加以利用。质子在注入同步加速器之前,首先在直线加速器中加速至 2~7MeV,在引出质子前,质子需要在同步加速器中加速到所需能量(70~250MeV)。而后,系统缓慢下降到初始状态,未被引出到治疗束流中的质子则被放弃。

　　典型的临床加速器工作时间非常短。也就是说,患者在治疗室时,临床有用束流打开且射向患者仅仅占用一小部分时间,因此,质子直线加速器发射射束的时间并非很长。由于质子束可被磁引导,加速器可以安装在一个房间,引导质子束进入若干治疗室中的一个,形成多个质子治疗通路,从而更高效地利用质子加速器,图 15-3 为一台加速器生成多条质子治疗通路装置的示意图。

质子疗法

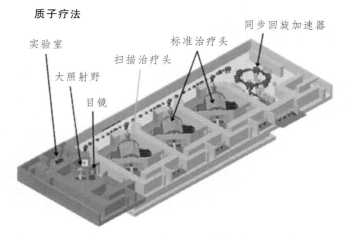

图 15-3　得克萨斯大学肿瘤中心质子放疗装置示意图,该同步加速器位于大楼的尽头,由多个通路导出,产生被动散射束、扫描束和用于研究的质子束。

用于生成临床治疗质子束的机器需要具备一些特点。一般而言,从加速器引出的质子束能量是单一的。为了生成一个扩展布拉格峰,必须具备若干调节射束范围的方法,这些方法一般通过改变入射束的能量来实现。此外,为生成临床用质子束,必须侧向扩展射束。质子束能量可以通过两种方式进行调节。如果设备产生的射束能量单一,如回旋加速器,当质子束从加速器引出后,才对质子束的能量进行调制,这一过程称作正向能量调制,射程调制器可以发挥该作用。射程调制器是厚度变化的转动轮,通过特定厚度的吸收体后质子将会减少一定的能量, 如图 15-4 所示。或者选择产生多种射束能量的设备,如同步加速器, 它可以在质子引出加速器前改变质子的能量,这一过程称作逆变能量调制。

# 临床质子束的特性

在临床质子束运用中, 一些术语用于描述 SOBP 的特征[3]。这些术语包括射程,定义为末端90%剂量(d90)对应的深度;调制宽度,定义为起始端90%或95%剂量(p90 或 p95)与末端 d90 之间的距离;末端边缘,定义为 d80 和 d20 之间的距离,末端边缘也被称为末端剂量下降或末端半影。这些术语如图 15-5 所示。质子束的横向特性由剂量下降或剂量与中心轴剂量的百分比进行定义,射野大小定义为 50%剂量线间的距离,侧向半影的定义为 20%和80%剂量线之间的距离或射线 50%和 95%剂量线之间的距离。

基于国际原子能机构(IAEA)398 号报告[4]中概述的过程对质子束剂量监测仪进行校准,并且通常采用物理剂量来表示;然而, 通常使用钴等效戈瑞剂量(CGE)结合了 1.1 倍的相对生物效应(RBE)来表示处方剂量。由于钴戈瑞等效剂量与物理剂量不同,必须清楚剂量处方上剂量的具体含义。确定最深穿透点,同时考虑末端剂量跌落和不确定性加上的足够边界来确定质子束在患者体内的射程, 以此选择质子束能量。如果应用相邻照射野,则可能需要对质子能量进行调整,以防相邻照射野出现重叠。理想情况下应采用单野照射, 但是为了限制扩展布拉格峰近端的剂量,有必要采用多野照射。另外由于射程的不确定性,如果在靶区和关键结构之间的边界不足,辐射束直接照射人体关键结构是不安全的,也就是说,需要注意不要将关键结构置于末端剂量跌落的区域。

被动散射系统在一定程度上限制了质子束射野

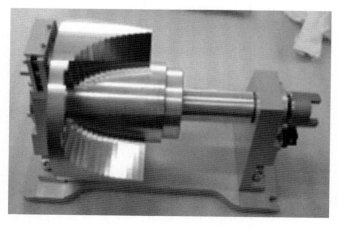

图 15-4　生成 SOBP 的射程调节轮。(Source: Courtesy of X. R. Zhu, UT MD Anderson Cancer Center.)

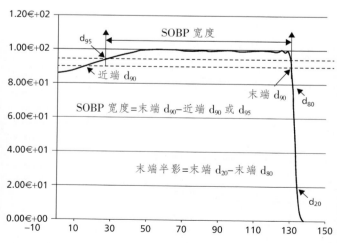

图 15-5　扩展布拉格峰剖析。(Source: Courtesy of X. R. Zhu, UT MD Anderson Cancer Center.)

的大小,采用扫描系统,射野通常更大。有限的源尺寸(几何半影)和多次库伦散射产生质子束边缘半影。随着入射深度增加,质子能量发生损失,散射增加,因此射束半影也增加。射程歧离造成末端半影,对于被动散射束,在射程调制器中的散射也影响末端半影。

# 生成临床有用质子束

## 被动散射模式

　　加速器生成的束流是单能笔形束,侧向剂量分布和轴向剂量分布均狭窄且陡峭,因此必须对这两种剂量分布进行扩展,以便射束可以应用于临床。本章前面已经提到了如何通过射程调制生成 SOBP;将射程调制与被动散射相结合或采用扫描射束,可以侧向扩展射束。一些装置通过被动散射来生成空间上均匀分布的较宽质子束。高原子序数材料(铅或钽)的单级散射箔可以将射束扩展成高斯峰。将更多的中心区域的射束散射到边缘,可以提高效率,采用中心厚边缘薄的波状外形散射箔,可以实现此差别散射。

　　双箔散射机制的应用则更加广泛,初级散射箔生成一个高斯型射束,然后射束到达次级波状散射箔,该散射箔可以对射束进行均整。次级散射箔包括阻挡高斯峰中心质子的挡块,图 15-6 展示了质子束流配送的被动散射物理过程。

　　追踪靶区末端,生成置于患者皮肤表面附近的补偿块,则质子束末端剂量降落区域能够进一步被调整。这个补偿块选择性地降低质子能量,生成空间上射程变化的射束。利用补偿块调整人体末端剂量降落区域,如图 15-7 所示。值得注意的是,补偿块可以保护远端人体结构,但无法保护靶区之前的结构。

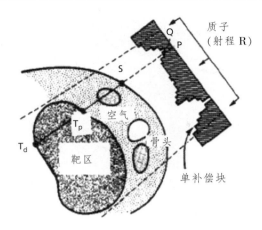

**图 15-7**　利用补偿块调整末端剂量降落。(Source: Urie 1983[5]. Reproduced with permission from IOP Publishing.)

## 扫描束

　　除被动散射之外可供选择的一种方法是扫描束,这种模式利用笔形束扫描生成临床用剂量分布。而在点扫描模式下,可以发射出不同能量的射束,质子束可以利用动态变化的扫描磁铁对靶区进行笔形束扫描。然后改变能量,则射程发生变化,射束重新扫描整个靶区。由于同步加速器引出的质子束是脉冲束,笔形束和布拉格峰联合起来以小点的形式实现靶区接受辐照剂量。因此,这种技术通常被称为点扫描。表 15-1 给出了被动散射和点扫描模式的区别,如图 15-8 所示以点扫描的形式照射靶区。

# 质子治疗计划

　　不论是采用被动散射还是点扫描,都是利用高剂量布拉格峰和末端剂量骤降的优势,设计质子束治疗

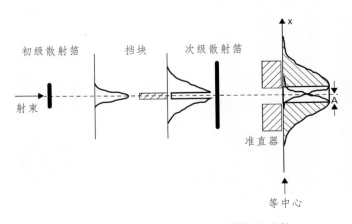

**图 15-6**　质子束流配送的被动散射物理过程。

**表 15-1**　被动散射与点扫描模式对比

| 被动散射 | 点扫描 |
| --- | --- |
| 技术成熟 | 技术较新 |
| 射野专用硬件(准直器) | 无射野专用硬件 |
| 患者专用孔径 | 扫描定义射束侧向范围 |
| 缺少近端剂量均匀度 | 近端和末端剂量均匀度 |
| 机架较大 | 机架较小 |
| 对器官运动不敏感 | 对器官运动的敏感度更高 |
| 质子损耗率高 | 有效使用质子 |
| 射程调制器和散射箔产生中子污染 | 中子污染少 |
| 仅支持 3D 计划 | 支持 IMPT |

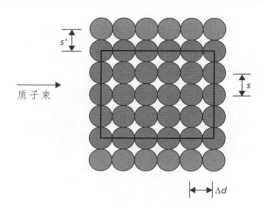

**图 15-8** 展示了如何采用一系列的质子点来照射靶区。$\Delta d$ 为两点间距，一般为 0.1~0.5cm；两点间距 $s$ 和 $s'$ 通常接近高斯笔形束剖面的半高宽。(Source: Courtesy of X. R. Zhu, UT MD Anderson Cancer Center.)

**表 15-2** 根据次级散射箔尺寸和能量大小计算的安德森被动散射质子束射程

| 额定能量 (MeV) | 水中的射程 (cm) | | |
|---|---|---|---|
| | 10cm×10cm | 18cm×18cm | 25cm×25cm |
| 100 | 4.9 | 4.3 | 4.3 |
| 120 | 6.9 | 6.4 | 6.3 |
| 140 | 10.2 | 10.0 | 8.4 |
| 160 | 13.4 | 13.0 | 11.0 |
| 180 | 16.9 | 16.1 | 13.7 |
| 200 | 21.8 | 19.0 | 16.5 |
| 225 | 26.9 | 23.6 | 20.6 |
| 250 | 32.4 | 28.5 | 25.0 |

计划。理想情况下，SOBP 可以覆盖整个靶区；因此，质子能量是基于靶区末端边缘的深度进行选择的。

## 被动散射计划

采用被动散射质子束选择质子能量时，需要注意的是质子束射程与次级散射箔有关。例如，得克萨斯大学 MD 安德森癌症中心同步加速器引出的被动散射质子束允许 8 种额定能量和 3 种未准直的射野大小，它们与用于侧向延展射束的次级散射箔有关。射野大小分别为 10cm×10cm、18cm×18cm 和 25cm×25cm，产生 24 种可能的射野大小和能量组合，每种组合的质子束射程不同。根据次级散射箔尺寸和能量大小计算出的质子束射程，如表 15-2 所示。

一旦被选定的能量确保可以至少覆盖靶区末端边缘，那么在侧向和深度方向必须成形。穿过设计好

的大小超过靶区和适当外放边界尺寸的孔径(将在本章后面展开讨论)，并采用铣床将孔径制成 2cm 厚的铜板，可以实现侧向范围成形。采用设计好的补偿滤片可以在深度方向上实现射束成形，即质子束射程能够追踪靶区末端表面。补偿器一般由组织等效材料(如有机玻璃或蜡)制成。图 15-9 展示了用于形成被动散射质子束的孔径和补偿滤片。

在一定程度上为质子束确定适当的外放边界比光子束更加复杂。虽然计划靶区(PTV)的概念适用于光子束和电子束治疗计划，但它并不适用于质子束治疗。考虑到人体运动和摆位的不确定性，PTV 包括临床靶区(CTV)和外放边界，此定义仅适用于设计孔径的外放边界[6]。近端和末端的外放边界与射束相关，而与摆位和治疗部位无关，除了摆位的不确定性，CT 值和阻止本领之间的转换同样带来质子射程的不确定性。确定孔径外放边界，需要考虑到摆位不确定性和

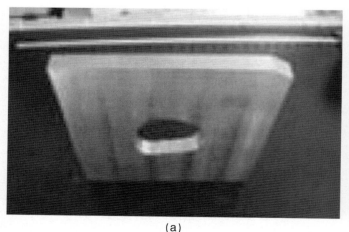

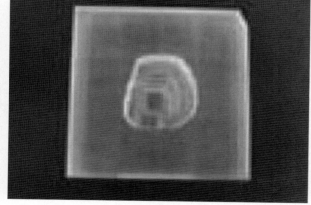

(a) (b)

**图 15-9** (a)孔径和(b)补偿器用于在侧向和深度方向形成质子束。

半影这两个因素，类似光子和电子束治疗的情况，考虑治疗部位和固定刚性强度，摆位的不确定性通常取 3~5mm，而半影指射线强度衰减 50% 与衰减接近 95% 之间的测量距离。末端外放边界等于 CTV 的末端边缘深度的 0.035 倍再加上 3mm。除了考虑到出射射束的射程不确定性和补偿器厚度进行外放 3mm，末端外放边界还受 CT 值和阻止本领之间转换的影响，具有 3.5% 的不确定性[6]。应用相似的方法可以确定近端外放边界。

　　补偿器的设计基于射线追踪算法，计算出整个射束网格中每个点的末端外放边界射程。确定合适厚度的补偿材料，进而调整沿着每条射线入射方向的质子束的射程。此外，考虑到摆位不确定性、人体器官运动和质子的多级散射等因素，必须利用模糊半径（SR）公式对补偿过滤器的厚度进行调整，SR 公式如下：

$$SR=\sqrt{(IM+SM)^2+(0.03\times 射程)^2}$$

　　在这个方程式中，IM 代表内边界，用于补偿生理活动（呼吸，器官运动）对靶区的影响，使治疗过程中 CTV 大小、形状、位置的变化更接近于原样；SM 代表摆位边界，用于补偿患者定位、摆位的误差和各种不确定性；公式中 0.03×射程用于补偿质子散射的影响，这里的射程等于末端 CTV 射程加上其中任一补偿块的厚度；公式中 0.03×射程相当于质子多级散射距离的均方根[6]。

　　尽管被动散射质子束和光子束 MU 计算公式中的因子在一定程度有所区别，但二者的计算过程相似[7]。首先校准质子束剂量监测仪，确保在特定的参考条件下，监测仪能够满足 1cGy/MU 的要求。例如一组校准参考条件包括：质子束射程 28.5cm [即 250MeV 射束以及射程调节轮（RMW）和中等大小的次级散射箔]，SOBP 宽度 10cm，在等中心位置产生 10cm×10cm 照射野的孔径。校准点位于 SOBP 中心，射程为 23.5cm 的位置，射线源到校准点的距离为 270cm。鉴于以上这些参考条件，我们可以在非参考条件下用下面这个公式计算机器跳数（MU）：

　　MU=剂量/剂量率

　　其中，在非参考条件下，剂量率为：

　　剂量率=ROF×SOBPF×RSF×SOBPOCF×OCR×FSF　　　　×ISF×CPSF

　　用来计算剂量率的这些参数：

　　●ROF 代表相对输出因子，即剂量/MU 的变化。剂量/MU 的变化源于不同被动散射束的能量分布。

　　●SOBPF 指扩展布拉格峰因子，剂量/MU 随 SOBP 的宽度变化而变化。SOBP 变宽意味着射束将穿过更多的 SOBP 调制器阶梯，以增加较短射程的质子数目。所以随着 SOBP 宽度的增加，剂量/MU 减少。

　　●RSF 指射程转换因子，用来补偿剂量/MU 随射程转化器厚度变化的影响，剂量/MU 随着射程转换器厚度的增加而增加。同时，RSF 的大小与 SOBP 宽度有关。

　　●SOBPOCF 代表 SOBP 偏离中心因子，主要用来去除剂量/MU 随测量点位置变化的影响，该测量点沿着射束离开 SOBP 中心的方向位置发生变化。SOBPOCF 公式为：

$$SOBPOCF=PDD\left[\frac{SSD+d_p}{SSD+d_c}\right]^2$$

　　其中，$d_p$ 代表兴趣点（POI）深度，$d_c$ 代表 SOBP 中心深度，百分深度剂量（PDD）数值非常接近于 1。

　　●OCR 代表中心离轴比，当测量兴趣点位于射束中心轴外侧时应用中心离轴比，并通过测量不同深度的射束波形来获得中心离轴比。

　　●FSF 代表射野大小因子，用来表示剂量/MU 随射野大小变化的影响。FSF 的数值仅在小照射野（小于 5cm×5cm）时和 1.0 相比有显著差异。

　　●ISF 代表平方反比因子，从 270cm 的参考测量点到剂量计算的实际距离进行简单的修正。

　　●CPSF 代表补偿器和患者散射系数，用于消除因患者模体的不均匀性补偿器和散射箔带来的影响。通常，根据患者兴趣点的剂量率、质子通量和除去补偿器几何体相同情况下的均匀模体剂量，采用治疗计划系统计算 CPSF。

## 点扫描计划

　　相对于被动散射模式，点扫描模式提供了更多的射束配置方案。例如，在 72.5~221.8MeV 范围内以及最大照射野大于 30cm×30cm 的前提下，质子治疗装置允许扫描质子束有 94 种能量。总共 64 层每个点照射 0.005~0.04MU，每个照射野超过 2 048 000 点，并且每个照射野的机器跳数最大为 9999.99MU。因此，点扫描治疗计划是一个优化的过程。选来照射靶区的每个点都要对权重采用逆向治疗计划方案进行优化。

　　优化方式包括单野优化（SFO）和多野优化（MFO）。对于单野优化，对每个照射野进行优化，使靶区接收均匀的处方剂量。当人体关键器官在射束路径方向以外时，通常采用单野优化。通过单野优化，每个野均能实施均匀剂量或单野集成推量(SFIB)照射。在多野优化中,同时优化所有照射野的所有扫描点;多野优化又称为调强质子治疗(IMPT)。

　　相比于多野优化,单野优化是一个相对简单的过程,具有不确定性低和质量保证(QA)时间短的特点。相比于单野优化,多野优化可得到较高适形度的剂量分布。多野优化可以降低射束路径方向上的危及器官剂量,且可以更容易地达到计划目标。然而,相比于单野优化,多野优化不确定性高,且 QA 工作更加耗时。

## 计划质量保证

　　质子治疗计划完成后,有必要对治疗计划进行再次检查。表 15-3 列出了检查计划时所需要核对的计划参数。评估质子治疗计划时,需要重点核对的参数包括摆位误差、体内异物的影响、射程不确定性以及计划的鲁棒性。图 15-10 展示了无意将数字床添加到射束路径中所造成的影响,在这个图中,将数字治疗床添加到射束路径中,导致质子束射程发生明显变化。CT 图像中呈现出的异物,如口腔补牙,会严重扰乱质子束的剂量计算,因此需要认真处理。质子计划的不确定性将在下一节中逐一阐述。

## 质子放疗的不确定性

　　关于质子放疗中的不确定性问题,有几点必须特别留意,而且必须意识到不确定性可能带来的后果。解决好不确定性问题,质子治疗比光子治疗显得更为重要,在设计、优化和评估质子治疗计划时,有必要考虑到不确定性因素。实际的照射剂量分布可能与设计

**表 15-3　需要检查审核的计划参数**

| 校正参数 | 准备工作 |
| --- | --- |
| 患者照片和图像 | 电子病历中的照片和治疗计划中的CT 图像 |
| CT 扫描仪 | 校正与扫描仪相关的 CT 值-阻止本领转换表 |
| 固定和患者定向 | 正确用于治疗 |
| 人体勾画/数字床 | 勾画 |
| 器官可能发生的变化(形状和密度) | 例如,中枢神经系统和头颈部患者的头发 |
| 患者定向 | 正确输入治疗计划系统 |
| 治疗部位/处方剂量 | 地点,处方匹配,处方剂量合理 |
| 关键器官 | 勾画所有相关的关键器官 |
| 高原子序数材料和异物 | 指定材料并适当改变 CT 值 |
| 肠道气体,直肠气体 | 适当改变 CT 值 |
| 靶区 | 合理外放体积,形成 CTV 和 PTV |
| 算法选择 | 正确的算法和剂量计算网格 |
| 束流 | 应用正确的射束 |
| 治疗床 | 使用正确的治疗床延长板 |
| 射束路径误差 | 尖锐物体/射束角度/运动/射程末端 OAR |
| 间隙 | 鼻子定位和定中心位置 |
| 剂量分布 | 二维平面充分的单个照射野和组合的剂量覆盖范围 |
| 热点/冷点 | 确定异常情况并通知医生 |
| 剂量体积直方图 | 与计划目的和 OAR 标准剂量容差限值一致 |
| 最优选择 | 单野优化对比多野优化 |
| 外放边界 | 近端、末端和侧面边界合理 |
| 两点间距 | 两点间距合理 |

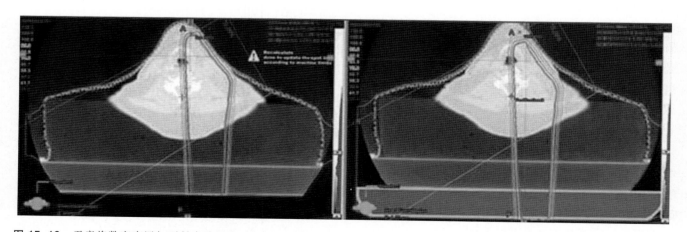

**图 15-10**　无意将数字床添加到射束路径中,导致 CTV 剂量的改变程度显著,如右图所示。图中彩色部分的含义请参考图中色卡。(Source: Richard Wu, UT MD Anderson Cancer Center. Reproduced with permission of R Wu.)(见彩图)

的剂量分布不同。因此,治疗方案可能并不理想,并可能导致无法预料的结果。制订方案用的剂量分布不同于实际照射的剂量分布,所以基于治疗数据进行的剂量响应评估可能并不可靠,进一步的治疗方案可能也不理想。

目前公认在放疗过程中的每个环节都存在不确定性,但不确定性对质子放疗的影响完全不同于对光子放疗的影响。例如,由于陡峭的末端边缘剂量降落,质子放疗比光子放疗更容易受到射程不确定性的影响。如 CT 值/阻止本领的转换占射程不确定性比例的 2%~3%,因此在确定靶区周围的近端和远端危及器官的外放边界(正如我们前面讨论的)时,就需要解决此转换所带来的不确定性问题。为此,如果远端人体危及器官紧邻靶区(即使在治疗计划系统中,质子剂量分布显示危及器官肯定免受质子剂量照射),则不建议质子束直接照射近端靶区。同时,金属异物会对 CT 值的转换产生不利影响,因此势必会影响射程的计算结果。一般而言,非均匀性将降低末端剂量的跌落速度,会使 90% 到 10% 剂量之间的距离从 6mm 增加到 32mm 以上[5]。此外,分次内和分次间的解剖变异可能会导致末端剂量降落区域的范围和位置发生严重变化[8]。

导致质子束不确定性的另一个严重因素就是相对生物效应(RBE)。通常情况下,临床质子束放疗采用 RBE 的值为 1.1,这个数值在临床上似乎合理。然而,实际上 RBE 是能谱、分次剂量、组织/细胞类型、α/β 系数和放射效应的函数。特别应当指出的是,SOBP 大多数的末端部位主要包括低能、高 LET 粒子,而 SOBP 大多数的近端部位主要包括高能、低 LET 粒子。因此,随着 LET 的变化,RBE 值变化贯穿整个 SOBP 的变化过程。如图 15-11 所示,在 SOBP 的末端附近 RBE 值增加。而且,基于人体组织响应(除了临床数据)的 RBE 数据缺乏。由于 RBE 和射程的不确定性问题,通过选择安全的射束角度来避免人体关键器官遭受质子束照射是一项不错的剂量规避策略。

除了射程和相对生物效应的不确定性外,计算得到的剂量分布存在其他不确定性。这种计算得到的剂量分布通常采用分析半经验模型,其中包含许多假设和近似值,所以这种情况与光子剂量分布的不确定性没有什么显著区别。目前已经开始开发先进的计算机硬件和质子束 Monte Carlo 剂量计算方法[10]。

为解决质子放疗的不确定性问题,已经研究了许多方法。例如,为了补偿不均匀性偏差和侧向散射可能带来的影响[5],我们对补偿器进行平滑;重复 CT 扫

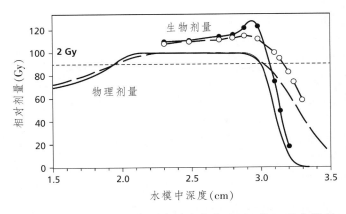

图 15-11 物理剂量和质子束贯穿整个 SOBP 的 RBE 曲线对比。(Source: Paganetti and Goitein 2000[9]. Reproduced with permission of American Association of Physicists in Medicine.)

描和自适应重新设计计划能够减少分次间变化的影响。选用正确的优化算法,生成有弹性的剂量分布,以便能够应对导致不确定性因素的许多因素。相对于质子计划(IMPT),光子计划(IMRT)对这种优化类型要求并没有那么严格,IMRT 剂量分布空间上基本不受解剖变异的影响,所以只要靶区在 PTV 内就会受到高剂量照射。但 IMPT 剂量分布与此不同,解剖变异对其影响显著,因此在设计优化方案时,需要考虑到解剖变异这一影响因素。其中一个方法就是假设在最坏情况下的基于三维像素的鲁棒优化方法[11],此方法考虑到了射程和不确定性的多种解决方案。在每次优化设计迭代中,对于每种不确定性将计算得到一个剂量分布,并且基于每个像素最坏情况下的剂量,对目标函数进行计算,并使最坏情况剂量最小化。

## 质子放疗的质量保证

考虑到质子放疗所面临的挑战,QA 显然起着非常重要的作用,其在质子放疗中的重要性可能超过传统放疗(光子、电子)。而且在进行质子放疗的 QA 工作时将面临巨大的挑战。

质子放疗开展 QA 的主要问题之一就是质子放疗加速器比传统放疗直线加速器复杂得多。相比于较简单的系统(如光子加速器),复杂系统(如质子加速器)对正常运转提出了更高的标准。此外,质子放疗才开始广泛使用,对很多人来说仍然比较陌生;由于物理师对质子加速器如何使用缺少经验,对质子加速器的可靠性以及这些设备的潜在故障根源都不熟悉。最后,质子加速器花费昂贵,但其使用可能会超过直线

加速器。在许多放射肿瘤科,一台直线加速器的每天工作负荷可能有 8h,至多不超过每天 12h,可以有较长的停机时间进行 QA 验证和加速器的维护保养;但质子加速器的工作时间更长。通常,放疗结束后就可以进行所有的 QA 验证和维护工作。患者 QA 可以在工作日的夜间进行,而周末进行加速器的 QA 验证,周六晚上和周日全天来维护保养加速器。由于质子加速器 QA 验证可用的时间非常有限,因此需要认真规划安排加速器的 QA 验证和维护保养工作。

## 患者计划相关的质量保证

患者计划相关的 QA 包括验证患者接收到所需的剂量分布,即包括产生照射体模的计划射束,以及验证设计好的射束参数可以为体模照射指定的剂量分布,这是一个非常耗时的过程,包括放疗结束后必须进行一系列的测量。

对于采用被动散射束的治疗计划,特定的患者 QA 过程需要花费 2.5~10h。QA 耗费的时间不同,主要在于治疗计划的核查所耗费的时间不同。治疗计划的核查工作可能要花费 1~8h,时间的长短取决于治疗计划的复杂程度,治疗计划越复杂,核查所需的时间就越长,如全脑全脊髓放疗。其余的 QA 过程包括创建验证计划、计算和核对机器跳数、孔径和补偿器的 QA 验证、确保放疗过程中机架和患者之间无碰撞和电子病历是否签字等。对于采用点扫描的治疗计划,特定的患者 QA 过程需要花费 5~13h。QA 过程包括治疗计划的核查、验证治疗过程中的电子病历、创建验证计划、测量各个平面的二维剂量分布以及利用 Markus chamber 测量百分深度剂量。

## 设备相关的质量保证

设备的 QA 验证包括 ICRU78 号报告中[12]确定的一系列过程。与传统 QA 验证类似,它包括每天、每周和每年需要进行的一系列检查工作。

首先,在每天开始为患者放疗之前,由放疗师或物理师助手进行日常 QA 检查。这些检查工作包括连锁和室内激光器(如果存在)检查。如果使用 X 线成像系统代替室内激光器为患者校准,那么就要对 X 线成像系统进行事先检查。对于被动散射束而言,需要对孔径进行校准;而对于点扫描射束而言,需要核对点的位置,以及一些点和射程位置的剂量。其次,对于这两种类型的系统,均需要对深度剂量和横向剂量,以及在标准化条件下的剂量/MU 进行验证。最后,核对电子病历到照射患者的数据流和成像系统是否准确

完好。

每周的测试相对来说简单明了。ICRU78 号报告建议每周对患者定位和影像系统进行测试,但通常的做法是每周或每月验证 X 射线和质子照射系统的符合程度。ICRU78 号报告建议随机选择患者进行治疗中剂量照射验证,但每名患者治疗前皆做验证就没有必要进行此验证。对扫描射束需要进行一系列的检查,每月输出检查要做单点测量,包括所有能量,主监测器的标定和射束平整度和对称性的检查也是月检内容。

年度质量保证广泛且耗时,这一过程通常需要花费 40~100h。年度质量保证测试包括 X 射线定位和校准系统测试、CT 值与阻止本领转换表的校准及治疗设备的全面测试,包括监测电离室、束流照射终端、连锁控制、机架等中心、深度剂量和侧向剂量,并为日常 QA 的检查建立基准线。

随着物理师对质子放疗过程和质子放疗设备越来越熟悉,QA 验证过程很有可能发生演变。现阶段这些步骤工作量大且耗时,但为了患者和操作人员的安全,这些步骤非常有必要。

## 总结

- 在到达射程末端之前,单能质子射束能量沉积几乎保持不变,在射程末端沉积能量增加(布拉格峰),超过射程末端几乎没有能量沉积。
- 临床质子束流配送包括不同能量的质子射束形成扩展布拉格峰。
- 通常,回旋加速器或同步加速器都可形成治疗质子束,回旋加速器产生单能、连续的质子射束,而同步加速器产生不同能量的质子射束。
- 应用被动散射方法(包括使用射程调制器和二级散射器)或点扫描方法可以生成临床用质子束。
- 质子治疗中的计划靶区概念不同于光子治疗,因为质子靶区的外放边界必须把射程的不确定性因素考虑进来。
- 除射程的不确定性外,我们还必须考虑质子治疗计划中相对生物效应(RBE)的不确定性。
- 相对于光子治疗,质子治疗 QA 验证工作更加复杂、耗时,需要为其分配充足的人员和人力资源。

## 思考题

15-1 计算 250MeV 质子的相对质量。

15-2　当靶区最大深度为 8cm 以及射野大小为 6cm×8cm 时,用于治疗靶区的被动散射质子束能量是多少?

15-3　基于图 15-2 的数据,计算图中形成扩展布拉格峰的低能质子射束的相对权重。

15-4　a)对模糊半径进行描述。

　　　　b)当 IM=1.0cm,SM=0.5cm 和 CTV 末端深度为 8.0cm 时,计算模糊半径大小。

15-5　CT 转换和质子散射的不确定性(%)是什么?

15-6　利用公式 MU=剂量/剂量率来计算质子束机器跳数 MU,列举用来计算剂量率的因素有哪些。

(李军 译　翟振宇 张彬 校)

# 参考文献

1　Wilson R. R. Radiological use of fast protons. *Radiology* 1946; **47**:487–491.

2　Allen, A. M., Pawlicki, T., Dong, L., Fourkal, E., Buyyounouski, M., Cengel, K., et al. An evidence based review of proton beam therapy: The report of ASTRO's emerging technology committee. *Radiother. Oncol.* 2012; **103**:8–11.

3　Lu, H.-M., and Flanz, J. Characteristics of clinical proton beams. In H. Paganetti (ed.)., *Proton Therapy Physics*. Boca Raton, FL, CRC Press, 2012.

4　International Atomic Energy Agency. *Report 398: Absorbed dose determination in external beam radiotherapy: An international code of practice for dosimetry based on standards of absorbed dose to water*. Vienna, IAEA, 2009.

5　Urie, M., Goitein, M., and Wagner, M. Compensating for heterogeneities in proton radiation therapy. *Phys. Med. Biol.* 1983; **29**(5):553–566.

6　Moyers, M. F., Miller, D. W., Bush, D. A., and Slater, J. D. Methodologies and tools for proton beam design for lung tumors. *Int. J. Radiat. Oncol. Biol. Phys.* 2001; **49**(5):1429–1438.

7　Sahoo, N., Zhu, X. R., Arjomandy, B., Ciangaru, G., Lii, M. F., et al. A procedure for calculation of monitor units for passively scattered proton radiotherapy beams. *Med. Phys.* 2008; **35**:5088.

8　Mori, S., Dong, L., Starkschall, G., Mohan, R., and Chen, G. T. Y. A serial 4DCT study to quantify range variations in charged particle. *Radiat. Res.* 2013; **00**:1–11.

9　Paganetti, H., and Goitein, M. Radiobiological significance of beamline dependent proton energy distributions in a spread-out Bragg peak. *Med. Phys.* 2000; **27**(5):1119–1126.

10　Jia, X., Pawlicki, T., Murphy, K., and Mundt, A. J. Proton therapy dose calculations on GPU: advances and challenges. *Transl. Cancer Res.* 2012, DOI: 10.3978/j.issn/2218-676X.2012.10.03.

11　Pflugfelder, D., Wilkens, J. J., and Oelfke, U. Worst case optimization: a method to account for uncertainties in the optimization of intensity modulated proton therapy. *Phys. Med. Biol.* 2008; **53**:1689–1700.

12　International Commission on Radiation Units & Measurements. *Report 78: Prescribing, Recording, and Reporting Proton-Beam Therapy*. Bethesda, MD, ICRU, 2014.

# 第 16 章

# 插植治疗的源和剂量计算

目的
引言
镭源
　镭源的结构
　镭源的类型
镭源的替代品
　$^{137}Cs$
　$^{60}Co$
　$^{182}Ta$
　$^{192}Ir$
　$^{198}Au$、$^{125}I$、$^{103}Pd$ 和 $^{131}Cs$
　$^{241}Am$
眼部照射器

可插植的中子源
近距离放射源的辐射安全
　储存
　对活度分布均匀性的测定
　近距离放射源安全性的评估
近距离放射源的规格
近距离放射源的辐射剂量
希沃特积分
单个密封源的等剂量分布
总结
思考题
参考文献

## 目的

通过学习本章,读者应该能够:

- 能够描述近距离放射治疗史上,从最初使用镭源和氡源到现在使用其他多种核素的发展过程。
- 了解近距离放射治疗核素一些重要且实用的特性。
- 能够计算已知活度的放射源的镭等效质量。
- 理解并能描述近距离放射源强度的不同术语之间的相互关系。
- 能够解释放射平衡的概念和两个源在平衡时活度的计算函数。
- 能够计算距近距离放射源特定距离处的剂量。

## 引言

　　把密封好的放射源插植到肿瘤内、肿瘤表面或肿瘤周围,是使用电离辐射治疗癌症的最古老的方法之一,大约可以追溯到 1900 年。近距离治疗从开始使用到 20 世纪 50 年代,插植治疗使用最频繁的放射性材料是与其衰变产物处于长期平衡状态的 $^{226}Ra$。如今,已使用如 $^{137}Cs$、$^{192}Ir$、$^{125}I$ 和 $^{103}Pb$ 的放射性源替代了 $^{226}Ra$。插植治疗一般是指近距离治疗(希腊语"brachys"就是"短"的意思,因此,也称短距离治疗),曾经也被称为贴近治疗法(希腊语"plesios"就是"近"或"靠近"的意思)。

　　插植治疗技术按放射源布源的位置可分为四类:

　　1.把装有放射源的模具或敷贴器轻放在浅表病变处,源到病变的距离很少大于 1cm 或 2cm。源和病变之间的空隙用蜡或塑料来填充,并直接放在病变皮肤表面。镭模具曾被广泛用于治疗浅表病变,但这种技术后来被浅表 X 射线和电子线治疗取代了。如今,敷贴器技术时常用于治疗眼部肿瘤。

2.组织间插植使用放射性针、丝或称为"种子"的小的封装源,插到病变区或紧邻病变区的组织内。组织间插植治疗已广泛用于口腔和浅表病变治疗,还能用于可插植的肿瘤,如前列腺癌、乳腺癌、宫颈癌及头颈部肿瘤的治疗。

3.腔内植入是把放射源放到人体体腔内,使用最多的是把密封好的放射源放置在宫腔和宫颈内治疗宫颈癌和子宫癌。

4.管内插植是把放射源直接插植到血管、导管或气管内。近年来,血管近距离治疗已用于复发性冠状动脉狭窄的治疗。然而由于药物洗脱支架的引入,这一技术的使用大大减少。

插植治疗技术根据治疗的持续时间可分为暂时性插植治疗和永久性插植治疗:

1.暂时性插植治疗一般要求患者住院,治疗最多持续几天,治疗结束后,收回放射源。在大多情况下,这些放疗源可被存储起来,以备后续再利用。

2.永久性插植治疗仅适用于组织间插植治疗,且放射源永久留在组织内。永久性插植治疗使用的是半衰期较短的放射源,所以大部分剂量在几周或几个月内给予。或者,放射出的低能量的特征 X 射线用来治疗深部肿瘤。使用这种源,几乎全部的辐射被患者吸收,透射出人体的辐射可以忽略不计。

此外,根据放射源的剂量率也可分为:

1.低剂量率(LDR):通常定义剂量率为 0.4~2Gy/h。

2.中剂量率(MDR):通常定义剂量率为 2~12Gy/h。

3.高剂量率(HDR):通常定义剂量率为>12Gy/h。

4.脉冲剂量率(PDR):用间隔照射的方式,把 HDR 设备的方便性与 LDR 近距离治疗的放射生物优势结合起来。

选择合适的核素和活度在患者外表产生很低的剂量率,对其他人产生很少或没有辐射,这些患者身体条件允许的话就可以出院。前列腺永久性 LDR 插植治疗就是一个例子。

# 镭源

镭源被玛丽和皮埃尔居里在 1898 年发现后,很快就被用于治疗癌症。在接下来的 20 年,氡气成功地从衰变中的镭里分离出来,封装于玻璃管里,也被用于癌症治疗。在此期间,封装技术也有了进展,用于滤过镭和氡气衰变产生的 β 粒子,以免靠近放射源的正常组织坏死。

20 世纪 20 年代到 50 年代这几十年里,获得了许多镭和氡的临床使用经验。这一时期发展起来的大多数技术都已用于当代近距离治疗。虽然镭和氡在现代医学中已很少使用,但这些发展起来的技术对现代近距离放疗非常重要,本章也将予以介绍。

镭源可用于插植治疗,包括长期平衡态的 $^{226}$Ra 和其衰变产物。镭源之所以可以建立长期平衡,是因为 $^{226}$Ra 的半衰期(~1600 年)比镭核素衰变的任何一种子核的都要长得多。新的镭源需要 1 个月才能与其子体达到长期平衡。为建立长期平衡,源必须密封起来,以防止 $^{222}$Rn 气体泄漏。图 16-1 是 $^{226}$Ra 衰变到稳定的 $^{206}$Pb 的衰变纲图。这一系列的放射性转换只是铀系衰变的一部分,$^{226}$Ra 是衰变到第 6 次的产物。用于放疗的 γ 射线主要是在 $^{214}$Pb(RaB)衰变成 $^{214}$Bi(RbC)(图 16-2)[1]过程中被释放出来的,但由于这两种核素的半衰期太短,不能单独用于治疗。在衰变纲图里最高能量的 γ 射线是 $^{214}$Bi 在衰变时释放出 2.2MeV 和 2.4MeV 的 γ 射线。密封好的镭源释放出来的 γ 射线的平均能量是 0.8MeV(表 16-1)[2,3]。对于 $^{226}$Ra 的每一次衰变,密封镭源平均释放出 2.22 个 γ 射线。

## 镭源的结构

图 16-3 是镭针的结构示意图,历史上镭针与镭管曾一起被用于组织间插植,而镭管主要用于模照射治疗和腔内治疗。镭源主要以镭盐(硫酸镭或氯化镭)

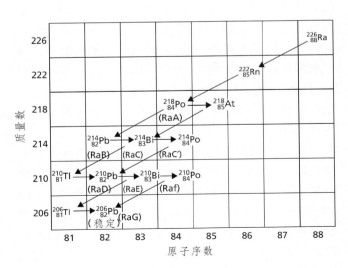

**图 16-1** $^{226}$Ra 与其衰变产物的放射性转换序列。(Source: Hendee 1970[2].)

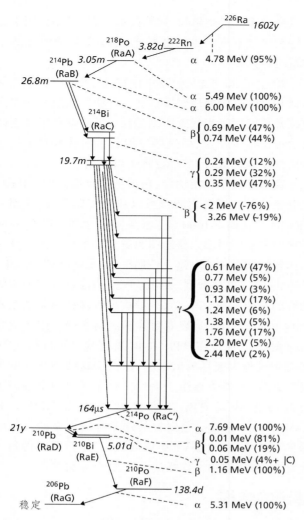

到最近人们才认识到 1mg 的镭大约只有 0.98mCi 的活度。

## 镭源的类型

图 16-4 列出了 3 种用于组织间插植的镭针。均匀线性密度镭针有满强度(0.66mg/cm)、半强度(0.33mg/cm)和 1/4 强度(0.165mg/cm)3 种源强度规格。镭针还常被制成线性密度为 0.5mg/cm 和 0.25mg/cm 的两种方便实用的规格。瓶状棒仅在一端具有更高活度,用于插植时仅有一端无交叉。哑铃式在两端都具有更高活度,用于两端均无交叉。用于腔内和模照射治疗的镭管一般由多个 5mg 镭组成,它们通常用 1mm 铂铱壁封装。

在过去,鼻咽施源器也曾用于治疗,它们包含 50~100mg 的镭,封装在 0.2~0.3mm 的金属合金(蒙乃尔合金)胶囊中。然而,这些源非常危险,如果在机构里发现这些源应妥善处理。

如今在美国,镭源已很少在临床使用,已被更安全的替代品取代。然而,临床研究和认证通过的剂量校准实验室(ADCL)依然保留了少量的镭源用于剂量校准。

# 镭源的替代品

镭源的使用已经造成了几例危害事件。为防止氡气泄漏,镭源被装在双重密封的胶囊中。然而,镭源"泄漏"已有发生且已引起大范围的放射性污染。由于氡气的积聚,新的密封镭源内部的压力比大气压力稍大。由于 $^{226}$Ra 释放出的 α 粒子和它的衰变产物在失去动能后转换为氦的气态原子,以及镭盐和填料的混合物中的水因辐射作用导致水解产生气态氧气和氢气,内部压力年年持续增加。因此,需尽可能多地清除镭盐和填料中的水。

一些学者认为,随着镭源使用时间的延长,镭源逐渐增大的内部压力和囊壁逐渐减小的强度会导致密封镭源囊壁破裂的概率越来越大。因此,建议镭源加热要低于 100℃,因为温度越高压力越大(理想气体定律)[9]。

镭源会因为不规范操作而弯曲或损坏,也有一些少见的用户不能控制的情形。镭和氦的使用带来的较多危害促进了镭源替代品的发展。

### $^{137}$Cs

$^{137}$Cs 是最常用的镭源替代品。20 世纪六七十年代,这种放射性同位素开始取代镭源作为插植源。$^{137}$Cs 放射源常以铯管和铯针的形式提供,它们内部充

图 16-2　近距离治疗中最重要的放射源 $^{226}$Ra 与其衰变产物的简易衰变纲图。(Source:Adapted from Lederer et al. 1967[1]. Reproduced with permission from John Wiley & Sons.)

的形式使用,并且与惰性物质(如氧化镁或硫酸钡)混合装入 1cm 长的圆柱形腔体里。这些腔体是由 0.1~0.2mm 厚的金箔制成,并被密封以防止氡气泄漏。每个镭针包含 1~3 个腔体,这些腔体是由混有 10% 铱材料的铂壁组成。铂-铱壁的厚度(一般为 0.5mm 或 1mm)足以吸收源辐射出的 α 射线和 β 射线,而 γ 射线只是稍有减弱。

将处于长期平衡态的 1mCi 的 $^{226}$Ra 点源及其衰变产物用 0.5mm 的铂铱壁包裹,则其周围 1cm 处的照射量率是每小时 8.25 伦琴(R/h)(或 1Ci 点源 1m 处的 0.825R/h)[2,4]。8.25R·cm²/(h·mCi) 被称为 $^{226}$Ra 的照射量率常数 $\Gamma_\delta$。照射量率常数 $\Gamma_\delta$ 与特定的 γ 射线的照射量率常数 $\Gamma$ 有关,同时包含了镭盐及密封腔中其他惰性物质的一系列内转换和光电吸收作用下的 X 射线的作用。1mCi 曾被普遍认为是 1mg 的镭的活度,直

表 16-1　近距离治疗使用的放射性核素的物理特性

| 元素 | 同位素 | β 能量 (MeV)[a] | γ 能量 (MeV)[b] | 照射量常数 (Rcm²/hr mCi) | 半衰期 | 半值层 (水 cm)[c] | 半值层 (铅 mm)[c] | 临床应用[c] | 源形状 |
|---|---|---|---|---|---|---|---|---|---|
| 镅 | $^{241}$Am | 0.0039~0.0932 | 0.0139~0.0595 | 0.1216 | 432.2 年 | – | 1.26 | 腔内暂时性插植 | 管形 |
| 锎 | $^{252}$Cf | 2.13~2.15 中子 | 0.7~0.9 | 3.768[d] | 2.645 年 | – | – | 腔内暂时性插植 | 管形 |
| 铯 | $^{137}$Cs | 0.514~1.17 | 0.662 | 3.28 | 30 年 | 8.2 | 6.5 | 腔内暂时性插植和腔内插植 | 管形、针形 |
| | $^{131}$Cs | 无 | 0.029~0.034 | | 9.7 天 | | | 多种病变永久性插植 | 种子形 |
| 钴 | $^{60}$Co | 0.313 | 1.17~1.33 | 13.07 | 5.26 年 | 10.8 | 11 | 暂时性插植 | 敷贴器、管形、针形 |
| 金 | $^{198}$Au | 0.96 | 0.412~1.088 | 2.327 | 2.7 天 | 7.0 | 3.3 | 前列腺和其他病变永久性插植 | 种子形 |
| 碘 | $^{125}$I | 无 | 0.0355 | 1.45[e] | 59.6 天 | 2.0 | 0.02 | 对前列腺、肺，其他腔内病变永久性插植，眼睛暂时性插植 | 种子形 |
| 碘 | $^{131}$I | 0.25~0.61 | 0.08~0.637 | 2.2 | 8.06 天 | 5.8 | 3 | "鸡尾酒"甲状腺治疗 | 液体、胶囊形 |
| 铱 | $^{192}$Ir | 0.24~0.67 | 0.136~1.062 | 4.62[f] | 74.2 天 | 6.3 | 3 | 头、颈、乳腺和其他腔内暂时性插植 | 丝形、种子形 |
| 钯 | $^{103}$Pd | – | 0.020~0.0227 | 1.48 | 17 天 | – | 0.01 | 前列腺永久性插植 | 种子形 |
| 磷 | $^{32}$P | 1.71 | 无 | | 14.3 天 | 0.1 | 0.1 | 用磷酸钠对胃、血液病，慢性磷酸胸膜炎和腹腔积液进行注射 | 液体 |
| 镭及其衰变产物 | $^{226}$Ra | 0.017~3.26 | 0.047~2.44 | 8.25[g] | 1622 年 | 10.6 | 8.0 | 腔内暂时性插植和组织间插植 | 管形、针形 |
| 氡及其衰变产物 | $^{222}$Rn | 0.017~3.26 | 0.047~2.44 | 8.25[g] | 3.83 天 | 10.6 | 8.0 | 腔内暂时性插植 | 种子形 |
| 钌 | $^{106}$Ru | 最大 3.5MeV | – | | 366 天 | – | – | 多种病变暂时性插植，眼部暂时性插植 | 敷贴器 |
| 钐 | $^{145}$Sm | | 0.0382~0.0614 | | 340 天 | – | – | 目前考虑用于医疗 | 种子形 |
| 锶 | $^{89}$Sr | 1.46 | 无 | | 50 天 | – | – | 用于广泛骨转移注射 | 液体 |
| 锶 | $^{90}$Sr | 0.54~2.27 | 无 | | 28.9 年<br>64 小时 | 0.15 | 0.14 | 对门诊的表浅病变暂时性插植 | 敷贴器 |
| 钽 | $^{182}$Ta | 0.18~0.514 | 0.043~1.453 | 6.71 | 115 天 | 10 | 12 | 暂时性腔内插植 | 线形 |
| 镱 | $^{169}$Yb | – | 0.060~0.100 | 1.58[f] | 32.0 天 | – | – | 暂时性和永久性腔内插植 | 种子形 |

a 破折号标出了光谱中 β 粒子的最大和最小能量。列出的能量都是每个粒子的最大能量。

b 破折号标出了光谱中 γ 粒子的最大和最小能量。

c 在粒子近距离应用中很少使用几何末。

d 对于 0.5mm 铂铱合金壁密封的镭和氡源[5]，照射量率常数是 R·cm²/(h·mg)。

e 对于未经过滤的源，δ>11.3keV[6,7]。

f 中子/裂变。

g 经过滤过的商用粒子源的各向异性值减少到 1.208[8]。

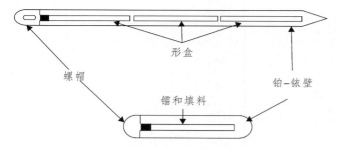

图 16-3　镭针和镭管的结构示意图。(Source：Hendee 1970[2].)

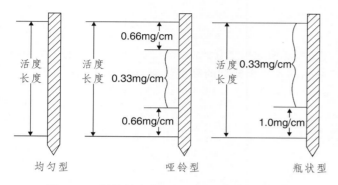

图 16-4　镭针的类型。(Source：Hendee 1970[2].)

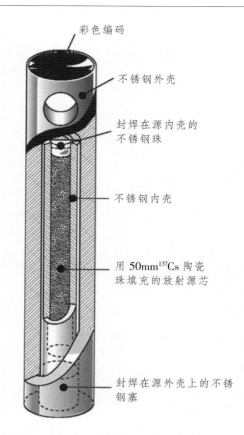

图 16-5　137Cs 源 6D6C 模型的切面视图。(Source: Courtesy of 3M Medical-Surgical Division, St. Paul, MN.)

满镶嵌了 137Cs 的陶瓷微球。图 16-5 是一个典型的 137Cs 源。常规的铯管外直径约为 2.65mm，长度为 20mm，具有放射活度的长度为 14mm；然而，也可以制成更大或更小的源。基于镭的临床使用经验，137Cs 的活度单位一般用毫克镭当量表示。它的活度范围一般是 5~40mg 镭当量。由于这些源的放射性材料是固体而不是粉末，它们比镭源安全。此外，在 137Cs 衰变过程中没有放射性气体产生。137Cs 的照射量率常数是 $3.28R \cdot cm^2/(h \cdot mg)$。

镭质量当量可以用活度(mCi)乘以铯和镭的照射量率常数之比计算，即

$$镭质量当量=活度 \cdot \frac{3.28R \cdot cm^2/(h \cdot mCi)}{8.25R \cdot cm^2/(h \cdot mg)} \quad (16-1)$$

## 例16-1

一个新的 137Cs 源出厂时为 20mg 镭当量，请问这个 137Cs 源的活度是多少 mCi？

用 16-1 的公式可以计算出这个 137Cs 的活度：

$$活度=20mg 镭当量 \cdot \frac{8.25R \cdot cm^2/(h \cdot mg)}{3.28 \cdot cm^2/(h \cdot mCi)}$$

$$=50.3mCi$$

137Cs 源是镭源的一个非常合适的替代物，因为它和镭源在组织中产生的剂量分布几乎相同(图 16-6)。此外，它的半衰期是 30 年，单能 γ 射线的能量是 0.662MeV，能切合实际应用。然而，铯源已不再广泛使用，大部分已被 HDR 192Ir 遥控后装机系统取代。

## 60Co

过去，60Co 常被用于组织间和腔内插植。虽然 60Co 能发射 1.17MeV 和 1.33MeV 的 γ 射线，但半衰期短，只有 5.24 年，是作为镭源替代物的一个缺点。源通常被加工成细丝，密封在不锈钢或铂铱合金包壳内。然而近年来，60Co 趋向于重新作为 HDR 遥控式后装机系统的放射源。现已有 60Co 和 192Ir 双源的 HDR 遥控后装机。

对于镭源，137Cs 和 60Co，至少在 5cm 距离内，剂量率变化几乎等同，图 16-7 描述了这种关系。

## 182Ta

在过去，182Ta 也曾被用作近距离治疗放射源，但

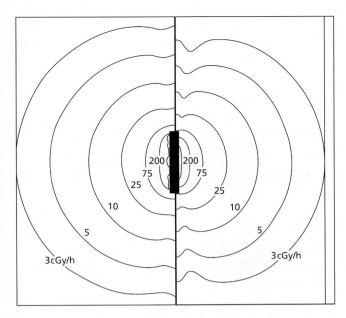

**图 16-6**　Oris 公司生产的 $^{226}$Ra 源(10mg)和 $^{137}$Cs(10mg·Ra·eq) 的等剂量曲线图的比较,二者的空气比释动能强度都是 72μGy· m²/h。(Source: Courtesy of Jeffrey F. Williamson, Ph.D., Virginia Commonwealth University, Richmond, VA.)

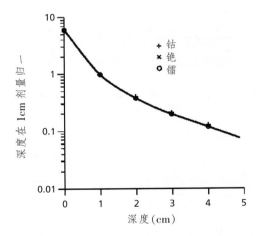

**图 16-7**　镭源(10mg,0.5mm Pt(Ir)),$^{137}$Cs(17.1mg·Ra·eq,3M 型 6D6C 囊体)和 $^{60}$Co(15mg·Ra·eq,Abbott 型 6796 囊体)在组织等 效模体中剂量跌落的距离函数。每个源的直径是 3.1mm,长度是 20mm,活性长度是 14mm,在 1cm 深度处归一。(Source:Hendee 1970[2].)

后来已被更好特性的源取代。钽源通常被加工成直径 约 0.2mm 的可弯曲细丝, 由厚度 0.1mm 的白金壁包 裹。这种放射源能插入到一些较大的放射源不易深入 的部位[10-16]。作为永久性插植源,$^{182}$Ta 的缺点是半衰期 太长,有 115 天。而且它产生的 γ 射线最大能量只有 1.45MeV,剂量分布也不理想。如 $^{137}$Cs 和 $^{182}$Ta 大部分 已被 $^{192}$Ir 源取代。

## $^{192}$Ir

$^{192}$Ir 源的半衰期是 74.2 天,产生的 γ 射线的平均 能量是 0.38MeV。$^{192}$Ir 以丝源或籽粒源使用。它产生的 低能射线很容易被屏蔽, 这是它的一个非常好的优 势,但最大的缺点是半衰期短,需要在一定的时间后 更换源。$^{192}$Ir 的高活度(>9000Ci/g)使其无其适用于高 剂量率照射。标称活度为 10Ci(3.7×10$^{11}$Bq 或空气比释 动能强度 $S_K$=4.1×10$^4$μGy·m²/h)的源常用于 HDR 遥控 后装机设备。这些设备提供的剂量率在 1cm 处高达 700cGy/min[17-18]。因此,高剂量率装置必须在屏蔽室内 操作,以避免与工作人员和其他人员密切接触。图 16-8 展示的是一个典型的高剂量率放射源,图 16-9 是一个 典型的高剂量率远程遥控后装近距离治疗机设备图。

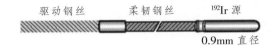

**图 16-8**　典型的用于远程遥控后装近距离治疗的 $^{192}$Ir 源。 (Source: Courtesy of Nucletron Corporation.)

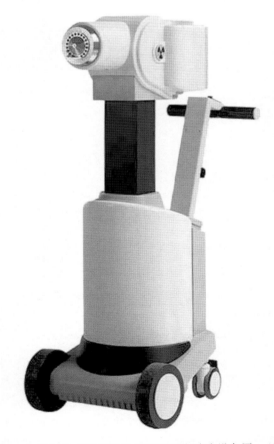

**图 16-9**　高剂量率远程遥控后装近距离治疗设备图。(Source: Courtesy of Nucletron Corporation.)

## ¹⁹⁸Au、¹²⁵I、¹⁰³Pd和¹³¹Cs

放射性源 ¹⁹⁸Au 的半衰期是 2.7 天,并且放射出的 γ 射线的能量为 0.412MeV。¹⁹⁸Au 籽粒作为氡源的替代品可用作永久性插植源;然而,¹²⁵I 籽粒(半衰期为 59.6 天)已基本取代 ¹⁹⁸Au[19]。

¹²⁵I 衰变放射出 γ 和 X 射线,能量范围为 27~35keV。由于 ¹²⁵I 的能量低,它很容易被薄的铅块(HVL=0.025mm)屏蔽。¹²⁵I 籽粒有多种设计模型,图 16-10 列出了几种模型。尽管内部结构不同,但籽粒长度通常为 4.5mm,直径为 0.8mm。图 16-10 最后一栏为几种碘粒子空间剂量角分布的比较图[20-23]。

¹⁰³Pd 是一个反应堆通过电子俘获衰变产生的核素,它的半衰期是 17 天(图 16-11)。衰变过程发射出

20~23keV 的特征 X 射线。¹⁰³Pd 由于光子低能量且半衰期短,可在组织中做永久性插植[24],如前列腺。¹⁰³Pd

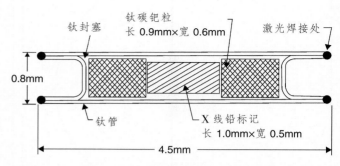

**图 16-11**　贝斯特工业型 200¹⁰³Pd 粒子放射源示意图,镀了碳的 ¹⁰³Pd 被铅 X 线片标记分离。(Source:Weaver et al. 1990[21]. Copyright® 1990,Elsevier.)

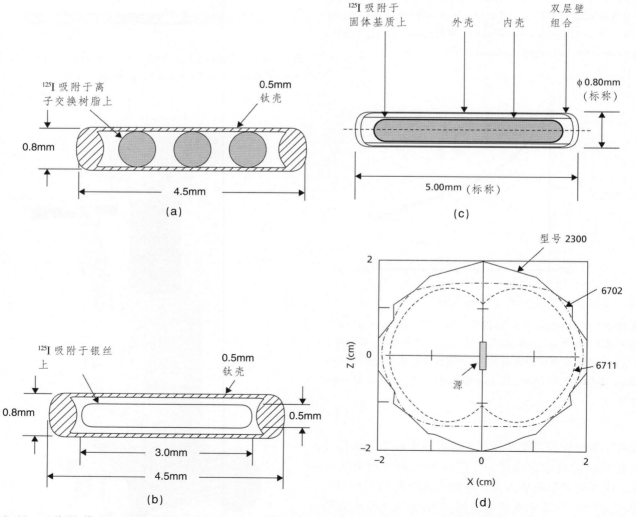

**图 16-10**　三种 ¹²⁵I 模型。(a)医学物理模型 6702 籽粒,¹²⁵I 吸附于离子交换树脂上,用小金球隔开以放射定位。(b)医学物理模型 6711 籽粒,¹²⁵I 吸附于银丝上。(c)贝斯特医疗国际公司 2300 型,¹²⁵I 吸附于一固体基质上。(d)三种模型的剂量分布比较。[Source: For parts (a), (b), and (c): Weaver et al. 1990[21]. Copyright® 1990, Elsevier. For part (d): Nath and Melillo 1993[20]. Reproduced with permission from American Association of Physicists in Medicine.]

以与 $^{125}$I 相同的尺寸（长度为 4.5mm，直径为 0.8mm）被制成籽粒形式出售。这也就意味着在前列腺永久性插植治疗中，可以使用任意一种同位素。

$^{131}$Cs 的半衰期是 9.7 天，并且它的光子能量在 30keV 内。它在 2003 年被美国食品药物监督管理局批准使用，并且用于治疗前列腺癌和其他恶性疾病。

$^{125}$I，$^{103}$Pd 和 $^{131}$Cs 不同的半衰期导致它们的剂量传递存在差异，它们传递 90% 的剂量大约需要的时间分别为 204 天，58 天和 33 天。

## $^{241}$Am

$^{241}$Am 可用于特殊的近距离治疗。由于其半衰期长（432 年）和光子能量低（60keV），$^{241}$Am 展示了其代替镭源在妇科疾病治疗中的一些优势。然而，它的低活度导致 $^{241}$Am 源的体积非常大，不适合其他应用。同时，由于其能量很低，很薄的箔片就可以保护敏感组织。

## 眼部照射器

对于一些眼科疾病，如翼状胬肉、血管化或角膜溃疡，以及一定的眶内恶性肿瘤，如黑色素瘤，在巩膜上或附近放置小的放射性施源器，短时间照射就可取得有效的治疗效果[25,26]。治疗翼状胬肉的施源器里含有和 $^{90}$Y 处于长期放射性平衡态的 $^{90}$Sr。虽然 $^{90}$Sr 发射出的低能量 β 粒子（最大能量是 0.54MeV）被封装它的外壳吸收了，但从 $^{90}$Y 放射出的高能量（最大能量是 2.27MeV）β 粒子能穿过施源器进入眼球巩膜。施源器表面中心的剂量率可高达 100cGy/s[27]，且穿过施源器表面的剂量率变化很大。在施源器末端加上补偿滤过器能获得更均匀的剂量率[28]。从施源器出射的 β 粒子通过 4mm 深度后剂量率大约减少到 5%，这个深度正好相当于角膜下晶体的深度[29]。

眼球敷贴器已广泛用于治疗眼部恶性肿瘤，如脉络膜黑色素瘤[30]。这些眼球敷贴器可以装载产生 γ 射线的放射源，如 $^{125}$I 或 $^{103}$Pd，也可以装载产生 β 粒子的放射源及和 $^{106}$Rh 处于长期放射性平衡态的 $^{106}$Ru。

## 可插植的中子源

放射性锎管（$^{252}$Cf）也是镭源的一种替代品[31-33]。人工制造的 $^{252}$Cf（半衰期是 2.65 年）自发裂变过程中每微克每秒能释放 $2.34 \times 10^6$ 个快中子。$^{252}$Cf 自发裂变时也发射出 γ 射线，自发裂变释放的中子比产生的 γ 射线射程更短。$^{252}$Cf 由铱外壳包裹，用以阻挡裂变发射出 γ 和 β 射线。因此，$^{252}$Cf 源能产生高肿瘤剂量，而使周围正常组织受量低。此外，能够更有效地破坏乏氧肿瘤细胞，因为中子能提供近一倍的氧增益比。$^{252}$Cf 的低产量且高成本限制了其实验性治疗的应用。

# 近距离放射源的辐射安全

## 储存

近距离放射源由于其小尺寸和易错放的特征，在放射肿瘤设备中存在辐射安全隐患。因此，需要安全的储存装置和精细的库存技术。放射源储存在合适的屏蔽容器中是最基本的，而且屏蔽容器本身也必须放置在上锁的房间中，只允许直接参与近距离放疗的人员进入。铅防护可以用于镭和铯源，以及其他一些高活度且有高能光子辐射的放射源的储存。低能光子放射源虽然能很容易地屏蔽，但依然需要安全储存。

安全处理并储存近距离放射源的装置是随着活度的量及放射源的使用而变化的。文献中介绍了一些装置[9,34-38]。用于插植治疗的放射源应始终采用远程操作或使用钳子，杜绝直接用手操作。处理放射源时应使用如指环剂量计之类的个人剂量仪，条件允许的话，放射源应间接地用镜子而不能直接用肉眼观察。

## 对活度分布均匀性的测定

密封放射源的放射自显影能通过将放射源短时间紧靠于未曝光过的辐射变色胶片来获得。同时，该胶片也会被低能 X 射线照射到。建议在接收之前通过放射显影方法检测新放射源。特别是使用镭源时，因为镭源的活度分布会变得不均匀。然而，不均匀的活度分布同样在 $^{125}$I 源中被观察到，而且施源器导管中 $^{192}$Ir 粒子间距不规则现象时有发生。这些现象用放射自显影技术都能很容易检测到（图 16-12）。

## 近距离放射源安全性的评估

已有多种方法可用于检测近距离放射源的泄漏[37]。在此给出两种方法：

- 使用湿棉签擦拭放射源。放射源表面的活度都可以沾在棉签上，然后把棉签放到闪烁计数器中。这些活度还可以用已知放射源标定过的谱仪来检测。
- 在装有闪烁液的小瓶中放入一些针源或管源。1~2h 后，去除放射源，通过分析液体闪烁计数器中的混合液能检测其残余活度。小瓶中有残余活度表明有

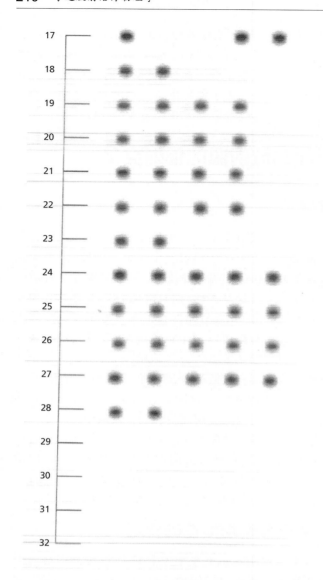

**图16-12** 前列腺癌插植治疗用含 $^{125}I$ 粒子的预装针的放射自显影。通过分析放射自显像检测源间距和相对活度。

泄漏源。由于放射源的泄露处可能会被闪烁计数液暂时堵住,因此该方法受到质疑。

　　所有的泄漏源都应密封到容器中,不能再使用,应返厂或进行适当处理。

## 近距离放射源的规格

　　近距离治疗放射源强度可用几种不同方式来表示。正如上文提到的,镭源的强度取决于装入的用毫克表示的镭的质量。为了使临床应用更为方便,某些情况下依然用毫克镭当量(mg·Ra·eq)来表示替代源的核素的强度。这个定义表示距替代源1cm处能产生相同照射量率的镭的质量。对于镭替代物,mCi 和毫克

当量的关系可以通过两个核素的照射率常数之比来确定(例16-1)。

　　放射源也可以用活度来表示。由于放射源封装在源周围一定范围内会影响照射量率,使用活度来表示近距离放射源是复杂的。相同活度但不同封装厚度的放射源在同一距离上会导致明显不同的照射量率。放射源的显活度 $A_{app}$,可以通过在某一距离处测量照射量率确定;当该密封的放射源产生与同种核素裸源相等的照射量率时,裸源的活度即为该核素密封源的显活度。然而,美国医学物理学家协会不建议临床治疗计划中使用显活度[39]。辐射防护与测量国家委员会 41 号文件建议将放射源的强度定义为放射源长轴垂直方向上距源中心 1m 处的照射量率[3]。最近,美国医学物理学家协会[40]、英国辐射单位与测量委员会[41]和法国电离辐射测量委员会[42]都建议用空气比释动能强度来表示近距离放射源强度。国际社会用参考空气比释动能率,它定义为距放射源1m处的空气比释动能率,单位为 μGy/h。空气比释动能强度 $S_k$,是在某一特定距离处测量的空气比释动能率,这个距离一般为1m。空气比释动能强度单位为 $μGy·m^2/h$ 或 $cGy·cm^2/h$。空气比释动能强度与照射量率 X(R/h)有关,在自由空间中的某一参考点可以用下式表示:

$$S_K = X·d^2·k·\overline{W}/e \qquad (16-2)$$

　　其中,$d$ 是测量点到放射源纵轴的垂直平分线的距离(一般为 1m),$k·\overline{W}/e$ 是 R 到 Gy 的转换,对于干燥空气,其值为 0.876cGy/R。在美国,近距离放射源由 ADCL 校准,强度单位可以是一个或多个。然而,制造商用多种不同的方法校准放射源,用户在把不熟悉的剂量率单位转换成处方剂量单位时需要谨慎操作。有一些治疗计划系统允许使用多个单位;但预订放射源时必须小心,要确保测量单位没有混淆。

## 例16-2

　　1mg 镭的点源的空气比释动能强度是多少?

　　距 1mg 镭点源 1cm 处的照射量率是 8.25R/h。空气比释动能强度可以用公式 16-2 得到:

$$(8.25R/h)(1cm)^2(0.876cGy/R)=7.23cGy·cm^2/h$$

## 近距离放射源的辐射剂量

　　早期近距离放射治疗的处方用辐射照射量来表示,忽略了光子在组织中散射及衰减作用。对于很多放射源,散射辐射对于某一点的剂量贡献几乎补偿了

同一点的组织辐射衰减。因此,忽略组织的计算可以相当准确。距离放射性材料的点源 r(cm) 处照射量率 (R/h) 为

$$\dot{X}=\frac{\Gamma_\delta A}{r^2} \tag{16-3}$$

其中,A 是放射源的活度,$\Gamma_\delta$ 是核素的照射量率常数(表 16-1)。对于用 0.5mm Pt(Ir) 滤过,且与其衰变产物建立长期平衡态的镭源:

$$\Gamma_\delta=\frac{8.25R\cdot cm^2}{mCi\cdot h}$$

## 例16-3

距 0.5mm Pt(Ir) 滤过的镭源的 50mCi 点源 100cm 处的照射量率是多少?

$$\dot{X}=[8.25R\cdot cm^2/(h\cdot mCi)]\frac{A}{r^2}$$

$$\dot{X}=[8.25R\cdot cm^2/(h\cdot mCi)]\frac{50mCi}{(100cm)^2}$$

$$\dot{X}=41.2\frac{mR}{h}$$

具有短轴长度 L 和线密度 $\rho$ 的放射源的 r 距离处的 P 位置的照射量率 $\dot{X}$ 为:

$$\dot{X}=\frac{\Gamma_\delta \rho L e^{-\mu t/\cos\theta}}{r^2} \tag{16-4}$$

其中,$\mu$ 是放射源发射的 X 和 $\gamma$ 射线经过密封囊壁厚 t 的衰减系数(图 16-13)。放射源的辐射吸收在与源轴方向成小角度时最大,垂直于源轴方向时最小。辐射自吸收导致源周围各向异性的剂量分布。为了简便点源剂量计算,将其各向异性的特性考虑在

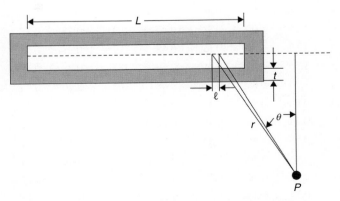

**图 16-13**　活性长度 L 的镭源附近位置 P 处计算照射量率几何结构。(Source: Hendee 1970[2].)

内,体积小的放射源经常用它的有效活度来表征。

# 希沃特积分

对于长度为 L 的线源,照射量率 $\dot{X}$ 可以通过在长度 L 上对公式 16-4 积分得到。这个等式不能以解析形式积分,但可以使用希沃特积分[43]来估算。Meredith[44] 使用这种方法编辑了具有不同活性长度和囊壁厚度的镭源的数据。这一数据是镭的质量(毫克)与沿垂直于镭源长轴的中心线上某一位置处照射量达到 1000R 时所需要的照射时间(小时)的乘积。Quimby[45] 扩展了这个数据,包含了沿着(平行于)和远离(垂直于)源轴的距离信息。平行距离是源中心到某一位置的距离,该位置沿着源长轴的方向,且与目标位置成直角相交。垂直距离是交点与目标位置间的距离。Greenfield 团队[46] 改进了 Quimby 的表格,给出了能描述镭源周围 0.5cm 网格处的照射量/mg·h 的数据。

希沃特的方法用于计算线源周围某点的剂量需要明确目标点和源之间的关系,该关系可表示为目标点在放射源纵轴上的垂线(a)与目标点到放射源小单元的连线(b)的夹角。由此生成的希沃特积分可表示为公式 16-5:

$$\dot{D}(r,\theta)=\frac{\Gamma_\delta A f}{lr}\int_\theta^{\theta 2} e^{-\mu t/\cos\theta}d\theta \tag{16-5}$$

在该等式中,$\dot{D}(r,\theta)$ 是点 P(x,y) 处的剂量率,$\Gamma_\delta$ 是照射量率常数,A 是放射源小单元的活度,f 是 f 因子(照射量与剂量的转换),l 是放射源分割成的众多小单元的长度,r 是放射源小单元与点 P(x,y) 间的距离,a 是壁厚的衰减系数,t 和 $\theta$ 是 r 和 P(x,y) 与源轴间的垂线的夹角。

图 16-14 是该积分的几何结构示意图[47]。公式 16-5 仅在区域 I 使用,该区域仅包含辐射光子能达到但不穿过放射源末端的点。因此仅考虑垂直或倾斜穿过源侧壁的辐射光子。在区域 II,辐射光子倾斜穿过源的侧壁或末端壁。在区域 III 的点仅考虑穿过末端壁的辐射光子,在区域 IV 所有的辐射光子都假定垂直穿过末端壁。在所有区域必须考虑放射源材料本身的衰减系数。一些现代计算使用更复杂的计算考虑更多的区域。

修正了放射源周围软组织中的衰减和散射的希沃特积分[48],已经被 Shalek 和 Stovall[49] 用来计算与 Quimby 相似的剂量率表。表 16-2 和表 16-3 中列出了这些数据的引用。这些数据对镭盐和镭针壁中 $\gamma$ 射

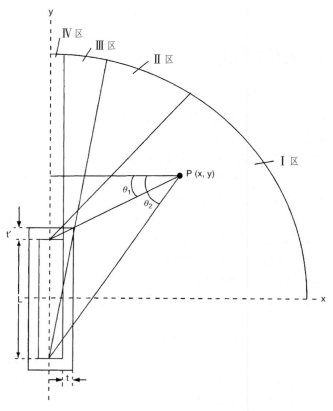

**图 16-14** 根据希沃特积分，用于计算线源附近点的剂量率的几何结构图。

线的斜线式滤过做了修正。文献中也有放射源周围剂量率的计算[50]。

## 例 16-4

图 16-15 中点 P 处的剂量率是多少？放射源是活

度长度为 1.5cm，用 0.5mm Pt(Ir)滤过的 10mg 镭管。点 P 位于 x=2cm，y=2cm(源的中心点在原点)处。

平行和垂直距离都为 2cm，因此从表 16-2 中得到剂量率=[0.96cGy/(mg·h)](10mg)=9.6cGy/h。

希沃特积分的蒙特卡罗分析也已用于镭源[51]。这个分析指出，当希沃特积分高估了组织中的单位活度的剂量率，如果源强用照射量率单位代替活度来表示，其误差会降低。

# 单个密封源的等剂量分布

密封源的等剂量曲线可以测定，或者可以用像表16-2 和表 16-3 中的数据计算得到。图 16-15 给出了计算的 1mg 镭针源的等剂量分布。在源针两端附近剂量率降低，由于辐射方向与源长轴方向一致或仅成微小角度，γ 射线会被更厚的铂铱壁滤过。用电离室[52,53]、二极管[54]、热释光剂量计[20,55]和胶片剂量测定法[56]可以测定等剂量分布的测定。由于很多近距离放射源辐射非单能 X 和 γ 射线，需要注意探测器对不同光子能量的响应。

# 总结

● 传统的近距离放射源，镭和氡已不再使用；它们已经被 $^{137}$Cs、$^{192}$Ir、$^{125}$I 和 $^{103}$Pd 源取代。

● 放射性插植可以是暂时的(使用长寿命源)或永久的(使用短寿命源)。

● 空气比释动能强度($S_k$，单位为 μGy·m$^2$/h 或

**表 16-2　镭线状源在不同距离传递到组织中的剂量[cGy/(mg·h)]**

| 距源的垂直距离(cm) | 沿源轴的距离(cm，距中心的距离) | | | | | | | | | | |
| --- | --- | --- | --- | --- | --- | --- | --- | --- | --- | --- | --- |
| | 0.0 | 0.5 | 1.0 | 1.5 | 2.0 | 2.5 | 3.0 | 3.5 | 4.0 | 4.5 | 5.0 |
| 0.25 | 50.67 | 43.75 | 11.94 | 3.34 | 1.48 | 0.81 | 0.50 | — | — | — | — |
| 0.5 | 20.26 | 16.95 | 8.18 | 3.38 | 1.70 | 1.00 | 0.64 | 0.44 | 0.31 | 0.23 | 0.18 |
| 0.75 | 10.84 | 9.29 | 5.67 | 2.99 | 1.67 | 1.03 | 0.69 | 0.48 | 0.35 | 0.27 | 0.21 |
| 1.0 | 6.67 | 5.89 | 4.10 | 2.52 | 1.55 | 1.01 | 0.69 | 0.50 | 0.37 | 0.28 | 0.22 |
| 1.5 | 3.20 | 2.96 | 2.38 | 1.74 | 1.24 | 0.89 | 0.65 | 0.48 | 0.37 | 0.29 | 0.23 |
| 2.0 | 1.85 | 1.76 | 1.52 | 1.23 | 0.96 | 0.74 | 0.57 | 0.45 | 0.35 | 0.28 | 0.23 |
| 2.5 | 1.20 | 1.15 | 1.04 | 0.89 | 0.74 | 0.60 | 0.49 | 0.40 | 0.32 | 0.26 | 0.22 |
| 3.0 | 0.83 | 0.81 | 0.75 | 0.67 | 0.58 | 0.49 | 0.41 | 0.34 | 0.29 | 0.24 | 0.21 |
| 3.5 | 0.61 | 0.60 | 0.57 | 0.52 | 0.46 | 0.40 | 0.35 | 0.30 | 0.26 | 0.22 | 0.19 |
| 4.0 | 0.47 | 0.46 | 0.44 | 0.41 | 0.37 | 0.33 | 0.29 | 0.26 | 0.23 | 0.20 | 0.17 |
| 4.5 | 0.37 | 0.36 | 0.35 | 0.33 | 0.30 | 0.28 | 0.25 | 0.22 | 0.20 | 0.18 | 0.16 |
| 5.0 | 0.30 | 0.29 | 0.28 | 0.27 | 0.25 | 0.23 | 0.21 | 0.19 | 0.17 | 0.16 | 0.14 |

注：滤过=0.5mm Pt(Ir)。活度长度=1.5cm。(Source：Shalek and Stovall 1969[49].)

表 16-3　镭线源在不同距离传递到组织中的剂量[cGy/(mg·h)]

| 距源的垂直距离(cm) | 沿源轴的距离(cm,距中心的距离) | | | | | | | | | | |
|---|---|---|---|---|---|---|---|---|---|---|---|
| | 0.0 | 0.5 | 1.0 | 1.5 | 2.0 | 2.5 | 3.0 | 3.5 | 4.0 | 4.5 | 5.0 |
| 0.25 | 45.87 | 39.70 | 10.19 | — | — | — | — | — | — | — | — |
| 0.5 | 18.56 | 15.51 | 7.25 | 2.88 | 1.39 | 0.78 | 0.49 | — | — | — | — |
| 0.75 | 10.01 | 8.54 | 5.10 | 2.60 | 1.43 | 0.86 | 0.56 | 0.38 | 0.27 | 0.20 | 0.16 |
| 1.0 | 6.20 | 5.44 | 3.72 | 2.23 | 1.35 | 0.86 | 0.58 | 0.41 | 0.30 | 0.22 | 0.17 |
| 1.5 | 2.99 | 2.75 | 2.18 | 1.57 | 1.10 | 0.78 | 0.56 | 0.41 | 0.31 | 0.24 | 019 |
| 2.0 | 1.73 | 1.64 | 1.40 | 1.12 | 0.86 | 0.65 | 0.50 | 0.39 | 0.30 | 0.24 | 0.20 |
| 2.5 | 1.12 | 1.08 | 0.97 | 0.82 | 0.67 | 0.54 | 0.43 | 0.35 | 0.28 | 0.23 | 0.19 |
| 3.0 | 0.78 | 0.76 | 0.70 | 0.62 | 0.53 | 0.44 | 0.37 | 0.31 | 0.26 | 0.21 | 0.18 |
| 3.5 | 0.57 | 0.56 | 0.53 | 0.48 | 0.42 | 0.37 | 0.31 | 0.27 | 0.23 | 0.19 | 0.17 |
| 4.0 | 0.44 | 0.43 | 0.41 | 0.38 | 0.34 | 0.31 | 0.27 | 0.23 | 0.20 | 0.17 | 0.15 |
| 4.5 | 0.34 | 0.34 | 0.33 | 0.31 | 0.28 | 0.26 | 0.23 | 0.20 | 0.18 | 0.16 | 0.14 |
| 5.0 | 0.28 | 0.27 | 0.26 | 0.25 | 0.23 | 0.22 | 0.20 | 0.18 | 0.16 | 0.14 | 0.13 |

注：滤过板=1.0 mm Pt(Ir)。活度长度=1.5cm。(Source：Shalek 和 Stovall 1969[49].)

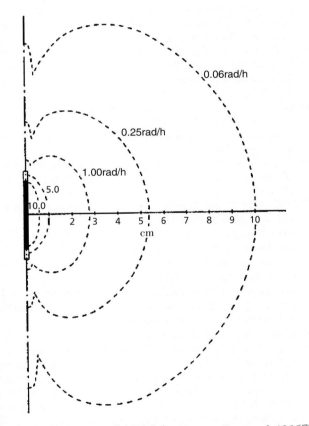

图 16-15　1mg 镭针的等剂量分布。(Source：Rose et al. 1966[47].)

cGy·cm²/h）是目前用来描述近距离放射源的首选参数。

● 早期的近距离放射源的剂量计算是基于距离源某一距离处的照射量率。

● 希沃特积分预估从源到某一点的照射量是基于放射源的几何结构,特别是考量了封装套或壁材料倾斜对光子斜滤过的影响。

## 思考题

16-1　对于大多数放射源,γ 射线的辐射不断降低。然而,当 ²²⁶Ra 放置在密封容器中,密封的 ²²⁶Ra 在开始的大约 30 天内发射的 γ 辐射的辐射率会增大到一常数。为什么?

16-2　(a)10mg 镭源的长期平衡态中,²²⁶Ra,²²²Rn,²⁵⁵Po(钋)和 ²¹⁴Po 的 mCi 活度是多少? (b)镭源中 ²²²Rn 的质量是多少(g)?

16-3　包含 1mg ²²⁶Ra 的无载体的硫酸镭（Ra·SO₄)的体积是多少?RaSO₄ 的密度是 5.42g/cm³。这个体积能填满 1mg 镭针用做组织内植入么? 如果不能,如何避免放射性材料的不均匀分布?

16-4　1mg·Ra·eq ¹⁹²Ir 源的活度是多少? 1mg·Ra·eq ⁶⁰Co 源的活度呢?

16-5　1mCi ¹²⁵I 源的空气比释动能强度是多少?

16-6　多少活度的 ¹²⁵I 源会在空气中距源 10cm 处产生与 1mCi ¹⁹⁸Au 源相同的照射量率?

16-7　1.0mm Pt（Ir）滤过的 10mg 镭点源 20cm 距离处的照射量率是多少?

16-8　对于 1mm 不锈钢滤过且活性长度为 1.4cm 的 1mg·Ra·eq 铯源,比较沿着垂直于源中心的线上距源 2cm 和 5cm 的位置处的剂量率。(a)使用平方反比式和 0.96 的 f 因子；(b)用表 16-2 中的数据来计算剂量率。

解释为什么这两种方法计算的剂量率不一致。

（蒋明华 孙丹丹 译 张丝雨 尹丽 校）

# 参考文献

1 Lederer, C. M., Hollander, J. M., and Perlman, I. *Table of Isotopes*, 6th edition. New York, John Wiley & Sons, 1967.

2 Hendee, W. R. *Medical Radiation Physics*, 1st edition. Chicago, Mosby—Year Book, 1970.

3 National Council on Radiation Protection and Measurements. *Specification of gamma ray brachytherapy sources*, Report No. 41. Washington, DC, NCRP Publications, 1974.

4 Payne, W H., and Waggener, R. G. A theoretical calculation of the exposure rate constant for radium-226, *Med. Phys.* 1974; 1(4):210–214.

5 Pochin, E. E., and Kermode, J. C. Protection problems in radionuclide therapy: The patient as a gamma ray source. *Br. J. Radiol.* 1975; 48:299.

6 Glasgow, G. P., and Dillman, L. T. Specific y-ray constant and exposure rate constant of $^{192}$Ir. *Med. Phys.* 1979; 6(1):49–52.

7 Glasgow, G. P. The specific y-ray constant and exposure rate constant of $^{182}$Ta. *Med. Phys.* 1982; 9(2):250–253.

8 Anderson, L. L., Kaum,H. M., and Ding, I. Y. Clinical dosimetry with I-125. In *Modern Interstitial and Intracavitary Radiation Cancer Management*, F. W. George (ed.). New York, Masson Publishing, 1981.

9 Meredith, W, and Massey, J. *Fundamental Physics of Radiology*. Baltimore, Williams & Wilkins, 1968.

10 Cohen, L. Protracted interstitial irradiation of tumors using Ta. *Br. J. Radiol.* 1955; 28:338.

11 Haybittle, J. Dosage distributions from "hairpins" of radioactive tantalum wire. *Br. J. Radiol.* 1957; 30:49.

12 Sakhatshiev, A., and Moushmov, M. A new type of radioactive wire source. *Radiology* 1967; 89(5):903–905.

13 Son, Y, and Ramsby, G. Percutaneous tantalum-182 wire implantation using guiding-needle technique for head and neck tumors. *Am. J. Radiol.* 1966; 96:37.

14 Trott, N., and Whearley, B. Tantalum-182 wire gamma ray applicators for use in ophthalmology. *Br. J. Radiol.* 1956; 29:13.

15 VanMiert, P., and Fowler, J. The use of tantalum-182 in the treatment of early bladder carcinoma. *Br. J. Radiol.* 1956; 29:508.

16 Wallace, D., Stapleton, J., and Turner, R. Radioactive tantalum wire implantation as a method of treatment for early carcinoma of the bladder. *Br. J. Radiol.* 1952; 25:421.

17 Meigooni, A. S., Kleiman, M. T, Johnson, J. L., Mazloomdoost, D., and Ibbott G. S. Dosimetric characteristics of a new high-intensity Ir source for remote afterloading. *Med. Phys.* 1997; 24(12):2008–2013.

18 Goetsch, S. J., Attix, F H., Pearson, D. W, and Thomadsen, B. R. Calibration of Ir high-dose-rate afterloading systems. *Med. Phys.* 1991; 18(3)462–467.

19 Slanina, I., and Wannenmacher, M. Interstitial radiotherapy with Au seeds in the primary management of carcinoma of the oral tongue. *Int. J. Radiol. Biol. Phys.* 1982; 8:1683.

20 Nath, R., and Melillo, A. Dosimetric characteristics of a double wall $^{125}$I source for interstitial brachytherapy. *Med. Phys.* 1993; 20(5):1475–1483.

21 Weaver, K. A., Anderson, L. L., and Meli, J. A. Source characteristics. In *Interstitial Brachytherapy: Physical, Biological, and Clinical Considerations*, L.L. Anderson, R. Nath, K. A. Weaver, Nori, D., Phillips, T L., Son, Y H., Chiu-Tsao, S. T, Mciqooni, A. S., Meli, J. A., and Smith, V (eds.). New York, Raven Press, 1990.

22 Gearheart, D. M., Drogin, A., Sowards, K., Meigooni, A. S., and Ibbott, G. S. Dosimetric characteristics of a new $^{125}$I brachytherapy source. *Med. Phys.* 2000; 27(10):2278–2285.

23 Hedtjarn, H., Carlsson, G. A., and Williamson, J. F. Monte Carlo-aided dosimetry of the symmetra model I25.S06 $^{125}$I, interstitial brachytherapy seed. *Med. Phys.* 2000; 27(5):1076–1085.

24 Williamson, J. F. Monte Carlo modeling of the transverse-axis dose distribution of the Model 200 $^{103}$Pd interstitial brachytherapy source. *Med. Phys.* 2000; 27(4):634–654.

25 Duggan, H. Results using strontium-90 beta-ray applicator on eye lesions. *J. Can. Assoc. Radiol.* 1966; 17:132.

26 Friedell, H., Thomas, C, and Krohmer, J. Evaluation of clinical use of strontium-90 beta-ray applicator with review of underlying principles. *Am. J. Radiol.* 1954; 71:25.

27 Deasy, J. O., and Soares, C. G. Extrapolation chamber measurements of $^{90}$Sr$^{+90}$Y beta-particle ophthalmic applicator dose rates. *Med. Phys.* 1994; 21(1):91–99.

28 Hendee, W R. Measurement and correction of nonuniform surface dose rates for beta eye applicators. *Am. J. Radiol.* 1968; 103:734.

29 Hendee, W R. Thermoluminescent dosimetry of the beta depth dose. *Am. J. Radiol.* 1966; 97:1045.

30 Nag, S., Quivey, J. M., Earle, J. D., Followill, D. S., Fontanesi, J., and Finger, P. The American Brachytherapy Society Recommendations for Brachytherapy of Uveal Melanomas, *Int. J. Radiat. Oncol. Biol. Phys.* 2003; 56:544–555.

31 Oliver, G., and Wright, C. Dosimetry of an implantable $^{252}$Cf source. *Radiology* 1969; 92(1):143–147.

32 Reinig, W. Advantages and applications of $^{252}$Cf as a neutron source. *Nucl. Applic.* 1968; 5:24–25.

33 Wright, C., Boulogne, A., Reinig, W., and Evans, A. Implantable californium-252 neutron sources for radiotherapy. *Radiology* 1967; 89(2):337.

34 Hendee, W. R., and Lohlein, S. Handling radium in a hospital. *Radiol. Technol.* 1968; 39:221.

35 Johns, H., and Cunningham, J. *The Physics of Radiology*, 3rd edition. Springfield, III, Charles C Thomas, 1969.

36 Morgan, J., and Nunnally, J. Report on a radium safe and leak testing system. *Radiology* 1969; 92:161.

37 National Council on Radiation Protection and Measurements. *Protection against radiation from brachytherapy sources*, Report No. 40. Washington, DC, NCRP Publications, 1972.

38 Webb, H. An improved radium safe. *Br. J. Radiol.* 1960; 33:654.

39 Williamson, J. F., Coursey, B. M., DeWerd, L. A., Hanson, W F., Nath, R., and Ibbott, G. S. On the use of apparent activity ($A_{app}$) for treatment planning of I and Pd interstitial brachytherapy sources: Recommendations of the American Association of Physicists in Medicine Radiation Therapy Committee Subcommittee on Low-Energy Brachytherapy Source Dosimetry. *Med. Phys.* 1999; 26(12):2529–2530.

40 AAPM Task Group No. 32. *Specification of brachytherapy source strength*, Report No. 21, June 1987.

41 British Committee on Radiation Units and Measurements. Specification of brachytherapy sources. *Br. J. Radiol.* 1984; 57: 941.

42 Comité Francais Mesures des Rayonnements Ionisants, *Recommendations pour La determination des doses absorbees en curietherapie, CFMRI.* Report No. 1, 1983.

43 Sievert, R. Die Gamma-strahlungsintensitatan der oberFläche and in der nachstenUmgebang von Radium-Nadeln. *Acta. Radiol.* 1930; **11**:249.

44 Meredith, W (ed.). *Radium Dosage: The Manchester System*, 2nd edition. Baltimore, Williams & Wilkins, 1967.

45 Quimby, E. Dosage table for linear radium sources. *Radiology* 1944; **43**:572.

46 Greenfield, M., Fichman, M., and Norman, A. Dosage tables for linear radium sources filtered by 0.5 and 1.0 mm of platinum. *Radiology* 1959; **73**:418.

47 Rose, J., Bloedorn, F., and Robinson, J. A computer dosimetry system for radium implants. *Am. J. Radiol.* 1966; **97**:1032.

48 Meisberger, L. L., Keller, R. J., and Shalek, R. J. The effective attenuation in water of the gamma rays of gold-198, iridium-192, cesium-137, radium-226, and cobalt-60. *Radiology* 1968; **90**:953.

49 Shalek, R. J., and Stovall, M. Dosimetry in implant therapy. In *Radiation Dosimetry*, F. H. Attixand, and E. Tochlin (eds.). New York, Academic Press, 1969.

50 Krishnaswamy, V. Dose distributions about $^{137}$Cs sources in tissue. *Radiology*, 1972; **105**:181–184.

51 Williamson, J. F., Morin, R. L., and Khan, F. M. Monte Carlo evaluation of the Sievert integral for brachytherapy dosimetry. *Phys. Med. Biol.* 1983; **28**:1021–1032.

52 Baltas, D., Kramer, R., and Loffler, E. Measurements of the anisotropy of the new iridium-192 source for the microSelectron-HDR. Special Report No. 3. In *Activity selectron*, R. F. Mould (ed.). Veenendaal, Nucletron International BV, 1993.

53 Walstam, R. The dosage distribution in the pelvis in radium treatment of carcinoma of the cervix. *ActaRadiol.* 1954; **42**:237.

54 Ling, C. C, Yorke, E. D., Spiro, I. J., Kubiatowicz, D., and Bennett, D. Physical dosimetry of I seeds of a new design for interstitial implant. *Int. J. Radiat. Oncol. Biol. Phys.* 1983; **9**:1747–1752.

55 Muller-Runkel, R., and Cho, S. H. Anisotropy measurements of a high dose rate Ir-192 source in air and in polystyrene. *Med. Phys.* 1994; **21**(7):1131–1134.

56 Chiu-Tsao, S., de la Zerda, A., Lin, J., and Kim, J. H. High-sensitivity GafChromic film dosimetry for $^{125}$I seeds. *Med. Phys.* 1994; **21**(5):651–657.

# 第 17 章

# 近距离治疗计划

目的
引言
插植设计
  腔内治疗施源器
  组织间插植施源器
组织间插植剂量分布规范
  Quimby 系统
  曼彻斯特系统
  巴黎系统
远程后装治疗
计算机剂量计算
空气比释动能强度计算
治疗累积剂量

敷贴器
插植定位成像法
三维插植治疗
  前列腺癌的粒子插植
  高剂量率前列腺癌治疗
  妇科肿瘤高/低剂量率组织间插植
  乳腺癌近距离治疗
放射性药物治疗
血管内近距离治疗
总结
思考题
参考文献

## 目的

通过学习本章,读者应该能够:

- 描述用于植入或置入近距离治疗放射源的不同器械。
- 描述各种不同的组织间插植和腔内照射系统。
- 计算临时性或永久性插植照射的剂量。
- 讨论近距离放射源在平面图像上的定位方法。
- 讨论高/低剂量率近距离治疗的三维图像技术。

## 引言

前面的章节已经介绍了近距离治疗的一些内容,包括放射性同位素、近距离治疗放射防护以及等剂量线计算和源周围剂量分布。本章将阐述用于不同近距离治疗技术的施源器简要和其他器械,并从历史发展的角度对现代插植治疗规范的原理和参考点进行介绍。另外,也会介绍永久性插植剂量计算方法、远程后装系统和近距离治疗中放射源的定位技术。

## 插植设计

### 腔内照射施源器

宫颈癌和子宫癌常常使用一种放置密封放射源的施源器来进行治疗。放射源相对于宫颈口和子宫腔的位置固定。一到四个密封的源被串列在一起,装入一根置入子宫腔内的宫腔管中,附加的源将被置入宫颈口的胶囊体或者卵形施源器中。各个施源器之间用一个橡胶或塑料的装置间隔开来。图 17-1 是一种最早的用于治疗宫颈癌的施源器[1]。

近距离治疗放射工作人员常常暴露于高辐射环境。手控"后装"技术的发展降低了照射量[3-5]。图 17-2 展示了几种现代的后装施源器。当施源器插入患者体内，并且固定到位以后，放射源将以尽可能减小工作人员受辐射的方式快速被装载到施源器内。而且前面介绍过，远程后装技术进一步减小了对操作人员的辐射伤害，甚至于零照射。治疗时，放置在患者体内的施源器连接着后装机，除患者之外的所有人员需离开机房，然后医务人员在机房外屏蔽了辐射的控制室中，将放射源远程遥控置入患者体内。

当宫颈癌和子宫癌用密封源进行治疗，剂量计算通常针对 A 点和 B 点。A 点和 B 点的定义是曼彻斯特系统最经久不衰的贡献之一。A 点同时表示两个治疗限制条件：①靶器官（宫颈）侧缘接受的最小靶剂量；②剂量敏感正常组织，也就是输尿管和子宫动脉，能耐受的最大剂量。A 点位于子宫腔中轴外侧 2cm 和阴道侧穹隆上端 2cm。B 点位于 A 点外侧近盆壁方向 3cm 处（图 17-3）。这些点的吸收剂量可以通过表 17-2，17-3，17-4 的数据计算。A 点和 B 点的剂量来自各个源对它的总贡献。由于 A 点的位置经常靠近于剂量率变化梯度较大处，所以 A 点位置微小的改变都将很大程度地影响剂量输出。

直肠前壁和膀胱后壁的总剂量同样也需要计算。如果计算结果显示两处总剂量过高，则需重新调整塞入阴道腔的纱布，增大施源器与直肠、膀胱的间距。新式高剂量率施源器通常带一个直肠牵引器，用来增加间隔，减小直肠受量。直肠前壁和膀胱后壁的吸收剂量可以用氟化锂热释光剂量计或硫化镉探针测量。现代施源器常配一个铅或钨挡块，可以为直肠和膀胱提供额外的保护。图 17-4 显示了挡块材料对于剂量分布影响的测量结果[6,7]，但修正很少应用到临床实践中。近年来高剂量率施源器的遮挡功能不断改进，一种动态调制近距离治疗方法（DMBT）也得到发展，这种模式与调强技术类似，但只适用于近距离治疗[8-10]。美国近距离治疗协会总结了低剂量率近距离治疗技术在宫颈癌方面的临床应用[11]。

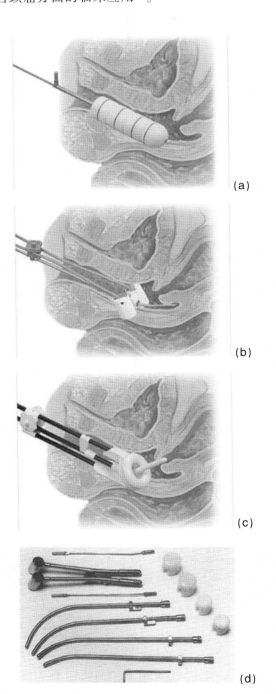

图 17-2　几种现代腔内照射施源器。(a)高剂量率节式圆筒；(b) 高剂量率 Fletcher/Williamson 施源器的宫腔管和阴道管；(c)高剂量率 CT/MR 兼容式串列中位管和环形体；(d)低剂量率 Fletcher-Suit-Delclos 施源器的宫腔管和阴道管。（Source：a~c courtesy of Nucletron Corporation；Part d courtesy of Mick Radio-Nuclear Instruments Inc.）

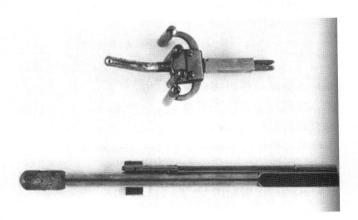

图 17-1　宫颈癌和子宫癌治疗时用于放置密封放射源的 Ernst 施源器的分解图。（Source：Hendee 1970[2]。）

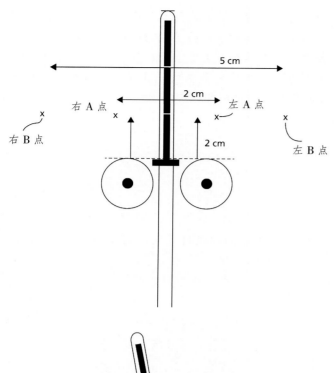

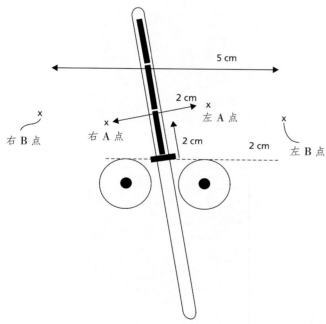

**图 17-3**　参考点 A 位于子宫腔中轴外侧 2cm 和阴道侧穹隆往上 2cm 处。参考点 B 位于 A 点外侧往盆壁方向 3cm 处。需要注意的是,A 点、B 点各有两个,宫颈两侧各一个 A 点和一个 B 点。

从 1953 年开始,A 和 B 点参考起始位置由以前的阴道侧穹隆改为宫颈外口。在 X 线片上,卵形施源器通常会投射出一个很小的阴影,使得基线位置难以建立。新的源点改为宫腔管最下面一个串列源的底部,从而取代之前使用的卵形施源器顶部的连接线。后装宫腔管普遍使用之后,源点的位置被定义为毗邻宫颈口外侧的凸缘,以防止宫腔管刺穿子宫体。

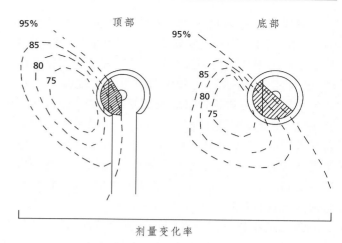

**图 17-4**　Fletcher-Suit 阴道施镭器的顶部和底部装置直肠、膀胱挡块的冠状图。虚线表示钨挡块的投射。(Source:Haas et al. 1983[6]. Reproduced with permission of Elsevier.)

ICRU 第 38 号报告推荐了一种确定剂量计算点的方法[12]。但是随着 CT 和 MRI 技术越来越多地应用于近距离治疗的治疗计划,欧洲近距离治疗组织——欧洲放射治疗和肿瘤协会(GEC-ESTRO)对靶区勾画和剂量报告值提出了他们自己制定的一套规范[13,14]。其中包括肿瘤靶区(GTV)、高危临床靶区(HRCTV)和中危临床靶区(IRCTV),以及为靶区和危及器官推荐的剂量体积直方图(DVH)参数。更详细的描述请参见参考文献 13 和 14,欢迎读者从最新的文献、会议、期刊中获取最新信息。

## 组织间插植施源器

早期的组织间插植在治疗实施时直接将镭针插入组织。现代组织间插植可能是暂时性(放射源治疗几分钟、几小时或几天后将被移除)或永久性的(放射源永久性植于患者体内)。永久性插植仅适用于半衰期较短或能量较低的放射源,放射源将用类似如图 17-5 所示的施源器植入被治疗组织。暂时性插植治疗时,先引入导管,一根尼龙带包裹的放射源将通过导管引导,治疗期间(低剂量率)固定在合适位置,而高剂量率源被导管引入后,每次治疗时在每个位置仅停留几秒到几分钟。无论是永久或暂时性插植,为达到理想的剂量分布,应遵循放置放射源的相关规范。现代技术包括计算机辅助计划,将在后文中探讨。

## 组织间插植剂量分布规范

三种方法被广泛应用于确定敷贴器或插植所需放射活度的量和分布方式。这些方法最初是由镭发展

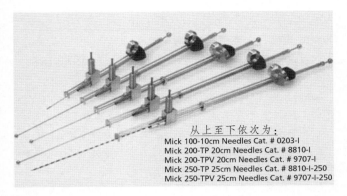

从上至下依次为：
Mick 100-10cm Needles Cat. # 0203-I
Mick 200-TP 20cm Needles Cat. # 8810-I
Mick 200-TPV 20cm Needles Cat. # 9707-I
Mick 250-TP 25cm Needles Cat. # 8810-I-250
Mick 250-TPV 25cm Needles Cat. # 9707-I-250

图 17-5　组织间插植器械。（Source: Courtesy of Mick Radio-Nuclear Instruments, Inc.）

而来，但同样适用于镭的代替物，如铯和铱。某种程度上来说，只要放射源的活度仍使用毫克镭当量（mg-Ra-eq）表示，相关规范就不会改变。然而，现代基于计算机系统的治疗计划已经渗透进这一领域，并很大程度上淘汰了这些规范。因此，下文将就这些规范，对它们的起源和意义做一个粗略的、定性的介绍。

## Quimby系统

Quimby 系统的名称来源于杰出的医学物理师 Edith Quimby，其曾在哥伦比亚大学从事多年放射肿瘤学工作。使用这种方法，密封源以均匀排列的方式植入一个或几个平面中，使得靠近平面中心的剂量比边缘剂量高出许多。Quimby 系统使用均匀分布的密封源，在治疗区域产生一个非均匀的剂量分布。

## 曼彻斯特系统

曼彻斯特系统（英国曼彻斯特）又称为 Paterson-Parker 系统，其命名是由它的开发者的名字 R. Paterson 和 H.Parker 而来。使用曼彻斯特系统，密封源以非均匀的方式排列，使得在植入面呈现上下变化不超过 10% 的剂量分布。对于平面插植，曼彻斯特系统一般给出的是距插植针所在平面 0.5cm 的平面的剂量。曼彻斯特系统关联的英国标准镭针有两种线镭密度：①全强 0.66mg/cm；②半强 0.33mg/cm。表 17-1 描述了排列在所有插植面的放射源活度分布规则。

相比于 Quimby 系统，曼彻斯特系统设计一个插植计划需要更多的活度，以便中心区域剂量相同。所以，曼彻斯特系统的剂量分布更为均匀，是现代高剂量率插植均匀剂量分布的基础。

## 巴黎系统

20 世纪 70 年代早期，随着放射性铱丝的出现，巴黎系统开始应用到组织间插植放射剂量的计算中。该系统起初是为连续的铱丝设计而成，后来也用于由尼龙绳串联的铱粒的剂量计算，适用的前提是假设铱源的线活度相同。巴黎系统不允许放射源交叉，而要求放射源需超过靶区两头（表 17-1）。放射源之间的空间距离为 5~20mm，并保持一致。对于容积插植，放射源被排列在相互平行的平面上，平面之间距离是同一平面上的相邻放射源之间距离的 0.87 倍。平面距离可以调整，不同平面的源成直线或者错开半个源距，即成矩形或三角形分布。

使用巴黎系统时，某些参数必须被量化（图 17-6）。基准剂量率是相邻放射源之间中点剂量率的平均值，该点位于垂直于插植针且经过插植针中点的平面上。参考剂量率是基准剂量率的 85%。如果是用巴黎系统设计的插植计划，和参考剂量率对应的等剂量曲线则包绕靶区。而由参考剂量率围成的等剂量线的长径要小于活性源的长度，通常放射源长度应该比靶区的直径长 20%~30%。参考剂量率对应的等剂量曲线宽度和厚度分别由源的数量和平面的数量所决定[15]。与曼彻斯特系统相比，巴黎系统更有优势[16]。

# 远程后装治疗

本章早先已经讨论过近距离后装治疗的优势，这些优势随着远程后装的投入使用而得到了更好的发挥。远程后装设备包含一个可移动屏蔽安全装置，通过一根导管将其与先前插入患者体内的施源器连接（图 17-7）。一个或多个放射源都可以通过远程控制从屏蔽安全装置移动、穿越导管、然后进入施源器。当治疗结束，机器操控台的程序化计时器将启动撤回放射源。

远程控制系统可以使用低强度放射源，以获得 0.4~2Gy/h 的剂量率。这种方法称为低剂量率近距离治疗。低剂量率系统取代常规插植，带来的优势是只需要按一个键就可以撤回放射源到安全位置，避免了医务工作人员照顾患者时受到射线照射。

高强度的放射源被用于 2~12Gy/h 中剂量率治疗装置，和高于 12Gy/h 的高剂量率治疗装置，特别是剂量率在 150Gy/h 范围内的。高剂量率后装机允许对门

表 17-1　组织间插植系统

| | 曼彻斯特系统 | Quimby 系统 | 巴黎系统 |
|---|---|---|---|
| 参考剂量及剂量率 | 6000~8000R,6~8d(1060R/d 或 40R/h) | 5000~6000R,3~4d(曼彻斯特系统生物等效值 60~70R/h) | 6000~7000cGy,3~11d(25~90cGy/h);通常 3~6d |
| 处方剂量点 | 有效最小剂量需比平面或靶体积上最小绝对剂量高 10% | 平面插植:与平面垂直的二等分线上;立体插植:靶区外廓最小剂量点 | 基准剂量:放射源所定区域的中心平面上最小剂量的平均值。参考剂量是基准剂量的 85%,包绕着靶平面或靶体积 |
| 剂量梯度 | 变化不超过 10%,但放射源周围局部会有热点 | 没有明确要求,只要在使用等线性活度的放射源时,剂量梯度变化大。区域中心剂量接近 100% 时,边缘剂量才 1/2 | 根据定义,基准剂量(平均最小剂量)与参考剂量有 15% 的差异 |
| 线性活度 | 可调(0.66mg Ra/cm,0.50mg·Ra/cm,0.33mg·Ra/cm) | 恒定(旧用 1.0mg·Ra/cm;现在通用 0.20~0.70mg·Ra·eq/cm) | 恒定,通常用 0.8~0.6mg·Ra·eq/cm |
| 活度分布:平面式 | 面积小于 25cm²:2/3 活度分布在边缘,1/3 分布在中心;面积 25~100cm²:一半在边缘,一半在中心;面积大于 100cm²:1/3 在边缘,2/3 在中心 | 插值平面均匀分布 | 插值平面剂量均匀 |
| 活度分布:容积式 | 圆柱形:4/8 在腰带,2/8 在核心,两头各占 1/8;球形:6/8 在表层,2/8 在核心;立方形:每个面各占 1/8,2/8 在核心 | 插值容积均匀分布 | 容积插植时,放射源被排列在平面上,使得相邻平面上的源组成等边三角形或长方形;平面之间距离大约是等边三角形上源之间距离的 0.87 倍 |
| 放射源插植模式及源间距与靶区之间的函数关系 | 固定均匀间距;推荐源间距为 1cm | 源间距均匀变化,最大可达 2cm;源间距由靶区的维数决定 | 源间距均匀变化,由靶区的维数决定,靶区大的源间距也大;最小 5mm,最大 20mm |
| 交叉式针形放射源 | 与平行针形放射源活性端垂直且交叉;如果放置的位置超过活性端,则源强翻倍。需要交叉针形放射源;如果一端无交叉,用于计算的插植面积减少 10%。减少 20% 的面积。没有交叉的各端需校正(每端各 10%) | 同曼彻斯特系统 | 不使用交叉式针形放射源;放射源活性长度比靶区两端距离长约 20%~30%,以补偿因无交叉端而带来的剂量减小 |
| 延长因素 | 平面式:长端/短端比和校正百分数%:2/1(+5%);3/1(+9%);4/1(+12%)容积式:长度/直径比和校正百分数%:1.5/1(+3%);2/1(+6%);2.5/1(+10%);3/1(+15%) | 同曼彻斯特系统 | 不使用 |
| 放射源长度与靶区长度的关系 | 有效长度决定靶区长度(反之亦然);处于内核的放射源(而非外壳的)决定靶区宽度 | 同曼彻斯特系统 | 有效放射源长度比靶区两端空间距离长约 20%~30%,以补偿因无交叉端而带来的剂量减小 |

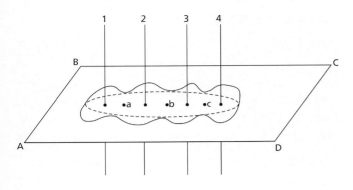

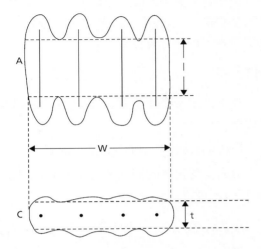

**图 17-6**　关于组织间插植巴黎系统的几个定义。4 条线状或丝状放射源(1、2、3、4)穿过剂量计算中心平面(A,B,C,D)。基准剂量率是图中源中线 a,b 及 c 的平均值。参考剂量率(0.85BD)是一种不规则轮廓(波状线),能够完全包绕靶体积。治疗体积长度(l)为参考剂量率曲线两个凹进处之间的最小距离;宽度(w)为参考剂量率曲线最大延展距离。参考剂量率、长度和宽度取决于包含放射源的平面。(Source: Adapted from Pierquin et al. 1978[15].)

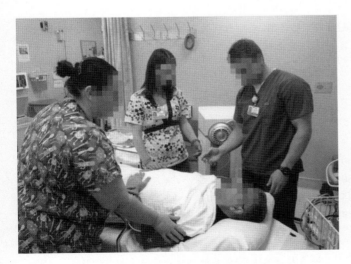

**图 17-7**　一名患者接受支气管 HDR 后装治疗。(Source:Courtesy of University of California, San Diego.)

诊患者进行近距离治疗。就是说,患者被置入腔内或组织间插植施源器,进行几秒或者几分钟的治疗,这种治疗一般需要重复几次。高剂量率与低剂量率治疗的等效生物效应正在研究中[17,18]。

脉冲式剂量率也是近距离治疗的一种模式,但在美国并不流行,主要是因为这种模式要求得到核管理委员会的批准[19]。脉冲式剂量率结合了低剂量率近距离治疗和远程后装辐射安全的优势。通常使用中高强度的放射源(特别是 1Ci 的 $^{192}$Ir),治疗将在几天中,以每隔一小时实施一次的方式进行。通过将处方剂量分在几天时间中施予,就可以达到类似于低剂量率治疗的放射生物反应,这样给医务人员提供了随时探访患者的方便。脉冲式剂量率系统的运转需要受过培训的操作员持续地进行监控,以保证治疗安全。

远程后装机为设计剂量分布提供了极大的灵活性。机器经过编程后,可以将放射源定位到多个位置上,并在相应驻留位停留预先选择好的时间(驻留时间)。仔细地选择驻留时间可以允许按照不同的剂量学系统,如 Quimby 系统、曼彻斯特系统或者巴黎系统,设计治疗方案。现代计算机软件可以做到远程后装的插植剂量优化[20]。

## 计算机剂量计算

大多数近距离放射治疗剂量计算,包括 HDR 后装机和低剂量率永久性粒子植入,目前都可以通过计算机算法完成。在 1995 年,美国医学物理学家协会(AAPM)公布了任务组第 43 号报告,它是一个描述近距离疗法剂量计算公式的规范(TG43)[21]。虽已经过数次修改,但报告中推荐的公式如今仍继续用于近距离治疗的剂量计算[22,23]。这些公式已经包含在大多数目前使用的商用治疗计划软件中,其中空气比释动能强度计算将在下一节中详述。需要注意的是,剂量计算中所有材料均被认为是均匀的。目前的进展包括一些已经商用的更精尖的剂量计算方法,通过直接计算线性玻耳兹曼输运方程[24],在较短时间得出类蒙特卡罗计算结果。这使得组织不均匀性修正得以应用。然而,因为所有临床经验来源于对均匀介质的剂量计算,所以在临床治疗中实现这种类型的计算需要非常谨慎。AAPM 186 任务组讨论了基于模型算法的使用和实现。

## 空气比释动能强度计算

近距离治疗放射源时常用空气比释动能强度来

表述,单位为(μGy·m²)/h 或者(cGy·cm²)/h。使用这些单位时,放射源邻近处剂量率$\dot{D}(r,\theta)$则表示为[25]:

$$\dot{D}(r,\theta)=S_k\cdot\Lambda\cdot\frac{G(r,\theta)}{G(r=1cm,\theta=\pi/2)}\cdot g(r)\cdot F(r,\theta) \quad (17-1)$$

式中 Λ 为剂量率常数,定义在介质中沿放射源中垂线,并距放射源 1cm 处[26]。表示每空气比释动能强度的剂量率,也就是说:

$$\Lambda=\frac{\dot{D}(1,\pi/2)}{S_k}$$

剂量率常数 Λ 的值和放射源周围介质的性质有关,因为其表示的是周围介质吸收能量的速率,同时它也与放射源的设计和几何结构有关,因为这些因素影响了光子在介质中的散射。剂量率常数的值可以从文献、放射源生产商和剂量校准实验室这些地方查询到。一些源强转换因子列于表 17-2。

$G(r,\theta)$为几何因子 r,单位为 cm$^{-2}$,表示剂量跌落随离源距离变化的函数。对于点源,$G(r,\theta)=r^{-2}$;对于有一定长度和均匀放射活性分布的线源,$G(r,\theta)=(\theta_2-\theta_1)/L$(见图 17-16)。假如除以距离放射源 1cm,角度为 90° 的 G 的值,则单位被约掉。典型的 $G(r,\theta)$的计算值列于表 17-3。

径向剂量函数 $g(r)$描述的是沿横轴方向,归一到距源 1cm 处光子的吸收和散射。$g(r)$函数取决于沿横轴方向测量的深度剂量。图 17-8 展示了 6711 型 $^{125}$I 典型的 $g(r)$的计算值。

$F(r,\theta)$为各向异性函数,描述的是介质中和放射源封装装置中光子的吸收和散射。这个函数由测量相对剂量获得,对于各个 r 值,归一到 $\theta=90°$。6711 型 $^{125}$I 典型的 $F(r,\theta)$的计算值列于表 17-4。

**表 17-3 几何因子, $G(r,\theta)$, 3mm 线源(6711 型 $^{125}$I)**

| $\theta$(度) | $r$=0.5 cm | $r$=1.0 cm |
|---|---|---|
| 0 | 4.396 | 1.023 |
| 10 | 4.377 | 1.022 |
| 20 | 4.23 | 1.019 |
| 30 | 4.246 | 1.015 |
| 90 | 3.885 | 0.993 |

(Source:Meli et al. 1990[25]. Copyright® 1990, Elsevier. )

# 例 17-1

如下所示参考点位置,计算 6711 型 $^{125}$I 附近某一点的剂量率:

$L=0.3cm, \theta=30°, y=0.5cm, r=1.0cm$

源的空气比释动能强度为 1.0cGy·cm²/h,根据公式(17-1),可得:

$$\dot{D}(r,\theta)=S_k\cdot\Lambda\cdot\frac{G(r,\theta)}{G(r=1cm,\theta=\pi/2)}\cdot g(r)\cdot F(r,\theta)$$

已知:
$S_k=1.0$cGy·cm²/h
$\Lambda=0.847$cGy/h 每空气比释动能强度
$G(1cm,30°)=1.015$
$G(1cm,\pi/2)=0.993$

**表 17-2 组织间近距离治疗放射源源强转换因子**

| 放射源 | 源强的量 | 单位 | 照射量率常数$(\Gamma\delta)_x$或输出照射量率常数$(\Gamma\delta)_{xt}$R cm²·mCi$^{-1}$·h$^{-1}$ | 空气比释动能强度转换因子 (S/Quantity)[b] |
|---|---|---|---|---|
| 全部 | 镭的等效质量 | mg·Ra·eq | 8.25 | 7.227U mg·Ra·eq |
| 全部 | 参考照射量率 | mR·m²/h | — | 8.760U/mR·m²/h |
| | | nR·m²/s | — | 3.154 × 10$^{-2}$ |
| | | C/kg | — | U/nR·m²/s |
| | | m²/s | | 1.222 × 10$^{11}$U/(C/kg)·m²·/s |
| $^{192}$Ir 粒子 t=0.2mm Fe | 当前活度 | mCi | 4.60 | 4.030U/mCi |
| $^{192}$Ir 粒子 t=0.05mm Pt·Ir | 当前活度 | mCi | 4.80[a] | 4.205U/mCi |
| $^{125}$Ir 粒子 | 当前活度 | mCi | 1.45 | 1.270U/mCi |
| $^{103}$Pd 粒子 | 当前活度 | mCi | 1.48 | 1.293U/mCi |

注意:
[a] 参见参考文献 27 中用 4.80 代替 4.60 的原因。简而言之,制造商用 4.80 来校正放射源;因此使用者必须使用相同量值。
[b] 1U=1 单位空气比释动能强度=1μGy·m²/h=1cGy·cm²/h
(Source: Data from Williamson and Nath 1991[27]. )

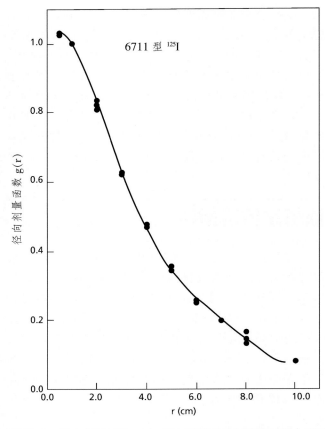

**图 17-8**　径向剂量函数 $g(r)$。图中实线表示与数据相吻合的函数表达式的曲线形式。(Source:Meli et al. 1990[25].Copyright®1990, Elsevier.)

**表 17-4**　距离放射源直至 5cm 的 6711 型 $^{125}$I 的各向异性函数 $F(r,\theta)$，由公式 17-5 使用 ling 矩阵多项式拟合法计算得出

| $r$(cm) | 0° | 10° | 20° | 30° | 90° |
|---|---|---|---|---|---|
| 0.5 | 0.376 | 0.448 | 0.627 | 0.783 | 1.00 |
| 1.0 | 0.369 | 0.464 | 0.658 | 0.799 | 1.00 |
| 2.0 | 0.419 | 0.503 | 0.683 | 0.791 | 1.00 |
| 3.0 | 0.474 | 0.551 | 0.715 | 0.800 | 1.00 |
| 4.0 | 0.493 | 0.579 | 0.736 | 0.813 | 1.00 |
| 5.0 | 0.478 | 0.583 | 0.743 | 0.823 | 1.00 |

(Source:Ling et al. 1983[28].Reproduced with permission of Elsevier.)

$F(1\ cm,30°)=0.799$

$g(1\ cm)=1.0$

由此可得：

$D(1\ cm,30°)=0.69cGy/h$

## 治疗累积剂量

治疗累积剂量是指在插植治疗的持续时间 $t$ 内接受的总剂量,由时间 $t$ 内瞬时剂量率积分而来。此处,给定时间内的剂量率为初始剂量率经源强衰减后的校正值。

$$D=\int_0^t \dot{D}(t)dt=\int_0^t (\dot{D}_0\cdot e^{-\lambda t})dt$$

因为衰变常数为 $0.693/T_{1/2}$,积分后得：

$$D=1.44\cdot T_{1/2}\cdot \dot{D}_0(1-e^{-0.693t/T_{1/2}})$$

临床治疗中暂时性插植时常需要知道治疗持续时间,解 t 的方程可得：

$$t=-1.44\cdot T_{1/2}\cdot \ln\left(1-\frac{D}{1.44\cdot T_{1/2}\cdot \dot{D}_0}\right) \qquad (17-2)$$

对于永久性插植,治疗时间将持续到插植的放射活性材料全部衰变。因此,$t\gg T_{1/2}$,累积剂量的计算方程为：

$$D=1.44\cdot T_{1/2}\cdot \dot{D}_0$$

用这个公式算出初始剂量率,就可以计算出为达到某一特定剂量而需要的粒子活度是多少。

同样的,对于暂时性插植,当 $t\gg T_{1/2}$,例如铯和铱的应用,公式简化为：

$$D=\dot{D}_0\cdot t$$

在医疗实践中,如果治疗持续时间小于半衰期的 8%(例如,$^{192}$Ir 为 5d),放射源衰变造成的剂量率的变化忽略不计,则可以使用这个简化公式。

## 敷贴器

众所周知,有效治疗眼部肿瘤,很难不伤及周围正常组织,如晶状体、黄斑和视神经。用于治疗眼部肿瘤的方法之一是使用眼部照射器,在第 16 章已经讨论过。眼部病变,例如角膜翼状胬肉、血管或角膜溃疡,可以通过在角膜短时间放置一个小型放射施源器来进行有效治疗[29,30]。虽然早期的施源器使用镭或 $^{210}$Pb–$^{210}$Bi,现代施源器主要是包裹了处于长期平衡态的 $^{90}$Y($T_{1/2}$=64h)及其母核素 $^{90}$Sr($T_{1/2}$=28y)。施源器的前表面吸收了大部分的低剂量 $^{90}$Sr β 粒子(最大能量

0.54MeV），但允许 $^{90}$Y 高剂量 β 粒子（最大能量 2.27MeV）进入眼睛。施源器表面的中心剂量率可高达 100cGy/s，并且在整个表面上差异极大[31]。通过构建一个与施源器末端相适应的补偿过滤器，可以使剂量率更均匀。在深度 4mm 处，β 施源器的剂量率下降到表面剂量率的 5%，这个深度刚好是角膜下晶状体所在之处[32,33]。

包裹在敷贴器内的放射源，很早以前已被用于治疗浅表性疾病。自 20 世纪 40 年代，眼敷贴器已经作为一种诱人的替代方法，代替了将放射源直接植入到眼睛[34]，和重带电粒子外照射治疗方法[35]。关于眼球摘除术与敷贴器治疗有效性对比的研究由眼部黑色素瘤协作组进行[36]。对于中型脉络膜黑色素瘤，有文献表明在近距离放射治疗和摘除术之间没有生存差异[37]。敷贴器是由附着放射粒子（典型的如 $^{125}$I）的衰减材料，如金合金，制成的碗状外壳组成。金外壳被做成匹配眼眶曲率的形状，并包含了一些小孔来使得敷贴器与眼眶曲率贴合。通过有限的校正（图 17-9），金外壳就可以限制眼睛非治疗组织的剂量。敷贴器同时也可以保护其他器官以及在患者附近的其他人。敷贴器通常留置一周，在此期间治疗将持续进行。治疗计划通常采用专为眼敷贴器放射治疗开发的软件[38]。

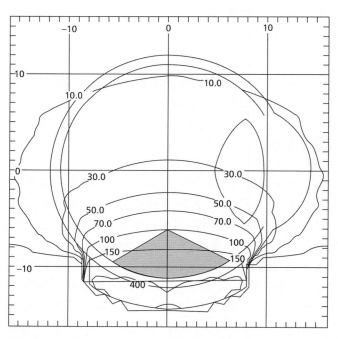

**图 17-9** 眼敷贴器治疗，眼部病灶深度 5.5mm。（Source:Diagram produced using BEBIG plaque simulators V2.15, distributed by BEBIG Trade GmbH.）

β 粒子眼部施源器的表面剂量率校正为校准实验室带来了挑战。具有可变板间距的平行板电离室已被用于此目的。通过减小板间距，也即减小体积，则可得到单位电离室体积收集到的电荷与体积的关系图。将板间距外推至零厚度，就可以确定表面剂量率。校准过的胶片，如辐射显色胶片，可用于校准放射源，并提供显示剂量均匀性的二维图。这种胶片对环境光具有最低敏感度，并且在暴露于辐射后会变成蓝色。

# 插植定位成像法

设计组织间插植和腔内照射的治疗计划时，放射源在治疗组织内放置的位置都要遵循相关规则和惯例。但是，当放射源被置入组织的时候，往往与计划设计定位不同。因此，计划中用来计算活度和治疗时间的面积或体积可能比实际插植时要明显地增大或减小。所以当放射源被置入后，治疗时间需要根据这个误差进行校正。有几种方法可以确定这个实际面积或体积的大小[39-49]，下文描述了其中一种通用方法。

实际面积或体积的大小可以根据相互成直角拍摄的 X 线片（正交成像）来确定。通常使用的是前后位和侧位。植入的边界长度由勾股定理算出。设一条长直线 $L$，及其在前后位和侧位的投影 $L_A$ 和 $L_L$（如图 17-10）。$L$ 为：

$$L=\sqrt{L_A^2+a^2}$$

或者：

$$L=\sqrt{L_L^2+b^2}$$

式中 $a$ 和 $b$ 为斜边为 $L$ 的直角三角形的直角边。如图 17-10 所示，侧位片中，$a$ 与前后方向平行，而前后位片中，$b$ 与水平方向平行。

每一个植入边界的投影 $L_L$ 和 $L_A$ 取决于前后位与侧位 X 线片。上面的表达式均可以得到每个边界的真正长度。边界的投影需要根据 X 线片的放大倍数进行校正。计算放大率系数的方法是，曝光前，在与植入面的同一位置上放置一个金属环，金属环在 X 线片上的最大直径与其实际直径之比即为放大系数，除以该系数，可得植入边界实际投影长度。

除此之外，CT 图像也被用于近距离治疗放射源的定位，将在下一单元中介绍[50]。

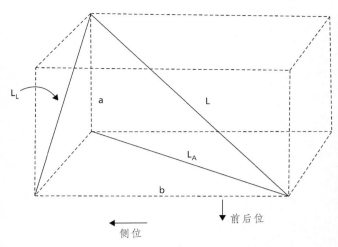

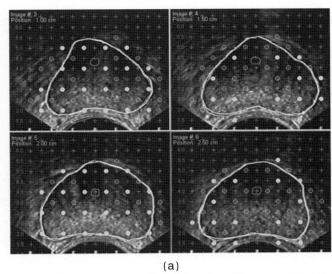

(a)

**图 17-10**　计算组织内插植实际边界的几何方法示意图。(Source: Hendee 1970[2].)

# 三维插植治疗

## 前列腺癌的粒子插植

外照射治疗计划中采用的成像方法同样也适用于近距离放射治疗,以便于定义结构和重建施源器[51-54]。轴向超声图像是永久性前列腺粒子插植计划最常用的成像方法之一。治疗前,患者处于截石位,使用直肠超声探头实现前列腺的可视化。通过关联的定位系统(如每 5mm 为一层),或称步进器,来获取轴向图像。有了这些图像,就可以重建用于前列腺治疗计划的三维图像。建一个用于确定网格模式中导针位置的模板,将该模板叠加在超声图像上,显示的位置与实际插植时使用的物理模板位置相对齐,以标示计划系统可用的导针位置。大多数专用于前列腺粒子插植治疗的程序,对可以购买到的粒子,均知其物理性质,如源强、几何形状和衰减性质。通常,粒子根据一定的规则自动排布在前列腺的位置上。两种常见的规则分别是外周加载和修正的外周加载(图 17-11)[55]。在外周加载模式中,粒子仅排布在前列腺边缘,导针之间间隔 1cm。在修正的外周模式中,粒子被交替放置在前列腺的外围和内部,因此每隔一个平面,导针需移动 0.5cm。与外周加载模式相比,修正的外周模式需要用更多的导针。临床医生可以采用任意一种模式为患者治疗,同时他们也可以采用自己的布源原则,比如排除在尿道周围 1cm 以内布源。

预加载的导针可以根据预设计划或者单个粒子进行排布,导针还可以在手术室中实现实时排布及建立。此外,粒子可以用 Mick 施源器放置到前列腺组织

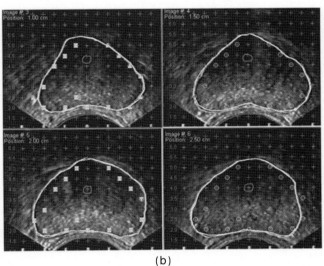

(b)

**图 17-11**　(a)修正的外周模式举例。每 5mm 一个平面,放射源距离给定平面 1cm,导针的排列模式每隔一层交换一次,一层在内部,另一层在周围。(b)外周加载模式举例。放射源仅仅排列在周围,间隔一层加载。

当中。

在插植治疗时,医生须将患者的位置与之前研究靶体积时获得的图像相匹配,并且必须准确鉴别前列腺组织的基底。这对于使用预设计划和预加载的导针显得尤为重要,一旦患者准备好,先插入特殊的导针将用来固定前列腺组织。为放置放射源,超声换能器被定位在一个回缩面,也就是导针中的第一个粒子所在平面。导针向前推进直到在超声图像上显现出来,所到位置可能会稍稍超前于预设位,用以补偿导针尾部装粒子的材料(骨蜡)的长度。接着导针撤回,针芯固定布下放射源(图 17-12,表 17-5)。治疗过程的最后,可用膀胱镜来检查是否有粒子被插到了尿道和膀胱里。

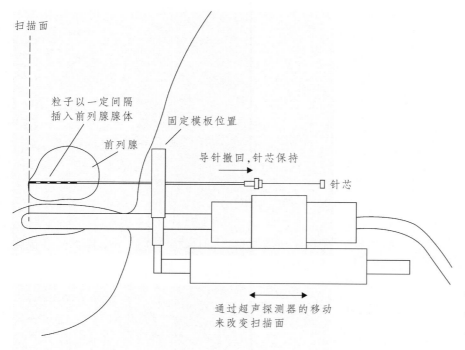

图 17-12　前列腺粒子插植。导针按照预设治疗计划，前插至超声扫描平面。导针撤回的同时，针芯保持固定，将粒子以一定间隔留在前列腺体内。

表 17-5　纪念系统建议的前列腺粒子植入源强

| 放射性核素 | 剂量(TG43)(Gy) | $d^a$ 范围(cm) | 强度 | |
|---|---|---|---|---|
| | | | [mCi_{apparent}] | [U] |
| $^{125}$I | 139 | <3cm | $5d_a$ | $6.35(d_a)$ |
| | | >3cm | $1.33(d_a)^{2.2}$ | $1.69(d_a)^{2.2}$ |
| $^{103}$Pd | 120 | <3cm | $17.78(d_a)$ | $23(d_a)$ |
| | | >3cm | $3.2(d_a)^{2.56}$ | $4.14(d_a)^{2.56}$ |
| $^{198}$Au | $D=\dfrac{1.344}{\sqrt{V}}$ | 全部 | $50.4(d_a)$ | $1.344(d_a)$ |

(Source：Hendee 1999[56]．)

推荐的活度基于体积研究所得的前列腺平均直径。

## 例17-2

　　一位患者在前列腺粒子植入治疗 6 个月以后接受了经尿道的前列腺手术(TURP)。如所取标本中含 10 个粒子，植入时初始活性为 0.3mCi，计算距离标本 50cm 远的病理学家的照射量率。

　　所采标本距离首次植入有 3 个半衰期，所以标本活性为：

　　活性=(10 个粒子)×(0.3mCi)/2³=0.375mCi

　　对于 $^{125}$I，照射量率常数为 1.45R·cm²/(mCi·h)，则照射量率等于：

$$\dot{X}=(0.375\text{mCi})\left(1.45\frac{\text{R}\cdot\text{cm}^2}{\text{mCi}\cdot\text{h}}\right)\left(\frac{1}{50\text{cm}}\right)^2$$
$$=2.18\times10^{-4}\text{R/h}=0.2\text{mR/h}$$

　　插植后的近距离治疗剂量学常使用 CT 图像来确定放射源位置[57]。尽管 CT 断层图有一定的层厚，放射源精确的位置和方向不能十分确定，轴向图上还是可以很清晰地将其呈现出来。如果为免造成放射源重叠的情况，而将层距加宽到接近于粒子的长度，则可能造成轴向图像分辨率下降。将平片图像与 CT 图像重建的三维放射源位置相比较，有助于判定粒子的精确位置。当在 CT 图像上勾画好感兴趣结构(前列腺、尿道、膀胱和直肠)以后，可算出插植后的剂量学参数，以评估插植效果。

## 例17-3

　　一个前列腺体上下高 5cm，左右长 4.5cm，前后长 3.5cm。如用 92 颗 $^{125}$I 粒子，活性为 0.35mCi/颗，进行插植治疗，欲给予靶区 139Gy。如何将该计划与表 17-5 中纪念系统为容积插植推荐的源强相比较？

　　计算平均插植直径为(5.0 + 4.5 + 3.5)/3=4.3cm。使用的总活性为：

　　(92 颗)×(0.35mCi/颗)=32.2mCi

　　从表 17-5 查得纪念系统推荐的容积插植的源强为：

$$A_{app}=1.33d_a^{2.2}=1.33(4.3)^{2.2}=33.5mCi$$

因此,治疗计划比源活性低 4%。

## 高剂量率前列腺癌治疗

近年来高剂量率后装技术越来越多地被应用到前列腺癌的治疗当中,其中一部分原因缘于一种假说,就是前列腺癌的 $\alpha/\beta$ 比要低于之前预想,而且在高分级肿瘤中尤为显著。这一发现意味着肿瘤高分期患者可以从更短的总治疗时间获益。同时,使用 HDR 对前列腺肿瘤部位进行剂量推量能缩短几周的治疗时间。在治疗过程中,粒子由超声引导安置到前列腺体,类似于永久性粒子插植[58]。先将导针部分插入腺体,然后将可弯曲的膀胱镜反卷以便对膀胱壁进行观察(图 17-13)。当从膀胱镜中看到导针在膀胱壁支起帐篷状凸起(针头对膀胱壁施力,使其变形)的时候医生即停止进一步推进导针。要注意最后的几根导针,因为它们可能会到达膀胱后壁,这时不会发

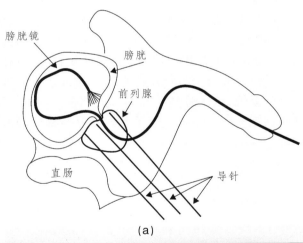

(a)

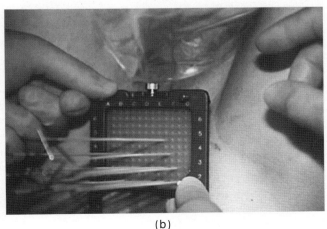

(b)

**图 17-13** 高剂量率前列腺插植。膀胱镜经由尿道插入膀胱。反卷膀胱镜观察膀胱壁,以避免导针前推过程中刺穿膀胱。

生隆起。

现代科技允许在导针植入后,以超声图像为基础设计治疗计划,这项技术能够更快地观察到病灶部位。但如果不能使用超声技术,则可用 CT 扫描代替。使用轴向断层图辅助决定是否需要深入推进导针。获得完整的断层图像以后,导入高剂量率计划系统。包含了模板的 CT 扫描图为描迹导针提供了影像信息,且有助于为连接到后装的施源器提供编号。有了这些 CT 图像,计划系统就可以计算出放射源在各个活性驻留位的驻留时间。几种方法包括基于剂量要求的逆向计划技术,可以用来确定理想的驻留位(例如,激活靶区中所有驻留点,但保持与膀胱 1cm 距离),并优化驻留时间。

## 例 17-4

一个治疗计划使用剂量率为 0.55Gy/h 的 $^{192}$Ir,产生可以充分涵盖靶体积的等剂量表面。计算要达到 25Gy 的剂量需要多少时间?

根据公式 17-2,治疗时间为:

$$t=-1.44 \cdot 73.8d \cdot 24h/d$$
$$\cdot \ln\left(1-\frac{25Gy}{1.44 \cdot 73.8d \cdot 24h/d \cdot 0.55Gy/h}\right)$$
$$=45.9h$$

用简化公式,得:

$$t=\frac{D}{\dot{D_0}}=\frac{25Gy}{0.55\ Gy/h}=45.45h$$

注意,与 $^{192}$Ir 的半衰期相比,插植治疗时间很短,上述两种计算结果仅有 1% 的差异。

## 妇科肿瘤高/低剂量率组织间插植

妇科肿瘤的治疗过程中,如果腔内技术无法全部覆盖治疗范围,则可以采用基于模板的组织间插植技术[59]。基于图像的虚拟模拟是有助于决定插植粒子数量、源强和模板上插植针的位置的有效方法。对于妇科插植治疗(例如,Syed 插植法,以 Nisar Syed 博士的名字命名,是一种基于特殊的同中心针结构的方法),患者和到位的模板一起模拟定位,并且使用阴道闭孔用作体位参照点。医生勾画靶区和其他感兴趣结构,可辅以 MR 图像与 CT 融合。接着由剂量师和物理师放置虚拟插植针,以确定在模板上插植的最佳位置。可以尝试将放射源排布成各种不同的方式,剂量分布结果交由医生批准。低剂量率插植治疗时,粒子的排布是在术中进行的。医生在治疗计划的引导下进

行插植操作,包括插植针插入的深度信息。术后患者将经过扫描来复核插植针位置。治疗计划系统将这些图像与原始图像融合做比对。经过适当的调整,医疗小组就可以将放射源载入插植针来进行低剂量率治疗。高剂量率治疗时,患者先是被插入插植针再扫描图像,治疗计划与前述前列腺高剂量率插植治疗类似。

## 乳腺癌近距离治疗

模板同样也可以用于乳腺癌组织间三维插植治疗。治疗可以是低剂量率或者高剂量率[60-63]。在某些病例中,有可能会用施源器进行多平面插植,如图 17-14 所示。对于这类患者,保持治疗部位美观也是很重要的一项考虑因素,并且保证剂量均匀性也是设计治疗计划的目的。在另一些病例中,如果肿瘤局限且切缘阴性,一个小的简单装置将被用于插入肿瘤部位实施高剂量率后装治疗。这种装置有球囊式(图 17-15a)和类笼式(图 17-15b)。

# 放射性药物治疗

非密封的放射性材料运用到放射治疗当中已有数十年。$^{131}I$ 早已用于治疗甲状腺疾病(甲状腺功能亢进和甲状腺恶性肿瘤),$^{32}P$ 用来治疗血液肿瘤(真性红细胞增多症和白血病)以及恶性骨损伤。放射性 $^{32}P$ 胶体形式已被用于治疗恶性浆膜腔(尤其是卵巢癌)[64]。关于 $^{32}P$ 用于腹腔内放射治疗剂量学的研究鲜有相关

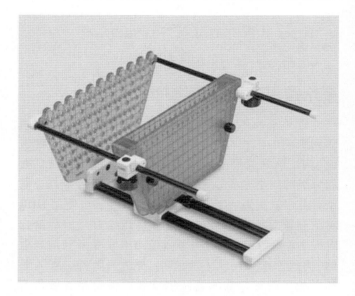

图 17-14　乳腺癌多平面插植施源器。

文献报道。处方剂量的给予一般是以历史依据为基础,例如,放射性活度为 15mCi 的 $^{32}P$ 的硫胶体注入腹膜腔后,显示治疗为有效,并且最大限度地减少了并发症的发生。

近年来其他一些用于放疗的同位素得到了发展,如 $^{153}Sm$[65],发射 β 粒子,半衰期为 46h;还有 $^{223}Ra$(商业名称 Xofigo),发射 α 粒子,半衰期为 11d。两种注射用同位素都用于治疗骨转移癌。$^{153}Sm$ 通过一种靶向给药系统,给予骨转移灶局部高剂量。同样,$^{223}Ra$ 也通过靶向给药系统,给予前列腺癌转移灶局部高剂量。

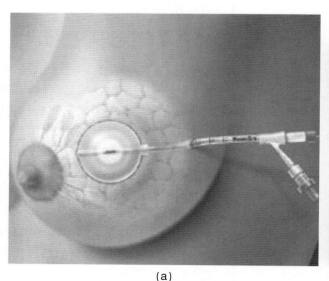

(a)

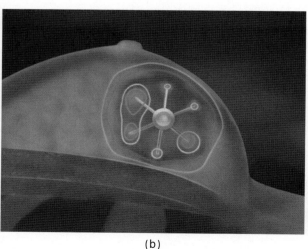

(b)

图 17-15　两种乳腺癌高剂量率治疗施源器。(a)MammoSite 单驻留位球囊式施源器。(b)体积插植调整式支架(SAVI)多驻留位笼式施源器。(b)为平面切割彩图。(Source: Cianna Medical. Reproduced with permission of Cianna Medical.)(见彩图)

# 血管内近距离治疗

冠状动脉疾病是美国死亡率最高的疾病,每年将近有 100 万例患者接受介入治疗,包括心脏搭桥手术和经皮腔内冠状动脉成形术(PTCA)。血管成形术安置网格支架,有助于保持血管张开,但球囊支架的膨胀会导致动脉粥样硬化斑块裂开,从而破坏血管壁。对此, 机体的自然反应机制是加速平滑肌细胞生长,以修复损伤。然而,这种新生内膜增生可能最终会导致血管阻塞或血管再狭窄。近一半接受过 PTCA 的患者在半年内都因为损伤修复过程中造成的血管再狭窄而回到医院。

在血管成形术中,给予血管壁 12~20Gy 的电离辐射,是预防再狭窄的一种有效方法[66-68]。几种实施辐射的装置包括手控式和遥控后装机。使用包括 γ 射线和 β 粒子的放射性同位素。然而研究人员发现了几种其他解决再狭窄的方法, 包括药物涂层支架和超声治疗。近年来,由于药物淋洗支架的有效引入,血管内近距离治疗已经很少采用(21 世纪初)。

# 总结

- 组织内插植治疗使用导针放置放射源,而腔内照射在有人体自身有腔管或在开腔的情况下使用施源器进行放射源的插植。
- 插植规则或系统是由几个机构分别研究制定,指导放射源的加载,导针/施源器的安置和剂量处方。
- 暂时性插植的剂量需考虑插植的时间长度和放射源的衰变(除非其半衰期与植入时间相比要长得多)。
- 永久性插植的剂量取决于初始剂量率和同位素的半衰期。
- 远程后装治疗系统减少了放射工作人员的辐射暴露。
- 基于三维图像的治疗计划可以实现插植和剂量分布的个体化。
- 低剂量率近距离治疗剂量率的量级为 Gy/h,而高剂量率近距离治疗剂量率的单位则用 Gy/min 来表达。
- 血管内近距离放射疗法通过减少血管成形术后,损伤部位血管内皮细胞的再增殖,从而降低血管再狭窄的概率。

# 思考题

**17-1**　一根镭针在前后位 X 线片上的投影为 2.2cm,侧位片上,该镭针前后向的投影为 0.8cm。前后向和侧向的放大率分别为 1.1 和 1.2,该针形放射源实际长度是多少?

**17-2**　用 $^{125}$I 粒子治疗某损伤部位,粒子活度为 151mCi, 均匀分布在一个直径为 2cm 的球体的表面,当全部衰变完毕时,球体中心的吸收剂量为多少?

**17-3**　如图 17-3 所示,Fletcher-Suit 施源器在参考点 A 处施予 2000cGy 的剂量需要的治疗时间是多少?距离 A 点 3cm 的 B 点处的剂量是多少?已知放射源为铯,治疗长度 1.4cm,经 0.5mm 厚的不锈钢过滤。

| 放射源 | 活度 |
|---|---|
| 1 | 20 mg·Ra·eq |
| 2 | 15 mg·Ra·eq |
| 3 | 10 mg·Ra·eq |
| 4 | 15 mg·Ra·eq |
| 5 | 15 mg·Ra·eq |

**17-4**　一位前列腺癌粒子植入患者, 被植入 90 颗 $^{125}$I 粒子,0.35mCi/颗, 假设患者的身体是两个半值层的衰减物,计算 1 米处的照射量率。

**17-5**　一例前列腺癌 $^{125}$I 粒子植入推量治疗,欲施加 108Gy 的剂量,计算初始剂量率 cGy/h。施予剂量达 90%时,所需治疗时间是多少?

(蒋明华 张丝雨 译　蒋明华 孙丹丹 何侠 校)

## 参考文献

1 Ernst, E. Probable trends in irradiation of carcinoma of cervix uteri with improved expanding type of radium applicator. *Radiology* 1949; **52**:46.

2 Hendee, W. R. *Medical Radiation Physics*, 1st edition. St. Louis, Mosby–Year Book, 1970.

3 Fishman, R., and Citrin, L. New radium implant technique to reduce operating room exposure and increase accuracy of placement. *Am. J. Radiol.* 1956; **75**:495.

4 Henschke, U., Hilaris, B., and Mahan, G. Afterloading in interstitial and intracavitary radiation therapy. *Am. J. Radiol.* 1963; **90**:386.

5 Simon, N. (ed.). Afterloading in radiotherapy. Proceedings of a conference held in New York City, May 6–8, 1971. Department of HEW Publication No. (FDA)72-8024 (BRH/DMRE 72-4).

6 Haas, J. S., Dean, R. D., and Mansfield, C. M. Fletcher—Suit—Delclos gynecologic applicator: Evaluation of a new instrument. *Int.*

*J. Radiat. Oncol. Biol. Phys.* 1983; **9**:763–768.

7 Ling, C. C., Spiro, I. J., Kubiatowicz, D. O., Gergen, J., Peksens, R. K., et al. Measurement of dose distribution around Fletcher-Suit—Delclos colpostats using a Therados radiation field analyzer (RFA-3). *Med. Phys.* 1984; **11**(3):326–330.

8 Webster, M., Han, D., Park, J. C., Watkins, W. T., Scanderbeg, D., et al. Dynamic modulated brachytherapy (DMBT). *Med. Phys.* 2013; **40**:011718.

9 Webster, M., Devic, S., Vuong, T., Han, D., Scanderbeg, D., et al. HDR brachytherapy of rectal cancer using a novel grooved-shielding applicator design. *Med. Phys.* 2013; **40**:091704.

10 Han, D. Y., Webster, M. J., Scanderbeg, D. J., Yashar, C., Choi, D., et al. Direction Modulated Brachytherapy (DMBT) for HDR Treatment of Cervical Cancer (I): Theoretical Design. *Int. J. Radiat. Oncol, Biol. Phys.* 2014; **89**: 666–673.

11 Nag, S., Chao, C., Erickson, B., Fowler, J., Gupta, N., et al. The American Brachytherapy Society recommendations for low-dose-rate brachytherapy for carcinoma of the cervix. *Int. J. Radiat. Oncol. Biol. Phys.* 2002; **52**(1):33–48.

12 International Commission of Radiation Units and Measurements (ICRU). *Dose and Volume Specifications for Reporting Intracavitary Therapy in Gynecology: Report No. 38.* Bethesda, MD: ICRU, 1985.

13 Haie-Meder, C., Pötter, R., Van Limbergen, E., Briot, E., De Brabandere, M., et al. Recommendations from Gynaecological (GYN) GEC-ESTRO Working Group (I): concepts and terms in 3D image based 3D treatment planning in cervix cancer brachytherapy with emphasis on MRI assessment of GTV and CTV. *Radiother. Oncol.* 2005; **74**: 235–245.

14 Pötter, R., Haie-Meder, C., Van Limbergen, E., Barillot, I., De Brabandere, M., et al. Recommendations from gynaecological (GYN) GEC ESTRO working group (II): Concepts and terms in 3D image-based treatment planning in cervix cancer brachytherapy – 3D dose volume parameters and aspects of 3D image-based anatomy, radiation physics, radiobiology. *Radiother. Oncol.* 2006; **78**: 67–77.

15 Pierquin, B., Dutreix, A., Paine, C. H., et al. The Paris system in interstitial radiation therapy. *Acta. Radiol. Oncol.* 1978; **17**:33.

16 Gillin, M. T., Kline, R. W., Wilson, J. F., and Cox, J. D. Single and double plane implants: A comparison of the Manchester system with the Paris system. *Int. J. Radiat. Oncol. Biol. Phys.* 1984; **10**:921.

17 Brenner, D. J., and Hall, E. J. Fractionated high dose rate versus low dose rate regimes for intracavitary brachytherapy of the cervix. 1. General considerations based on radiobiology. *Br. J. Radiol.* 1991; **64**:133–144.

18 Orton, C. G., Seyedsadr, M., and Somnay, A. Comparison of high and low dose rate remote afterloading for cervix cancer and the importance of fractionation. *Int. J. Radiat. Oncol. Biol. Phys.* 1991; **21**:1425–1434.

19 Fowler, J. F., and Mount, M. Pulsed brachytherapy: The conditions for no significant loss of therapeutic ratio compared with traditional low dose rate brachytherapy. *Int. J. Radiat. Oncol. Biol. Phys.* 1992; **23**:661–669.

20 Edmundson, G. K. Volume optimization: An American viewpoint. In *Brachy-therapy from Radium to Optimization*, R. F. Mould et al. (eds.). Veenendaal, Nucletron International BV, 1994.

21 Nath, R., Anderson, L. L., Luxton, G., Weaver, K. A., Williamson, J. F., and Meigooni, A. S. Dosimetry of interstitial brachytherapy sources: Recommendations of the AAPM Radiation Therapy Committee Task Group No. 43. *Med. Phys.* 1995; **22**:209.

22 Rivard, M. J., Coursey, B. M., DeWerd, L. A., Hanson, W. F., Huq, M. S., et al. Update of AAPM Task Group No. 43 Report: A revised AAPM protocol for brachytherapy dose calculations. *Med. Phys.* 2004; **31**:633.

23 Rivard, M. J., Butler, W. M., DeWerd, L. A., Huq, M. S., Ibbott, G. S., et al. Supplement to AAPM TG-43 update. *Med. Phys.* 2007; **34**:2187.

24 Beaulieu, L., Tedgren, A. C., Carrier, J., Davis, S. D., Mourtada, F., et al. Report of the Task Group 186 on model-based dose calculation methods in brachytherapy beyond the TG-43 formalism: Current status and recommendations for clinical implementation. *Med. Phys.* 2012; **39**:6208.

25 Meli, J. A., Anderson, L. L., and Weaver, K. A. Dose distribution. In *Interstitial Brachytherapy*, Interstitial Collaborative Working Group (eds.). New York, Raven Press, 1990.

26 Nath, R., Anderson, L. L., Luxton, G., Weaver, K. A., Williamson, J. F., and Meigooni, A. S. Dosimetry of interstitial brachytherapy sources: Recommendations of the AAPM Radiation Therapy Committee Task Group No. 43. American Association of Physicists in Medicine. *Med. Phys.* 1995; **22**(2):209–234.

27 Williamson, J. F., and Nath, R. Clinical implementation of AAPM Task Group 32 recommendations on brachytherapy source strength specification. *Med. Phys.* 1991; **18**:439–448.

28 Ling, C. C., Yorke, E. D., Spiro I. J., Kubiatowicz, D., and Bennett S. Physical dosimetry of $^{125}$I seeds of a new design for interstitial implant. *Int. J. Radiat. Oncol. Biol. Phys.* 1983; **9**:1747–1752.

29 Duggan, H. Results using strontium-90 beta-ray applicator on eye lesions. *J. Can. Assoc. Radiol.* 1966; **17**:132.

30 Friedell, H., Thomas, C., and Krohmer, J. Evaluation of clinical use of strontium-90 beta-ray applicator with review of underlying principles. *Am. J. Radiol.* 1954; **71**:25.

31 Hendee, W. R. Measurement and correction of nonuniform surface dose rates for beta eye applicators. *Am. J. Radiol.* 1968; **103**:734.

32 Coffey, C., Sayeg, J., Beach, J. L., Song, S., Landis, C., and Connor, A. Calibration of surface dose rate for a Sr-90 beta applicator: Comparison of experimental, theoretical, and biological methods. *Med. Phys.* 1981; **8**:558.

33 Hendee, W. R. Thermoluminescent dosimetry of beta depth dose. *Am. J. Radiol.* 1966; **97**:1045.

34 Stallard, H. B. Malignant melanoma of the coroid treated with radioactive applicators. *Ann. R. Coll. Surg. Engl.* 1961; **29**:170.

35 Gragoudas, E. S., Goitein, M., Verhey, L., Munzenreider, J., Urie, M., Suit, H., and Koehler, A. Proton beam irradiation of uveal melanomas: Results of a 5 1/2 year study. *Arch. Ophthalmol.* 1982; **100**:928–934.

36 Collaborative Ocular Melanoma Study, COMS Coordinating Center, The Wilmer Ophthalmological Institute, The Johns Hopkins School of Medicine, Baltimore, MD, 1989.

37 Diener-West, M., Earle, J.D., Fine, S.L., et al. The COMS randomized trial of iodine 125 brachytherapy for choroidal melanoma, III: Initial mortality findings. COMS report No. 18. *Arch. Ophthalmol.* 2001; **119**:969–982.

38 Astrahan, M. A., Luxton, G., Jozsef, G., Kampp, T. D., Liggett, P. E., Sapozink, M. D., and Petrovich, Z. An interactive treatment planning system for ophthalmic plaque radiotherapy. *Int. J. Radiat. Oncol. Biol. Phys.* 1990; **18**:679–687.

39 Egan, R., and Johnson, G. Multisection transverse tomography in radium implant calculations. *Radiology* 1956; **74**:402.

40 Hidalgo, J. U., Spear, V. D., Garcia, M., Maduell, C. R., and Burke, R. The precision reconstruction of radium implants. *Am. J. Radiol.* 1967; **100**:852.

41 Holt, J. A nomographic wheel for three dimensional localization of radium sources and calculation of dose rate. *Am. J. Radiol.* 1956; **75**:476.

42 Johns, H., and Cunningham, J. *The Physics of Radiology*, 3rd edition. Springfield, IL, Charles C. Thomas, 1969.

43 Kligerman, M., Vreeland, H., and Havinga, J. A graphical method

for the localization of radium sources for dosage calculation. *Am. J. Radiol.* 1956; 75:484.

44　Mussel, L. E. The rapid reconstruction of radium implants: A new technique. *Br. J. Radiol.* 1956; 29:402.

45　Nuttal, J. R., and Spiers, F. W. Dosage control in interstitial radium therapy. *Br. J. Radiol.* 1946; 19:133.

46　Shalek, R. J., and Stovall, M. Dosimetry in implant therapy. In *Radiation Dosimetry*, Vol. III (31), F. H. Attix and W. C. Roesch (eds.). New York, Academic Press, 1969.

47　Smith, M. A graphic method of reconstructing radium needle implants for calculation purposes. *Am. J. Radiol.* 1958; 79:42.

48　Terta, E. Methods of dosage calculation for linear radium sources. *Radiology* 1957; 69:558.

49　Vaeth, J., and Meurk, J. Use of Rotterdam radium reconstruction device. *Am. J. Radiol.* 1963; 89:87.

50　Schoeppel, S. L., LaVigne, M. L., Martel, M. K., McShan, D. L., Fraass, B. A., and Roberts, J. A. Three-dimensional treatment planning of intracavitary gynecologic implants: Analysis of ten cases and implications for dose specification. *Int. J. Radiat. Oncol. Biol. Phys.* 1991; 28:277–283.

51　Nag, S., Beyer, D., Friedland, J., Grimm, P., and Nath, R. American Brachytherapy Society (ABS) recommendations for transperineal permanent brachytherapy of prostate cancer. *Int. J. Radiat. Oncol. Biol. Phys.* 1999; 44(4):789–799.

52　Yu, Y., Anderson, L. L., Li, Z., Mellenberg, D. E., Nath, R., et al. Permanent prostate seed implant brachytherapy: Report of the American Association of Physicists in Medicine Task Group No. 64. *Med. Phys.* 1999; 26(10):2054–2076.

53　Nag, S. Brachytherapy for prostate cancer: Summary of American Brachytherapy Society recommendations. *Semin. Urol. Oncol.* 2000; 18(2):133–136.

54　Blasko, J. C., Mate, T., Sylvester, J. E., Grimm, P. D., and Cavanagh, W. Brachytherapy for carcinoma of the prostate: Techniques, patient selection, and clinical outcomes. *Semin. Radiat. Oncol.* 2002; 12(1):81–94.

55　Butler, W. M., Merrick, G. S., Lief, J. H., and Dorsey, A. T. Comparison of seed loading approaches in prostate brachytherapy. *Med. Phys.* 2000; 27(2):381–392.

56　Hendee, W. R. (Ed.): *Biomedical Uses of Radiation*, Vol. 1 and 2. New York: VCH Publishers, 1999.

57　Nag, S., Bice, W., DeWyngaert, K., Prestidge, B., Stock, R., and Yu, Y. The American Brachytherapy Society recommendations for permanent prostate brachytherapy postimplant dosimetric analysis. *Int. J. Radiat. Oncol. Biol. Phys.* 2000; 46(1):221–230.

58　Demanes, D. J., Rodriguez, R. R., and Altieri, G. A. High dose rate prostate brachytherapy: The California Endocurietherapy (CET) method. *Radiother. Oncol.* 2000; 57(3):289–296.

59　Tewari, K. S., Cappuccini, F., Puthawala, A. A., Kuo, J. V., Burger, R. A., et al. Primary invasive carcinoma of the vagina: Treatment with interstitial brachytherapy. *Cancer* 2001; 91(4):758–770.

60　Edmundson, G. K., Weed, D., Vicini, F., Chen, P., and Martinez, A. Accelerated treatment of breast cancer: Dosimetric comparisons between interstitial HDR brachytherapy, mammosite balloon brachytherapy, and external beam quadrant radiation. *Int. J. Radiat. Oncol. Biol. Phys.* 2003; 57:S307–308.

61　Vicini, F., Baglan, K., Kestin, L., Chen, P., Edmundson, G., and Martinez, A. The emerging role of brachytherapy in the management of patients with breast cancer. *Semin. Radiat. Oncol.* 2002; 12(1):31–39.

62　Keisch, M., Vicini, F., Kuske, R., Hebert, M., White, J., et al. Two-year outcome with the mammosite breast brachytherapy applicator: Factors associated with optimal cosmetic results when performing partial breast irradiation. *Int. J. Radiat. Oncol. Biol. Phys.* 2003; 57:S315.

63　Keisch, M., Vicini, F., Kuske, R. R., Hebert, M., White, J., et al. Initial clinical experience with the MammoSite breast brachytherapy applicator in women with early-stage breast cancer treated with breast-conserving therapy. *Int. J. Radiat. Oncol. Biol. Phys.* 2003; 55:289–293.

64　Spencer, R. P. (ed.). *Therapy in Nuclear Medicine*, New York, Grune & Stratton, 1978.

65　Sartor, O. Overview of Samarium Sm-153 Lexidronam in the treatment of painful metastatic bone disease. *Rev. Urol.* 2004; 6:S3–S12

66　Apisarnthanarax, S., and Chougule, P. Intravascular brachytherapy: A review of the current vascular biology. *Am. J. Clin. Oncol.* 2003; 26:E13–E21.

67　Nath, R., Amols, H., Coffey, C., Duggan, D., Jani, S., et al. Intravascular brachytherapy physics: Report of the AAPM Radiation Therapy Committee Task Group No. 60. American Association of Physicists in Medicine, *Med. Phys.* 1999; 26(2):119–152.

68　Nguyen-Ho, P., Kaluza, G. L., Zymek, P. T., and Raizner, A. E. Intracoronary brachytherapy. *Catheter Cardiovasc. Interv.* 2002; 56:281–288.

# 第 18 章

# 辐射防护

目的
引言
辐射效应
　　随机性效应
　　确定性效应
　　辐射防护标准的历史
当前的辐射剂量限值
放射源的防护屏蔽
　　小型密封 γ 放射源的防护
　　屏蔽结构设计
　　原射线屏蔽
　　散射线的次级屏蔽

漏射线的次级屏蔽
防护门的设计
中子的防护
密封型放射源的防护
辐射测量
　　电离室
　　盖革–米勒计数器
　　中子探测器
个人监测仪
总结
思考题
参考文献

**目的**

通过学习本章,读者应该能够:

- 能够解释以辐射防护为基础的风险哲学,包括线性无阈模式的辐射损伤。
- 区分随机性效应和确定性效应。
- 了解辐射防护发展历程中的重要事件,包括辐射单位的发展和定义。
- 了解最新职业照射工作人员和公众的辐射照射限值。
- 能够计算主屏蔽、次级屏蔽和中子防护的需求,了解计算公式中各个参数的意义。
- 理解用于近距离治疗的密封源在安全使用中的重要防护原则。
- 描述不同辐射测量设备和个人剂量仪的使用方法和应用的局限性。

# 引言

　　1895 年人类发现了 X 射线,仅仅几个月后,X 射线便被应用于发达国家的医院和医生诊室。不久便出现几例由辐射引起的皮肤炎事件。发现 X 射线后的最初几年里,人们虽然开始使用 X 射线和放射性物质,但对它们所产生的生物效应却并不了解。然而,人们很快发现过量接受放射线会对人体产生伤害,包括皮肤烧伤(红斑)、毛发脱落(脱发)和皮肤癌(鳞癌和基底细胞癌)等症状。在医学领域主要受影响的人群为最先应用电离辐射的一些医生、物理师和技术员[1]。

　　初期,对操作人员的受射线照射关注程度高于对患者的关注,原因有:①患者受到的照射是间断性的,而操作人员是持续受到射线照射。②患者可以直接从射线照射中受益。波士顿的牙科医生威廉·柯林斯,是早期影响辐射防护实践的主要人物,他首次提出需要对职业照射人员建立耐受剂量限值。

当时,电离辐射已被证实对医学的诊断和治疗有益。放射专家面临一个问题:在使用射线时,可否既能使患者和社会获益,又不会对操作人员造成不可接受的伤害?这个难题在今天仍然描述为风险与收益的问题。为了减少风险,人们成立了顾问组来制定放射人员的照射剂量上限,同时达成共识,即每个患者辐射受到的风险必须始终与治疗收益相平衡。继首个剂量限值标准公布后,顾问组多次降低上限值(具体内容将在本章后面详细讨论)。限值的要求越来越低,反映了辐射已被越来越多的人使用,也显示了生物机体对辐射的敏感度相关数据的改变和放射设备与放射源所在装置结构设计的改进。

用来控制辐射伤害的原理也称为"风险哲学"。专家小组们据此原理建立辐射防护标准,使个体和社会受到的辐射风险维持在可接受范围内,同时不妨碍射线的有益作用[2]。风险哲学原理见图 18-1。一个群体受到的总的生物损伤(辐射损伤)是由多种效应的总和组成,比如死亡率、发病率、遗传损伤,缩短寿命和降低生物活性,这些效应可能来自于此群体中的个体接受了一定量的放射剂量率,此剂量率为个体一生中所受到的剂量的平均。当平均剂量率增加至每周 0.01Sv 时,人们认为总的损伤也在逐渐增加。当超过这个剂量率时,生物损伤就会增加更快。在图 18-1 中,不确定性的区域也就是随机效应区域是放射防护中最受人们关注的区域,因为这片区域包含了放射工作者经

常遇到的典型的剂量率,然而这部分的数据也是最缺乏的。表中的曲线 c 表示,当剂量率低于某阈值时,生物效应损伤程度维持在 0 水平,这表明在机体的修复机制强于辐射造成的损伤的情况下,在此辐射过程中机体修复了辐射损伤。大量的证据证明此辐射损伤阈值模型适用于某些类型的照射,包括镭射线对骨的长期辐射引起个体诱发成骨细胞癌[3]。同理可理解曲线 d 的含义,这表明低剂量率的照射对生物体是有益的,这个假说也被称为毒物兴奋效应。虽然已有大量的实验数据支持这个理论[4],但是它在放射专家内仍然存在着很大的争议。一部分人提议使用曲线 a 表示总的生物损伤规律曲线[5],但是这个超线性的辐射损伤理论还没有得到实验数据的有力支持。曲线 b 显示在人群中,个体所受的剂量率以 0 为原点,生物损伤效应与平均剂量率成线性相关性。这个模型,即辐射损伤线性无阈值模型,常用于评估辐射风险和建立辐射防护标准[6]。

对于图 18-1 中的不确定区域,还没有充分的数据能够证明采用哪一种模型来预测生物学损伤最为适合。因而放射防护中的花费(用于防护墙、远程控制设备、监控设备和个人剂量仪)应该与相应的任何防护水平下的不确定性生物效应相平衡,防护成本从没有任何防护要求的零成本到要求接近零辐射损伤的高成本。在不确定区域内,需建立允许照射的最高限值。总的来说,这个限值应该反映出被照射的个体和社会可接受的风险,而又能让社会得到合理使用电离辐射所带来的收益。此外,我们应当清楚的是,照射量应该尽可能低到可以达到的合理程度(ALARA),同时应与合理的成本和便利性相一致,并且不能影响社会从辐射中受益。ALARA 优于 ALAP,即尽可能低的辐射防护原则。人们很快意识到,只要有足够的资源应用于辐射防护任务中,照射量总是会一直减少。"合理可达到"原则代替了"越低越好"原则,反映了人们在辐射防护资源分配方面所达成的共识。

## 例18-1

对于放射工作者,由辐射照射所导致的不利生物学效应的终身风险大约是 $5 \times 10^{-2}/Sv$。请应用线性无阈值模型,估计全身受到剂量当量为 0.01Sv(1 雷姆)的 X 射线照射后的终身风险:

$$终身风险 = (风险/Sv)[剂量当量(Sv)]$$
$$= (5 \times 10^{-2}/Sv)(0.01Sv)$$
$$= 5 \times 10^{-4}$$

就是说,在 10 000 个受到照射的人中,有 5 人会

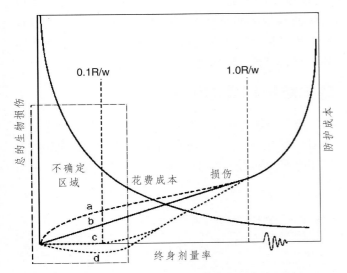

**图 18-1** 辐射与个体总的生物效应损伤规律,表述为平均剂量率对个体的功能影响。生物辐射损伤耐受性增加,辐射防护的代价将减少。(Source:Claus 1958[7])

在寿命期内发生不利的生物学效应。

# 辐射效应

个体在电离辐射的照射下会产生若干效应,这取决于①所受辐射的类型和量;②照射身体的面积大小;③受照个体的身体素质;④在受到相对高量的照射后所接受的医学治疗的质量。如果受到相对高量的照射,不利效应可能会立刻或在几天到几个星期内发生,这些效应被称为急性效应。在照射量较低的情况下,辐射效应,即辐射远期效应可能即便在几年后也不会发生。辐射照射的急性效应也被称为早期效应,而远期效应常被称为放射照射的晚期效应。

## 随机性效应

众所周知,自从日本广岛和长崎原子弹爆炸发生几年后,当地幸存者们在接下来的几年内因为辐射的影响,白血病和几种类型的实体肿瘤发生率开始增长。幸存者们致癌概率的增长与幸存者受到的核弹产生的电离辐射的照射有关。致癌概率的增长是辐射照射主要的远期效应。其他的远期效应包括生长畸形(胎儿被辐射所致)和突变(生殖细胞受到射线照射后引起下一代的遗传突变)。

受到射线照射几个月或几年后,生物体会出现生物效应,这些效应有以下几点共同特性:①效应的发生概率随剂量增加而增加(受照射群体中发生此效应的人数);②对个体而言,辐射反应的严重程度与剂量的强度并无多大关系(效应是一种"有或无"的响应);③不存在一个确定的剂量值,能让我们明确地说低于此阈值个体不会产生效应。本质上这些效应的产生带有随机性,而且有可能是受到的辐射触发身体的某种机制,最终导致效应的发生。这些效应是否发生也可能取决于身体中的其他促进因子的存在。这称为概率效应或随机效应,在这种效应中,发生概率而非疾病严重程度与所接受的辐射剂量有关,但却不存在阈值剂量。

放射在随机效应中所起的作用很难获得精确的评估,因为这些效应在无辐射的条件下也可能发生。也就是说,除了电离辐射,还有天然的因素会导致随机效应的发生。肿瘤、先天缺陷、基因突变等疾病在人类中发生的概率相对较高,断定小剂量的电离辐射导致以上疾病发生概率增加,也带有不少的不确定性。随机效应对一个人群的影响取决于剂量和被辐射的人数。这些影响因素统称为集体剂量,有时也被称为群体剂量,单位是个人-希沃特。

## 确定性效应

非随机辐射效应,也被认为是确定性效应,是存在剂量阈值的一种效应。产生确定性效应的剂量远大于工作人员在接触现代放射设备时受到的照射剂量。这些急性效应被称为急性放射综合征,其根据涉及器官的辐射敏感度的不同和效应发生所需的时间长短分为三大类。这三类分别为造血综合征、胃肠型综合征和脑血管综合征。造血系统中的干细胞,主要存在骨髓中,是成熟血细胞的前体,在几 Gy 的剂量照射后就会失去活性。干细胞失去活性后,在短时间内不会出现明显症状,直至前体细胞不能向成熟细胞分化时,机体抗感染能力下降。这个潜伏期会持续几周,为骨髓移植重新产生干细胞提供了机会。

胃肠道内的细胞,尤其是小肠表面的上皮细胞,很容易发生辐射损伤。肠道吸收几 Gy 的剂量后,会在几天后发生细胞损伤,导致腹泻、肠出血、电解质紊乱、脱水等胃肠道反应。

当受照剂量超过 50Gy 时,身体内对放射相对不敏感的神经系统和心血管隔室也会出现放射反应。这些反应会在辐射后立即产生,发生危及生命的变化。在几小时或几天后死亡的案例多是因为大脑内血管的破裂、血液积淤和神经损坏引起的。

生殖系统在受到相对高的电离辐射后会出现损伤。男性睾丸单次照射剂量超过 0.15Gy 后会暂时失去生育能力;若受照剂量大于 3.5Gy[8],就会导致永久性的不育。女性单个卵巢剂量超过 0.65Gy 会暂时性不育,剂量大于 2.5Gy[9]时会导致永久性不育。在分次或持续低剂量率的照射下[2],产生短暂性或持久性不育所需的剂量会增加几个量级。表 18-1 总结了随机性效应与确定性效应的区别。

## 辐射防护标准的历史

随着对辐射副作用的深入了解,21 世纪初成立了放射专家顾问小组,旨在研究辐射用户(放射工作人员或职业受辐射个体)的照射剂量上限。1921 年,英国

表 18-1　随机性效应与确定性效应的区别

| | 剂量与效应关系 | 阈值 |
|---|---|---|
| 随机性效应 | 严重程度与吸收剂量无关,发生概率与剂量有关 | 无 |
| 确定性效应 | 伤害程度与吸收剂量有关 | 有 |

X 射线和镭射线防护委员会,针对医生和其他辐射工作者,提出以下建议[10]:

● 每天工作时间不超过七个小时;每周周日和两个半天休息。

● 业余时间尽可能多地在户外。

● 每年有一个月或两次 2 周的休假。

● 全职在 X 射线和镭辐射部门工作的员工,不应再从事其他医疗服务活动。

辐射的限制值建立在量化的辐射测量基础上,直到 1931 年定义了剂量单位伦琴(R)后,限制标准才开始建立。1934 年,国际 X 射线和镭辐射防护委员会,即后来的国际辐射防护委员(ICRP),规定接触射线源的人员,每天受到的射线辐射量不超过 0.2R[11]。两年以后,美国 X 射线和镭辐射防护顾问委员会(现在的美国国立辐射防护和测量委员会,NCRP),建议每天的剂量耐受值为 0.1R。两个组织都认为,建议的限值应低于急性效应发生的照射水平。起初,这个标准只是针对 X 射线的照射。然而,NCRP 的标准后来也被应用于镭的 γ 射线,在二战期间作为参加原子弹工程(曼哈顿计划)工人的防护标准[12]。ICRP 和 NCRP 都是志愿组织起来的,他们的建议也仅做参考。在美国,NCRP 的建议经常被联邦和州政府机构编撰成辐射条例,这些部门包括核管制委员会及环境保护局。

1949 年,进一步的研究发现电离辐射会导致白细胞减少和致畸变作用,而且这些作用没有剂量阈值,基于这些发现,NCRP 用"最大允许剂量"(MPD)取代了"耐受剂量"。此设想建立在累积剂量重要性基础之上,认为有些辐射导致的生物效应是不可逆的。引起致癌的辐射剂量阈值一直备受争议,这个问题最终也没有解决。辐射工作人员最大容许剂量规定为 0.3R/W (15R/y),主要原因有:对辐射造成遗传效应的关注;这些效应的发生程度取决于被照射个体的数目;受雇于战后核工厂的员工数量逐年增加[13]。

1956 年,美国国家科学院国家研究委员会下属的原子辐射生物效应委员会发表了最早的几份关于辐射效应的报告[14]。报告提出,个体受到的累积剂量,相比某个阶段受到的辐射量,会对个体乃至其后代产生更大的影响。一年后,NCRP 规定了辐射工作者可接受的最大累计剂量为:0.05(N–18)Gy,其中 N 代表年龄[15]。这个限值表明 18 岁以下的人不应从事放射工作。若累积剂量不超过 0.05(N–18),则每人每年允许接受的辐射量上限为 0.12Gy。1959 年,ICRP 也采用了这一限值[16],且一直沿用了 18 年。之后美国科学院的一些委员会也对放射风险进行了多年的评估,这些委员会最

后发展为电离辐射生物效应(BEIR)委员会。20 世纪 50 年代以及 60 年代早期,出于对放射性沉降物的忧虑,人们努力大幅缩减医疗辐射的照射量。1968 年出台的《辐射管理健康安全法案》就是这些努力的结果之一。这一法案规定了放射性设备的建造标准。

1977 年,ICRP 在防护标准引入了一个全新的概念,即用有效剂量当量(He)来描述剂量限值[17]。有效剂量当量 He 可以累加受辐射个体内部、外部剂量,评估其总体风险,单位希沃特(Sv)可以表达不同类型辐射对个体健康的影响。数值 0.05Sv/y 这一推荐量与累计剂量 0.05(N–18)Gy 一致,辐射引起的癌症(致癌作用)作为主要健康问题,取代了遗传效应"突变作用"。这一转变数据来源于对广岛和长崎原子弹爆炸后生还者的研究,研究显示辐射致癌风险远高于遗传风险。然而,用广岛和长崎数据来概括辐射致癌风险存在争议,理由如下:

● 癌症发生率随着人群种类不同而变化,日本人的数据不能代表其他人群。

● 广岛和长崎是急性辐射照射,不是慢性。

● 广岛和长崎的社会支持和医疗服务受到了严重的破坏,这也会影响到癌症的发生率和死亡率。

ICRP 建议,辐射防护标准应基于可接受的健康风险,而不是任意的剂量限制。这些风险建立在与"健康"行业指非辐射行业的从业者所承担的风险相比较的基础上。1977 年,ICRP 建议应该建立辐射防护标准风险指向理念,对 ICRP 和 NCRP 的工作都具有指引作用[18]。1987 年,NCRP 建议累积辐射量为 N/100Sv,其中 N 为个体被辐射的年龄,以此来替代原来的 0.05 (N–18)[19]。

在早年的辐射防护中,辐射标准主要为放射工作者制定。20 世纪 50 年代早期,随着核武器工业的扩大,出于对来自大气武器试验尘埃的照射的忧虑,委员会也开始致力于建立普通公众的防护标准。1955 年,ICRP 建议普通公众(除了放射工作者)最大允许剂量不超过辐射工作者的 1/10[20]。由于普通人群不能直接从照射中获益(且他们的工作不需要辐射照射),而且普通人群远远多于辐射工作者,所以普通人群的辐射允许量被下调。NCRP 在 1957 年重新声明了 ICRP 的推荐剂量限制——普通人群 0.005Sv/y(5mSv/y),从事放射行业的人群 0.05Sv/y[15]。之后 ICRP 又增加规定,所有人 30 年的平均辐射上限为 0.05Sv/y,这主要是因为公众对大剂量辐射导致基因改变的关心[16]。1977 年,ICRP 强调了普通公众 5mSv/y 的限制,还另外增加了一个限值,即一生中平均每年的剂量累积不

超过 1mSv/y[17]。NCRP 于 1987 年正式采用了 ICRP 的推荐限值[19]。

# 当前的辐射剂量限值

在第 5 章, 平均剂量当量 $\overline{H}$ (有时也称为等效剂量), 定义为组织器官平均吸收剂量与辐射有效权重因子 $\overline{Q}$ 的乘积, 其中辐射权重因子 $\overline{Q}$ 取决于电离辐射对机体的传能线密度。当辐射剂量由超过一种类型的射线造成时, 总剂量当量为各个辐射的平均吸收剂量 $\overline{D}_r$ 与各自的权重因子 $\overline{Q}_r$ 的乘积之和 $(\overline{H}=\Sigma \overline{D}_r \cdot \overline{Q}_r)$, 其中 $\overline{Q}$ 是各类射线的传能线密度的函数。平均剂量当量用来衡量感兴趣组织区域内生物学平均有效辐射剂量。然而, 它没有考虑到剂量单位的需要, 也就是没有考虑到特有的组织对放射敏感性不同引起辐射生物效应的差异。因此, 需要一个单位, 用来表示组织受到的非均匀照射以及照射对受照器官生物效应的影响。有效剂量当量用来解决此问题。不同类型射线的辐射权重因子见表 18-2。

有效剂量当量 $H_e$ (有时也被称为有效剂量, 虽然两者数值上并不完全一样), 是受照机体(即被照射的人)各个被照射组织的平均剂量当量 $\overline{H}$ 与各个组织权重因子乘积 $w_t$ 的总和。有效剂量当量的公式为 $H_e=\sum \overline{H} \cdot w_t$。其中, $w_t$ 考虑了特定器官辐射导致的肿瘤致死率和发病率的概率、发生遗传效应的风险和寿命缩短的影响。$H_e$ 表示不同区域吸收剂量与辐射权重因子和组织权重因子的乘积总和。

$$H_e=\sum w_t \cdot \sum Q_r \cdot D_{t,r}=\sum Q_r \cdot \sum w_t \cdot D_{t,r}$$

### 表 18-2 不同类型辐射的权重因子

| 类型和能量 | $W_r$ |
|---|---|
| X 射线, γ 射线, 电子[a]正电子, 中子能量 | 1 |
| <10keV | 5 |
| >10~100keV | 10 |
| >100keV 至 2MeV | 20 |
| >2~20MeV | 10 |
| >20MeV | 5 |
| 质子(除了反冲质子), 能量>2MeV | 2[b] |
| α 粒子, 核裂变, 非相对论性的重核素 | 20 |

注意:

以上数据适用于外部照射和近距离照射。

[a] 包括从原子核中发出的俄歇电子。

[b] 对质子能量>100MeV 的辐射, $w_r$ 统一应用。

(Source: Adapted from National Council on Reoliation Protection 1993[21].)

从公式中得出, 有效品质因子 $Q_r$ 与组织或器官无关, 组织权重因子 $w_t$ 与射线的类型或能量无关。不同组织和器官的权重因子见表 18-3。

放射工作人员和普通公众的有效剂量当量限值基于以下几点假设: ①没有辐射是合理的, 除非射线能给受照患者、个体或整个社会带来益处。无论风险多低, 获益必须要大于风险。②辐射照射应当保持在可合理达到的尽可能低的水平(ALARA), 并符合合理的经济和管理实践。③没有特定的个体或团体应该受到高于可接受范围的风险。④个体存在最低剂量限值, 即低于此水平, 辐射风险可以忽略, 且不需要广泛的管理控制。虽然大部分辐射顾问组织在哲学理论上支持第四点, 称之为可忽略的个人剂量(NID), 或者为可忽略的个人水平(NIL), 至今为止这个更低水平的具体值仍未能确定。建立个人低剂量每年 0.01mSv 的努力也未能成功[19]。虽然辐射照射收益必须要高于风险这一点已经成为共识, 但是在收益和风险的幅度方面还是存在很多争议。此外, 如果想要对风险和收益进行有意义的比较, 就必须依据同样的条款(比如, 单位照射量所挽救人数和致死人数)。

最后, 辐射照射量的上限应被建立, 用于在急性和长期效应两方面限制个体所受的最大风险。辐射照射上限应确保辐射工作人员在受到此剂量的照射后所受到的风险不会高于从事其他"安全"行业的工作人员。辐射风险应该基于辐射照射的总生物学损害, 包括发生致命肿瘤的风险, 基因突变引起的遗传缺陷, 寿命的缩短和非致死肿瘤对生活质量的影响。

目前 NCRP 关于从事放射工作者的剂量限值指南概括如下[19-21]:

### 表 18-3 组织权重因子

| 0.01 | 0.05 | 0.12 | 0.20 |
|---|---|---|---|
| 骨表面 | 膀胱 | 脊髓 | 生殖器官 |
| 皮肤 | 乳腺 | 结肠 | |
| | 肝脏 | 肺 | |
| | 食管 | 胃 | |
| | 甲状腺 | | |
| | 其他 [a,b] | | |

注意:

[a] 其他组织包括以下组织和器官: 肾上腺、脑、小肠、大肠、肾脏、肌肉、胰腺、脾脏、胸腺、子宫。

[b] 以上 12 种器官中若有一种的其他组织受到的等效剂量超过最高耐受剂量, 则它的权重因子为特定的值 0.025。0.025 也用于其他的组织或器官的平均剂量。

(Source: National Council on Racliation Protection and Measurement 1993[22].)

● 终身总有效剂量当量(单位为 mSv)不应超过个体年龄的 10 倍。ICRP 的建议略微不同。ICRP 建议限值为 5 年累积剂量不超过 100mSv 而非 10mSv·年龄。

● 职业辐射照射应仅限 18 岁以上的人群。

● 若终身总有效剂量当量不超过限值,每年总有效剂量当量应限制在 50mSv。

● 辐射必须符合 ALARA 原则。

以有效剂量当量表示的辐射防护标准,减少了区分人体具体部位的剂量限值的需求。然而这样的标准允许 Wt 比较小的身体部位接收几个 Sv/年的照射。为了防止某些区域剂量过高,附加了以下几点剂量限制:

● 晶状体不超过 150mSv。

● 其他组织和器官不超过 500mSv,包括红骨髓、乳房、肺、性腺、四肢和部分的皮肤。

这些总有效剂量当量的限制基本与 ICRP 建议相同[17,20,23]。

报告指出,胎儿尤其是妊娠 8~15 周的胎儿接受射线照射后,最大的风险是出现智力发育迟缓。在这期间,辐射引起的智力发育迟缓的风险估计为 0.4/Sv,这也可表述为 1Sv 会导致智力下降 30%[24]。一些研究者认为智力发育迟缓在低于大约 0.4Sv 时不会发生,尽管此效应存在阈值的机制尚不清楚。一些证据也显示,子宫受照射的成人癌症发病率明显高于未受照射的人[25]。NCRP 建议,一旦确定妊娠后,整个妊娠期间胚胎照射限值为 0.5mSv/月[19]。而 ICRP 建议,一旦确定妊娠后,腹部在整个妊娠过程中所接受的限值为 2mSv。两个组织都认为适用于普通辐射工作者的剂量限制不适用于妊娠情况未知的育龄女性。

在从事辐射工作工人的工作生涯中,可能会发生一些事件,比如计划内特殊照射和一些紧急的情境。NCRP 发布了在这一特殊情况下控制辐射照射的具体指南[19]。对于计划内特殊的照射,少数执行预先规划妥当的重要任务的工作人员可以允许接受超过 50mSv 的量。在紧急情况下,没有指南试图阻止在灾害性事件中挽救生命的必要行动。然而,若照射超过 100mSv,须进行灾后救生评估,证明行动的正当性。

普通人群的辐射有效剂量当量 He 最大限量是 5mSv/y,终身平均 He 为 1mSv/y。这一平均有效剂量当量与不包括氡的天然辐射本底相当。NCRP 指出,对于小部分普通大众,可以允许超过上限 5mSv/y,但以后几年不能继续超过此上限。NCRP 推荐:普通大众晶状体、皮肤和四肢末端,每年接受辐射量须少于 50mSv。1992 年,美国核管理委员会采取了联邦管理条例修订案(10CFR20),其中规定:公众受到反应堆产生的放射性物质照射剂量每年不得超过 1mSv(0.02mSv/w)。1994 年,辐射管理计划指导会议,推荐辐射管理采用相同的剂量上限,并且不区分放射来源。辐射限值归纳见表 18-4。

如果个体受到的辐射剂量小幅度超过了规定的上限,其预期受到的损伤较小。然而,仍需调查导致过度照射的原因。需要解决几点问题,比如机构安全措施是否失效,以及如何预防此类照射再次发生。在允许一次重要的照射发生前,机构应该根据个人受照射记录设置行动等级。这些行动等级(通常参考 ALARA 限制)低于有效剂量当量限制,但高于特殊任务认为有必要的射线照射[26]。许多机构设立的行为等级为有效剂量当量限值的 1/10。辐射工作者继续工作时,当个人受到的辐射量介于行为等级和有效剂量当量限制之间,调查小组须研究事件的发生原因。

除了前面讨论的风险,为了评估和计划最安全和最有效的患者治疗,放射肿瘤学家和医学物理师需要了解治疗患者的辐射风险。随着研究数据越来越成熟,大量的报道指出迟发效应和继发性恶性肿瘤能够更好地理解辐射的远期效应。这些远期效应的毒性和继发性恶性肿瘤的风险应该考虑在患者放射治疗的疗程中。在治疗乳腺肿瘤患者中,出现过一些继发性恶性肿瘤(全身性的)、心脏毒性和肺癌的实例;一些儿童患者则出现了生长问题。

两项研究发表了关于 CT 扫描在儿科患者和肿瘤中的作用。2011 年发表在《柳叶刀》(Lancet)杂志的一项报道回顾性研究了 170 000 例患者,发现 CT 扫描剂量与白血病和脑肿瘤有正相关关系[27]。同样的研究来自澳大利亚,于 2013 年发表在《英国医学杂志》(BMJ)。它分析了超过 680 000 例儿童患者以及同年龄段超过 1000 万的未接受辐射者,同样发现了肿瘤发生率与接受 CT 扫描的辐射剂量相关[28]。读者也可参考 Little[29] 和 Tubiana[30] 关于继发性恶性肿瘤与放射

表 18-4　年有效剂量限值

| 职业人员 | 剂量(Sv) |
| --- | --- |
| 全身 | 0.05 |
| 器官或者组织(非眼球) | 0.5 |
| 晶状体 | 0.15 |
| 皮肤,四肢 | 0.5 |
| 胚胎,妊娠期间的胎儿 | 0.005 |
| 公众辐射限值 | 0.001 |

治疗操作关系的综述。

有关乳腺癌治疗的相关毒性，Darby 等人[31]通过 SEER 数据库（监测流行病学和最终结果）调查研究乳腺癌放射治疗后因心脏病和肺癌造成的死亡率。推断 20 世纪 70、80 年代的放疗技术展现出死亡率的增加，而现代的技术会减小这些风险。现代技术减少左侧乳腺癌治疗放射毒性的例子是通过深吸气屏气（DIBH）和俯卧乳腺的治疗方法增加照射靶区和心脏的距离。此外与 DIBH 方法相似，呼吸门控治疗法也能够减少乳腺癌患者正常组织辐射剂量。

儿科患者的生长问题也与放射治疗相关。Sasso 等[32]研究了几乎 100 例霍奇金肿瘤患者，其中 34 例 5 年随访时发生了迟发毒性反应。这 34 例患者中，23 例（68%）发生了脊柱侧凸、肌肉发育不全、肢体不等长、脊柱后凸、髂骨翼发育不全以及肠梗阻等迟发毒性。

前文讨论的例子可以归结到 ALARA 的原则上。医生和物理师在设计和建立新的设备以及屏蔽现有设备时，不仅需要注意 ALARA 原则，也要考虑患者的健康。图像采集参数应当在获得高质量的图像的同时尽可能降低射线量，放射治疗计划应该在保持正常组织剂量符合 ALARA 要求的同时传输有效的治疗剂量。

# 放射源的防护屏蔽

X 射线或放射源所在机房的墙壁、天花板和地基需要特定构造以达到辐射防护要求，允许在开机时相邻房间也可以使用。对于职业放射人员，每年的有效剂量当量为 50mSv，每星期最大允许平均剂量当量为 1mSv。这个剂量限值被用于控制区域辐射屏蔽厚度的计算。对于非可控区域（即非直接监测的区域），每周的剂量限值为 0.1mSv。控制区域指的是直接受放射安全管理人员（RSO）监管的区域，RSO 有时称为辐射防护管理人员（RPO）。

NCRP 第 116 条建议对控制区域限值为每年 50mSv（每周 1mSv），此限值应根据已有的设备和经验灵活应用。NCRP 建议所有新的设备和引入的技术应将个人的年照射量限值到 10mSv/y 的几分之一，此限值根据职业人员积累剂量限制来决定[21]。因为对于 X 射线和 γ 射线都有 $Q_t=1$，且一般认为屏蔽设备周围辐射产生的是全身照射，即 $w_t=1$，所以控制区域屏蔽目标的照射量限值可表示为 1mGy/w（0.1rad/w），而非可控区域则为 0.1mGy/w（0.01rad/w）。最后，对于 X 射线和 γ 射线，伦琴与拉德两个单位几乎一致。因此，含有

X 射线和 γ 射线的房间周围，在控制区域照射量限值有时表述为 0.1R/w，非控制区域为 0.01R/w。在被屏蔽的房间内，主屏蔽墙用来减弱放射源的原射线（有用的射线），次级屏蔽墙用来减弱源的散射线和漏射线。换言之，主射线束照射的房间表面（如墙壁、地板和天花板）称为主屏蔽，而被次级射线（散射线和漏射线）照射的其他表面称为次级屏蔽。

## 小型密封γ放射源的防护

放射性点源附近个体的受照射剂量（单位 Gy）公式如下：

$$D=\Gamma_\infty A t B/d^2$$

$\Gamma_\infty$ 表示 1m 处的剂量率常数，单位[Gy·m²/(h·MBq)]，A 表示放射性源的活度，单位 MBq，t 表示在源附近被照射的时间，单位 h，d 表示与源的距离，单位 m，B 代表穿过放射源与个人之间防护屏蔽的辐射份额。几种 γ 射线源的剂量率常数见表 18-5。以下几点因素可以减少剂量：①减少源附近的照射时间 t。②增加源与人体间的距离 d。③增加防护屏蔽对射线的衰减（降低透射系数 B）。对于三种放射性核素源（$^{182}$Ta、$^{60}$Co 和镭），若给定透射系数 B，所需铅的厚度可由图 18-2 得出。

三种因子（时间、距离和屏蔽）经常作为辐射防护的三种选项，个体所受的照射量随放射源的活度和源附近受照时间直接变化，与源和个体之间距离平方成反比。

表 18-5　放射性核素的剂量率常数 $\Gamma_\infty$

| 放射性核素 | 照射率常数 [(R·m²)/(h·Ci)] | 剂量率常数 (×10⁻⁷) [Gy·m²/(h·MBq)] |
|---|---|---|
| $^{60}$Co | 1.31[a] | 3.41 |
| $^{125}$I | 1.45[a] | 0.378 |
| $^{137}$Cs | 0.328[a] | 0.856 |
| $^{192}$Ir | 0.462[a] | 1.21 |
| $^{198}$Au | 0.238[a] | 0.619 |
| $^{222}$Rn | 1.02[a,b] | 2.65 |
| $^{225}$Ra | 0.825[b,c] | 2.15 |

注意：
[a] 表示未滤过的
[b] 与子代相平衡
[c] 通过 0.5mm 铂滤过
6 倍铅的半值层（6×8mm=4.8cm），用来降低剂量率使其小于 1mGy/h。

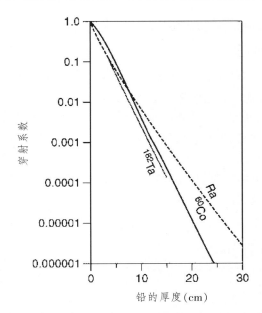

图 18-2 三种核素($^{182}$Ta,$^{60}$Co 和 $^{226}$Ra)产生的 γ 射线穿射铅的曲线[33]。

## 例18-2

点源镭的放射性活度为 50mCi,即 $1.85×10^5$MBq,穿过 0.5mm 的铂(铱)滤片,剂量率常数为 $2.15×10^{-7}$ Gy·m²/(h·MBq),问在距源 1m 处的剂量是多少?如果镭射线的半值层为 8mm 铅,为使其剂量率低于 1mGy/h,需要多厚的铅?

$$D=\Gamma_\infty A\,tB/d^2$$
$$=[2.15×10^{-7} \text{ Gy·m}^2/(\text{h·MBq})](1.85×10^5\text{MBq})(1\text{m})^2$$
$$=39.8\text{mGy/h}$$

## 屏蔽结构设计

在 NCRP 中的一些报道已经全面地讨论了放射源屏蔽的设计[21,33-35]。本节介绍了屏蔽设计的基本考虑。而具体屏蔽配置设计中重要的技术细节可以查询已发表的报告。

以下几点考虑因素对于放射治疗所用的 X 射线源屏蔽装置的设计非常重要:

1.工作负荷 W,描述 X 射线单位的输出量。对于运行能量低于 500kVp 的射线单元,工作负荷单位通常表示为毫安·分/周(0.01mA·min/w),计算用系数 1/100 乘以每次治疗的平均电流量(mA)与每周机器的估计出束时间(以分钟为单位)的乘积。因子 1/100 表示在距 X 射线电子管 1m 处剂量率大约为 0.01Gy/min(1R/min)。对高于 500kVp 的射线装置,工作负荷描述为距离放

射源 1m 处每周释放的总剂量(Gy/w),由每周患者治疗次数乘以每次治疗距放射源 1m 处的剂量 Gy 得出。

2.使用因子 U,指初级射线束直接照射特定防护屏蔽所占用总运行时间的比。表 18-6 中给出了几个典型 U 值。对于总的散射线和漏射线,使用因子总是 1,这是因为对于所有方向的初级射线束这些辐射都会照射到屏蔽结构。

3.居住因子 T,是特定的屏蔽区域被工作人员占用的时间与治疗机总运行时间的比值,表 18-7 给出了具有代表性的 T 值。要注意的是,对设备具体居住因子未知的区域而言,表 18-7 给出的仅仅是建议值。控制区域的居住因子总是为 1。

4.距离 d 表示放射源与防护屏蔽之间的距离。在计算屏蔽需求时,因子 d 表明,射线强度随屏蔽-源之间距离的平方增加而减小(辐射强度随距离成平方反比跌落)。

## 原射线屏蔽

在防护区域中,对于最大容许剂量 P(控制区域为 1mGy/w,非控制区域为 0.1mGy/w),主屏蔽所需的透射系数 B 为:

**表 18-6 放射治疗设备的典型使用因子**

| 全部使用 (U=1) | 经常受原射线束照射的地板(除了牙科设备)、防护门、墙和天花板 |
|---|---|
| 部分使用 (U=1/4) | 不经常受到原射线束照射的门和墙。包括牙科设备使用的地板 |
| 偶尔使用 (U=1/16) | 不经常受原射线束照射的天花板。因为使用因子比较低,屏蔽要求一般由散射线和漏射线决定 |

Source:International Commission on Radiological Protection1960[36].
Copyright 1960,Elsevier.

**表 18-7 放射治疗设备的典型居住因子**

| 全部居住 (T=1) | 经常被工作人员占用的控制室,办公室,走廊和足够放置桌子的等待室,暗室,工作室和商店,护士站,休息和休闲室,生活空间,儿童游乐区域和相邻的建筑物 |
|---|---|
| 部分居住 (T=1/4) | 工作人员不经常使用的狭窄的不能放桌子的走廊,公用房间,休息和休闲室,病房和患者的房间,电梯,运营商和无人看管的停车场 |
| 偶尔居住 (T=1/16) | 不能使用的小衣柜,厕所,楼梯,自动电梯,人行道和街道 |

Source:International Commission on Radiological Protection1960[36].
Copyright 1960,Elsevier.

$$P=(WUT\ B)/d^2$$
$$B=Pd^2\ /\ (WUT)$$

根据原射线能量的宽束衰减曲线可得到所需屏蔽厚度(例18-3)。典型的宽束衰减曲线见图18-3和18-4。

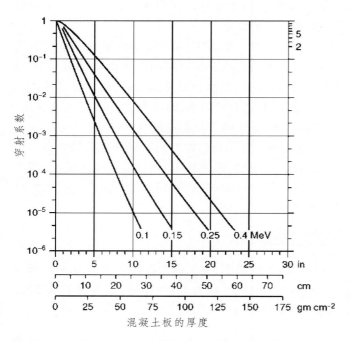

**图18-3** 能量0.1~0.4MeV的宽束X射线穿射系数与混凝土(密度2.35g/cm³)厚度的关系。

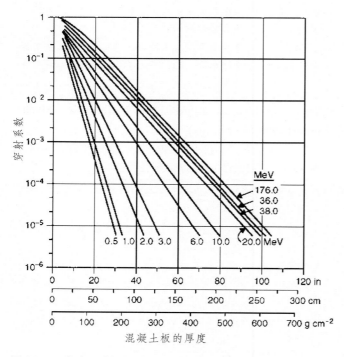

**图18-4** 宽束X射线穿射系数与混凝土(密度为2.35g/cm³)墙厚度的关系。射线由单能电子撞击厚靶产生[29]。

其他更多的衰减曲线可以从文献中查找[33,34]。

## 例18-3

一台6MV能量的直线加速器每周进行300次治疗,距源1m处的靶区剂量每次治疗平均为2Gy。距源4m处的墙,受照射时间比例不超过1/4。墙的另一边的实验室属于控制区域,问这堵墙需要多厚的混凝土?

平均的组织空气比估计为0.7,则工作负荷W的计算公式:

在1m处(2Gy/治疗)(300治疗/w)/0.7
=860Gy/w

对控制区域,P=0.001Gy/w,T=1,距离 d=4m,U=1/4:

$$B=Pd^2/WUT=(0.001\times4^2)/(860\times1/4\times1)$$
$$=7.4\times10^{-5}$$

根据图18-4,需要的混凝土厚度为140cm。

由例18-3和下面的例子可知,防护屏蔽的计算是为了将职业照射量限制到低于50mSv/y(即1mSv/w)。如果要屏蔽到更低值,则需要降低P值(例如:为达到10mSv/y的低剂量限值,P值由0.001Gy/w降到0.0002Gy/w)。

屏蔽材料类型(混凝土、铅或钢)的选择取决于以下几点因素,包括结构、空间、成本和不同材料对特定能量射线的衰减效率。对于放射治疗装置,混凝土是常用材料,若空间受到限制,钢材料和铅材料则更受欢迎。对MV级X射线,不同材料的等效厚度可通过比较十分之一值层(TVL)来估计。TVL表示将射线强度衰减到原来的1/10所需材料厚度。TVL与半值层之间的关系为TVL=3.32HVL。要得到屏蔽透射系数B所需TVL的数量N为N=log(1/B)。通过比较材料的物理密度来粗略估计。表18-8中给出了不同材料和束流能量的密度值和TVL。

## 散射线的次级屏蔽

在放射治疗中,患者是散射线的主要来源。散射线强度与剂量率、射线束能量、患者的照射区域和散射角度有关。距患者1m处,不同角度散射线与患者入射原射线的比值表示为α。表18-9给出了对于入射射线面积为400cm²时,不同散射角度和射线束能量的α值。对照射野为400cm²的MV级X射线束,散射角度为90°时,α值通常取0.1%。α值随散射角度的减小而增加。若照射区域面积非400cm²,α值需乘以面积/400。

表 18-8 不同材料和束流能量的物理密度值和 TVL

| 峰值电压(kV) | 铅(mm) ρ=11.36g/cm³ | | 混凝土(cm) ρ=2.35g/cm³ | | 铁(cm) ρ=7.8g/cm³ | |
|---|---|---|---|---|---|---|
| | HVL | TVL | HVL | TVL | HVL | TVL |
| 50 | 0.06 | 0.17 | 0.43 | 1.5 | – | – |
| 70 | 0.17 | 0.52 | 0.84 | 2.8 | – | – |
| 100 | 0.27 | 0.88 | 1.6 | 5.3 | – | – |
| 125 | 0.28 | 0.93 | 2.0 | 6.6 | – | – |
| 150 | 0.30 | 0.99 | 2.24 | 7.4 | – | – |
| 200 | 0.52 | 1.7 | 2.5 | 8.4 | – | – |
| 250 | 0.88 | 2.9 | 2.24 | 7.4 | – | – |
| 300 | 1.47 | 4.8 | 3.1 | 10.4 | – | – |
| 400 | 2.5 | 8.3 | 3.3 | 10.9 | – | – |
| 500 | 3.6 | 11.9 | 3.6 | 11.7 | – | – |
| 1000 | 7.9 | 26 | 4.4 | 14.7 | – | – |
| 2000 | 12.5 | 42 | 7.4 | 24.5 | – | – |
| 3000 | 14.5 | 48.5 | 7.4 | 24.5 | – | – |
| 4000 | 16 | 53 | 8.8 | 29.2 | 2.7 | 9.1 |
| 6000 | 16.9 | 56 | 10.4 | 34.5 | 3.0 | 9.9 |
| 8000 | 16.9 | 56 | 11.4 | 37.8 | 3.1 | 10.3 |
| 10000 | 16.6 | 55 | 11.9 | 39.6 | 3.2 | 10.5 |
| $^{137}$Cs | 6.5 | 21.6 | 4.8 | 15.7 | 1.6 | 5.3 |
| $^{60}$Co | 12 | 40 | 6.2 | 20.6 | 2.1 | 6.9 |
| $^{198}$Au | 3.3 | 11.0 | 4.1 | 13.5 | – | – |
| $^{192}$Ir | 6.0 | 20 | 4.2 | 14.7 | 1.3 | 4.3 |
| $^{226}$Ra | 16.6 | 55 | 6.9 | 23.4 | 2.2 | 7.4 |

散射线的能量通常低于原射线能量。当能量相对较低时(<500kVp),两者的差别不是很大,此时散射线也经常被认为与原射线能量相等。对高能 X 射线束(>500kVp),90°的散射 X 射线能量不会超过 511keV,所需屏蔽厚度可以根据 500kVp 能量 X 射线的透射曲线决定。散射线的能量随散射角度的减少而增加。

对于来自患者的散射线,若最大允许剂量率为 P(单位 Gy/w),则次级屏蔽的穿射系数 B 可估计为:

$$P=[(\alpha \cdot W \cdot U \cdot T)/d^2(d')^2] \cdot (F/400) \cdot B$$
$$B=[P/(\alpha \cdot U \cdot W \cdot T)] \cdot (400/F) \cdot d^2 \cdot (d')^2$$

其中 α 表示距源 1m 处、射线面积为 400cm²,散射线与原射线的比值,F 表示实际的射野面积大小(单位 cm),d 表示源距患者的距离(单位 m),d′ 表示患者距防护屏蔽的距离(单位 m)。设 90°的散射线 U 值为 1。提供给定透射系数的屏蔽厚度可由表 18-3 和 18-4 中相应的衰减曲线得到。(对于 90°散射线,能量<500kVp 的原射线能量曲线和能量>500kVp 的 500kVp

能量曲线;图 18-5 用于除 90°外的散射线。)

## 漏射线的次级屏蔽

对于运行在 500kVp 以下的治疗 X 射线单元,距源 1m 处, 管道泄漏的最大漏射线为 1rad/h(0.01Gy/h)。高于 500kVp(比如 ⁶⁰CO γ 射线和 MV 级 X 射线),距源 1m 处来自任意方向的漏射线, 根据规定章程不能超过距源 1m 处有效射线束剂量率的 0.1%。距源 1m 处,B 为使漏射线达到允许剂量率 P,次级屏蔽的透射系数,由下式决定:

对于运行能量低于 500kVp 的治疗单元,有:

$$P=WTB/(d^2 \times 60I)$$
$$B=Pd^2 \cdot 60I/WT$$

其中 I 表示工作在连续运行模式的 X 射线源时的最大管电流,W 表示工作负荷,表示为 0.01mA·min/w,分与小时的转换数为 60,d 表示源到屏蔽之间的距离。

表 18-9  散射线与原射线之比,其中散射线为距离膜体 1m 处,野面积为 400cm² 时的测量值,原射线为无模体情况下,距离源 1m 处的射野中心处测量值

| 源 | 散射线角度(以中间射线束为基准) | | | | | |
| --- | --- | --- | --- | --- | --- | --- |
| | 30 | 45 | 60 | 90 | 120 | 135 |
| X 射线 | | | | | | |
| 50 kV[a] | 0.0005 | 0.0002 | 0.000 25 | 0.000 35 | 0.0008 | 0.0010 |
| 70 kV[a] | 0.000 65 | 0.000 35 | 0.000 35 | 0.0005 | 0.0010 | 0.0013 |
| 100 KV[a] | 0.0015 | 0.0012 | 0.0012 | 0.0013 | 0.0020 | 0.0022 |
| 125 kV[a] | 0.0018 | 0.0015 | 0.0015 | 0.0015 | 0.0023 | 0.0025 |
| 150 kV[a] | 0.0020 | 0.0016 | 0.0016 | 0.0016 | 0.0024 | 0.0026 |
| 200 kV[a] | 0.0020 | 0.0016 | 0.0016 | 0.0016 | 0.0024 | 0.0026 |
| 250 kV[a] | 0.0025 | 0.0021 | 0.0019 | 0.0019 | 0.0027 | 0.0028 |
| 300 kV[a] | 0.0026 | 0.0022 | 0.0020 | 0.0019 | 0.0026 | 0.0028 |
| 4MV[b] | — | 0.0027 | — | — | — | — |
| 6MV | 0.007 | 0.0018 | 0.0011 | 0.0006 | | 0.0004 |
| γ 射线 | | | | | | |
| $^{137}Cs$[d] | 0.0065 | 0.0050 | 0.0041 | 0.0028 | — | 0.0019 |
| $^{60}Co$[e] | 0.0060 | 0.0036 | 0.0023 | 0.0009 | — | 0.0006 |

注意:

[a] 主射线束中心和有代表性患者体横截面模体边缘的平均散射线,X 管可达到的峰值脉冲。(Trout and Kelley, 1972[37].)

[b] 圆柱形模体。(Greene and Massey, 1961[38].)

[c] 圆柱形模体。(Karzmark and Capone, 1968[39].)

[d] 这些数据来源于倾斜放于中间射线束的平板。圆柱形模体需要使用更小的数值。(Interpolated from Frantz and Wyckoff, 1959[40].)

[e] 修改为 f=400cm²。(Mooney and Braestrup, 1967[41].)

(Source: National Council on Rodiation Protection and Measurements 1976[33].)

当治疗单元运行能量高于 500kVp 时,有:

$$P=0.001WTB/d^2$$
$$B=Pd^2/(0.001WT)$$

其中 0.001 是距放射 1m 处所测得的穿过源屏蔽室的 0.1% 的漏射线。

漏射线的能量近似与原射线的能量相同,应用原射线的透射曲线来决定漏射线的屏蔽厚度。而且,漏射线被认为是各向同性的(在各个方向的强度相同),所以在漏射线的屏蔽计算中,$U=1$。

对于治疗 X 射线束,原射线的屏蔽厚度远超过次级射线。因此,当屏蔽厚度达到原射线的屏蔽要求时,散射线和漏射线的屏蔽可以忽略,因为原射线的屏蔽可以将次级射线屏蔽到可忽略的程度。对 MV 级 X 射线束,对漏射线的屏蔽要求远超过散射线,这是因为漏射线的能量更高。因此次级屏蔽的需求通常主要由漏射线决定,除非在必须考虑小散射角的情况下。对于低能射线束,散射线和漏射线屏蔽需求之间的差别较小。散射线和漏射线的屏蔽计算一般是分开进行。如果对于原射线屏蔽需求之间的差别大于 3HVL(或者 1TVL),则两个厚度中较大的一个可以为两种次级射线提供足够的屏蔽。如果差异小于 3HVL,较大的厚度就需要增加 1HVL,才能对散射线和漏射线进行足够的屏蔽。

## 防护门的设计

除非为放射治疗单元提供屏蔽的房间入口设计成迷路通道,否则防护门必须与邻接墙提供同样的屏蔽效果。对于高能治疗射线束,防护门包含大量的铅和钢,需要电机装置来控制开门和关门。当电力中断时,要求能够手动对门进行操作。大多数情况下,迷路入口适合机械化,因为这种设计大大降低了对门屏蔽的要求。迷路通路的设计使得射线在到达门之前经过至少一次或多次的散射(图 18-6)。每一次散射,射线的强度和能量都会减少,对防护门的屏蔽要求也随之降低。防护门的屏蔽要求可以根据之前源到防护门路径中各个角度散射线强度的公式算出。大部分情况下,迷路入口设计可以将所需门屏蔽减少至几毫米的

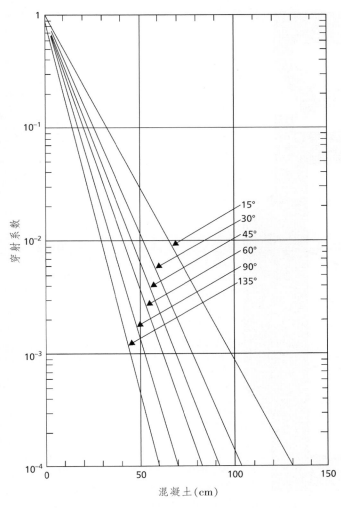

图 18-5　6MV 宽束 X 射线在不同角度散射线的穿射系数。

铅层。图 18-7 显示了不同的迷路设计实例。

## 例18-4

例 18-3 中的 6MV 直线加速器,现配备原射线阻挡器,使得传输低于 0.1% 的原射线,也能够阻止不高于 30° 的散射线。满足以上条件,且使用,居住因子为 1,则例 18-3 中的墙需要多厚的混凝土?

在表 18-9 中,在 1m 处,散射角度为 30°,野面积为 400cm² 的入射辐射散射线比例为 0.007,患者距离目标 1m,距离 $d'$,患者距离墙为:

$$d'=3m/\cos30°=3m/0.866=3.46m$$

如果患者治疗野面积平均为 400cm²,衰减因子 $B$ 的公式为:

$$B=[P/(aWUT)](400 / F)d^2/(d')^2$$
$$=[0.001/(0.007\times860\times1\times1)](400/400)\times1^2/3.46^2$$
$$=2.0\times10^{-3}$$

图 18-5,要使 6MV 的 X 射线在 30° 散射角时的衰减因子为 $2.0\times10^{-3}$,需要 70cm 厚的混凝土,这个厚度足够抵挡散射线,因为只有当治疗射线朝向墙照射时,散射线掠过射线阻挡器,射向墙壁。(在此计算中可以使用 $U=1/4$)。其余的时间射线指向不同方向,则散射角度变大,$\alpha$ 和平均能量都会减少。

## 例18-5

在例 18-3 中的 6MV 加速器,与机器旋转垂直方向的墙不会受到原射线的照射,墙与患者距离 4m,平均照射野为 20cm×20cm。如果房子的居住因子为 1/4,需要多厚的混凝土,从而屏蔽隔壁房间的散射线,保护非职业人员的辐射安全?

$$B=[P/(aWUT)](400/F)d^2/(d')^2$$
$$=[0.0001/(0.0006\times860\times1\times1/4)](400/400)\times1^2/4^2$$
$$=1.2\times10^{-2}$$

根据图 18-4 中 500kVp 的曲线,33cm 厚度的混凝土能够达到要求。

## 例18-6

例 18-5 中介绍的防护墙,请决定混凝土的厚度,多大可以达到对非职业人员的漏射线的防护:

$$B=Pd^2/(0.001WT)$$
$$=(0.0001\times4^2)/(0.001\times860\times1/4)$$
$$=7.4\times10^{-3}$$

漏射线和原射线的质是一样的,所以漏射线的衰减曲线可参考原射线,混凝土的厚度为 70cm。

## 例18-7

在例 18-5 和 18-6 中的防护墙,33cm 的混凝土能够屏蔽散射线,70cm 厚度能够屏蔽漏射线。37cm 的厚度差略超过 1TVL 的厚度 35cm,因此,屏蔽厚度需要 70cm。如果厚度差小于 35cm,则应该对 70cm 的厚度增加 1HVL(11cm 混凝土)。

## 中子的防护

当高能加速器产生的电子线和 X 射线与靶、均整器、准直器、患者和在加速器机房内其他材料作用后,会产生中子辐射。因此,高能(>10MV)加速器的 X 线束会被中子污染。因为电子产生中子的效率比 X 射线低,所以相比 X 射线束,高能加速器中产生的电子束相对中子污染较小。当 X 射线能量为 10~20MV 时,中子污染随 X 射线能量增加而快速增加,当能量大于

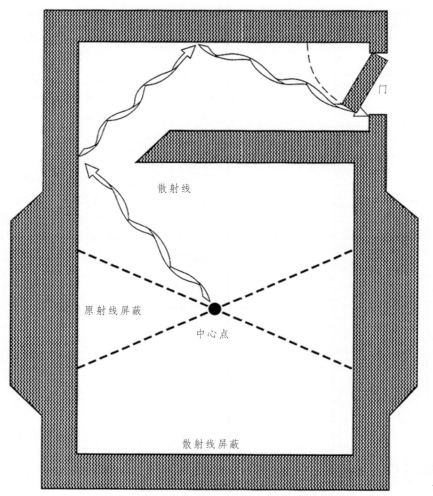

散 射 线

原 射 线 屏 蔽

中 心 点

散 射 线 屏 蔽

门

**图 18-6** 高能加速器入口迷路的设计。设计迷路只有多重散射后才能到达门口。

20MV 以后,中子污染保持相对恒定[43]。当 X 射线能量为 15~25MV 时, 射线束中轴上的中子剂量当量率约为 X 射线剂量当量率的 0.5%, 在原射线之外降低至约 0.1%[44]。中子的能量范围很宽,最大可达 1MeV。多重散射后中子的能量迅速衰减。混凝土可以有效地衰减中子,用于屏蔽 X 射线的混凝土通常也能对中子进行足够的屏蔽。

氢原子核(质子)和其他轻的原子核对中子的弹性散射,对中子能量的减少(中子慢化)最有效。铅等重原子核并不是有效的中子慢化材料,因为它只能引起中子偏转而不能减少中子能量。中子的防护对高能加速器治疗室防护门的设计是一大考验[33]。迷路入口可以大大减少中子到达防护门时的数量和能量。在大部分情况下, 若防护门中含有几英寸厚的含氢物质, 比如聚乙烯,可以有效地将治疗室外的中子剂量当量率减少至可接受的水平。硼(吸收截面较大)是低能中子很好的吸收剂。因此,含有硼的聚乙烯经常被用来屏蔽治疗室的防护门[34]。然而,当中子在门内通过(n,

γ)反应被吸收后,会释放能量为几 MeV 的 γ 射线(称为中子俘获 γ 射线)。γ 射线必须被门中的铅衰减,以保障室外的剂量率在可接受的水平。

高能加速器的屏蔽是一个复杂的过程,需要将治疗室外的 X 射线、中子俘获 γ 射线和中子降低至可接受的水平。NCRP 第 79 号报道提供了 TVL 的计算表达式, 用于减少平均能量为 E 单位 MeV 的中子的吸收剂量:

混凝土:$TVL(cm)=15.5+5.6E$;
聚乙烯:$TVL(cm)=6.2+3.4E$。

还有一些参考可以作为上述计算的补充[34,35,42-46]。然而, 这些计算应由高能加速器屏蔽设计专家来执行,可以由在场的临床物理师进行校验。

## 密封型放射源的防护

用于近距离放射治疗的密封性放射源的安全操

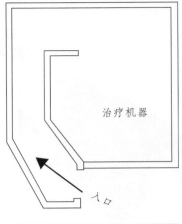

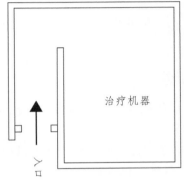

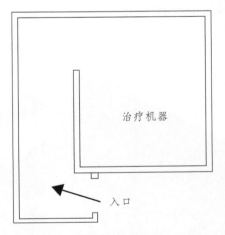

图 18-7　典型的放射治疗室的迷路入口设计。(Source：Jayaraman and Lanzl 1996[42].)

作、运输以及储存，需要由一位熟练掌握操作规程和放射安全的人员来监督管理。本节仅对一些原则进行讨论，但是在放射治疗中，高活性密封放射性源的安全使用还需要详细的安全规程[47-49]。

长半衰期的近距离放射源，存储在带有装满铅的抽屉的衬铅保险箱内，这种保险箱设计用于容纳各种形状的放射源，如针形、胶囊状、其他形状等。保险箱的设计要保证能够快速取出和收回放射源。防护区域

装有带铅玻璃窗的 L 型铅屏风，操作密封源时经常需要使用它。屏蔽区域装有反射镜的防护区域用于在不能直视的情况下执行对源的操作。β 射线源，如用于眼科的 $^{90}$Sr 和 $^{90}$Y，应该在低 Z 材料如丙烯酸屏蔽下操作。因为高 Z 材料，如铅，在吸收 β 粒子时会产生大量韧致辐射，所以不能用于 β 射线的屏蔽。

必须使用钳子处理密封源，而不能直接用手。用来清洗近距离治疗施源器的水槽需配备过滤器，以防不慎遗留的密封源丢失。近距离治疗源只能用化学方法进行灭菌，不能使用加热或高温蒸汽的灭菌方法。尽可能地应用后装程序来减少从事近距离治疗工作人员的照射量。辐射防护的三大原则(时间、距离和屏蔽)尤其适用于密封放射源的操作和运输。

近距离治疗源在传输过程中需一直放在含铅屏蔽的容器内，通常使用手推车将其运输到指定位置。手推车需时刻保持平衡，防止侧翻或源泄漏。当源在容器内时，要保证容器外贴有警示标志，且时刻需有人看管。容器只是用于运输近距离治疗源，而不能用于永久存储源。

保持对长活性的近距离治疗源的准确记录。尤其当放射线丝(如 $^{192}$Ir，$^{182}$Ta 或 $^{198}$Au)可以被切成各种长度，准确记录则很有难度。密封放射源必须进行周期性的防泄露测试，根据规定周期不能超过 6 个月。对于大部分密封源，通过使用湿布或棉布擦拭表面，然后根据擦拭工具表面是否有放射性来监测。如果擦拭表面的测试活度为 0.005uCi(185Bq)或超过此值，则认为源存在泄露。泄露源应被重新密封在容器内后退回供应商。镭源是尤其危险的，易产生氡泄漏。虽然这些源已不再推荐用于近距离治疗，但它们仍然有可能存在于医疗设备存储容器中。

对于短暂性或永久性粒子植入的患者，粒子的排出指南也是非常重要的放射安全问题。常规的粒子植入后排出注意事项应包括：与孕妇和小孩相互接触的规程，还有粒子被排出体外和被发现时应如何处理的规程。对永久性前列腺粒子植入患者，还包括关于性行为的规程(比如在术后需持续带 6 个月的避孕套)。

# 辐射测量

在放射设备的安装或改造后，需要进行辐射测量以保证所有占用区域的照射量在可接受范围内，以及确保屏蔽材料的完整性未受损害。调查还需保证设备能够正常使用，安全连锁和应急程序操作合理、有效，并能被员工所了解。放射防护测量设备一

般有三种：手提式电离室测量计、盖革–米勒计数器和
中子探测器。

## 电离室

　　便携式测量计可以测量几 mR/h 范围内的照射量
率(图 18-8)。此设备使用增压的电离室作为辐射灵敏
器件，测得电流直接显示在指示盘上，以 mR/h 为辐射
单位。必须采用标准源如 $^{137}$Cs 对电离室的灵敏性进行
周期性校准，如果所测光子能量与设备校准所用的光
子能量相差较大时，还需进行能量依赖性校准。设备
灵敏度随入射射线角度的变化同样需要校准。一些电
离室测量设备是非密闭的，当电离室校准条件与常规
使用条件差距较大时，还需要对周围的温度和气压进
行校正。

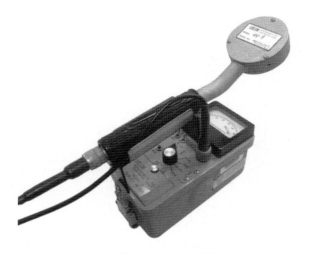

图 18-9　G–M 计数器。

## 盖革–米勒计数器

　　盖革–米勒计数器(G–M 计数器)中有一个含惰
性气体和少量杂质的密封圆柱状的探测器(图 18-9)。
当射线与气体作用时，在腔室内高压(~1000V)的作
用下，会产生电离"雪崩"。电离被收集后，探测器电
极上会产生电压脉冲，表明探测器内产生了电离。
读数会显示在静电计上，单位为计数/分钟。G–M 计
数器记录了单个的相互作用，不能用于测量辐射装
置周围实际的照射量和剂量率。然而，它的灵敏度
高于 β-γ 便携式测量仪所以适用于监测较小的放
射性和射线屏蔽的微小漏洞。但是，盖革–米勒计数
器需要很长的恢复时间(50~300μs)。因此，高活性
的探测会使 G–M 计数器瘫痪，导致计数受到抑制。

## 中子探测器

　　多种类型的探测设备可以检测和测量治疗室外
占用区域的中子。常见的设备有电离室，含有 BF$_3$ 气
体的正比计数器，或者涂有锂、硼或氢材料的壁。图
18-10 是 BF$_3$ 气体正比计数器，它由一个 9 英寸的含
有镉的聚乙烯球围绕，用于慢化中子，从而使其有效
地与探测器相互作用。电离室的测量以 mSv/h 为单位
进行记录。

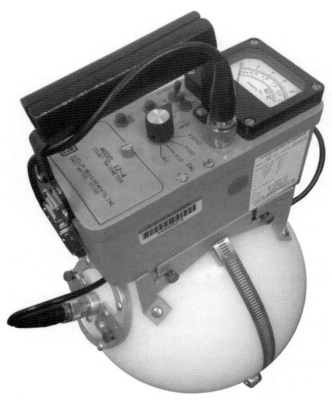

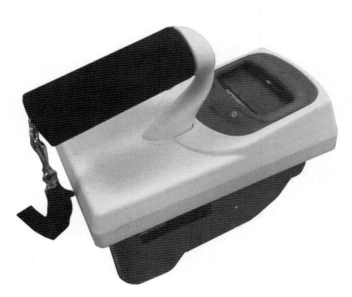

图 18-8　增压电离室测量计。

图 18-10　测量中子的 BF$^3$ 气体正比计数器。

# 个人监测仪

必须对直接从事电离辐射工作或在电离辐射源附近的人员进行照射量监测。有可能受到允许最大限值的十分之一剂量以上的人员,必须佩带至少一个辐射监测器,并周期性(两周一次或每个月一次)地读出监测剂量,从而测量出他们的实际受照剂量。多年来,我们经常使用的个人监测仪是照射量测定软片,它包含两个或多个牙齿大小的 X 线测量胶片,存放在密封盒中。这些胶片具有不同灵敏度,因此能够测量很大范围的照射量。胶片监测仪可佩戴在衣领上或身体两侧,有时在每个工作日两个地方都会佩戴。测量仪会被定期收回,将所测的被照胶片光密度作为佩戴此剂量计人员照射量的指数。个人剂量计可测量的辐射包括 X 射线、γ 射线、高能电子和中子。现今,光激发荧光指示剂(OSLD)取代了 X 线胶片和热释光剂量仪(TLD),作为监测器的敏感元件。OSLD 被改进成可适用于全身的测量,包括手腕测量仪和手指型测量仪,用于测量四肢的辐射量。这些监测设备尤其适用于血管造影和核医学。

大约有钢笔尺寸大小的小型电离室可以放在口袋里,用于从事电离辐射工作人员的剂量测量。很多袖珍电离室能够随时被读取,且允许定期评估受照剂量以作为程序步骤之一。袖珍电离室一般被从事近距离照射的工作人员使用。

# 总结

- 辐射标准基于对线性无阈值模型辐射伤害的风险评估。
- 辐射照射的随机效应包括致癌、胎儿畸形和发生突变。
- 辐射照射的确定性效应包括造血综合征、胃肠综合征和脑血管综合征。
- 在辐射防护标准发展中作出重要贡献的组织有国际辐射防护委员会和美国国立辐射防护与测量委员会。
- 使用有效剂量当量表述辐射剂量的限制,影响因素主要有:组织受到的平均吸收剂量,因射线的能量线性传递(LET)引起的各种因子的权重和特定组织受辐射后的死亡率和发病率。
- X 射线的屏蔽包括对原射线的主屏蔽和对次级射线(散射线和漏射线)的次级屏蔽。
- 影响主屏蔽和次级屏蔽厚度的因素包括工作负荷 W、使用因子 U、居住因子 T 和辐射源到屏蔽之间的距离。
- 高能加速器(>10MV)中需要对中子进行防护。辐射测量设备包括便携式测量仪、G-M 计数器和用于高能射线加速器和中子监测量的设备。

# 思考题

**18-1** 特定类型的辐射引起致癌的终身风险评估为 $10^{-3}/Sv$,当全身受到 0.05Sv 的辐射剂量当量后,终身风险是多少?评估是否建立在剂量符合线性无阈值模型的假设上?

**18-2** 对于一位 45 岁的放射工作者,NCRP 推荐的最大累积剂量限值是多少?如果工作人员受到的辐射累积剂量低于这个限值,则第二年的剂量限值应是多少?普通公众的最大累积剂量限值是多少?

**18-3** 在距离 200mCi 的点源 $^{137}$Cs 2m 处,剂量率是多少($\Gamma\infty=8.5\times10^{-8}\frac{Gy\cdot m^2}{h\cdot MBq}$)?若剂量率至少减低 0.02mGy/h 时,铅板的厚度应该为多少(HVL 7mm)?若源的活性强度增加到 800mCi,剂量率不变,则铅板的厚度应该增加多少?

**18-4** 一台 6MV 的直线加速器,每周治疗 60 位患者。组织空气比大约为 0.7 时,治疗对靶区的平均照射剂量是 2Gy。如果有一个非控制相邻房间,距离源 6m,居住因子为 1,需要多厚的混泥土墙使用因子才是 1/4?如果沿着墙有 4 英寸的铅,则需要额外加多厚的混凝土?

**18-5** 题 18-4 中,若条件改为 6m 外的墙壁,不接受任何原射线束($P=10^{-4}Gy/w$,T=1),请重新计算。

**18-6** 题 18-3 中的墙壁,需要多厚的混凝土来屏蔽漏射线?当散射和漏射都考虑时,是否需要额外的防护?

**18-7** 如果一患者由特定的直线加速器治疗(比如 30 位/天),治疗区域为患者整体体积的 30%,而且治疗跳数是静态调强模式的三倍,则对头部照射漏射线的防护要求有什么影响?如果已经设计了额外的十分之一阶层的防护,而且只用 6MV 进行 IMRT 治疗,则以上措施是否足够?

(韩晶晶 译 郑佳俊 时飞跃 校)

# 参考文献

1 Stannard, J. N. *Radioactivity and Health: A history*. Springfield, VA, Department of Energy, National Science and Technology Information Service, (DOE/RL101830-759), 1988.

2 Moeller, D. History and perspective on the development of radiation protection standards. In *Radiation Protection Today: The NCRP at 60 Years*, W. K. Sinclair (ed.). *Proceedings of the 25th Annual Meeting*. Bethesda, MD, National Council on Radiation Protection and Measurements, 1990.

3 Stebbings, J. H., Lucas, H. F., and Stehney, A. F. Mortality from cancers of major sites in female radium dial workers. *Am. J. Ind. Med.* 1984; **5**:435–459.

4 Luckey, T. D. *Hormesis with Ionizing Radiation*. Boca Raton, FL, CRC Press, 1980.

5 Gofman, J. W. *Radiation and Human Health*. San Francisco, Sierra Club, 1981.

6 Edwards, F. M. Development of radiation protection standards. *Radiographics* 1991; **11**:699–712.

7 Claus, W. The concept and philosophy of permissible dose to radiation. In *Radiation Biology and Medicine*, W. Claus (ed.). Reading, MA, Addison-Wesley, 1958.

8 International Commission on Radiological Protection. *Nonstochastic Effects of Ionizing Radiation*, ICRP Publication No. 41. Oxford, Pergamon Press, 1984.

9 United Nations Scientific Committee on the Effects of Atomic Radiation. (UNSCEAR). *Ionizing Radiation: Sources and Biological Effects Report E.82.1X.8*. New York, United Nations, 1982.

10 British X-Ray and Radium Protection Committee. X-ray and radium protection. *J Roentgen Soc.* 1921; **17**:100.

11 International Commission on Radiological Protection (ICRP). International recommendations for x-ray and radium protection. *Radiology* 1934; **23**:682 and *Br. J. Radiol.* 1934; **7**:695.

12 Taylor, L. S. The development of radiation protection standards (1925–40). *Health Phys.* 1981; **41**:227–232.

13 Taylor L. S. Organization of radiation protection. *The Operations of the ICRP and NCRP—1928–1974*, DOE/TIC-10124. Washington, DC, U.S. Department of Energy, Office of Technical Information, 1979.

14 National Academy of Sciences, National Research Council. *The Biological Effects of Atomic Radiation: Summary Report*. Washington, DC, National Academy of Sciences Press, 1956.

15 National Council on Radiation Protection and Measurements (NCRP). Maximum permissible radiation exposure to man: A preliminary statement of the National Committee on Radiation Protection and Measurements. *Am. J. Roentgenol.* 1957; **68**:260–267.

16 International Commission on Radiological Protection. *Recommendations of the ICRP*, ICRP Publication No. 1. London, Pergamon Press, 1957.

17 International Commission on Radiological Protection: *Recommendations of the ICRP*, ICRP Publication No. 26. London, Pergamon Press, 1977.

18 Kocher, DC. Perspective on the historical development of radiation protection standards. *Health Phys.* 1991; **61**:519–527.

19 National Council on Radiation Protection and Measurements. *Recommendations on Limits for Exposure to Ionizing Radiation*. NCRP Report No. 91. Bethesda, MD, NCRP, 1987.

20 International Commission on Radiological Protection. *Statement and Recommendations of the 1980 Brighton Meeting of the ICRP*, ICRP Publication No. 30. Elmsford, NY, Pergamon Press, 1980.

21 National Council on Radiation Protection and Measurements: *Limitations of Exposure to Ionizing Radiation*, NCRP Report No. 116. Bethesda, MD, NCRP, 1993.

22 National Council on Radiation Protection and Measurements: *Limitation of Exposure to Ionizing Radiation*, NCRP Report no. 116. Bethesda, MD, NCRP, 1993.

23 International Commission on Radiological Protection. *Nonstochastic Effects of Ionizing Radiation*. ICRP Publication No. 41. Elmsford, NY, Pergamon Press, 1984.

24 Meinhold C. Past-President, National Council on Radiation Protection and Measurements: Personal communication, 1992.

25 United Nations Scientific Committee on the Effects of Atomic Radiation. *Genetic and Somatic Effects of Ionizing Radiation: UNSCEAR Report to the General Assembly with Annexes*. New York, United Nations, 1981.

26 National Council on Radiation Protection and Measurements. *Implementation of the Principle of as Low as Reasonably Achievable (ALARA) for Medical and Dental Personnel*. NCRP Report No. 107. Bethesda, MD, NCRP, 1990.

27 Pearce, M. S., Salotti, J. A., Little, M. P., McHugh, K., Lee, C., et al. Radiation exposure from CT scans in childhood and subsequent risk of leukaemia and brain tumours: a retrospective cohort study. *Lancet* 2011; **380**: 499–505.

28 Mathews, J. D., Forsythe, A. V., Brady, Z., Butler, M. W., Goergen, S. K., et al. Cancer risk in 680,000 people exposed to computed tomography scans in childhood or adolescence: data linkage study of 11 million Australians. *BMJ* 2013; **346**: f2360.

29 Little, M. P. Cancer after exposure to radiation in the course of treatment for benign and malignant disease. *Lancet Oncol* 2001; **2**: 212–20.

30 Tubiana, M. Can we reduce the incidence of Secondary primary malignancies occurring after radiotherapy? A critical review. *Radiotherapy and Oncology* 2009; **91**: 4–15

31 Darby, S. C., McGale, P., Taylor, C. W., and Peto, R. Long-term mortality from heart disease and lung cancer after radiotherapy for early breast cancer: prospective cohort study of about 300000 women in US SEER cancer registries. *Lancet Oncol* 2005; **6**: 557–65.

32 Sasso, G., Greco, N., Murino, P., and Sasso, F. S. Late Toxicity in Wilms Tumor Patients Treated with Radiotherapy at 15 years of Median Follow-up. *J. Pediatr. Hematol. Oncol.* 2010; **32**: e264.

33 National Council on Radiation Protection and Measurements. *Structural Shielding Design and Evaluation for Medical Use of X Ray and Gamma Rays of Energies Up to 10 MeV*, NCRP Report No. 49. Bethesda, MD, NCRP, 1976.

34 National Council on Radiation Protection and Measurements. *Radiation Protection Design Guidelines for 0.1–100 MeV Particle Accelerator Facilities*, NCRP Report No. 51. Bethesda, MD, NCRP, 1977.

35 National Council on Radiation Protection and Measurements. *Medical X-ray, Electron Beam and Gamma-Ray Protection for Energies Up to 50 MeV (Equipment Design, Performance and Use)*. NCRP Report No. 102, NCRP, Bethesda, MD, 1989.

36 International Commission on Radiological Protection. *Report of Committee III on Protection Against X Rays Up to Energies of 3 MeV and Beta and Gamma Rays from Sealed Sources*, ICRP Publication No. 3. New York, Pergamon Press, 1960.

37 Trout, D. and Kelley, J. P. Scattered radiation from a tissue-equivalent phantom for x rays from 50 to 300 kVp. *Radiology* 1972; **104**: 161.

38 Greene, D., and Massey, J. B. Some measurements on the absorption of 4 MV x rays in concrete. *Br. J. Radiol.* 1961; **34**:389–391.

39 Karzmark, C. J., and Capone, T. Measurements of 6 MV x-rays: I: Pri-

mary radiation absorption in lead, steel and concrete. *Br. J. Radiol.* 1968; **41**:33–39.

40 Frantz, F. S. Jr, and Wyckoff, H. O. Attenuation of scattered cesium-137 gamma rays. *Radiology* 1959; **73**:263–266.

41 Mooney, R. T., and Braestrup, C. B. *Attenuation of scattered cobalt-60 radiation in lead and building materials.* Atomic Energy Commission Report NYO 2165, 1957.

42 Jayaraman, S., and Lanzl, L. (eds.). *Clinical Radiotherapy Physics*, Vol II. Bethesda, MD, CRC Press, 1996, p. 171.

43 Sohrabi, M., and Morgan, K. Z. Neutron dosimetry in high-energy x-ray beams of medical accelerators. *Phys. Med. Biol.* 1979; **24**:756–766.

44 Axton, E., and Bardell, A. Neutron production from electron accelerators used for medical purposes. *Phys. Med. Biol.* 1972; **17**:293–298.

45 Kersey, R. Estimation of neutron and gamma radiation doses in the entrance mazes of SL 75-20 linear accelerator treatment rooms. *Medicamundi* 1979; **24**:151.

46 National Council on Radiation Protection and Measurements: *Neutron Contamination for Medical Linear Accelerators*, NCRP Report No. 79. Bethesda, MD, NCRP, 1984.

47 National Council on Radiation Protection and Measurements. *Protection Against Radiation from Brachytherapy Sources*, NCRP Report No. 40. Bethesda, MD, NCRP, 1972.

48 American Association of Physicists in Medicine. *Remote Afterloading Technology*, AAPM Report No. 41. New York, American Institute of Physics, 1993.

49 International Electrotechnical Commission. *Particular Requirements for the Safety of Remote Controlled Automatically Driven Gamma-Ray Afterloading Equipment*, International Standard IEC 601, Medical Electrical Equipment, Part 2. Geneva, Bureau de la Commission Electrotechnique Internationale, 1989.

# 第 **19** 章

# 质量保证

目的
引言
质量保证的推荐规程
物理仪器
　电离室和静电计
　射野扫描系统
　辅助设备
　相对剂量测量设备
　巡检仪
常用的直线加速器
　安全规程
　机械精度检测
　光野一致性检测
　多叶准直器(MLC)质量保证
　束流剂量校准
　光子束的特性
　电子束的特性
治疗室内图像引导的质量保证
　安全规程
　X 射线束性质
传统模拟机的质量保证
CT 模拟机的质量保证
　激光

CT 床
　图像定位
　图像质量
　CT 密度表
治疗计划计算机
调强放射治疗的质量保证
　辐射安全
　治疗计划
　机器特性
　患者剂量验证
立体定向放射外科和放射治疗
近距离放射治疗的质量保证规程
　施源器
　放射源
　远程后装设备
　安全规程
　换源的质量保证
　日检质控规程
　月检质控规程
　患者特异性近距离治疗方案质控
总结
思考题
参考文献

## 目的

通过学习本章,读者应该能够:
- 描述放射治疗过程中有效的质量保证流程。
- 掌握执行质量保证的基本设备。

- 列举出相关的实验步骤和相关设备的测量误差。
- 区分调试测试和患者相关的测试。
- 描述近距离放射疗质量保证流程。

# 引言

一个全面的质量保证(QA)计划应该能够标出患者在治疗中能遇到的所有误差,从而尽量减少治疗过程中的不确定性。ICRU 建议剂量不确定性保持在低于 5%[1]的水平。在治疗中给予患者的剂量的偏差低于 5%并不是一个简单的任务[2]。据估计,大多数物理师使用的校准辐射束的设备的不确定性(95%的可信区间)约 1.5%[3]。另外,还有与治疗有关的其他不确定因素,如患者体厚、透射系数和剂量计算误差,使得患者接受的照射剂量的总体不确定度约为 5%。

一个好的质量保证方案应该是为每个设备而专门设计的。本章提出的方案包括了设备设计差异和可靠性、人员配备水平、患者因素和其他可变因素,这些因素应该紧密联系在一起。一个好的 QA 是一个持续改进的过程,QA 程序须权衡可利用资源来提高质量保证体系。随着技术的发展,质量保证项目必须适应新技术并且淘汰旧技术。一个应用新技术和程序的高效、高适应性的 QA 计划的框架应基于危险性分析技术(见第 20 章)。

# 质量保证的推荐规程

本章推荐的内容是作者在多个部门多年工作的经验总结。因此,本章重点讲述常规设备,而不是近现代的如机器人设备、断层扫描或质子疗法等。每一种剂量照射都有其特殊的测量方法,可以在其他的资料中找到[4]。然而,一般来说,无论何种设备,稳定的 QA 程序都有一些重要组成部分。他们包括:安全、机械、软件系统、射线特性和辐射/机械的一致性。不同供应商设备整合与连接系统的功能测试也很重要。

如前所述,质量保证测试的频率应针对每个机构、每一个设备元件个体化设定。表现不稳定的设备,或者根据记录还没有显示出稳定的设备,应该经常测试。当一件设备表现稳定,或其性能方面已被证明稳定,可以考虑减少测试频率。任何减少测试频率的提议必须在未能检测到意外事件和其潜在的不利后果间保持平衡。例如,许多直线加速器的输出已被证明是非常稳定的。然而,未能检测到的一个意想不到的变化导致输出错误引起的后果是灾难性的。因此,推荐每天坚持做输出稳定性的检测。

确定应执行什么样的测试取决于如何尽量使患者受到危害的风险最小。推荐的测试为两年检、年

检、半年检、季度检、月检和日检。为了减少执行年检所需的时间,一些工作可能被分配在月检或季度检完成。如果采取这种方法,则应确保没有测量事项被忽略。大多数日常的质量保证程序应该在每天开始治疗患者之前执行。这是由于设备功能故障常发生在一天治疗结束关机时或在一天的开始开机时,这些故障可能由于能量状态的变化或机器闲置引起。执行质量保证测试的时间若在白天或在治疗结束后进行将带来较高的风险:患者可能被有问题的设备治疗。

当测量的参数失效或超出阈值的限制时,应当在超出规定的阈值和可能发生严重的危害之间做一个评估。日常稳定性测量中射线的对称性偏移应在 3%以内。如果光束的对称性在特定的某一天是基线以外的,比如说 15%,患者治疗应不准执行,直到对称性完全修正好。另一方面,如果测得的值为偏差 4%(只超出限度 1%),一些有争议的说法认为患者的治疗应该继续,并可以推迟到当天治疗结束后做校正工作。作出选择取决于许多因素,如当天的治疗模式和过去的对称偏差。最后,重要的是获得一套全面的测量,而不仅仅根据单一测量数据采取行动。

QA 应该体现在患者连续的治疗过程中。在审核记录时,审核人应能够通过所有质量保证程序对患者治疗的各方面跟踪核查。例如,监控装置(MU)应该有连续性,剂量取决于治疗计划,计划系统和加速器的质量保证。

# 物理仪器

用于执行质量保证程序的仪器应纳入整体的质量保证系统当中。显然,不可靠的仪器不能可靠地反映出放射治疗设备的真实水平。质量保证程序不仅要列出用于校准的电离室,还要包括其他决定束流特性的设备,如水模体扫描系统、胶片扫描仪、二极管和热释光剂量仪(TLD)。辅助设备如温度计和气压计等也应纳入质量保证系统。本节就这些设备质量保证的规程和检测频率提出了相关建议,见表 19-1。

## 电离室和静电计

在正常情况下,用于校准的设备是非常稳定的[5]。除非质量保证程序非常完善,否则响应的变化可能检测不到。美国核管理委员会(NRC)和一些州要求用于校准治疗的仪器(即电离室和剂量仪)必须至少每 2 年在已被美国医学物理学协会(AAPM)认可的

表 19-1　物理仪器的质量保证

| 测量设备 | 步骤 | 频次 | 备注 |
| --- | --- | --- | --- |
| 校正设备 | | | |
| 标准电离室和静电计 | ADCL 校正 | 2 年 1 次 | 测量线性(0.5%以内)和空气校正因子 |
| 临床使用的电离室和静电计 | 内在对比 | 每半年 1 次 | 包括放射源和其他设备 |
| 扫描设备 | | | |
| 探测器 | 线性 | 1 年 1 次 | 记录和校正 |
| | 杆效应 | 1 年 1 次 | 记录和校正 |
| | 漏电率 | 首次使用时 | 记录和校正 |
| | 短期稳定性 | 首次使用时 | 记录和校正 |
| | 能量相关性 | 首次使用时 | 仅对二极管探测器 |
| 定位器 | 精度和重复性 | 每次使用时 | |
| 剂量测定附件 | | | |
| 固体组织等效物 | 完整性 | 每次使用时 | 关注是否有空隙、裂缝、探测器凹槽的损坏 |
| 水银温度计 | 与标准刻度比较 | 首次使用时 | 少于 0.1℃ 误差 |
| 电子温度计 | 与标准刻度比较 | 每月 | 少于 0.5℃ 误差 |
| 无液或电子气压计 | 与标准刻度比较 | 每月 | 少于 2mmHg 误差 |
| 水平仪 | 与标准刻度比较 | 首次使用时 | 0.3% |
| 其他的剂量测定设备 | | | |
| TLD 系统 | 校正刻度 | 每次使用时 | 记录和校正 |
| | 线性 | 首次使用时 | 记录和校正 |
| 胶片 | 剂量响应 | 首次使用时 | 测试每盒胶片的成像及相关设备的能量 |

剂量实验室校准,剂量校准实验室(ADCL)的设立用于把从国家标准与技术研究所(NIST)设立的校准因子传递到客户设备上。ADCL 由 AAPM 监督,须向 AAPM 频繁地提供关于他们的工作负荷和经验的报告,同时还要接受 AAPM 的定期检查[6,7]。通过使用精密仪器按照良好的工作步骤,ADCL 能够给用户仪器测定一个校准因子,其不确定度仅仅略高于 NIST[3]维护的国家标准。电离室用来测量射线束的绝对剂量,其校正因子受它的几何形状、收集体积和材料成分影响(即下文 AAPM 任务 51 组或等效校准文件)[8]。

每两年的电离室和静电计的 ADCL 校准不能取代常规的 QA 程序。仪器的常规校准,称为本地标准,不能被假定为其校准因子在整个为期两年的时间间隔内一直保持不变。相反,在 ADCL 二次校准中间,建议一年两次和其他仪器或同位素源做比对。对于相同的测量条件下,两个相似电离室检测到的信号(即相同的型号),它们的校准值的比值应该相等。在仪器被发送到 ADCL 实验室之前和之后均应做仪器间比对,以发现其运输过程中可能发生的损坏。一个理想的冗余系统可以由两个电离室/静电计系统和同位素源组合而成[7]。机构应提供第二个电离室与静电计,以及某些类型的同位素源(无论是 $^{60}$Co 治疗机或 $^{90}$Sr 源)建立冗余系统。应该保持冗余系统的组件间的相互比较持续进行并记录,使得每一个组件可以随着时间的推移监测。

电离室与静电计系统的其他几个性能指标应该进行评估。每一件设备初次使用时,应确定杆效应。杆效应是对由电离室杆和电缆电离产生的额外信号的测量结果[9,10]。每个电离室也应该测试离子复合引起的收集极电荷量的损失。这些性能指标在电离室用于测量的每个射束方式和能量时都需要测量。

理想情况下,每次使用电离室和静电计系统时,应进行简单的电容试验,快速检查系统响应的不变性。电容式检查是通过用剂量仪为电离室施加或去除偏压测量累积电荷的方式实现的。所测量的电荷与施加的收集电势的商表示电离室和静电计系统的电容。此值应在每次使用中保持不变。

## 射野扫描系统

用于测量辐射束特性的仪器一般不用于校准辐射束。它们用于测量相对剂量或电离量分布,得到的数据有时用于治疗计划的计算。这些系统的探测器不需要进行校准,但应进行测试,需要做完整测量以评估在一段时间间隔内它们的可靠性和响应的稳定性。在收到探测器后应检测验证,应确保在一天的使用中探测器的响应是恒定的,并保持防水、漏电流不显著或不超过一定的限度。扫描的机械装置应进行测试,以确保移动平稳、可靠、探测器可以重复定位,应确保定位和读出装置的线性。类似的检测程序适用于平板扫描仪和胶片扫描计量仪。

　　射束扫描系统应提供准确的距离测量,并在高剂量率(HDR)、低剂量率(LDR)和高剂量梯度区域等情况下均能有适当的响应。为消除加速器剂量率变化的影响,经常使用参考电离室。三维(3D)射野扫描系统的设置如图 19-1 所示。对于同一直线加速器,用两个系统测量的断面剂量分布和剂量深度曲线应该是相同的。推荐使用另外一套系统,而不是收集数据的原系统,对断面剂量分布和剂量深度曲线做点测量抽查来确保测量结果的准确性(例如,胶片、二极管阵列、另一套扫描仪或点测量电离室)。没有参考电离室的曲线可能不光滑,但它会给出正确的比例,特别是在野外的低剂量区。

## 辅助设备

　　一台加速器的精确标定需要尽可能地仔细放置

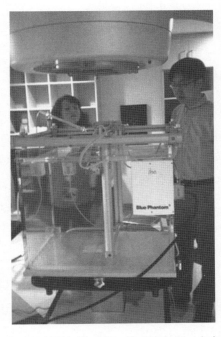

**图 19-1**　典型的射野扫描系统。该系统包括一个水箱、一个计算机控制的定位系统和辐射探测器。驱动计算机的软件可显示测量结果,并可以分析各种需要的数据。数据通常可以以直接输入治疗计划系统的格式保存。三维水箱位于治疗束的下方。

探测器的位置,并对环境条件精确测量,因为这些都会对电离室产生影响。用于定位校准仪器的设备应定期检查磨损和损坏。这些设备包括标尺、电离室定位器件和固体模体材料。定位和扫描设备重复摆位偏差应在 1mm 内,并且给出的探测器的位置精度也在 1mm 以内。

　　确定环境条件的装置应定期测试,温度计,特别是电子设备,应定期与参考仪器进行比较。比较的频率取决于仪器类型。电子设备应相互比较,时间间隔一周或一个月。初次使用水银温度计之前应该与一个类似的仪器相比较。

## 相对剂量测量设备

　　用于相对剂量测量的剂量仪(如二极管与 TLD)或剂量分布(如影像)的剂量仪不需要校准。不过,他们的使用应该作为质量保证程序的一部分进行监测。这类设备如 TLD 和辐射胶片或辐射变色胶片的响应需经常测量,在每次使用都要适当地修正。同样的,可以影响这些设备响应的行为在它们的首次使用前进行评估,如响应的线性度。实际测量后如有必要应更正。

## 巡检仪

　　用于测量患者周围的剂量水平的设备,如盖格-米勒(G-M)计数器和巡检仪,应每年校准。这往往是州政府或 NRC 的要求,这些仪器的校准状态需要在检查过程中进行验证。如果它们是电池供电,电池必须在使用前进行操作和测试。对每个程序进行检查是确保设备运行可靠的途径。

# 常用的直线加速器

　　常用的直线加速器比早期的设备复杂,他们越来越多地依赖于计算机技术。先进技术的应用可能会消除一些误差但也会带来其他风险,因此患者受到伤害的风险必须加以防范[11]。综合测试可以减少这些风险。表 19-2 和表 19-3 对推荐程序和测量频率进行了总结。AAPM 的 TG40 为直线加速器、⁶⁰Co 治疗机与传统模拟机[12]的质量保证测试提供了早期指导。该工作组还就整体质控管理做法提出了建议。对于直线加速器的质量保证,TG40 的报告已由 TG142 进行了更新[13]。TG142 对现代直线加速器的扩展功能的 QA 提出了建议,包括多叶准直器(MLC)、动态楔形板、门控技术以及集成在加速器上的成像系统。

**表 19-2 兆伏级加速器质控频率和推荐的容差范围**

| 质控项目 | 年检 | 月检 | 日检 |
|---|---|---|---|
| **安全规程** | | | |
| 防护调查 | 有限的调查 | 查看防护有无变差的迹象和相邻空间的使用 | — |
| 联锁和患者视频/音频监视系统检查 | 检查工作是否正常 | 检查工作是否正常 | 检查工作是否正常 |
| **机械调整** | | | |
| 准直器等中心 | 使用机械指针指示误差在 1mm 半径圆内 | 使用光场/十字准线指示误差在 1mm 半径圆内 | — |
| 钨门的水平和竖直及相对于准直器轴的对称性 | 水平线误差 0.5°,竖直线 0.5°,准直器轴的对称性±2mm | — | — |
| 光野坐标指示 | ±2mm,从 5cm×5cm 大小的野至 20cm×20cm,大于 20cm×20cm 的野为 1% | 选择满足年检规格的野尺寸测试 | 单野±2mm,野中心轴偏差±2mm |
| 准直器角度指示 | 机械误差±1°,整圈数字显示±0.5° | 机械误差±1°,数字显示与真实差±0.5° | — |
| 机架等中心 | 1mm 半径圆内 | — | — |
| 机架角度显示 | 机械误差±1°,整圈数字显示±0.5° | 机械误差±1°,数字显示与真实差±0.5° | — |
| 床等中心 | 1mm 半径圆内 | — | — |
| 床度数 | 机械误差±1°,整圈数字显示±0.5° | 机械误差±1°,数字显示与真实差±0.5° | — |
| 床位置指示 | 2mm | ±2mm | 床升降 2mm |
| 床面凹陷 | 2mm | — | — |
| 光野边缘 | 等中心处±1mm,其他处±5mm | 等中心处±1mm,其他处±5mm | 等中心处±2mm |
| 激光灯 | ±1mm | ±1mm | ±2mm |
| **射束准确测试** | | | |
| 光射野重合性 | 全射野±2mm,5cm×5cm 至 20cm×20cm 野±2mm,大于 20cm×20cm 的野为±1% | 选择满足年检规格的野尺寸测试 | — |
| 准直器旋转 | 1mm 半径圆 | — | — |
| 机架旋转 | 1mm 半径圆 | — | — |
| 床旋转 | 1mm 半径圆 | — | — |
| **校准** | | | |
| 出束校准 | ±2%(水中剂量) | ±2%(恒定性检查) | ±3%(恒定性检查) |
| 电离室线性度 | ≤1% | — | — |
| 机架角输出变量 | 在选择的角度≤1% | — | — |
| **光子束特性检测** | | | |
| 输出的野大小 | 全射野范围稳定性±2% | 所选野稳定性±2% | — |
| 百分深度剂量(或组织最大比) | 全射野大小和深度稳定性±2% | 所选深度和大小的野稳定性±2% | — |
| 射线平坦度 | 30cm×30cm 野 10cm 深度处 80%等剂量线±3% | 所选野处稳定性±2% | — |
| 射线对称性 | 在所选机架角处射野中心轴两侧等距离处差异≤2% | 所选野处稳定性±2% | — |
| 楔形因子和附属设备 | 适用野的范围稳定性 2% | 单野稳定性 2% | — |
| **电子束特性检测** | | | |
| 射野大小对电子筒尺寸的依赖性 | 全射野范围的稳定性±2% | — | — |
| 百分深度剂量 | 全射野大小的深度稳定性±2% | 所选野的深度稳定性±2% | — |
| 射线平坦度 | 固定机架角度,30cm×30cm 野 10cm 深度处 80%等剂量线内为±3% | 所选野的稳定性±2% | — |
| 射线对称性 | 射野中心轴两侧等距离处差异±2% | 所选野的稳定性±2% | 单个野的稳定性±3% |

表 19-3 多叶准直器质量保证

| 频率 | 测量内容 | 偏差 |
|---|---|---|
| 患者的特异性 | 在每个野用于治疗前比较生成的 MLC 射野与模拟机的射片或 DRR 片 | 2mm |
| | 治疗师每次治疗对 MLC 射野双重检查 | 预期的射野 |
| | 患者每个射野的在线治疗验证 | 医生审核 |
| | 下个野前审核通过 | 医生审核 |
| 周检 | 光栅质量测试 | 目测检查变速器的运动或有无光栅错位 |
| 月检 | 设置光野射野重合性的两个指定模式 | 2mm |
| | 定量光栅实验(主机架角度) | 1mm 叶片纠正位置 |
| | 检查联锁 | 所有必须都可用 |
| 年检 | 设置比对超出机架与准直器角度范围的光射野 | 2mm |
| | 叶片位置重复性 | 1mm |
| | EPID 用以评估叶片间漏射和叶片传动装置 | 50% 等剂量线边缘在 1mm 以内 |
| | MLC 透射 | 相邻叶片漏射<3%,相对叶片漏射<25% |
| | IMRT 模式(静态调强,移动射野) | 1mm 半径 |
| | 检查技师的工作步骤和职责 | 最大误差<0.35cm |
| | | 95% 的偏差数小于 0.35cm |
| | | 所有的操作人员必须完全理解操作和程序 |

## 安全规程

在安装新的 MV 级高能设备时,应执行完整的辐射防护检查[14]。没有必要重复检查,除非设备、处理设施、工作负荷或该设施使用的空间发生变化。在每年一次的基础上,审查原防护的条件并确定该条件是否仍然适用。例如,兆伏级治疗机的负荷随时间改变较为常见,如果目前的工作负载超过了在安装时预期的情况,原防护检查和相关的计算可能不再有效,同时,应检查治疗设施周围空间的使用情况,并与安装时的情况进行比较。不仅应该警惕建筑结构的变化,还要警惕邻近空间占用的情况并且要随着时间持续观察,因为与治疗室相邻的空间可能不在放疗科的控制之下。最后,审查应包括检查设施的物理条件。当建筑结构出现任何恶化的迹象时都应做重复的检测。治疗系统本身的物理条件是不容忽视的,虽然彻底检查需要拆卸机器的外壳才可以完成。曾有几个实例,是在维护兆伏级治疗单元时忘记装上拆下的治疗头中的屏蔽部分。如果怀疑此类事件,则应该对加速器头进行泄露检查[14,15]。通过关闭准直器钨门,用放射胶片覆盖加速器的头部,然后长时间出束,则可以找到高辐射泄漏的区域。将大体积电离室放置在距离直线加速器机头内光子靶 1m 处,也可以测量机头的泄漏。

现代计算机化的直线加速器配备有软件用来测试大多数联锁。简单的联锁直接影响到患者或工作人员的安全性,应每天至少检查一次,门联锁是一个例子。有些联锁较难测试,检查的时间间隔更长(如直线加速器紧急停机和床辅助电源应每年进行测试)。其他如"On"键射线工作指示灯也应每日检查。

在兆伏级治疗室安装闭路电视和音频监控系统是很好的做法,这使治疗师能够对治疗室内的患者保持观察。这些设备应每天进行检查以保证可以正常工作。

## 机械精度检测

在验收测试时,要进行机械测试以确保准直器旋转轴稳定且和机架旋转中心轴的偏差不超过指定误差。每年准直器和机架旋转轴的旋转偏差应使用机械设备重新测试。大多数直线加速器提供的机械前指针最适合做此项工作(图 19-2)。

月检时,可以使用坐标纸上的十字线跟光野内十字线重合来进行这项测试。准直器旋转期间,十字线的中心不应该漂移出 1mm 半径的圆周之外。同样,小机头钨门也应该和准直器中心轴平行、正交和对称,这也可以使用坐标纸验证。

与大多数高能治疗机一样,辐射场的尺寸由安装在准直器内部的光源通过准直器钨门投射的光野指示。数字显示的野大小和实际光野尺寸的误差应该在 2mm 以内。

角度指示器的精度可以通过将加速器的机架旋转到水平位置,并且将数字水平仪放置在任一准直器

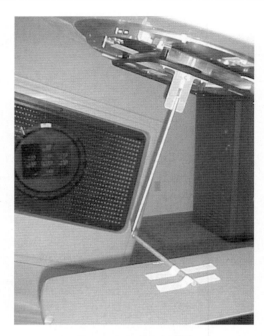

**图 19-2**　使用机械前指针来测量准直器、机架和患者治疗床旋转中心稳定性。

钨门上或与之平行的表面来评估。每年一次,角度指示器的准确性应在准直器旋转的全范围内进行测试。每月的精度测试应选择几个角度进行。

机架等中心是机架的旋转轴。理想情况下是一个点,但由于机械精度的限制,它是一个摆动并转动的小圆,用机械方法可以确定这个圆以量化机架旋转轴的变化。机械指针可以用于标示中心的变化。下面的方法供参考,将像一个小直径钻头的金属指针固定在治疗床上并升高到等中心点的大致位置,延长准直器指针直到它几乎触及治疗床上的指针,加速器机架在整个运动范围内旋转同时观察准直器指针的尖端的位置变化(图 19-2)。如果需要,应该调整准直器指针的长度以将尖端的运动减少到最小,应该观察机架旋转平面内和垂直于机架旋转平面方向上的变化。针尖的运动范围应限制在 1mm 半径范围内,这个球体的中心为等中心。这个测试应每年重复一次。

数显角度的精度应在 0.5° 以内,而机械刻度应精确至 1°。角度指示器精度每年年检应在整个运动范围内进行测试,每月月检在选定的角度测试。

使用先前用于机架和准直器等中心测试的指针测试治疗床旋转轴线的稳定性是最方便的。准直器指针应先调正,以便它指示的中心球包含机架等中心。床应全范围旋转,同时观察固定在床头的针尖的活动范围(图 19-2),床头针尖的活动范围不应超过半径 1mm 的球。这个测试应该每年进行一次。

治疗床的数显应该精确到 0.5°,机械刻度显示应精确到 1°。床全角度的指标测试应该每年一次,每月月检在选定的角度测试。

几乎所有常用的直线加速器治疗床都是悬臂式设计。因此,伸出的床头会因患者的体重而轻微凹陷。治疗师摆患者时经常会用到床表,可用尺子测量床面到激光线的距离,如果床不水平,两边的数值将不一样。一种床头下沉的测量方法是尽量朝着机架伸出床头,并通过升高床面至该等中心层面,将少量的重量,如 10kg(22 磅),放置在床面近机架部分,床面的位置相对于参考点的位置需标示。校准的激光线或准直器的前指针可用于此标示,然后向床头添加额外的重量,以模拟一个 75kg(170 磅)患者的重量分布,也可以使用添加 25kg(55 磅)在近机架的床面顶端来做这项测试。标记床头相对于参考点的位移,位移不应超过 2mm。这个检测应每年进行一次。

纵向、垂直和横向的床体位置指示器应精确到 2mm 以内,各项指标的准确性应每年在床的全部运动范围内进行测试,并每月选择几点进行测试。床高度指示器的准确性应每天选一个位置进行检测。

光距尺(ODI)是确保患者准确定位的有效辅助方法之一。其精度应通过与机械前指针的比较或通过准直器上的参考点进行的测量来确定。大多数光距尺的最大精度在等中心点的位置,在这个位置光距尺应精确到 1mm 以内,在其他的位置可接受的误差在 ±3mm。光距尺可能因时间逐渐降低精度,年检、月检应该针对完整工作范围,日检测试等中心即可。光距尺应在日常使用范围内确保精度。对于大多数临床治疗距离即源轴距(SAD)100cm 的直线加速器,这个检查范围应在 80~120cm。

定位激光灯指示加速器的等中心,并用于将患者定位在治疗束中。检查定位激光灯也是通过在之前测试中应用的前指针进行的。可以观察到定位激光灯与对准等中心点的前指针相交。激光的位置在等中心 1mm 内。治疗师通常使用距离等中心点 30cm 或更远的激光对患者进行摆位。因此,必须在使用范围内校正激光器的精度。每月应进行详细的激光灯检测。在日检时,可以进行一个简单的测试,确保激光线与等中心交点在 2mm 以内。

## 光野一致性检测

在常用的直线加速器中,射野的尺寸通过一个安装在准直器里面的光源投射光野显示。这个光源可通过一个旋转装置或滑块组件定位在 X 射线靶的位置,也可以放置在准直器轴线的一侧，利用镜子反射光线。在任何一种情况下，该光源都必须与实际或虚拟位置的辐射源重合。验证光野与射野重合性最容易的方法是通过使用胶片或其他诸如电子射野成像器件之类的设备进行验证。光野与辐射场一致性应沿每个边界误差在2mm以内。此外，光的整体尺寸大小应与辐射场一致，在20cm×20cm射野范围的误差应小于2mm，大于20cm×20cm的射野，误差应小于野大小的1%。

同时，应检查射野和准直器大小指示器之间的一致性。前面提到的指标也适用于射野大小与准直器指示的一致性。否则，准直器指示器的大小、光野大小和射野大小之间的偏差可能会累积到不可接受的水平。光野和射野的一致性的测试应该是每年进行全范围野尺寸的检测和每月选定部分尺寸的野进行检测。在一些直线加速器中的反光镜的位置很容易引起光野变化。如果镜子被替换或在维修中被移动，必须立即验证灯光/射野的重合性。

前面提到的机械测试确保了准直器旋转轴是稳定的，但是，它并不能保证射束也绕同一轴线旋转。射束和机械旋转轴线不一致表明辐射源可能没有正确地定位在准直器旋转轴线上。准直器旋转稳定性很容易检查，将胶片固定在治疗床床面，床面定位在等中心处，打开一对准直器钨门至中等大小（例如15cm），而另一侧应关闭到尽可能最小的对称位置，旋转准直器后对同一张胶片进行几次曝光。应选择合适的准直器角度，以使曝光位置不要相互重叠。准直器应在整个运动范围内曝光；通常进行五次或六次曝光就可完成测试。完成后，胶片呈现出的图案让人联想到车轮的辐条（图19-3）。如果辐条的宽度大于1~2mm，应该沿着每个辐条的中心线小心地拉一条铅笔线。理想的情况是，辐条都应该交于同一个点。在大多数情况下，

辐条会在距准直器旋转中心点的近处穿过。辐条都应该距离准直器旋转轴1mm内即胶片中间出现一个半径不超过1mm的圆。然后，将钨门开关的位置反过来并再次测量。这个测试应该每年重复一次。有一个类似的治疗床的测试是将准直器位置固定，然后旋转床边曝光。胶片轮辐交点的改变表示床旋转中心存在偏移。

用于测试机架旋转的辐条图像可以通过将胶片竖直放置在床头使其垂直于机架旋转轴线而进行。平行于机架旋转轴线的准直器钨门闭合到最小的对称设置，而另一对钨门在中线位置开放。让机架在几个不同的角度曝光，应避免曝光位置重叠。对于这个测试，应该注意的是胶片的位置要准确位于射野中心轴决定的平面。此外，旋转准直器，使钨门关闭到最小值，且边缘平行于机架旋转轴。胶片评价方法如前面所述，辐条都应在偏离旋转中心轴1mm之内。这个测试应该每年重复一次。

## 多叶准直器(MLC)质量保证

大多数现代的直线加速器将MLC设计为三级准直器。在许多治疗应用中，MLC取代了挡块并且能够符合相对复杂的形状。无论是设在治疗头内还是作为一个外置附加配件都是可行的，这取决于制造厂商。图19-4展出一种可行的机械装置及其配置。作为机械设备，MLC的放射治疗性能在很大程度上依赖于它们的物理设计。

MLC的初衷是提供一个射野边界，以消除制作挡块的危险和工作的烦琐。随着使用MLC的调强放射

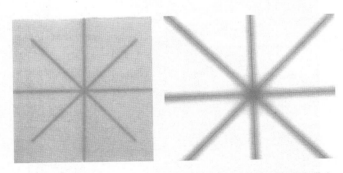

图19-3 表示准直器旋转稳定性良好的胶片。右边的图片是左侧图像中心区域的放大。（Source：Courtesy of Rich Goodman, Waukesha Memorial Hospital.）

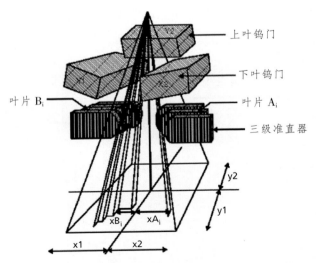

图19-4 多叶准直器的通用配置。这里除了一级准直器外，还显示了两侧的钨门X和Y。为了看得清楚，钨门Y1没有显示。（Source：AAPM Report No.72，2001[16].）

治疗(IMRT)的发展,它的物理特性与治疗剂量给予密不可分。现在,更加深入理解 MLC 的设计是治疗计划和质量保证所必需的。

本节揭示 MLC 的一些基本属性。对于更多信息,可以参考制造商的说明。制定 MLC 的质量保证规程应该与该机构开展的治疗方式相一致[16]。基本的测试应该表征机械和辐射的性能,而组件的日检、月检和年检通常涉及保证正确操作并监测所有变化。MLC 的一些重要的测试和特性包括叶片的位置校准、叶片穿射、叶片漏射、光野和射野的一致性、凹凸槽效应和机架与准直器旋转时的稳定性。叶片穿射、叶间漏射和凹凸槽效应如图 19-5 所示。

重力对叶片操作的影响应通过模拟多种机架和准直器的角度进行。通常是使用栅栏试验。试验由 5~10 个 MLC 叶片运动使所有的叶片随着叶端一个 1~2cm 的小开口在一条直线上一起移动。照射胶片或电子射野影像装置(EPID)受到照射,并由此产生类似栅栏的图像。这个测试可以确定任何不随其他叶片运动的叶片。AAPM TG50 和 TG142 号报告所采纳的推荐测试项目和频率如表 19-3 所示。

## 束流剂量校准

AAPM TG51 号文件建议的校准剂量是电离室指示在 10×10 野、水表面的源皮距在正常治疗距离(通常为 100cm)[8]的情况下最大深度处的剂量。然而,用于标定剂量的测量通常在另一个深度测得,如 10cm。每年一次测量输出监测系统的精度十分重要,精度要求在 2% 以内。每月应使用本单位标准测量设备而不是 ADCL 校准过的设备进行输出的稳定性检查,可以使用一个便于安装的固体水模执行此检查,连续两个

月之间的剂量偏差必须在 2% 内。每天剂量输出稳定性也应该检查,商业化的设备设计得很便于测量,可用于这些测试以及执行其他一些常规的质量保证测量,如剂量平坦度和对称性(图 19-6)。每日稳定性检查重复性最好在 3% 以内。最后,输出应每年由院外独立测量机构进行验证,这通常是使用 TLD 或光激发荧光剂量仪,邮寄过来照射后寄回确定绝对剂量。

监测器输出校准通常是设置一个简单的代表性的跳数如 100MU。因为患者治疗可能涉及很宽的跳数范围,监测器的线性必须验证。通过设置多次不同的 MU 出束,用电离室读出测量数据,绘制出 MU 与读数间的函数图。用过原点的直线拟合所有数据点,所有点的误差均应小于 1%。

输出校准测量最常见的是定位在射束垂直向下的位置。然而,许多治疗中将机架打在其他的角度,随着机架的旋转,输出必须不能发生显著变化。用水膜体在其他机架角度做输出校准测试不容易,但一整块固体水或一个合适的密封水箱可以用来测量其他机架角度的射束输出。测量重要的一点是确保电离室与源的距离固定不变,剂量随机架角的变化不应超过 1%。这个变化每年需测量一次。

## 光子束的特性

每年应对代表性的射野尺寸进行测量,以确认输出特性与原始测量相比改变不超过 2%。变化超过 2%

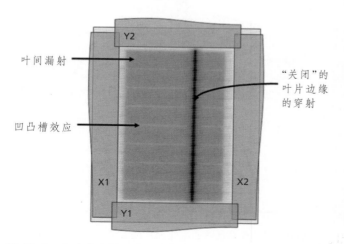

图 19-5　多叶准直器的不同成分的影响,包括叶间漏射、凹凸槽效应和叶片穿射。

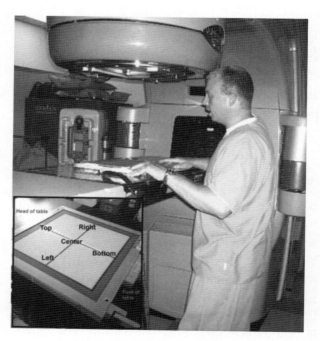

图 19-6　日检测量,可以轻松测量射野输出量、平坦度和对称性。图中示出了设备的射野方向观视图和设备的方向标定。

表明用于治疗计划计算的数据需要修改。光子束能量的稳定性应检查，确保加速器射束能量与治疗计划计算应用的数据一致。百分深度剂量应每年检查一次并使用足够多的深度和野大小来确认数据与原始测量保持在 2% 的范围内。月检时，应进行部分测量。

射线平坦度需要在水模体每年做一次测量，测量不仅是确保治疗机正常工作，更重要的是验证治疗计划的数据是否保持有效。射线平坦度指定为 10cm 深度水或水等效材料下，射野开到至少 30cm×30cm，沿射野中心轴在 80% 野宽度范围，确定剂量最大值和最小值。这些值的差除以它们的和不应超过均值的 3%。在每月的月检，应测量并确保射线的平坦度和对称性。这些测量应选取一个或几个大小不同的野，并证明平坦度保持不变，偏差在 2% 以内。射野平坦度很大程度上是一种由均整块确定的物理参数并且不易调整。另一方面，对称性可以用射束转向装置控制并需要监测以确保没有发生基线漂移。

验收和调试测试程序通常包括射野对称性的测量，同时获得基线值。用于测量和描述射野对称性的验收规程包括在最大剂量深度测量射线离轴比曲线和检查距离中心轴相等距离处的点剂量，相对中心轴心两侧点的剂量相差应不超过中心轴剂量的 2%。

射野的对称性可以随均整块位置和治疗机控制电路的变化而变化。这种不对称可以导致患者整个靶体积内剂量分布失真。

应对射束对称性的稳定性进行每月抽查，以验证是否与初始调试测量持续一致。射野对称性的每日或每周测量也应该按此标准进行。市场上有几种常见的可以方便地进行测量的设备（如图 19-6）。每天的质量保证应该表明平坦度和对称性在基线的 3% 以内。测量应选择在大、中和小的射野尺寸以及做年检时具有代表性的机架角度进行。

治疗辅助设备，如挡铅托盘和楔形板会影响射线的透射。测量透射因子可利用电离室，测量有无该器件的读数比值获得，并且定期测量这些设备的透射因子是重要的，因为它们有两个重要的误差来源。首先，设备方面，挡铅托盘受磨损和破损，它们必须定期更换。挡铅托盘偶尔会被更换成不同厚度或换成其他材质的托盘，使托架因子不再适用。第二，可拆卸的"硬"楔形补偿块安装在托盘上，偶尔会损坏；这就需要对他们的更换，可能是一个具有不同的透射特性的托盘。此外，楔形板托盘损坏可能导致楔形板位置不对。楔形因子的测量通常是反映楔形板位置错误的最直接途径。每年测量楔形因子和托盘传输因子应选择合适的野大小以覆盖到使用范围，稳定性要求在 2% 以内。楔形因子的测量通过对两个相对的楔形方向取平均值来进行。该方法还可用于发现楔形板中心和射束中心轴线的偏差。楔形板和其他设备应每月检查，以确保它们在适当的位置上。如前所述，透射测量稳定在 2% 以内是证明稳定性的最好方式。

非均整的治疗束也用于患者的治疗[17]，通过去除均整块生成这些类型的光束。去除均整块的非均整治疗束的一个好处是可以实现很高的输出剂量率，射束不需要穿过均整块从而加快射束在治疗时的剂量传输。也有迹象表明，在治疗室外的剂量和加速器的感生辐射在应用去均整块技术时也会降低[18]，应当注意，不应当基于此点来修改屏蔽要求，而不分析其他辐射屏蔽方面，例如工作负荷和使用因子。与这些优点一起存在的问题是，开放野会有一个非常规剂量分布，图 19-7 表明非均整射束和常规射束的区别。非均整的射束应该总是与基于 CT 的治疗计划剂量计算一起使用，以确保在远离中心轴点处的剂量既能覆盖靶区体积又能保护正常组织。剂量学分析表明，这样的非均整射束和均整过的射线相比降低了机头散射和野外剂量[19,20]。当使用空气电离室测量非均整（高剂量率）束，离子收集效率比传统射线[21]可以减少约 1%。在调试和执行非均整光束的质量保证时，必须格外小心[22]。除对平坦度无要求以外，对于非均整束的所有 QA 测试和频率与常规束相同。

## 电子束的特性

与光子束的情况一样，电子束应该按照治疗机的特点在验收调试时做全面的测试。电子束输出量随野大小的变化，取决于准直系统的设计；然而，这个变化

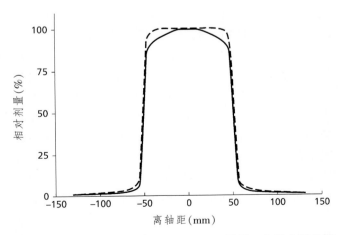

**图 19-7** 光束能量为 6 MV，10cm×10cm 开野，在最大剂量深度处一个均整射束和非均整射束的剂量分布比较。

可能并不简单。带电子束限光筒或圆锥筒的直线加速器,可以使用不同的准直器设置生成不同照射筒尺寸的可用于临床治疗的电子束。在准直器设置中的微小变化,或电子束限光筒的轻微损坏,可能导致电子束输出量的变化。建议周期性地测量电子束在每个尺寸的限光筒下的输出。年检测量值和原始调试数据应该在2%误差范围内。

百分深度剂量(PDD)是表示电子束能量特征的重要方式,重要的是电子束特性可能与治疗中计划系统使用的数据不同。做检测时应每年对多个深度和照射筒大小测量百分深度剂量。和初始测量的一致性应为:在低剂量梯度范围在2%以内,高剂量梯度在2mm以内,并以此方法检查电子束能量的稳定性。回想一下,剂量是一种与电子能量相关的通过电离室的空腔的衍生量,对于一个给定的射线,剂量不是简单地等于电荷的读数。对于电子束,电子能量在模体中随深度显著变化,不同的因子(例如,阻止本领比值)在不同深度的电荷转换剂量时并不相同,然而,相对电荷的读数可用于稳定性检查。每月需测得最大剂量深度处的相对剂量读数,以及在较高剂量梯度区域选择第二个点。更深一点的相对读数应该与最初的深度–电离数据进行比较,以确保曲线偏移不超过2mm。这个测试使用平行板电离室在固体体模中则更容易进行,但使用其他技术也可以接受。电子束能量检查应与每月输出量校准检查相结合。

电子束平坦度应与光子束平坦度使用同样的标准,只是测量点要在最大剂量深度处。年检应进行测量,以确保射线的平坦度依然符合要求,测量需在所有机架角度范围内选取一系列的射野尺寸,光束平坦度的稳定性应选取特定的射野尺寸进行测试。更容易的方法是使用胶片在固体体模最大剂量深度处曝光,或移动电离室偏出射野中心轴。前面说到的可采购到的设备也可以使用。稳定性应保持在2%以内。

与光子束一样,已有多个工作流程被推荐用于测量电子束对称性,包括前面提到的光子束测量的流程。可以使用与射野中心轴等距的、有代表性的参考点的电离量。在这些点测到的读数应与平均值相差不到2%。每年应做一次完整的测量,包括各种野大小和机架角度的光束对称性。光束对称性应每月检查,以确保和验收测试时的结果偏差不超过2%。这项测试可以很容易地与前面提到的射野平坦度的测试集合在一起。也应在日检或周检时,用可靠的仪器测量射野对称性的稳定性,测量值与验收调试值的偏差应在3%以内。这些测量都应该在最大剂量深度或其附近完成。

成。

# 治疗室内图像引导的质量保证

## 安全规程

和直线加速器一起使用的X射线管是X射线诊断装置,因此必须符合作为常规X射线诊断设备的标准。每年对X射线管泄漏辐射进行测量,以确保在距离射线管1m处辐射不超过ICRP建议的0.1伦琴/小时。测量应在X射线管的最高额定kVp,以及连续工作时允许的最大mA的条件下进行。因为X射线管用于MV级别X射线的治疗室内,所以屏蔽一定可以符合要求。联锁装置旨在检测到碰撞时停止设备的运动,它们也应该定期检测。

## X射线束性质

AAPM TG142文档中给出了直线加速器上成像系统的特定建议[13],列于该文件的表6。应该测量几个表示X射线束性能的参数。

半值层(HVL,即射束能量)的测量应每年至少一次。HVL的测量很简单,采用放射肿瘤科常用的设备即可,应使用诊断能量范围的具有平坦能量响应的电离室。照射量的测量应在可重复条件下进行,同时应有可取下的网格和托盘。加上铝过滤器,直到照射量减少至初始值的一半。从半对数纸上的图中可以得出HVL值。重复测量以确保X射线束和X射线发生器稳定。

虽然一些参数AAPM TG142号文档没有给出,但是有几个参数值得检查[13]。这些参数包括kVp准确性,无损型测量器件可以用于对X射线束的有效kVp测量。这个值要与操作人员控制面板上所选择的kVp值进行比较,测量值与所选值的误差不能超过5kVp。还要检查mA的线性度,当X射线管电流增大时照射量率也成比例增大。要在不同mA的设置下定期测量照射量。测量中kVp和定时器要保持恒定。在图纸上绘制的曲线中,辐射照射量率作为mA的函数应为通过原点的直线。mA的线性度同样需要检测,辐射照射量需要在kVp恒定、mA变化的情况下进行。需要检查自动曝光控制(当达到预设辐射曝光时,光定时器可以关掉X射线束),对于每次曝光可以采用不同厚度和不同尺寸的合成树脂模体。曝光应该在不同的kVp下进行,这些kVp设置要能够覆盖临床实践中常用的范围。胶片或EPID设备(见下一节)应该都有近似相同的光学密度。胶片的显著变化表示 X 射线自动曝光控制没有正确地终止射束。

空间分辨率可以用线对测试工具来估计。有多种测试工具可供选择，任何可以提供不同间隔的高对比度图样的工具都可以使用。对比度分辨率同样需要进行测量[23]。另外，与灵敏度、调制传输函数、噪声功率谱和量子探测效率有关的测试也要进行[24]。随着数字图像技术的采用，放射诊断物理学家的一些熟知的概念也应该集成到放射治疗的 QA 中。成像特性应该确保设备能完成其应有的功能（如设备产生相当的或者更好的影像）。AAPM TG142 的表 6 对这些系统给出了专门建议[13]。

调制传输函数（MTF）表征对于一个成像系统正弦波形式的信息在图像中呈现的好坏。当正弦波频率增加时，系统在图像中呈现信息的能力减低。量子探测效率（DOE）衡量包含噪声效应的探测效率。它可以定义为系统输出的信噪比与系统输入信噪比的比值。

# 传统模拟机的质量保证

伴随着放疗科中 CT 扫描和虚拟软件的广泛使用，传统模拟机的使用逐渐减少。它们的机械指标与 MV 级设备类似。因此它们也需要进行相应的 QA 程序。有关模拟机 QA 程序的建议可以在几个文献中得到[12,24,25]。

# CT 模拟机的质量保证

使用计算机断层成像对患者模拟在很多中心中使用。基于这些系统的特性，如移动激光线（墙装激光或 CT 扫描内置激光）必须在质量保证程序中得到评估以确保在患者摆位时的准确性。另外，CT 机与治疗系统间的几何偏差必须正确地考虑。例如，若是患者扫描时足先进而治疗时改为头先进时，治疗计划中的患者数据的变换就至关重要。对于拥有专门的 CT 模拟机的肿瘤放疗中心来说，例行图像质量评估是放射肿瘤物理师的职责。Hounsfield 单位的变化（CT 值）对影像图像质量的影响轻微，但会影像剂量计算的准确性。CT 模拟机的 QA 不仅包括 CT 扫描机而且包括虚拟模拟软件和程序。AAPM 工作组在 66 号报告中给 CT 模拟机系统的 QA 提出了建议[26]。表 19-4 中列出了 CT 模拟机的测试项目。

## 激光

为了识别 CT 图像上的参考点，经常使用小的基准点（bb's）。这种方法消除了对 CT 扫描机的激光定位灯的依赖，但是不能保证患者水平。CT 模拟时，需要一个精确的激光坐标系统。墙壁激光等中心点和 CT 机架等中心点之间的任何物理位移偏差都很复杂。此外，如果使用 CT 扫描仪内部激光定位器需要其足够

**表 19-4　CT 模拟机的日检、月检和年检测试**

| | 检测项目 | 描述 |
|---|---|---|
| 日检 | 激光灯 | 检测墙上激光等中心的位置并校正对 CT 坐标系的变换 |
| | 管预热 | 放射肿瘤使用的 CT 模拟机并不经常连续使用，需要在患者扫描前预热 |
| | 水模 | 验证水的 CT 值 |
| | 联锁 | 测试扫描仪联锁按键 |
| | 患者视频语音 | 测试功能性 |
| 周检 | 探测器校准 | 对探测器环运行日常校准 |
| | 等中心漂移 | 对可移动激光，能准确移到新等中心坐标位置 |
| | 床 | 移动准确性 |
| 月检 | 激光灯 | 验证等中心和 CT 模拟机软件的坐标系变换 |
| | 密度检测 | 验证水、低密度物质和高密度物质的密度 |
| | 联锁 | 测试安全联锁和中断 |
| | 层厚 | 使用模体验证层厚 |
| | 床增量 | 扫描已知长度物体验证床的位移 |
| 年检 | 分辨率 | 检查高对比度和低对比度的分辨率。检查空间分辨率 |
| | 管参数 | 测量 kVp 和 mAs |
| | CT 密度表 | 验证所有遇到的密度范围中 CT 到物质密度的表或图 |
| | 曝光率 | 检查常用扫描配置的曝光率 |

精确,并且墙壁激光器为了方便标记患者实际上是"可移动的"。为了验证激光器等中心与CT等中心匹配,首先使用具有相应基准的十字准线的模体与对准激光器的十字线,然后根据已知的偏移距离推床将模体的十字线处移动到CT的等中心处(图19-8)。在单次扫描图像里,表面标记物应与机架旋转中心点相交。对于移动式激光,定位准确度应在±2mm以内。这可以通过在治疗床上放置尺子或方格纸来测量判定。

## CT 床

CT成像研究里的关键因素包括层厚和床的移动间距。对于诊断研究,微小的移动可能不会影响诊断。但在放射治疗过程中,治疗床移动不准确会引起错误的数据设置,特别是在头脚方向上。导致的一系列错误包括肿瘤体积、射束阻挡、挡块位置和数字重建图像。患者的解剖结构的射野片会不匹配,即使中心点可能是正确的。准确的CT床移位和校准是重要的,必须对轴向扫描和螺旋扫描模式进行测量判定。因为平床板可以被拆下来替换为圆床板来进行传统的CT扫描,所以当平床板重装回去的时候一定要保证水平安置。最后,还需要评估床板的沉降,特别是床板从远处移向机架的距离较长的时候(比如前列腺患者头部先进入扫描区)。在矢状面观察患者的图像时,可看到由于床渐进沉降引起的一个微小角度。

## 图像定位

正确的成像系统坐标系和治疗系统坐标系的变换是关键的。因为轴向图像通常是对称的,错误的坐标变换可能表现不明显。一个简单的解决方法是通过在治疗床的一侧放置金属标记线来建立一个非对称的几何结构。不论患者的具体位置,这个标记物应该总是保持在图像的同侧。为了评估患者位置坐标转换的准确性,可以在不同床值下扫描一个六面带有可成像标记物的立方体(图19-9)。

## 图像质量

图像质量差会影响治疗计划中组织的勾画。采用标准的CT体模来评估图像各方面的质量,比如空间分辨率、低对比分辨率、层定位和空间准确性。

## CT密度表

正确建立CT值与电子密度(相对水的电子密度)的映射有助于准确的治疗计划计算。通过扫描已知密度的模体,生成一个表格或图像输入到治疗计划计算机(图19-10)。必须注意的是,被扫描的模体必须能充分代表人体内部密度的变化范围,包括高密度的物质,比如致密的骨头或者人工髋关节。同时应该避免扫描非天然高原子序数的物质,因为这些物质的光电效应会使得观察到的CT值升高。标准的商业模体可以用来做此类映射分析。

需要注意的是,在放射肿瘤学里使用的模体材料即用于兆伏计射线能量测量的模体应用CT扫描成像时必须小心。使用者必须慎重选择模体的材质,使其正确用于放疗计划的制订。比如,一些模体的物理密度和化学组成要被设计成在兆伏级能量下与水等效。但对于某些模体,原子序数和密度效应可能产生或高或低的CT值,计划系统可能将这些偏离的CT值识别为与水不同的材料,并做相应的剂量计算。解决这个问题的简单方法就是只使用真正的兆伏级能量下与

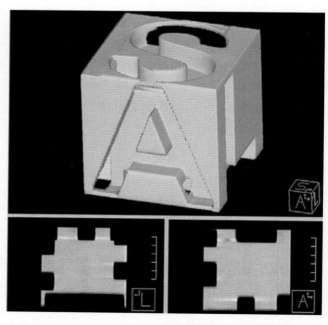

图 19-9 重建导向模体来验证患者在治疗系统中的方向位置的准确性。

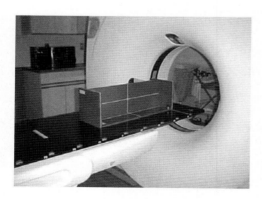

图 19-8 CT模拟机质检用的模体。

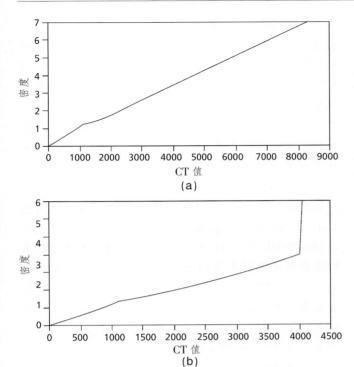

图 19-10 测量治疗计划系统中 CT 值到密度的图。对于该系统，像素值在 4096 时饱和，并且数据外推至密度值 7。在 (b) 中表示，假设任何饱和的像素值是最可能反映存在一个金属假体，并且使用密度值为 6 来估计假体的密度。

水等效的模体。

# 治疗计划计算机

在放射治疗部门里治疗计划计算机被广泛使用。现代放疗计划系统能对多个矩形野生成等剂量分布，计算不规则野中的点剂量，计算整个 3D 体积中的剂量，对患者的轮廓和非均匀性的区域进行修正。完整的 3D 计划系统程序能考虑被辐射体积中的组织密度的影响，所以允许入射束的中心轴不处在同一平面（非共面束）。处方剂量实施需要的 MU 的设置（或治疗时间）也由这些计划系统决定。

由于软件的复杂性，实际上不可能测试每一种可想到的计算情形。因此，针对治疗计划计算机的一个 QA 项目只能保证有限的治疗情形、运算要求和特殊的计算（表 19-5）。但是，在有临床意义的各种情形范围里，设计一个 QA 项目，使用户对治疗计划系统所能提供计划的可接受的准确程度进行确认是可以实现的[27-29]。

大部分治疗计划的计算机系统要求输入测量的射束数据。计算机针对各种治疗情况进行剂量分布计

表 19-5 用于治疗计划系统和监测单元计算的 QA

| 频率 | 测试 | 容差 [a] |
|---|---|---|
| 调试和软件更新 | 理解算法 | 可用 |
| | 单野或源的等剂量分布 | 2% [a] 或 2mm [b] |
| | MU 计算 | 2% |
| | 测试案例 | 2% 或 2mm |
| | I/Q 系统 | 1mm |
| 日检 | I/O 仪器 | 1mm |
| 月检 | 校验和 | 没变化 |
| | 参照 QA 测试子集（当校验和不可用的时候） | 2% 或 2mm [c] |
| | I/Q | 1mm |
| | DRR 显像 | 空间线性度 |
| | DVH 计算 | 精确体积计算 |
| 年检 | MU 计算 | 2% |
| | 参照 QA 测试集 | 2% 或 2mm [d] |
| | I/O 系统 | 1mm |

a, 电脑上治疗计划计算结果和测量数值（或独立计算）的差异的百分比。

b, 在高剂量梯度区，等剂量线之间的距离比百分差更合适。而且靠近独立放射源的底部精确度会更低。

c, 这里的限值指的是将调试阶段的剂量计算与随后的同一条件下的计算结果相比较。

d, 这里的限值指的是水箱测量结果与计算结果的比较。

(Source: Kutcher et al. AAPM Radiation Therapy Committee Task Group 40, 1994.[12] Reproduced with permission from American Association of Physicists in Medicine.)

算。这时就需要使用者确定计算机有能力从获得的有限数据里成功模拟出治疗情景。对治疗计划系统的调试因此需要按照以下步骤：

1. 在广义上理解治疗计划软件的算法和与测量数据的依赖关系。

2. 收集治疗计划系统需要的合适数据，并且输入这些数据。

3. 收集额外的数据 (a) 用来描述治疗计划使用的射束所有特点的数据和 (b) 代表临床情形范围的数据。

4. 计算剂量分布、点剂量、MU 或者治疗时间设置，并把计算结果和测量结果比较。

以上这些步骤是复杂的并且需要很多时间。要完整地评估治疗计划系统，大量数据的采集和分析是不可避免的。即使系统仅运行使用有限的测量数据，使用者必须要进行完整的测量来全面评估系统。完整的测量数据与测试情形的集合被用来准备帮助治疗计划系统的调试[30]。在表 19-6 里总结了治疗计划系统中不同参数的可接受的协定。

**表 19-6  光子和电子束剂量计算的可接受标准**

| 描述项 | 标准 |
|---|---|
| I 光子束 | |
| A 均匀计算(无屏蔽) | |
| 1 中央射线数据(除建成区外) | 2% |
| 2 高剂量区–低剂量梯度 | 3% |
| 3 大剂量梯度(>30%/cm) | 4mm |
| 4 低剂量区小剂量梯度(即<7%的归一剂量) | 3% |
| B 非均匀校正 | |
| 1 中心射线(板的几何形状,在电子平衡区域) | 3% |
| C 成分的不确定性,类人的模体 | |
| 离轴 | |
| 轮廓修正 | |
| 非均匀性 | |
| 屏蔽 | |
| 非常规野 | |
| 在电子平衡区域 | |
| 衰减器 | |
| 1 高剂量区低剂量梯度 | 40% |
| 2 大剂量梯度(>30%/cm) | 4mm |
| 3 低剂量区小剂量梯度(即<7%的归一剂量) | 3% |
| II 电子束 | |
| A 均匀计算(无屏蔽) | |
| 1 中央射线数据(除建成区外) | 2% |
| 2 高剂量区–低剂量梯度 | 4% |
| 3 大剂量梯度(>30%/cm) | 4mm |
| 4 低剂量区小剂量梯度(即<7%的归一剂量) | 4% |
| B 非均匀校正 | |
| 1 中心射线(板的几何形状,在电子平衡区域) | 5% |
| C 成分的不确定性,类人的模体 | |
| 轮廓修正 | |
| 非均匀性 | |
| 屏蔽 | |
| 非常规野 | |
| 离轴 | |
| 1 高剂量区低剂量梯度 | 7% |
| 2 大剂量梯度(>30%/cm) | 5mm |
| 3 低剂量区小剂量梯度(即<7%的归一剂量) | 5% |

注意:表中百分数均为中心射线归一剂量的百分比。

(Source: Van Dyk 1993[28]. Reproduced with permission of Elsevier.)

一旦初始的调试和治疗计划系统的评估完成,后续的 QA 项目需要保证系统可以持续可靠运转。除非遇到明显的灾难性的情形,计算机系统被认为不会有任何运转失败或错误的情况出现。这个论述对大部分计算机硬件来讲可能是正确的,比如 CPU、内存和硬盘。失败或错误的情形很罕见,但当它们发生时通常都很明显。然而这一规律并不总成立。一个知名的硬件失败事件就是英特尔奔腾处理器芯片常常计算错误[31-33]。除非运行迭代运算外,其他运算所产生的误差很小以至于可以忽略。

治疗计划计算机系统的 QA 项目必须处理几个重要的不确定性的来源(操作人员产生的不确定因素不在本章考虑,详见下一章)[34]。

测量的数据可以分为两类:①测量射束数据;②测量患者相关数据。测量的射束数据的不准确性可能是由不正确和不合适的测量方法导致的,或者是因为在初始测量之后,治疗射束或射束参数发生改变。有档案记录许多患者受到伤害的事件,是因为不准确的测量射束数据被输入到了治疗计划系统里[35]。患者相关数据的不确定性来自图像数据的不正确解读,比如来自 CT 扫描的图像。最后这类数据可能包含 CT 信息和电子密度的错误关联性。

在某些情况下,存储在电脑中的射束的数据能被使用者无意中改变。为了防止未发现的所存储数据变化的风险,数据输入过程和软件升级内容应该被详细记录。校验和是另一个用来确认存储数据完整性的方法。校验和是一个特殊的标识符,它与文件内数据及软件使用的数据相关联。当数据在软件外被改变的时候,系统会产生错误的校验和,标出无效的数据。校验和仅能反映系统内数据的改变。此外,应定期重复计算,以测试存储数据的真实性。在计划系统的调试中计算剂量得到的子集应确保结果的一致性和准确性。

许多射束扫描系统提供软件把扫描系统的数据直接电子传输到治疗计划电脑中。这样的系统通常是可靠的。没有这样的软件的时候,从扫描系统获得的数据需要被绘制下来并进行人工数字化后输入治疗计划系统。在数字化和存储这些数据的时候可能产生错误,当数据从一个电脑系统转移到另一个电脑系统的时候同样有发生错误的可能[36]。

治疗计划系统的输出可能是以等剂量图和数字重建影像的形式。这两种形式的输出都可以在显示器上呈现或以其他数字格式呈现,比如 PDF。图形输出数据必须是准确的,不论它们的产生方式,因为它们经常被用来对照治疗射束去摆放患者。字母数字数据同样必须是准确的,因为这些信息经常被用于治疗装置的编程。评估数据输出设备准确性的测试可以与输入设备的测试同时进行。另外,在电脑硬盘上保留一个标准的测试案例是明智的。这个案例有时被输出使用来进行与输入的数据源无关的设备测试。

计算算法的不准确性是不容易被系统的操作者发现和控制的。放射治疗计划系统复杂的情形只能通过计算技术模拟。尽管这些计算技术能在经常应用的治疗技术中证明其充分的准确性，但在一些极限情况下，他们的结果可能不总能令人满意地执行。因此，评估这些软件应该考虑所有临床会遇到的复杂情形。不准确性也可能来自对软件的参数设定。比如，在计算算法中选择大的计算网格可能提高了计算速度，但是等剂量线会呈现为圆齿状。当多重射束被使用的时候，舍入或截断亦会导致误差产生。

两种类型的计算准确性测试应被采用。一个是可重复性测试，包括例行地重复标准治疗计划。所有的输入信息应该一致，这样从一个测试到下一个测试的输出期望值应是相同的。应该设计几个简单的测试去检测使用单个射束、多个射束、楔形板和非均匀性情况下的计算。对比测试应被设计用于验证使用单个或阵列的植入源时计算的可重复性。

第二种类型的测试是评估计算的准确性。为了提供一个有效的测试，用来对比的数据在计算的同时也应被测量。执行相似的测试可以比较多野和调强治疗计划中被照射点的测量和计算的剂量值。要注意如果等剂量线生成了，可能先测定少量点的剂量值比较合适，然后用这几个点的值去检测等剂量线的一致性。计算的可重复性测试应经常执行，建议每个月测一次。计算准确性的测试相对较少，但是应该至少每年测一次，或者在存储的数据和软件发生变化的时候测量。

# 调强放射治疗的质量保证

和其他特殊规程一样，IMRT 有其特有的 QA 规程。谈到调强，我们指的是固定野的 IMRT 或者容积旋转调强（VMAT）。这些规程包含放射安全、治疗计划计算、机器规格参数，还有患者剂量验证。QA 主要目标是识别治疗的安全参数并验证计划的剂量和施行的剂量的一致性。

## 辐射安全

通常来讲，采用 IMRT 的治疗射野与适形射野相比有更高的 MU。根据调制的总量（大致对应通量图的复杂性和分段数量），IMRT 的射野需要投射三到四倍数量的 MU。因为 IMRT 的射束方向常常更多，在初级遮挡的效应不是主要考虑的事项。但是，次级遮挡处理泄漏放射的能力是一个重要的事情，特别是使用高

能量的时候[37]。随着使用 IMRT 技术的患者数量增长，评估次级遮挡板的初始机械设计的计算应该被重新审视。同样的，当使用 10MV 以上的 X 射线时，患者接受的中子剂量的升高应该被考虑。

# 治疗计划

用于 IMRT 的治疗计划系统需要调试，以确保计划系统预测的剂量准确到可接受的限度以内。由于实际患者的计划非常复杂，最好从具有可预测或已知剂量的几何测试模型开始。举个例子，在图 19-11 中的分割面上计算理论的剂量值，然后测量模体中接收的剂量，将说明计划系统在简单几何条件下预测剂量的能力。然后，考虑到在单一射野内 MLC 的剂量传输特点，通过将几个分割面组合，计划者可以决定多重分段的累积剂量是否计算正确。最后，使用来自几个射

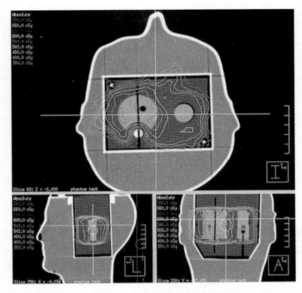

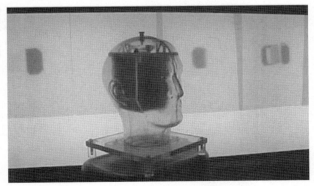

**图 19-11**　来自休士顿 MD 安德森影像与放射肿瘤中心的 IMRT 头颈模体。该模体设计为能够独立测试一些机构参与 RTOG IMRT 头颈方案的 IMRT 治疗的能力。上方的图展示了计划的剂量分布，下方的图是模体及投射的通量图。

束方向上多个分段面的复合剂量分布可以模拟一个实际患者的治疗剂量。

## 机器特性

IMRT 的 QA 时必须对两种机器特性参数进行测试：①MLC 的表现；②剂量投射。对 MLC 的特性需要测试的参数在章节前面 MLC 的 QA 部分有详细介绍；它们涉及 MLC 叶片设计的机械特点和监控 MLC 的异常行为。每个分割面是被保持固定钨门严格阻挡的，钨门会跟随每个分割面移动，有些设备 MLC 会代替一对钨门，叶片和钨门的传动关系到剂量的投射。这必须在计划系统中被准确计算。考虑到分割面内的 MU 非常小，必须要测试治疗机对小 MU 剂量投射的准确性。

## 患者剂量验证

ASTRO/ACR 指南中对于 IMRT 这种治疗方式指出，对于每个治疗进程的剂量必须通过照射一个包含有胶片的模体或者用其他相关设备，来验证投射的剂量就是计划的剂量，并且将结果记录在案。这个指导方针暗示每一个 IMRT 计划必须通过测量投射的剂量来进行验证。有几种技术可以完成这个任务，包括对单个野或所有野的点剂量或平面剂量测量[38-40]。

● 单野的点剂量测量。该测量可以通过使用胶片或电离室来完成。使用胶片测量的是剂量图中选定的某个特定区域。使用电离室在模体中的测量通常是在一个特定点，比如等中心。

● 全野的点剂量测量。一个复合的胶片可以用于特定点(或多个点)的剂量取样，也可以使用电离室。

● 单野平面剂量测量。在模体中计算出特定深度处垂直于射束中心轴的平面剂量。可以使用胶片或者二极管的平面阵列(比如，Sun Nuclear 公司的 MapCheck；图 19-12)来测量或者使用 EPID。剂量剖面图或者等剂量线可以通过利用专门的软件(比如，RIT，Radiological Imaging Technologies 公司；图 19-13)扫描分析胶片进行定量比较。

● 多重野的平面剂量测量。这些测量是典型地利用胶片测量。剂量剖面图或者等剂量线可以与治疗计划进行比较。

临床采用的方法是看个人的偏好，可能为了 IMRT 治疗的舒适水平因为时间的关系而变化。有一点需要提及的是一种类型的调强治疗 (如静态调强)的专业知识并不能代表其他不同的调强模式的专业知识，比如 VMAT 或者使用补偿物的 IMRT。当设定剂量测量可接受容差的时候，对于单个野和所有野的容差都要设定。这些限制可以用绝对误差或百分比误差表示。比如，单野的容差应设定在 5%或者 3cGy，通常选小的那个，全部照射剂量的容差可以设定在 3%。几个商用软件系统也可以为 IMRT 射野提供独立的 MU 检测，以及预测的通量图。可用于 IMRT 分析的工具对于其他投射技术的 QA 也是非常有用的，例如立体定向

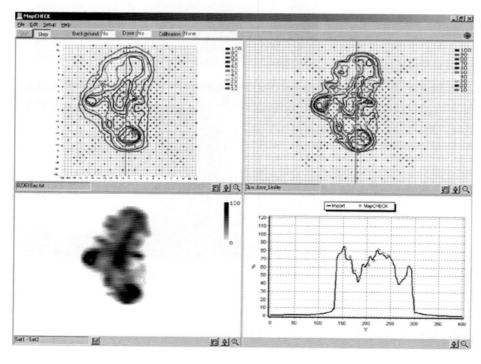

图 19-12 由 400 个二极管组成的质控工具及产生二维投射剂量图。这个工具允许即时的 IMRT 射野评估而不需要处理胶片。(Source：Courtesy of Sun Nuclear.)

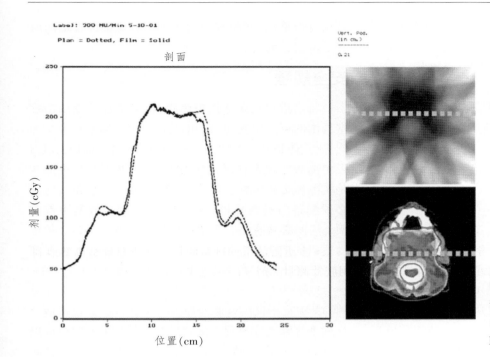

**图 19-13** 多野组合剂量验证。靶区的剖面图和腮腺的剖面图进行了比较。(Source: Courtesy of Chester Ramsey, Ph.D.)

放射外科(SRS)和动态楔形板技术。这些工具还可以比较典型的 3D 治疗与 IMRT 治疗以评估这两种技术的差异。

# 立体定向放射外科和放射治疗

SRS 用于需要精确定位且高度适形剂量分布的小组织区域的治疗。广泛应用于脑部肿瘤的治疗中,因为这类患者可以很容易地被固定。另外,颅内定位技术的发展促进了其对颅外治疗部位的应用。由于对精确定位和准确剂量的严格要求,脑部立体定向治疗的 QA 是非常需要的[41]。

QA 的第一个方面涉及治疗过程中对靶固定。在脑部肿瘤的 SRS 病例中,固定通常通过附接到颅骨的刚性框架来实现。对于立体定向放射治疗,患者会放疗几次,可以使用可重复定位框架或制作面模的方法[42]。必须要注意的是确保固定系统在分次治疗中可重复的设置。较新的方法较少依赖于固定系统,而是在治疗期间使用表面成像来定位和跟踪患者,并且如果患者移出位置则停止出束[43,44]。在基于无框架的 SRS 治疗中,对规程中使用的额外的第三方系统需要进行另外的 QA[45]。

QA 的第二个方面涉及定位,可以使用固定装置的外部参考坐标系或基准完成。在这两种情况下,定位系统里靶的位置是已知的,并且靶必须被准确地放置在治疗装置中。

# 近距离放射治疗的质量保证规程

正如所有放射肿瘤设备的情况一样,近距离放射治疗设备和源应当接受常规 QA 程序,以确保患者和工作人员的安全,以及改善患者治疗的质量[46,47]。另外,NRC 和许多州都要求某些 QA 规程应该日常化。不遵守规章条例会使得一个机构面临违反条例的公告和财政罚款。

## 施源器

近距离治疗的施源器应该在初次使用前检测和拍摄射线照片。通常这些装置是由几片焊接在一起的金属制作的,可能存在的瑕疵有产生裂缝或施源器组件分离的风险。在远程后装系统中,利用放射不透的虚拟标记物和在相应驻留位置源的放射自显影技术,可以验证施源器位置的准确性以及观察治疗计划目的下施源器的几何位置。把这个初始的检查记录到文档中并存储原始的胶片可能对以后的比较有价值。在每次使用后,施源器应该清洁干净,然后检查裂缝。这个检查可以在设备下次灭菌使用前进行。

## 放射源

用于放射性植入物的源应定期检查。在清查库存的时候进行检查是最方便的。在绝大部分机构,要求每年进行放射源的清查。一个系统性的记录保存程序是近距离放射治疗程序的必要组成[48]。在每次使用放射源时进行一个简单的检查也很方便。管状 $^{137}Cs$ 放射源应该检查它的曲率,因为这些源会被夹在保险柜的抽屉之间,发生弯曲产生放射物质泄漏或者难以从植入用的施源器中被移出。在初次使用时要对放射源做泄漏测试并在之后做例行检查。一般情况下,每半年需要进行一次泄漏测试,但是一些铯源只能每 3 年进行一次泄漏测试。

## 远程后装设备

正如使用任何放射性物质的治疗一样,远程后装设备的治疗需要安全规程来避免患者或人员意外的曝光照射或放射性物质的损失。HDR 远程后装设备使用高活度的放射源,要求时刻密切注意放射源的去向。QA 的步骤必须设计得确保装备能按预期功能运转。还必须设计安全程序,并且必须对出勤人员进行这些程序的培训,以确保治疗安全地进行,员工在紧急情况下做出适当的反应。

NRC 已经颁布了规定,当进行 HDR 治疗时要求医生和物理师必须在附近。"附近"是一个模糊的概念,通常被认为是在可以交谈的距离内。辐射监控器必须是在房间内,并且进入房间的员工可以使用。在治疗完成后立即对患者进行调查,以确保源已从患者中正确地移除。

需要仔细地对治疗进行记录。如果多个施源器使用后留下,它们必须被明确地识别以便于下次治疗的装置连接。最后,所有人员必须接受充分的应急程序培训。在紧急情况下,只有训练有素的个人能被允许做出反应措施,同时部门的运转流程应确保在治疗时有受过培训的人员。

## 安全规程

每当进行近距离放射治疗时,必须注意使用治疗室周围的可占用空间。HDR 近距离放疗通常在专用房间进行,防护在安装设备时被设计和安装。但是,LDR 近距离放疗通常在医院病房中进行,并不总是可能或是实际地去提供辐射防护。安装远程后装设备的房间必须配备门联锁装置,确保在门打开时放射源被收回。房间必须装备一个辐射区域监控器。员工必须接受适当的应急程序培训,而且必须进行例行的实践演练。已经出版了相关应急程序的建议[49,50]。

以下的 QA 步骤同样适用于 HDR 装置。一个完整的 QA 项目不仅应该能处理治疗装置,还要包括治疗计划系统和治疗流程。远程后装系统的 QA 项目可以被分为三部分:①换放射源的相关规程;②日常患者治疗前的规程;③每个月进行的规程[49]。表 19-7 总结了相关规程。

## 换源的质量保证

应进行辐射安全调查,以确保放射源在治疗装置的机头内封装时充分屏蔽。与治疗室相邻的区域应该在放射源暴露时进行测量。被检测的高于本底读数的区域,在源收回时需对该区域再次进行测量。

在放射源用于患者治疗之前,必须测量源的活度。尽管没有针对 $^{192}Ir$ 的国家校准标准,但是 AAPM ADCL 已经开发了一个医院物理师可以参考的技术。此外,ADCL 设计了专门用于高活性铱源的井型电离

**表 19-7 近距离治疗 QA 过程和频率**

| 过程 | 换源 | 月检 | 日检 |
|---|---|---|---|
| 安全规程 | | | |
| 保护检查 | 有限检查 | —— | 注意恶化的迹象。 |
| | | | 注意相邻空间的设计/使用的变化 |
| 测试联锁 | | | |
| 施源器完整性 | —— | 检查损坏或裂缝 | —— |
| 患者监控设备操作 | —— | | 检查合适的操作 |
| 剂量传递 | | | |
| 源活度 | 测量源活度 | 检查活度并验证其与计算值一致 | —— |
| 存储和计算值 | 输入测量源活度 | 检查计算的活度与测量值一致 | 验证时间显示、日期和目前源活度 |
| 驻留时间准确性 | 作为源校准的一部分执行 | 作为活度检查的一部分执行 | 用 QA 仪器验证 |
| 机械校准 | | | |
| 计划的驻留位置对齐 | 用放射线照相术验证 | 用放射线照相术验证 | 用 QA 仪器验证 |

室[51,52]（图 19-14）。

## 日检质控规程

日检 QA 规程是患者每天治疗要进行的，并且应该在患者开始治疗之前（同样的，外照射治疗的日检 QA 也是在第一个患者之前，这章之前已经提过）。

1.所有监控和联锁应该被检查，包括门的联锁、紧急按钮、治疗中断按钮、视听监控器、房间辐射监控器。检测丢失或者错接的施源器或输送管的联锁应该被测试。

2.治疗装置显示的时间、日期和源的目前强度应该被验证准确。

3.源位置准确性、驻留时间准确性和治疗正常终止的测试应该进行。大部分 HDR 和 PDR 制造商提供试验夹具来辅助这些规程的实施（图 19-15）。

4.施源器的机械链接完整性应该被检验。应急反应装置的可用性和完整性应该被每天查验。

## 月检质控规程

月检的 QA 规程在换源和换源之后的每月进行。HDR 的月检 QA 表格如图 19-16。

源的位置准确性可以通过验证放射标记和编程的源位置的对齐程度来决定。验证可以通过将治疗导管贴合到放射感光变色的胶片上，再将放射标记物插入导管中，然后用 X 射线装置曝光胶片来实现。放射标记物被移走后，远程后装源被预设到每个导管中并短暂停留在放射标记物识别的位置上。在这之后，处

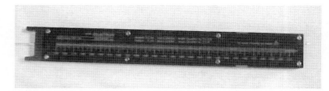

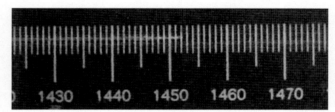

**图 19-15**　源位置测量尺。源被预设到一个指定位置（在此是 1450mm），源的中心从远程观察应该在预设位置附近 1mm 以内。（Source: Courtesy of Richard Goodman，Waukesha Memorial Hospital，Wisconsin.）

理胶片来验证源的位置和放射标记物的位置是一致的（图 19-17）。还有另一种方法，可以通过室内摄像机或者治疗装置内置的摄像头来验证编程预设的位置与实际驻留位置的匹配性。

经常使用的施源器的完整性检查包括对机械损伤、耦合松紧、扭结和机械形变的检查。输送管应该检查并测量以验证其是否处于正常的工作状态。断电测试时应中断系统的电源以验证放射源是否能够收回。最后，活度和计时器要被检查。源的活度应该验证其与计算活度的一致性。计时器的准确性和线性程度应该被检查。

## 患者特异性近距离治疗方案质控

以下提纲包括了患者特异性 QA 项目中的一些重要的检查。

1.目标覆盖。选择的处方等剂量面是否充分覆盖了目标体积？

2.均匀性。最大显著剂量是否在机构接收的预定范围内？

3.剂量处方。处方剂量是否对应该疾病的协议？剂量是否解释了外照射治疗的贡献？

4.正常组织剂量。正常器官组织的剂量是否在容忍限制内？

5.一致性。应用的总强度是否对应等剂量面上规定的剂量标准？

6.持续时间。应用的总持续时间是否计算准确？

7.独立的剂量检查。对特别类型的治疗，医院机构有可能开发一套指标来检查活度（和临时植入的时间）

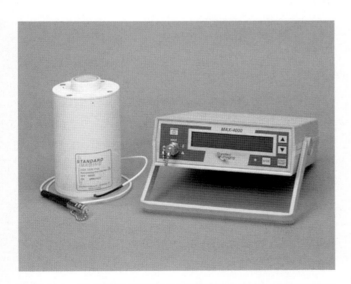

**图 19-14**　用来测量近距离放疗源强度的井型电离室和静电计。（Source：Courtesy of Standard Imaging，Middleton Wisconsin.）

| | |
|---|---|
| 日期 | |
| 时间 | |
| 操作员 | |
| 源在预设位置±1mm 内准确性 | |
| 预设位置 | |
| 实际位置 | |
| 如果大于±1mm,提醒物理师及使用者 | |
| 时间线性 | |
| 1. T1 秒读数(nC) | |
| 2. 计算目前读数(nA) | |
| 3. T2 秒读数(nC) | |
| 4. 计算目前读数(nA) | |
| 5. 目前读数(nA) | |
| 比例 2:4 | |
| 比例平均(2,4):5 | |
| 时间准确性(设置 10 秒) | |
| 测量源引导管和连接器(±1mm) | 失败/通过 |
| 备用电池测试验证断电时源的紧急回收 | 失败/通过 |
| 源强度验证 | |
| 制造商 | |
| 治疗装置模型号和序列号 | |
| 放射源序列号 | |
| 井式电离室 | |
| 制造商 | |
| 模型序列号 | |
| 测量的源强度 | |
| 源的均匀性(仅在换源时自动放射照相) | 失败/通过 |
| 评论 | |

注意:T1、T2 秒读数减去了源传输过程中收集的电荷。传输电荷可以通过零秒的驻留点来确定。

**图 19-16** 月检质控样表。

是否合适。这些测试的单位对永久植入而言可以是 mCi/Gy,对 LDR 短时间的植入单位可以是 mCi·h/Gy,对 HDR 植入单位是 Ci·s/Gy。普通治疗位置的样本指标包含在后文中。

几个患者特异性的 QA 项目显示在图 19-18 到图 19-21 中。图 19-18 展示了串行和卵形的治疗样本。图 19-19 提供一个体植入的表格。一个单独驻留植入的患者特异 QA 表如图 19-20 所示。图 19-21 提供了一个通常的患者特异 QA 表。

# 总结

- ICRU 建议剂量投射的不确定度要小于 5%。

- 物理仪器应该执行 QA 包括辐射测量装置和评估机械表现的装备。

- 用来校准产生放射的设备的仪器应该被基于全国标准的方法校准。

- 放疗 QA 项目的目标是准确和安全的治疗投射。

- QA 项目应该基于现有的建议,比如 AAPM 任务组报告所提供的。

- 直线加速器的日检强调操作安全性检查和输出稳定。月检包括输出和机械检查。年检包括输出校准和治疗计划参数的评估。

- 诊断用的 X 射线管的表现应被包含在(传统的和 CT)模拟机的 QA 测试中。

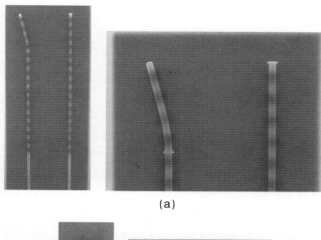

(a)

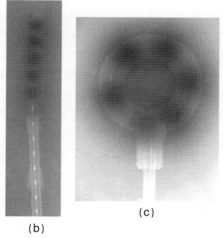

(b)

(c)

**图 19-17** 使用源位置的自动放射照相检查 HDR 源的位置。(a)施源器中源的位置被显示来辅助治疗计划。(b),(c)假标记同样可见表明了预期的(淡色假标记)和实际的(深色区域)的驻留位置的相互关系。注意在(c)中观察到一个轻微的差异,是因为假标记和源的缆索经过的圆形路径不同 (假标记在尖端开始是相隔 20mm 和 15mm,而驻留位置是相隔 10mm)。

串形和卵形治疗样本

对位置 5:

$$\frac{位置 5 的驻留时间 \times 源活度}{M 点剂量}$$

可接受范围          34~44

对总体治疗

$$\frac{总治疗时间 \times 源活度}{M 点剂量 \times 驻留点个数}$$

可接受范围:24~30 (2.0cm 卵形,31~36 宫体)
28~36(2.5cm 卵形)

**图 19-18** 串联和卵形治疗剂量指标样本。注意该例中点 M 是基于威斯康星大学的宫颈 HDR 近距离治疗系统[53,54]。(Source:Courtesy of Bruce Thomadsen,University of Wisconsin.)

植入体积

(例:前列腺)

对总治疗

$$\left[\frac{\dfrac{活度(Ci) \times 时间(s)}{剂量(Gy)}}{体积(mL)} - 64.3\right] \quad 对体积 < 40mL$$

可接受范围:5.44~6.64

$$\left[\frac{\dfrac{活度(Ci) \times 时间(s)}{剂量(Gy)}}{体积(mL)} - 172.7\right] \quad 对体积 > 40mL$$

可接受范围:3.03~3.70

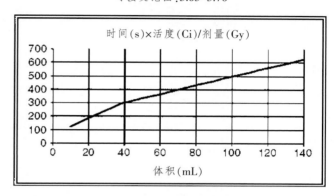

**图 19-19** 体植入样本剂量指数。注意体积指的是受到全部剂量的体积,该体积可从剂量体积直方图中得到。(Source:Adapted from information provided by California Endoenric Institute.)

● 治疗计划系统中剂量计算的准确性要在使用系统前和软件性能任何时间发生改变后被评估,比如在软件升级和硬件改变的时候。

● 对 IMRT 的 QA,规定应始终到位验证射送的剂量与计划的一致。

● 对于精确定位系统,比如 SRS 使用的外部坐标系统,严格的 QA 被要求能保证准确的患者定位。

● 近距离治疗 QA 包括源强度的验证、治疗计划准确性和患者安全。各机构必须遵守国家或联邦的近距离治疗法规。

## 思考题

**19-1** 计算患者 SSD 系统误差的效应。假设实际治疗的距离比标示的距离大 2cm。患者被 6 兆伏的直线加速器治疗(见表 7-3 和表 7-8 数据)。患者的曝光面积是 20cm 的直径并被前后 10cm×10cm 的对穿野治疗。计算(a)100cm SSD 设置和(b)100cm SAD 设置

单个驻留点

$$\frac{(驻留时间)(源活度)}{剂量\quad r^2}g(r)$$

注意:时间以 s 为单位,活度以 Ci 为单位,距离 r 以 cm 为单位,剂量以 Gy 为单位

可接受范围:75~90(平均各向异性常数 0.963)72~87(各向异性常数 1.0,例如单管球囊腔内治疗)

| 半径 | g(r) |
|------|------|
| 10 | 1.000 |
| 15 | 1.003 |
| 20 | 1.007 |
| 25 | 1.008 |
| 30 | 1.008 |
| 35 | 1.007 |
| 40 | 1.004 |
| 45 | 1.000 |
| 50 | .995 |
| 55 | .988 |
| 60 | .981 |
| 65 | .973 |
| 70 | .964 |
| 75 | .953 |
| 80 | .940 |
| 85 | .927 |
| 90 | .913 |
| 95 | .898 |
| 100 | .882 |
| 105 | .864 |
| 110 | .844 |
| 115 | .822 |
| 120 | .799 |
| 125 | .774 |
| 130 | .747 |
| 135 | .716 |
| 140 | .681 |

图 19-20　单驻留位置剂量指数样本。对不能适用任何其他索引的复杂几何形状,只要计算点的位置相对于植入位置够远,都可用作点源的近似。(Source:Courtesy of Waukesha Memorial Hospital,Wisconsin.)

高剂量率二代手摇计算 v1.02 详细结果

患者姓名:　BRACHY PHANTOM
患者 ID:　7112012
日期:　2/26/2014

源强:　12902.33 mCi
照射常数:　4.69
fmed:　0.971 R·cm²/mC·h

点计算信息

| X(cm) | Y(cm) | Z(cm) | | 剂量(cGy) |
|-------|-------|-------|---|-----------|
| -4 | 0 | 0 | | 200 |

驻留点信息

| X(cm) | Y(cm) | Z(cm) | 距离(cm) | H₂O/air | 驻留(s) | 剂量(cGy) |
|-------|-------|-------|---------|---------|---------|-----------|
| 0.01 | 0 | 0.04 | 4 | 1.014 | 198.2 | 203.96 |
| | | | | 总计: | 198.2 | 204 |
| | | | | 百分差: | | 1.98% |

图 19-21　治疗计划质控样表。

的效应。

19-2　在一个患者的治疗中发现 0.95 的托架因子没被考虑在开始的 15 次分割中。如果 135MU 在每次分割中射送,并且仍有 25 次分割未完成,在剩下的分割中应使用多少 MU?

19-3　一个 HDR 远程后装的源包含 10Ci 的 $^{192}$Ir。在一个患者的治疗中,源的回收出现卡顿,导致源在患者体内多停留了 60s。患者受到的在距源 1cm 的额外的剂量是多少?假定依元素的曝光到剂量的转换因数是 0.96。

19-4　在思考题 19-3 提到的事件中,一个员工手动将依元素源从患者体内到远程后装收回。这个过程用时大约 15s,在这期间员工和源的平均距离是 0.6m。计算员工的曝光量。

19-5　此测量是在一个水模的 10cm 深处完成的,野的大小是 20cm×20cm,使用一个 6 兆伏的直线加速器。在中心轴左侧 5cm 处的一点有最大读数为 101.3。最小的读数在中心轴右侧 8cm 的点处,读数为 94.9。计算射束的平坦度。这个平坦度可被接受吗?

19-6　举出四个模拟机在一个服务人员被叫来解决糟糕的透视图像质量前应被检查的操作参数。

19-7　有几个后装装置设计成封闭系统。为什么在紧急情况时试着去维护一个封闭系统是重要的?

19-8　什么影响导致了低剂量线平行于叶片移动方向?

19-9　在 IMRT 患者身上采用点剂量测量。校准野的读数是 0.333nC,其对应 175.5cGy。七个野的 IMRT 的读数和预期的剂量是:

| 野 1: | 0.040 nC | 20.2cGy |
| 野 2: | 0.031 | 15.9 |
| 野 3: | 0.042 | 23.4 |
| 野 4: | 0.102 | 53.1 |
| 野 5: | 0.044 | 23.4 |
| 野 6: | 0.044 | 23.5 |
| 野 7: | 0.058 | 31.6 |

总射送剂量的误差是多少?有任何野的预期值偏离高于 3cGy 吗?

(许浩　古亮　戴翔　译　　郭昌　汪琪　校)

# 参考文献

1 International Commission on Radiation Units and Measurements. Determination of absorbed dose in a patient irradiated by beams of x or gamma rays in radiotherapy procedures. ICRU Report No. 24, Washington, DC, 1976.

2 Leunens, G., et al. Assessment of dose inhomogeneity at target level by in vivo dosimetry: Can the recommended 5% accuracy in the dose delivered to the target volume be fulfilled in daily practice? *Radiother. Oncol.* 1992; **25**:245–250.

3 Ibbott, G. S., et al. Uncertainty of calibrations at the accredited dosimetry calibration laboratories. *Med. Phys.* 1997; **24**(8):1249–1254.

4 Pawlicki, T, Dunscombe, P., Mundt, A. J., Scalliet, P. (eds.). 2011. *Quality and Safety in Radiotherapy.* Boca Raton, FL: Taylor & Francis.

5 Hanson, W. F., Grant, W. 3rd., Kennedy, P., Cundiff, J. H., Gagnon, W. F., et al. A review of the reliability of chamber factors used clinically in the United States (1968–1976). *Med. Phys.* 1978; **5**:552–554.

6 Lanzl, L. H., Rozenfeld, M., and Wootton, P. The radiation therapy dosimetry network in the United States. *Med. Phys.* 1981; **8**:49–53.

7 Rozenfeld, M., and Jette, D. Quality assurance of radiation dosage: Usefulness of redundancy. *Radiology* 1984; **150**(l):241–244.

8 Almond, P. R., Biggs, P. J., Coursey, B. M., Hanson, W. F., Huq, M. S., et al. AAPM's TG-51 protocol for clinical reference dosimetry of high-energy photon and electron beams. *Med. Phys.* 1999; **26**(9):1847–70.

9 Campos, L. L., and Caldas, L. V. Induced effects in ionization chamber cables by photon and electron irradiation. *Med. Phys.* 1991; **18**(3):522–526.

10 Ibbott, G. S., et al. Stem corrections for ionization chambers. *Med. Phys.* 1975; **2**(6):328–330.

11 Karzmark, C. J. Procedural and operator error aspects of radiation accidents in radiotherapy. *Int. J. Radiat. Oncol. Biol. Phys.* 1987; **13**:1599–1602.

12 Kutcher, G. J., Coia, L., Gillin, M., Hanson, W. F., Leibel, S., et al. Comprehensive QA for radiation oncology: Report of AAPM Radiation Therapy Committee Task Group 40. *Med. Phys.* 1994; **21**(4):581–618.

13 Klein, E. C., Hanley, J., Bayouth, J., Yin, F. F., Simon, W., et al. Task Group 142 report: Quality assurance of medical accelerators. *Med. Phys.* 2009; **36**(9):4197–4212.

14 National Council on Radiation Protection and Measurements, Medical x-ray, electron beam and gamma ray protection for energies up to 50 MeV (Equipment design, performance and use), NCRP Report No. 102: Bethesda, MD, 1989.

15 Bureau Central de la Commission Electrotechnique Internationale. Radiotherapy simulators: Particular requirements for the safety of electron accelerators in the range of 1 MeV to 50 MeV, International Electrotechnical Commission Standard No. 601-2-1, Geneva, Switzerland, 1993.

16 Radiation Therapy Committee, Basic Applications of Multileaf Collimators, Report of Task Group No. 50 AAPM Report No. 72, Medical Physics Publishing, 2001.

17 Georg, D., Knöös, T., and McClean, B. Current status and future perspective of flattening filter free photon beams. *Phys. Med. Biol.* 2011; **38**(3):1280–1293.

18 Vassiliev, O. N., Titt, U., Kry, S. F., Mohan, R., and Gillin, M. T. Radiation safety survey on a flattening filter-free medical accelerator. *Radiat. Protect. Dosim.* 2007; **124**(2):187–190.

19 Vassiliev, O. N., Titt, U., Pönisch, F. Kry, S. F., Mohan, R., and Gillin, M. T. Dosimetric properties of photon beams from a flattening filter free clinical accelerator. *Phys. Med. Biol.* 2006; **51**:1907–1917.

20 Cashmore, J. The characterization of unflattened photon beams from a 6 MV linear accelerator. *Phys. Med. Biol.* 2008; **53**:1933–1946.

21 Lang, S., Hrbacek, J., Leong, A., and Klöck, S. Ion-recombination correction for different ionization chambers in high dose rate flattening-filter-free photon beams. *Phys. Med. Biol.* 2012; **57**:2819–2827.

22 Hrbacek, J., Lang, S., and Klöck, S. Commissioning of photon beams of a flattening filter-free linear accelerator and the accuracy of beam modeling using an anisotropic analytical algorithm. *Int. J. Radiat. Oncol. Biol. Phys.* 2011; **80**(4):1228–1237.

23 Samei, E., et al. Performance evaluation of computed radiography systems. *Med. Phys.* 2001; **28**(3):361–371.

24 Perez, C. A. The critical need for accurate treatment planning and quality control in radiation therapy. *Int. J. Radiat. Oncol. Biol. Phys.* 1977; **2**:815–818.

25 McCullough, E. C., and Earle, J. D. The selection, acceptance testing, and quality control of radiotherapy treatment simulators. *Radiology* 1979; **131**:221–230.

26 Mutic S., Palta, J. R., Butker, E. K., Das, I. J., Huq, M. S., et al. Quality assurance for computed-tomography simulators and the computed tomography-simulation process: Report of the AAPM Radiation Therapy Committee Task Group No. 66. *Med. Phys.* 2003; **30**(10):2762–2792.

27 Jacky, J., and White, C. P., Testing a 3-D radiation therapy planning program. *Int. J. Radiat. Oncol. Biol. Phys.* 1989; **18**:253–261.

28 Van Dyk, J., Barnett, R. B., Cygler, J. E., and Shragge, P. C. Commissioning and quality assurance of treatment planning computers. *Int. J. Radiat. Oncol. Biol. Phys.* 1993; **26**(2):261–273.

29 Fraass, B., Doppke, K., Hunt, M., Kutcher, G., Starkschall, G., et al. American Association of Physicists in Medicine Radiation Therapy Committee Task Group 53: Quality assurance for clinical radiotherapy treatment planning. *Med. Phys.* 1998; **25**(10):1773–1829.

30 American Association of Physicists in Medicine. Radiation treatment planning dosimetry verification. AAPM Task Group 23 Test Package, 1987. AAPM Report No. 55, 1995.

31 Cipra, B. How number theory got the best of the Pentium chip. *Science* 1995; **267**:175.

32 Coe, T., Mathisen, T., Moler, C., and Pratt, V. Computational aspects of the Pentium affair. IEEE Comp. Sci. Eng. 1995; (Spring):18–30.

33 Fisher, L. M. Flaw reported in new Intel chip. New York Times 1997 (May 5). Available at http://www.nytimes.com/library/cyber/week/050697intel-chip-flaw.html, accessed September 15, 2015.

34 McCullough, E. C., and Krueger, A. M. Performance evaluation of computerized treatment planning systems for radiotherapy: External photon beams. *Int. J. Radiat. Oncol. Biol. Phys.* 1980; **6**:1599–1605.

35 Bogdanich, W., and Ruiz, R.R. Radiation errors reported in Missouri. New York Times 2010 (February 24), http://www.nytimes.com/2010/02/25/us/25radiation.html?·r=0, accessed September 15, 2015.

36 Leunens, G., Verstraete, J., Van den Bogaert, W., Van Dam, J., Dutreix, A., and van der Schueren, E. Human errors in data transfer during the preparation and delivery of radiation treatment affecting the final result: "Garbage in, garbage out." *Radiother. Oncol.* 1992; **23**:217–222.

37 Intensity Modulated Radiation Therapy Collaborative Working Group. Intensity-modulated radiotherapy: Current status and issues of interest. *Int. J. Radiat. Oncol. Biol. Phys.* 2001; **51**(4):880–914.

38 Dong, L., Antolak, J., Salehpour, M., Forster, K., O'Neill, L., et al.

Patient-specific point dose measurement for IMRT monitor unit verification. *Int. J. Radiat. Oncol. Biol. Phys.* 2003; **56**(3):867–877.

39 Jursinic, P., and Nelms, B. A 2-D diode array and analysis software for verification of intensity modulated radiation therapy delivery. *Med. Phys.* 2003; **30**(5):870–879.

40 Vieira, S. C., Dirkx, M. L., Heijmen, B. J., and de Boer, H. C. SIFT: a method to verify the IMRT fluence delivered during patient treatment using an electronic portal imaging device. *Int. J. Radiat. Oncol. Biol. Phys.* 2004;**60**(3):981–93.

41 Report of Task Group 42. Stereotactic Radiosurgery, AAPM Report No. 54, 1995.

42 Bova, F. J., Buatti, J. M., Friedman, W. A., Mendenhall, W. M., Yang, C. C., and Liu, C. The University of Florida frameless high-precision stereotactic radiotherapy system. *Int. J. Radiat. Oncol. Biol. Phys.* 1997; **38**(4):875–82.

43 Cerviño, L. I., Detorie, N., Taylor, M., Lawson, J. D., Harry, T., et al. Initial clinical experience with a frameless and maskless stereotactic radiosurgery treatment. *Pract. Radiat. Oncol.* 2012;**2**(1):54–62.

44 Pan, H., Cerviño, L. I., Pawlicki, T., Jiang, S. B., Alksne, J., et al. Frameless, real-time, surface imaging-guided radiosurgery: clinical outcomes for brain metastases. *Neurosurgery.* 2012; **71**(4):844–51.

45 Wooten, H. O., Klein, E. E., Gokhroo, G., and Santanam, L. A monthly quality assurance procedure for 3D surface imaging. *J. Appl. Clin. Med. Phys.* 2010; **12**(1):234–238.

46 Nath, R., Anderson, L. L., Meli, J. A., Olch, A. J., Stitt, J. A., and Williamson, J. F. Code of practice for brachytherapy physics: Report of the AAPM Radiation Therapy Committee Task Group No. 56 *Med. Phys.* 1997; **24**(10):1557–1598.

47 Kubo, H. D., Glasgow, G. P., and Pethel, T. D., Thomadsen, B. R., Williamson, J. F. High dose-rate brachytherapy treatment delivery: Report of the AAPM Radiation Therapy Committee Task Group No. 59. *Med. Phys.* 1998; **25**(4):375–403.

48 Slessinger, E., Grigsby, P., and Williams, J. Improvements in brachytherapy quality assurance. *Int. J. Radiat. Oncol. Biol. Phys.* 1988; **16**:497–500.

49 Hicks, J., and Ezzell, G. A. Calibration and quality assurance. In Activity, Special Report No. 7. Veenendaal, The Netherlands, Nucletron-Oldelft, 1995.

50 Spicer, B. L., and Hicks, J. A. Safety programs for remote afterloading brachytherapy: High dose rate and pulsed low dose rate. In Activity, International Nucletron-Oldelft Radiotherapy Journal, Quality Assurance, Special Report No. 7, Veenendaal, The Netherlands, Nucletron-Oldelft, 1995.

51 Goetsch, S. J., Attix, F. H., DeWerd, L. A., Thomadsen, B. R. A new reentrant ionisation chamber for the calibration of iridium-192 high dose rate sources. *Int. J. Radiat. Oncol. Biol. Phys.* 1992; **24**:167–170.

52 Goetsch, S. J., et al. Calibration of iridium-192 high dose rate afterloading systems. *Med. Phys.* 1991; **18**:462–467.

53 Stitt, J., et al. High dose rate intracavitary brachytherapy for carcinoma of the cervix: The Madison system: I. Clinical and radiobiological considerations. *Int. J. Radiat. Oncol. Biol. Phys.* 1992; **24**(2):335–348.

54 Thomadsen, B. R., Shahabi, S., Stitt, J. A., Buchler, D. A., Fowler, J. F. et al. High dose rate intracavitary brachytherapy for carcinoma of the cervix: The Madison system: II. Procedural and physical considerations. *Int. J. Radiat. Oncol. Biol. Phys.* 1992; **24**(2):349–357.

# 第 20 章

# 患者安全与质量改善

目的
引言
人为因素
　了解事故
　减少出错
危害分析
　前瞻性分析
　回顾性分析
事件学习
　事件学习系统

组织文化
质量改善
　计划−实施−学习−施行(PDSA)
　六西格玛与精益
过程控制
　质量与过程的多样性
　使用与演绎控制图
总结
思考题
参考文献

## 目的

通过学习本章,读者应该能够:

- 描述人类偏见如何影响患者安全。
  理解并能使用辅助手段减少人类偏见的影响。
- 进行一次失效模型及影响分析。
- 进行一次成因分析。
- 列出一个事件学习系统的构成。
- 概述计划−实施−学习−施行范例。
- 描述精益/六西格玛各个方面。
- 理解过程变化与过程控制。
- 建立并使用一张个体化控制图进行过程分析。

## 引言

　　"竭尽全力去做并不够;你必须先知道要做什么,然后再竭尽全力去做。"

—— 质量先驱 W. Edwards Deming 博士

　　为了给患者提供最安全以及最高质量的医疗服务, 仅仅靠同情心和做好工作的愿望是远远不够的。你必须首先学习新的方法与新的技术,然后将它们应用于临床实践中,这样才能获得更高的医疗质量和安全性。本章主要讲述在医学院校及研究生院通常未能涉及的一些质量与安全技术。其中许多概念对读者来说都是新的,因此本章主要给读者提供这方面的概览与基础工作知识信息。

　　除了同行评审(例如定期填表)外,质量保证(QA)通常已经成为医学物理师的例行职责。在放射肿瘤学,新的质量与安全保证技术不断地发展。为了使科室运行达到最佳效果,科室的所有负责人应该对质量与安全相关的技术非常熟悉。本章将介绍最近引入放射肿瘤实践领域的质量与安全方面的有关内容;将讨论安全认识偏见造成的影响并提出了简单的减少影响的策略。本章还将介绍前瞻性与回顾性风险评估技术;解释事件学习系统(ILS)的结构与构成。最后将讲述六西格玛和计划−实施−学习−施行的质量改进范例,包括过程控制以及控制图的建立与使用。而与放射治疗质量与安全相关的其他信息在有关的教科书相应讨论中可以找到[1]。

# 人为因素

人类对质量与安全会有影响。质量与安全管理计划其中的一个目的就是降低人为因素的影响。一般而言,人为因素这一术语是指环境、文化、组织以及设备对工作行为造成的影响[2-4]。人因工程涉及功能化的设计,这种设计是指在不出错的前提下将舒适性与个人工作的能力有效地结合。人因工程不仅可用于硬环境(例如您工作中扮演的角色),还可用于软环境(例如一个医学电子记录用户界面)。当将它应用于患者安全时,恰如其分地表述人为因素需要有更宽的知识面,包括认识偏差和人类出错方面的知识。这里所提到的更宽的知识面是本节所论述的重点。不同的人为因素在患者放射治疗中扮演着非常重要的角色。

人的行为可以分为以下几种:技能相关的、规章相关的以及知识相关的[5]。任何一种活动都包含一种以上的行为。之所以需要区分人的三种行为是因为所有这些行为都易出错。因此对行为的区分可以帮助我们了解引起某种错误的原因,以及帮助我们未来避免出错。技能相关行为所涉及的是日常工作。这些工作通常是重复性的活动,人们通过这种重复性的活动能获得技能并得以提高。技能相关工作活动很少有资料涉及。技能相关的行为有很多例子,比如晨间热机,获取患者个体化调强放疗的 QA 测量结果,或者是采集病史和患者体检。规章相关行为则涉及偶尔需要做的复杂或者关键的工作。在这种情境下,执行规章相关文件应准备好以备随时查用。比如调整患者摆位激光,计算恰当的放射防护量,或者勾画特定患者的靶区,这些都属于规章相关行为。知识相关行为所涉及的是不熟悉的工作,工作之前并没有或无可用的针对这一不熟悉工作的文件。这一类的行为非常依赖受教育背景而不是受培训。例如当遇到患者治疗机房摆位与 CT 模拟摆位不同时,或者承担一项新的治疗技术时,或放疗疗程中需勾画靶区或重新计划一个退缩靶区时该怎么做。

## 例20-1

将下列工作按照人类行为进行最恰当的分类:

1. 确定头部放射外科再治疗的恰当处方剂量

2. 依据参考点为一名前列腺癌患者验证正交摆位影像

3. 为一名临床试验患者勾画靶区和正常器官

A. 知识相关

B. 技能相关

C. 规章相关(尽管有人会说本例也含有一部分知识相关的活动)

传统意义上的安全事件是指导致损失的一连串错误事件。一个损失可包括患者正受到伤害,或并未给患者造成影响的一次出错或过失(这种情况通常称作险些伤害或几乎出错,尽管称之为差点伤害或差点出错可能更合适一些),或者甚至是延误了患者的治疗。用这种方式并不足以描述一个复杂系统。在一个复杂系统中,一个过程各个组成部分所构成的多种因素会失效导致一个错误的发生。消除其中一个组成部分并不意味着错误不会发生。

没有严重事件或没有几乎出错事件的发生并不表明这就是一个安全的科室。安全性与可靠性并不能画等号。我们都知道事故甚至会发生在设备和进程正在按设计进行工作的情况下。反过来说,设备或者进程可能并未很好运行,事故却一直未发生。因此,为了减少出错,就检查设备运行而言需要有一个不同的侧重点,如第 19 章所描述的那样。

## 了解事故

放疗设备一般有相当强的处理软硬件故障的能力,但是灾难性的设备故障仍时有发生[6,7]。在第 19 章我们描述的传统 QA 计划设计的部分目的是在设备临床使用前发现其故障。然而,即使当设备情况欠佳时,减少人的参与会导致故障影响到患者。如今对安全性的看法是出错的产生并不是一个简单的各种事件链,即一个事件出问题导致一个出错的结果。一次出错通常会有许多导致因素,同时人在其中也扮演很重要的角色。本节将着重描述人的因素所导致的出错,但我们应该要认识到,人在预防出错以及从出错回到正常也发挥着重要的作用[8]。

人类有很多偏见,有些是人们能意识到的,而更多的则意识不到。人类的偏见可以产生于信息传递过程的不畅(启发式)、多种动机因素、社会影响以及人本身其他各种来源信息。因此,了解人类的一些偏见以及这些偏见如何影响人类行为非常有必要。此外,了解人类偏见将有助于在一个出错发生后对其进行有效的成因分析。

人类偏见与行为经济学相关的概念最早在 20 世纪 70 年代由 Tversky 和 Kahneman 提出[9]。现在认为行为经济学与患者安全之间存在某种关联[10]。行为经济学家与安全研究者都阐释过这样一个道理，即人类的判断与决定不同于理性选择理论。下文所描述的偏见以及人类许多其他偏见在 Ariely[11]和 Kahneman[12]的畅销书中可以找到。

最近研究表明，我们人类的大部分动作都是以一种自动化的模式进行（即技能相关行为），在动作过程中人们不会多加考虑实际正在发生什么[12,13]。这种自动化模式（无意识的）的控制主要受到过去经验的影响，这就会导致对周围环境情况产生一种"强烈而错误的"反应。同样，无意识动作可展现信息，这种展现甚至出现在不想要的情况下。由于人类的认知方式是固定的，一个人可以通过改变他的工作环境（背景）来减少出错的可能性，或当一个出错的确产生了，可以在将来提高发现与纠正出错的可能性。这些在根本原因分析中已经用到，这一内容我们将在本章后文讨论。

对患者安全有影响的人类偏见包括自我因循和盲目选择。自我因循是指对过去所做的决定仍有再做决定的倾向，这种倾向在医疗中很常见。一旦一个人做某事（做一个决定），他一般倾向于重复这个行为而不再进一步质疑这个行为。因此，最初所决定的影响远超过后来所做决定的影响[14]。一个与之有关的偏见是锚定偏见或早期信息偏见，即做决定时过分强调早期信息（通常是接收到的第一个信息）。当一个医疗出错发生时，成因分析技术通常不能在操作者层面涵盖多个成因因素。因此，理解导致出错发生所处的环境因素，可以提供一个全新的视角阐释所有对出错有影响的因素。

盲选是一种偏见，当被问及他们做出某种选择背后的原因时，他们以一种漫无边际的方式解释[15]。盲选可见于成因分析过程中，在这个过程中医疗出错事件当事者将被质询以了解他们在出错发生前在想什么。即便是在对涉及医疗出错的医疗专业人员的较理想的质询中，质询人在当事人解释他们所做决定导致出错原因时，仍然会不知不觉地被带到一个错误的方向。因此，任何一种以漫无边际方式解释出错原因的减少出错策略可能都无助于预防今后出错的发生。在此时，后见之明偏见可能会发生，这种偏见发生在人们认为事件比他们真正认为的更可预测的时候[16,17]。

喜好某种信息或将新证据归为证实现有信念的倾向被称为证实偏见[18]。从其运行过程来看，证实偏见表现为从错误的成因（通常只有一个）直接得出某种结论，然后不断地寻找或不断解释新的信息来证实开始得出的结论。证实偏见通常见于在确定一个出错发生原因的原因分析时，它是信息存储在长期记忆中的产物。信息不是以原始数据形式保存的，就像电脑硬盘也不是以原始数据保存一样。当然，信息是按微型理论保存的，这一微型理论同样包含了世界运转的法则。因此当最有经验的人们所处的环境条件不能用取自长期记忆的微型理论所解释时，他们也会犯重大的错误[8]。偏见与工作量是影响工作行为的两大因素。

工作量可以用一种称为"工作负荷指数"的工具来评估，这个工具的一部分是由美国国家航空航天局研发，通常被称作美国航空航天局工作负荷指数（NASA-TLX）。美国航空航天局工作负荷指数是一种多维的等级评分，它量化了六个工作量相关因素的强度和来源[19]。美国航空航天局工作负荷指数所评估的工作负荷指数分别是精神需求、生理需求、临时需求、挫折、努力与表现。这六大因素结合在一起得到一种敏感可靠的工作量估计方法。这种客观量化的分析已经用于确定工作负荷，发现一些放射肿瘤相关工作人员所承受的工作量水平可能超过了其他工业行业所认为的安全工作负荷量[20]。美国航空航天局工作负荷指数工具还被用于量化比较医生在做常规放疗计划时的工作量，以及将常规临床工作量水平与出错相关联从而决定需要减少工作量的情况[21,22]。随着美国航空航天局工作负荷指数评分的提高，医生在批准治疗计划时的舒心感就降低。美国航空航天局工作负荷指数还可以作为一种用于发现那些需要降低风险工作的方法，即当分数超过 50 就说明工作量过重，需要加以说明。总的来说，这种类型的研究结果表明要在放疗中提高安全性还有大量的工作需要做。

## 减少出错

一个安全的科室不可能仅用前面所说的各种检查来保证，比如填表检查、设备运行情况检查等。安全必须要设计进入部门流程。科室的安全除了必须考虑技术方面外，更重要的或许还需考虑人员、管理者和组织结构等方面。在应对出错方面，要减少人员或系统所导致的原因。工作培训不是一个特别有力的应对出错的工具，我们通常建议从出错中学习并将它作为一种防止出错的策略[23]。现有很多辅助手段能帮助人的行为。这些手段既有一般性的也有特殊性的，它们都有助于减少人的偏见，减少出错和改进安全。

在本节我们将回顾五种减少出错的工具。这五种工具分别是进程图、检查表、休息暂停、设立勿扰区和同行评审。使用这些辅助工具会增加科室正常工作流程时间,在临床工作繁忙时难以应用。然而正是在这个时候运用这些辅助工具才是最有效的,科室应该给出时间和空间来使用这些工具。与此同时,使用一种辅助工具可能会带来并不想要的负面结果。因此,一种辅助工具的引入应该在事件学习系统的仔细监控之下。事件学习系统将会在本章后文加以介绍。

　　进程图就是用图形框展示一系列步骤,它包括一个过程和一个实现目标的工具以达到有效沟通。一般认为"一图胜过千言万语",这就是进程图的价值所在。进程图在展示时包括流程图、泳道图、因效图和价值流图。流程图显示一系列连续的事件;泳道图则显示平行发生的一系列事件;因效图代表一个起始与结束,它由许多分支和亚分支组成,最终构成主干结构。因效图通常用于一个事故的调查,它同样可以用于前瞻性过程分析的一部分;最后一个是价值流图,它与流程图类似,但它在流程图中包括不同步骤的时间间期或组成部分的内容。各种进程图可参见图20-1。这些不同类型的进程图分类方式过于简单,但的确不乏是一种高水平的概括。在不同的环境条件下,某些类型的进程图可能比另一些更合适。一旦开始可以使用任一种进程图,这样做比根本不用任何进程图要好。

　　进程图中不同的符号代表不同的意思,特别是用流程图工作时。长方形代表过程(执行)的一步;菱形代表两种决定选择（是/否）;椭圆形代表一个可输入点,或代表进程的起点或终点。如果进程图表达意思不能被立刻理解,有时用箭头连接方框表示一个进程的方向;价值流图与流程图类似,除了有一个期间涉及一个方框图到下一个方框图的转换。图20-2展示了一个等级非常高的放疗进程图。

　　制作高效进程图的方法分为四步:

　　1.确定要绘制哪些过程,重点应放在起始点和终点。对一个进程来说最好不要面面俱到,因此一个有助的策略应该是能保证进程图在一个可管理的范围。比如在例20-2里,进程可以缩小范围,仅考虑前列腺病例IMRT的治疗计划部分。

　　2.组建一个小组并指定专人负责进程图项目的实施并确保项目的完成。尽管让整个小组一起参与讨论

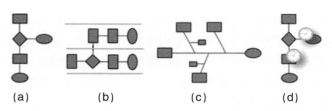

图20-1　不同类型的进程图。(a)流程图,(b)泳道图,(c)鱼骨图、石川图或者因效图,(d)价值流图。

进程图是很有用,尽早讨论可以充分考虑由谁参加。

　　3.可先绘制整个工作流程的草图,然后再创建进程图。由组长或由一到两名组员绘制这一进程图即可。初版进程图是否合适应经被指定组内的其他成员审核。

　　4.使用迭代方法,进程图通过小组的补充得到精炼。要点在于直接参与到进程中的人需要加入进程中,进而绘制出进程图的最终版本。如果小组内的成员能在一起完成进程图,那么就规划一个固定的时间(比如1~2h),这非常有用,组长要确保在这个时间段内完成进程图。

　　在创建进程图的过程中做些练习很有价值。在进程图绘制结尾阶段,每个人都应该对进程的各步骤和各项功能有一个统一的认识。

## 例20-2

　　创建一个进程图(流程图),用六个符号包含一个决定符(菱形)描述影像引导治疗。

　　需要注意的是,本例下方已经有了一个可能的答案,其他答案同样可能被接受,这取决于你所在科室所采用的步骤以及你所理解的图像引导。

　　第二个用于减少出错的工具是检查表。检查表仅

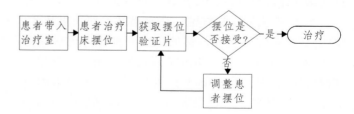

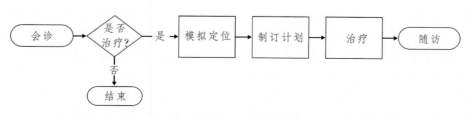

图20-2　高等级放疗进程图示例。

是一种文件,它包含各种将被执行项目的清单,用于执行项目的提醒。它充当一种记忆辅助,通过将最优集合步骤的清晰化成功完成一项任务。检查表的使用与价值是由 Gawande 所描述[24]。检查表的引入可以减少做决定时的易变性,特别是在有压力的情况下,而且还能确保其执行的标准保持一致[25]。

一般来说,有两种不同类型的检查表:做-确认检查表、读-做检查表[24]。做-确认检查表的目的是使用者凭记忆与经验进行工作,然后停下来去确认每项需要完成的任务是否确实完成了。相反,在读-做检查表使用中,使用者则先执行任务,完成任务后进行清点确认无误。读-做检查表有助于规章相关的执行,而做-确认检查表则在技能相关领域里运用。创建一个有效的检查表需要某个领域的专家(即这个人真正在做这项工作)去找出最关键的步骤,而这些步骤甚至是最熟练的专业人员也可能会忽略。

不论哪种检查表它都应该包含 5~9 个项目,这些项目实际上是由一些数字代表各个步骤,大部分人即便在没有特别培训的情况下,也能在工作中记住[26]。一个检查表并不能阐明标准操作步骤中所遇到的每件事。检查表的设计应该能使使用者根据过程情况在 2min 内就能填写完成。比如,剂量师本来可能需要几个小时完成一个计划,但是通过使用检查表几分钟时间就可完成。另一方面,在治疗室中额外的几分钟可能是一个很大的负担,因为每个患者要有 10~15min 的治疗。如果对于一个既定过程的检查表太长,则工作人员可能会图省事而全然回避使用检查表。为了达到这两分钟的要求,一个有效的检查表措辞应该简单,准确使用熟悉的语言。这种检查表应该是流水化地列在一张纸上,避免杂乱、避免使用无关的颜色,而且不论是在打印纸上还是显示在电脑屏幕上(例如通过网络终端或者移动设备)都应该易读。

为了有效使用检查表,工作流程中应该能找到清晰的暂停点或建立一个暂停点。使用自动化的检查表也证明非常有效[27]。检查表被不同人解读其理解都必须相同。因此,一个新的检查表在达到完美之前很可能需要一些修改。一旦开始使用,检查表所发现的问题应该被一直追踪并列入常规基础分析。分析应该包括确定所使用检查表的有效性。检查表不是死的,在面临临床流程与技术变化时就需要对其进行修改或者中止使用。一般推荐至少每年要对检查表项目进行修订。美国物理学家协会也对临床实践提供检查表使用指导[28]。

第三种减少出错的工具是休息暂停,它和检查表联系密切。事实上,检查表可以看作是休息暂停的一种。因此,检查表与休息暂停通常一起使用。休息暂停是在患者即将治疗前或者其他改进交流前的短暂暂停[29]。休息暂停还可以在发现疑问或可能出现矛盾的任何时间点对点使用。休息暂停通常包括患者的验证、治疗部位或治疗过程修正的验证以及步骤的验证。在放疗中还有可以验证的项目,包括治疗参数(如跳数值、剂量、部位与能量)、患者摆位、患者姓名、出生日期和病历号。尽管休息暂停是一种高效的减少出错的策略,但是它的实施需要一种勤奋的品质,还要考虑其方法以确保患者保持顺从[30]。

第四种减少出错的方法是设立勿扰区。在许多诊所以下情形是可被接受的, 如打扰治疗师而暂停治疗,打扰正在验证计划的物理师,打扰放射肿瘤医生勾画靶区等。自我打扰也经常会出现。要认识到打扰是一种安全隐患,应该主动将打扰减小到最低程度。限制打扰是一种直接且廉价的减少出错的策略。一个勿扰区是指一种在空间上或时间上被指定的保护区域,它确保一个人在工作完成前不被打扰,这样他可以将精力集中于正在进行的工作。1981 年,美国联邦航空局出台了一项政策,规定飞机在低于 10000 英尺的飞行过程中, 禁止驾驶舱内非必要的工作与通讯(无干扰驾驶舱规则)。设立勿扰区在医疗中同样被认为是一种非常有用的安全工具[31]。

第五种减少出错的策略是同行评审。质量与安全性的提高包括两大方面:与执行相关的和与做决定相关的。与执行相关的具有明确的对与错结果;相反,与做决定相关的没有明确的对与错的结果。一个明显的例子就是在一个 CT 片上勾画 GTV,勾画后会有很多合理的结果(比如不同的靶区体积)。这正是一个做决定相关同行评审能有效地提高质量与安全的例子。

同行评审是一种经过专业培训的相关人员对一个人工作的评估,包含对被检查人的反馈。之前的研究显示同行评审后有 5%~10%的病例需要修改[32,33]。有效的同行评审需要一种恰当的组织文化氛围,也就是说,一个开放的合作环境将促进同行评审这种学习循环。要以尊重的方式给予反馈,要以合作的目的递送反馈。

同行评审的目标分为三个层次[34]。第一个层次是那些最需要同行评审的项目,包括靶区定义和首次放疗实施。第二个层次是那些有规范或有潜在争议的项目,例如决定是否使用放疗,放疗计划的方向以及放疗计划技术质量等。第三个层次是从同行评审中获益最少的项目,它包含一般的放疗方法和正常组织的区分等。尽管同行评审被主要认为是医生主导的一项活动，但是医学物理师同样可以从同行评审中获益[35]。放疗的同行评审活动与需求仍在进步中。研究表明，同行评审实施中存在较大差异，对患者的管理既可以产生很小的影响，也可以产生较大的影响[36,37]。同行评审对于一个科室中的所有成员来说应该是一种操作的标准。

最后一个需要阐述的减少出错的方法是使用替代方案。替代方案是一种绕过既定工作流程的方法。这一工作流程既可以用于商家的硬件或软件，也可以用于科室的一个标准的操作步骤。替代方案在医疗行业中很普遍。然而过分依赖替代方案则是一种安全隐患[38,39]。不停地依赖替代方案所带来的压力可以导致整个工作中的其他一些部分出错，即便是在使用替代方案时没有发现问题的情况下也会出错。使用可接受的替代方案会导致人们做了很多却得到很少，让人们对可能的出错丧失高度警觉性。积极努力寻找和去除替代方案应该是任何安全管理计划的组成部分。

减少出错的策略是保证质量与安全的基础。进程图是一个很好的工具，它能保证每个人对执行过程有一个一致的理解。检查表和休息暂停在实施过程的关键步骤中充当了有效的安全屏障。一个安全的屏障（严格的约束、改变过程等）在出错将要发生时减少其发生机会。意识到打扰与替代方案的有害影响很重要。一个指定的勿打扰区可以在时间或者空间上为需聚精会神慢思考的工作提供一个区域，还能提示其他人不要打搅正在做的工作。最后，同行评审在没有绝对正确和错误答案的情况下是一种完美的评价临床决定的工具。所有这些工具都非常简单而有用并包含在减少出错的策略中。

# 危害分析

出错有偶发性与系统性两种。偶发性出错是指那些只发生一次并可能不会在过程中的同一位置再次发生的出错。而用偶发性这个术语是为与随机性相区分，因为后者有统计学上的意义。偶发性出错总有与设备故障或人类偏见相关的原因。将一个出错归于系统性出错表明相同的出错会在相同环境条件下反复发生。系统性出错可以影响各种患者。系统性出错总有与不恰当的流程或不恰当的替代方案相关的原因，可以通过调整各种标准操作流程去适应相关环境得以解决。

# 前瞻性分析

失效模式及影响分析（FMEA）是指系统性评估一个设备或一个过程的各个组成部分，其目的是降低风险[40]。失效模式及影响分析是一种归纳性（自下而上）的方法，即通常熟知的成分相关的概率风险模型。这种方法先假设存在某种缺陷，然后尝试找出这个缺陷可能带来的影响。

现已开发了多种方法使用失效模式及影响分析，其中一种方法的步骤如下：

1.确定要分析的设备或者流程。

2.识别出所有潜在失效模式并确定它们对系统的影响。

3.评估每一种失效模式的严重性（S）。

4.评估发现（D）每种失效模式的可能性。

5.评估每种失效模式发生（O）的可能性。

6.计算风险优先等级值（RPN），即将每种失效模式后果的严重性（步骤3）、被发现的可能性（步骤4）和发生的可能性（步骤5）相乘得到 RPN（RPN=O·S·D）。

7.将风险优先等级值排序，采取措施降低最高风险失效模式。

失效模式相对风险由风险优先等级值决定，它可以用于指导努力方向降低风险。现已对严重性、被发现可能性和发生可能性提出了多种不同度量标准。表20-1a,b 和 c 是美国医学物理学家协会提出的度量标准[41]。风险优先等级值从 1 到 1000 不等。比如运用表20-1 可以看出，如果一种失效模式有1%的发生率，1%被发现率，较小的剂量出错，那么风险优先等级值约为96~112。

当选择设备的一个过程或一件设备作为分析对象时，可以用一进程图来了解这个过程或者设备。然后，所有可能的失效模式都可以与发生率、严重性和发现率一同考虑。与他人一起按假设检查非常重要，这些人员包括医生、治疗师、物理师、剂量师以及护士。最后一步是将各种失效模式值相乘，并进行风险优先等级值排序。从这时候开始，人们就会通过改变（再设计）过程或者设备和创建一个安全屏障来解决出错模式。在施行这些改变或者增加安全屏障之后，人们就会运行新的失效模式及影响分析，风险优先等级值也就相应地被减低。

失效模式及影响分析在理解与实施上相对来说直截了当，但其 O,S 和 D 值并不科学，也就是说失效模式及影响分析不是一个具有精确答案的精确科学，人们不应该在其准确性上过分纠结。重要的是完成这个项目，而且是从简单的小事上开始。还有重要的一点是针对结果采取措施，在随后事件发生后进行回顾分析。

## 例20-3

针对高剂量率近距离放疗(HDR)过程实施一项失效模式及影响分析。

1.首先以某种格式创建进程图。在这里我们采用的是原因效果进程图。

2.确定失效模式及其影响。

3.建立 O,S,D 值。

4.计算风险优先等级值。

表格 20-2 绘制的是高剂量率近距离放疗过程中一些步骤的风险优先等级值。

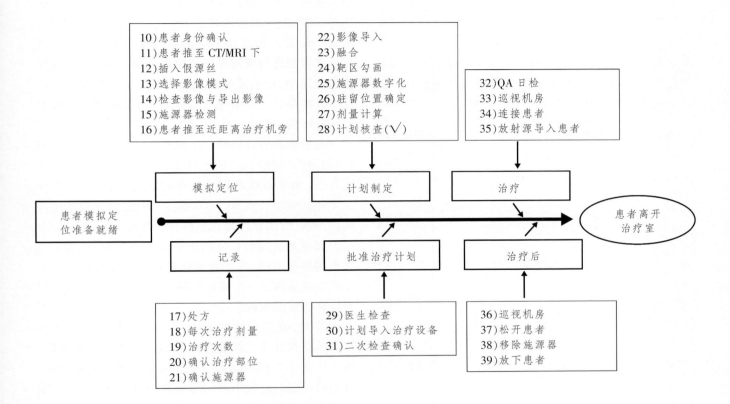

失效模式及影响分析已经成功地运用于放疗的一些领域[42-47]。然而,尽管失效模式及影响分析在理解与使用上比较直观,但是它的确存在一些短处。失效模式及影响分析或多或少依赖于一种出错的可能性与风险优先等级值成线性比例关系的假设。换句话说，如果人们能降低某个失效模式的风险优先等级值,那么这个系统的安全性就会按比例升高。因此,可能性中的不确定性将限制失效模式及影响分析的有效性。传统风险模式没有考虑那些失效可能性很难准确估计的问题。这其中包括组织文化的影响、随时间推移过程改变的影响以及电脑软件故障的影响等。系统理论相关风险模式是一种更有效的风险分析方法,它被开发用于克服事件风险模式中概率链的各种不足[48]。其中一种方法称为系统理论进程分析法(STPA),它是一种基于系统理论的演绎方法。在这个方法中,安全性被看成系统控制问题而不是一个组成成分失效问题[49]。

## 回顾性分析

机会在事故原因中扮演一定的角色。偶发性出错明显的特性很大程度上就是一个前瞻性的事物;从一个远一点的角度(比如管理者)去看,出错似乎是偶发产生的。但近距离从一个科室的操作来看,出错事实上是可以预知的。根本原因分析在一个出错或几乎出错已发生后用于理解和减少出错的可预测方面。根本原因分析的目的是解释这个事件,预测将来它如何发生，进而提出并实施减少其发生策略以防今后再发生。

根本原因分析由简单的四步组成:

1.搜集信息:辨认发生了什么。

表 20-1 发生可能性(a)、被发现可能性(b)和严重性 FMEA 度量标准

**(a)**

| 频率 | 性质 | 发生值(O) |
|---|---|---|
| 1/10 000 | 不可能发生 | 1 |
| 2/10 000 | | 2 |
| 5/10 000 | 相对较少发生 | 3 |
| 1/10 000 | | 4 |
| <0.2% | | 5 |
| <0.5% | 偶尔发生 | 6 |
| <1% | | 7 |
| <2% | 重复发生 | 8 |
| <5% | | 9 |
| >5% | 不可避免地发生 | 10 |

**(b)**

| 不被发现的估计值(%) | 发现值(D) |
|---|---|
| 0.01 | 1 |
| 0.2 | 2 |
| 0.5 | 3 |
| 1.0 | 4 |
| 2.0 | 5 |
| 5.0 | 6 |
| 10 | 7 |
| 15 | 8 |
| 20 | 9 |
| >20 | 10 |

**(c)**

| 性质 | 分类 | 严重值(S) |
|---|---|---|
| 无影响 | | 1 |
| 不明 | 不明 | 2 |
| | | 3 |
| 较小剂量出错 | 计划或治疗欠理想 | 4 |
| 毒副作用有限或欠量 | 剂量、剂量分布、位置与体积错误 | 5 |
| | | 6 |
| 潜在严重毒性或欠量 | | 7 |
| | | 8 |
| 可能很严重的毒性 | 剂量、剂量分布、位置与体积严重错误 | 9 |
| 灾难性的 | | 10 |

2.识别原因:假设发生的原因。

3.提出补救措施建议:确保下次不再发生。

4.实施有效的解决方案和监察方案。

搜集相关信息对进行一项有效的根本原因分析非常关键。除了我们前面讨论过的进程图,在进行根本原因分析时"头脑风暴"和"五个为什么"也是很有用的工具。"头脑风暴"是指让一小组人在很短时间产生很多想法的一种方法。头脑风暴一个典型的环节是一组成员聚集在一个房间内,从陈述主题或需讨论的问题开始,然后进行讨论,它需选择指定记录员与主持人。头脑风暴环节最基本的原则就是搜集想法且不加以批判或不讨论这一想法意义所在。对所有的想法都要记录,通常是记录在白板或可擦写板上,在头脑风暴环节中不存在坏的想法。对所提出的任何想法进行扩展、组合或修改都是允许的。"五个为什么"方法是一种对出错或几乎出错原因进行 4~5 次追问为什么来强制进行深层分析的简单流程。在每一个连续性的问题中,小组成员向更深或更广方向探究一个已发事件的原因。将答案记录加以分析,最后归入根本原因分析的一部分。

再发事故有其特质。比如想象一个胸部治疗患者(例如治疗脊髓压迫)的摆位出错,需要考虑具体的环境特点,如要考虑出错发生在治疗机上,要考虑工作或工作区域的特点等。本例的工作特点是治疗部位在胸椎周围,所用软件是观察影像和摆位。此外,与行政组织问题相关的更广泛的问题也需要考虑,比如工作人员的操作风格、医生或其他辅助人员是否按恰当的方式阅读影像。一个高效的根本原因分析需要考虑所有具有特质的东西。

首先,将重点放在步骤一很重要,辨认发生了什么而不是为什么它会发生,用叙事方式描述很管用。在此步骤中头脑风暴可以在短时间内产生大量想法。过程图可以对过程中不同的步骤分别进行描述。步骤二则是要辨认原因,重点放在为什么发生,头脑风暴和五个为什么工具对此有帮助。然后,是提供建议以避免将来发生同样事件(步骤三)。形成最优的解决方案需要领域内的专家完成。人们应该专注领域专家影响范围内的低成本、高影响的解决方案[50]。根本原因分析的最后一步是实施并监测解决方案。根本原因分析最好与事件学习系统(参见下一节)一起使用来确定和观察解决方案的有效性。如前所述,当开展根本原因分析时,要注意的问题有证实偏见与后见之明偏见。这样做的意图在于保持开放的态度,这样导致可能的出错或几乎出错的一些原因就得以发现。一旦一个可能的减少出错策略被确认并施用,要记住这个减少出错措施可能不会让进程回到正轨,因此任何解决方案需要用事件学习系统监测,一旦某个方法无效就应该准备尝试另一个。

表 20-2 高剂量率近距离治疗过程部分步骤风险优先等级值

| 步骤 | 潜在的失效模式 | 失效模式的影响 | O | S | D | 风险优先等级值 |
|---|---|---|---|---|---|---|
| 34）连接患者 | 连接通道错误 | 所给剂量错误 | 10 | 9 | 10 | 900 |
| 27）剂量计算 | 参数录入治疗计划系统错误 | 所给剂量错误 | 7 | 10 | 8 | 560 |
| 9）施源器插入 | 施源器选错 | 所给剂量错误 | 7 | 7 | 8 | 392 |
| 25）施源器数字化 | 通道错误，长度错误 | 几何信息丢失 | 9 | 8 | 5 | 360 |
| 27）剂量计算 | 参考点错误 | 所给剂量错误 | 9 | 9 | 4 | 324 |
| 35）放射源导入患者 | 患者将施源器移开 | 几何信息丢失 | 2 | 10 | 9 | 180 |
| 23）影像融合 | 影像融合错误 | 所给剂量错误 | 4 | 6 | 6 | 144 |
| 35）放射源导入患者 | 患者致引导管扭绞 | 卡源——过量照射 | 5 | 9 | 2 | 90 |
| 37）松开患者 | 装置受力移动 | 患者受伤 | 7 | 7 | 1 | 49 |
| 22）影像导入 | 数据错误 | 几何信息丢失 | 1 | 6 | 5 | 30 |

# 事件学习

在本章阅读过程中，读者应该清楚事故是发生于一个复杂的、动态进程的环境条件下，而不仅仅是一系列失效事件链。人员、设备与环境的交互构成了一个复杂、动态的环境。事件学习系统的目的在于发现、归类、排除那些出错或几乎出错，实现最终全面提升质量以及形成积极的工作者体验。最优地实施事件学习系统可以深入了解进程，引导资源和工作分配，以及知道质量与安全干预是否正在进行中。

## 事件学习系统

事件学习系统是一种方法学，用于捕捉出错或几乎出错的信息，其目的是数据分析，改进减少出错策略以预防将来事故的发生。事件学习系统的工作过程是通过人们在出错或几乎出错发生后及时将这些信息输入而实现。一个科室的构建应该是能高效地处理进入事件学习系统中的数据。要建立一个分类系统，这个分类系统只是一个用于促进交流的标准化的术语，建立的目的是正确地处理和分类录入的数据[51]。比如，原因分类就是安全分类系统中的一部分。这个分类系统还需要包括严重性程度计分，这样不同的事件可以根据其严重性而得以相应地归类。世界上已经有数个放疗事件学习系统报告[52-57]。

在最佳事件学习系统形成过程中，科室的所有管理层都应该支持上报这一氛围（后文将作讨论）、要积极地推动与支持出错事件的学习，这点非常重要。出错和几乎出错的汇报机制应该成为科室运作、促进安全改进不可分割的组成部分。对于最初汇报者汇报过程的实际时间应该很短，所花精力也应很少，汇报过程应该在科室繁忙的临床工作环境中占有一席。在报告的处理与纠正工作方面，也应该对科室常规反馈。事件学习系统应提早介入监测纠正的有效性。最后，为了达到最佳效果，科室里的所有职员和工作人员都要参加出错或几乎出错的报告会。有报告指出，科室的医生及实习医生比其他人员更不愿意上报出错[58]。

从出错和几乎出错中学习需要得到科室领导明确的支持。学习过程必须包含一个汇报系统、共享资料指导和提供的反馈。那些被指定回顾和解决出错的人员应该具有解释所汇报数据的能力，具备改变过程的能力，以及具备强化恰当的组织文化的能力[59]。

总之，使用事件学习系统的好处包括在科室中能学习到重视安全措施，了解到哪些减少出错策略有效，对出错与几乎出错信息的广泛知晓可以增加出错存在的意识。即一个科室无论防范做得再好，这种出错还是可能发生；一个强有力的安全文化对防范出错有重大的影响。持续不断地使用事件学习系统所带来的长期益处在于能够理解一个看似小的问题可能会导致大的问题出现，同时可以围绕出错找出其原因结果的模式。

## 组织文化

组织文化涉及的是相同的价值观、相同的信仰而形成的行为规范。相同价值观是指什么是重要的，相同信仰则涉及事物是如何运作的。现在还没有一个单一的评价标准能评价一个科室的安全健康。然而，为制定评价安全性标准所做的努力却从未停止过[60]。

组织文化由不同的安全文化、汇报文化和公平文化组成。所有的文化的建立都是自上而下，而且必须由科室领导推动。安全文化是由科室领导明确宣布的，安全是科室的第一要务。告诫是指对领导做出的安全决定应该是努力去承担,而不是去破坏它。比如,在没有适当支持的情况下急急忙忙开始医疗就会与一个理想的安全文化背道而驰。最简单的安全文化创建的办法就是领导开始阐明科室是多么看重安全。

## 例20-4

为你的科室制定四点安全声明。

一个简单的四点安全声明如下:

1.任何伤害和事故都是可避免的。

2.不要为了达到其他任何目标而妥协安全。

3.科室中的所有成员对患者安全都负有责任。

4.科室成员都有权中止并汇报任何不安全的情况。

汇报文化需要一种有效的方法提交所有的事件类型,还要保障不会对报告进行报复。有一些做法可以促进汇报文化,比如将收集的数据与官方的纪律数据加以区分。为了让每个人始终都能参与到这样一个系统中并意识到从中获益,一个有效的汇报文化同样包含向放疗肿瘤科室的反馈。公正文化不同于安全文化与汇报文化。公正文化认为不是所有的出错都来自可接受的行为,所有情况下的豁免将会给员工传递错误的信息。需要建立一种执行标准和行为预期,科室成员应该被认为会按照标准去执行。如果科室成员没有按照标准执行,应依旧对其采取相应的惩罚措施。

在20世纪60年代和70年代,IBM欧洲总部人事部门调查了不同文化对行为的影响。其中一项有关文化的调查是确定组织和机构中权力较小的工作人员对权力分配不均的接受程度和期待程度。这项工作的发现之一就是人们并没有意识到人们得以进步的社会标准对于人们思维与工作方式有着重要的影响[61]。这被称为权力距离指数(PDI)。与低权力距离指数文化相比,高权力距离指数文化中权威者与一般工作人员之间的交流更少。交流的缺乏使得权力距离指数对安全性有负面影响。

低权力距离指数文化是更多的传送者主导,它更认为发言者具有一种将想法清晰准确转达的责任。高权力距离指数文化则是更多的接收者主导,这就意味着一直要达到使聆听者搞清楚别人说了什么。当聆听者能够注意力集中,并且对话的两个主体有时间达成一致,那么高权力距离指数交流会比较有效。1994年,波音公司首次发布了安全数据,数据显示一个国家的飞机坠毁次数与该国家文化多维性包括权力距离指数的排名有明显的相关性[62]。这种由传送者/接收者主

导的交流可以存在于一个科室的微观环境中甚至人与人交互中(比如医生与治疗师之间)。

仅有科室的承诺并不能产生一个成功的安全环境。科室应该具备与安全相关的能力与认知,也就是说要进行安全方面的教育,要时刻意识到出错总是有可能的。从领导者角度看,目标不能用出错或几乎出错的数量来定,因为出错有随机的特点(从科室领导角度看)决定了出错的不可控性。因此,理想的组织策略是持续地关注与科室长期安全健康有关的计划。有效的安全管理需要同时使用被动与主动的措施。将两者结合起来,可以提供防御性信息和提供已知的系统和工作场所因素能导致不良结果的信息。

# 质量改善

为了评估和提高医疗服务质量,人们发现在三大方面考虑医疗比较有帮助,分别是结构、过程与结果[63]。结构方面包括设备的合理性、员工的资质以及行政的组织。过程方面牵涉到患者照顾的恰当性,包括一些事务性的工作,如充分的物理体检与实验诊断、牵涉到完成一些过程的技术性以及进行实验和实施治疗的正当性。结果方面则用所谓康复、功能恢复以及生存率来衡量。现在与结果相关的问题是质量差会被错误地看成是放疗并发症。我们将面对的问题是如何将与质量有关的结构、过程与结果三个方面变得有可操作性。

为了确保质量改善,需要采用一个适用性更广的方法而不仅仅限于验证技术方面[64]。需要一种可接受的结构化方法,运用多种工具和技术对数据相关的质量进行改进,将这些与部门领导目标联系在一起,包括科室运行需要的总时间和(或)节省的成本。为了这一目标已经出现了不同的质量改进范例。有一种简单的策略就是让所有科室领导层都参与。该方法一般被称作全面质量管理(TQM),它由美国海军开发用于提升运行质量与生产效率[65]。全面质量管理包括四个关键概念:①消费者需求决定质量;②顶层管理对质量改进负有直接责任;③质量的提升来自系统的分析与工作过程的改善;④改善质量是持续的努力过程,并且在整个组织进行。由美国海军提出的全面质量管理策略部分依赖于计划-实施-学习-施行(plan-do-study-act, PDSA)的质量改进循环。PDSA最初改进版是以休哈特循环出现[66]。而今天人们所知的PDSA是由W. Edwards Deming在1993年提出的[67]。它有时也被称为计划-实施-检查-施行(plan-do-check-act,PDCA),但

这两者本质上是一致的。1986 年[40]有人提出了一个新的形式叫作六西格玛(Six-sigma),它有时与一个与之相关的称作精益(lean)的方法联合在一起,产生出精益六西格玛。所有这些方法论都是采用科学方法提升质量。成功的关键在于保证参与者的时间,为使用者提供问题解决的指导方法。任何一种质量改进策略最难的部分就是数据搜集与分析。

## 计划-实施-学习-施行(PDSA)

如图 20-3 所示,PDSA 是一种用于描述持续改进循环的方法。PDSA 是一种简便的或许是显而易见的质量改进法。PDSA 循环起源于 20 世纪 20 年代 Walter Shewhart 的统计过程控制工作[66]。二战后由 W. Edwards Deming 引入日本[67]。PDSA 的主要思想就是制定结构化的质量改进模式。

循环的第一步是要制订计划,这包括找到所想要的质量改善目标或目的,制定指标,提出想要质量改善的方法。然后是实施,就是将计划付诸实践。PDSA 循环的第三步是学习,这一步是对从所制定指标中得到的数据进行评估,观察计划是否有了预期的结果。第四步即最后一步就是施行,继续按原计划做将它变成日常工作流程的一部分;如果发现没有达到预期效果就进行修改。PDSA 循环的四个步骤作为持续质量改善循环的一部分被不断地重复。

## 六西格玛与精益

20 世纪 80 年代,摩托罗拉公司一位名叫 Bill Smith 的工程师创造了六西格玛,它是全面质量管理的一种延续,也是一种更好达成持续质量改进的方法。类似于 PDSA 圈,六西格玛是一种基于数据的质量改进方法。六西格玛有其自身的简写符:DMAIC,分别表示确认(define)、测量(measure)、分析(analyze)、改进(improve)、控制(control)。在每一步都有系统性的工具可以使用。六西格玛明确地将财务责任和科室领导层与质量改进措施捆绑在一起。

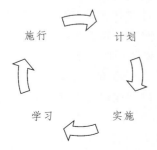

**图 20-3**　计划-实施-学习-施行质量改进循环。

六西格玛最开始指的是在制造过程中每百万个产品不能出现超过 3.4 个瑕疵品。这个数值来源于对正态分布的一种估计,在这个正态分布中过程变化与漂移有±1.5 的标准差。正态分布曲线下超过 4.5 个标准差的单边积分是 3.4/1000 000 的面积。尽管每百万件商品中瑕疵品的概念在放疗中没有直接应用,但是六西格玛法对质量改进来说非常有效,因为它为质量改进的开展提供了工具支持。

六西格玛已经有所发展并在放疗中使用[68],特别是在"禁飞"政策中[69]。在使用过程中,人们开发并使用一种基于清单的方法,这是一种某种工作在进入下一步之前如果没能完成的话将被禁止的方法。导致的结果就是工作流程标准化的明显改善,出错天数(定义为任务完成前的延期)从 4.6 天减少到 1 天。更重要的是出错天数评价标准的标准差由 16.2 天减少到 4.7 天,这表明了在标准化操作上的重大改进。DMAIC 在质量改善方面是一种非常科学有效的方法。

精益最早产生于 20 世纪 50 年代的丰田生产体系。精益常常和六西格玛一起使用,它是在流程中避免浪费的一种方法。精益方法包括消费者将其所需要的价值具体化。然后就能确定整个进程的价值流,即审查进程中可以舍弃的步骤。在此过程中,进程应该持续进行 (比如不出现替代步骤),并且如果可能的话,每个连续的步骤都应该有回溯机制。精益方法聚焦于清除浪费与创造自然发生的效率,而六西格玛的焦点在于进程中的质量能够得以保持。精益技术已经被用于简化骨转移及脑转移且倾向于放疗的患者中[70]。首先要创建当前的价值流图,这个价值流图是关于骨及脑转移的放疗流程。第二步就是要创建未来价值流图,这个价值流图包含一系列不同的进程步骤,使得治疗较早完成,过程中使用较少的资源及没有额外的错误发生。最后一步是为未来状态图创建详细的工作计划,让提出的进程得以实现。其结果就是得到了一个可以让患者得到更有效率治疗的工作流程。在精益实施之前,同样一天治疗一个患者需要 27 个步骤,而在精益实施之后只需要 16 步。为了达成最有益的效果,必须妥善使用精益。毕竟创制一个简单高效的流程很简单,但也会变得不稳定并容易发生错误。

## 过程控制

如前文所述,质量与质量改善措施需要以数据来驱使以达到高效的程度。然而,QA 要基于结果在合理判断后续步骤的基础上才可以进行，因为严格的 QA 规范可能会干扰治疗患者而造成相反的效果。质量改善措施在实施过程中需要在检测存疑问题上允许正常波动的存在，而不能因为需要检测统计上的波动而停止治疗。比如，直线加速器输出量的日检结果有一定的可接受范围，在此范围内患者可以继续进行治疗。如何解决随机进程波动问题就是过程控制范畴内的事了。除此之外，减少深度错误策略的防御性机制只有在稳定与可预期的程序中才会有效。过程控制（同样被称作统计上的过程控制或 SPC）的目标就是提供一些工具，这些工具可以创造与保持稳定与可预见性的过程，在此过程中使用分别来自 PDSA 和 DMAIC 的"实施"与"测试"步骤所得到的数据。

## 质量与过程的多样性

过程在可接受的水平内变化是最好不过的了，换句话说，就是不超越既定的活动限制范围。一个在工业与系统工程被长期秉持的信条是进程以最小的波动并以既定的目标前进就是最好的。提供控制图给工作人员，以达到最佳的质量[71]。质量改进的目标就是减少过程变化使之限定在可活动的范围内。医疗上的活动限制是基于临床经验的，因此某个特定参数的变化如果超过了活动范围可能会对患者造成伤害。一旦过程的变化很好地落在活动限制内，那么这个过程就很难再改进质量了，除非重新设计工作流程。持续努力降低过程变化并使之趋向于零是有机会成本的，即没有将焦点放到其他可以改善的领域。在过程变化可以很好地限定在活动范围之内后，还是建议要监控这个过程确保它仍然稳定。质量管理的一方面就是确定哪些过程正处于主动改善过程中，哪些过程仅仅需要监控。

## 使用与演绎控制图

当分析一个过程的数据时，判定每个数据点是否落在正常随机变化限制范围之外很重要，控制图因此而发明[71]。在过程控制方法中，为了达成这一目标要制定两个表格。一个表格包含数据的分布性，另一个表格包含数据的离散性。每个表格都要在统计意义上确定最高与最低值，这是区分随机与非随机过程行为的标准。如果在一定时间内采集的数据落在限制范围内，那么这个过程所产生的数据可以理解成稳定的，也就是在控制之内。否则，这个过程不受控制需要稳定。

已经有数种控制图被应用于放疗[72-79]。它们在很

大程度上与 QA 技术参数有关，但是这些图表也同样可以用于以过程为导向的质量改善工作中。在本部分我们将解释控制图的概念。为了简便起见，我们仅仅讨论单一控制图的发展。单一控制图可以用于所有持续性的数据中，而且理解与使用起来也非常简单。对分析数据分布没有限制。

控制图是纵向绘制的数据，这些数据有最高线（UCL）、最低线（LCL）与中间线（CL）。图表中质量指标的计算方法为 $\mu \pm \sigma$。计算公式中 $\mu$ 由平均值决定，它就是 CL。样本标准偏差 $s$ 是 $\sigma$ 的有偏估计量，计算公式为 $\sigma = mR/d_2$，其中 $d_2$ 是偏差相关系数[80]。$2.660 \cdot \overline{mR}$ 是 $s$ 的估计值，当 $n=1$ 时，$d_2=1.128$。控制限使用下列公式计算：

1.以一部分数据的平均值作为 CL：

$$CL = \bar{x} = \frac{1}{n} \cdot \sum_{j=1}^{n} x$$

2.使用刚才计算 CL 的数据计算移动范围 $\overline{mR}$，然后计算平均值的移动范围：

$$\overline{mR} = \frac{1}{n-1} \sum mR = \frac{1}{n-1} \sum_{j=2}^{n} |x_j - x_{j-1}|$$

3.计算 UCL：

$$UCL = CL + 2.660 \cdot \overline{mR}$$

4.计算 LCL：

$$UCL = CL - 2.660 \cdot \overline{mR}$$

5.将 CL、UCL 以及 LCL 绘制在单一控制图上。

控制限与 CL 是二项点估计值，因此它们都有统计学上的不确定性。然而，在表格中进行过程分析与质量改进时，这种不确定性不在考虑范围内。

后文将会给出一个如何一步一步地制作单一控制图的例子（感谢 TreatSafety, LLC）。对治疗计划的过程进行了通盘的研究。在这个例子中，在物理师完成一个治疗计划之后，两名医生都被询问治疗计划的核实情况。所采集的数据是物理师完成治疗计划与医生核准完计划之间的时间间隔。对计划验证的要求（临床活动限制）是要在物理师完成计划后 25 小时内完成。两名医生的数据如表 20-3 所示。

1 号医生和 2 号医生的单一控制图见图 20-4 和图 20-5。因为已经存在一个限制（即不可能有负的周转时间），所以最低线设置为零。过程要求的 25 小时也展示在图中。

为了解两名医生表现如何，要按如下方法使用图表。1 号医生的表现是在过程要求范围内，因为其最高

表 20-3　物理师完成治疗计划之后两名医生（1 号医生与 2 号医生）完成核准之间的时间间隔数据。间隔 $x$ 以小时为单位，变化范围 $mR$ 从 $x$ 计算得出

| 病例序号 | 1 号医生 | | 2 号医生 | |
| --- | --- | --- | --- | --- |
| | 间隔 (h) | 变化范围 (h) | 间隔 (h) | 变化范围 (h) |
| 1 | 24.48 | — | 8.47 | — |
| 2 | 1.75 | 22.73 | 10.02 | 1.55 |
| 3 | 4.88 | 3.13 | 35.22 | 25.20 |
| 4 | 9.18 | 4.30 | 0.97 | 34.25 |
| 5 | 9.78 | 0.60 | 2.60 | 1.63 |
| 6 | 8.58 | 1.20 | 5.42 | 2.82 |
| 7 | 0.00 | 8.58 | 2.58 | 2.84 |
| 8 | 0.07 | 0.07 | 0.48 | 2.10 |
| 9 | 8.85 | 8.78 | 0.92 | 0.44 |
| 10 | 12.35 | 3.50 | 5.30 | 4.38 |
| 11 | 22.23 | 9.88 | 9.15 | 3.85 |
| 12 | 20.60 | 1.63 | 14.78 | 5.63 |
| 13 | 13.62 | 6.98 | 0.93 | 13.85 |
| 14 | 2.40 | 11.22 | 29.55 | 28.62 |
| 15 | 3.75 | 1.35 | 1.43 | 28.12 |
| 16 | 1.53 | 2.22 | 2.95 | 1.52 |
| 17 | 0.20 | 1.33 | 6.68 | 3.73 |
| 18 | 7.20 | 7.00 | 14.05 | 7.37 |
| 19 | 11.70 | 4.50 | 25.48 | 11.43 |
| 20 | 4.85 | 6.85 | 5.53 | 19.95 |
| 21 | 7.18 | 2.33 | 11.62 | 6.09 |
| 22 | 2.83 | 4.35 | 22.48 | 10.86 |
| 23 | 0.00 | 2.83 | 10.73 | 11.75 |
| 24 | 21.70 | 21.70 | 35.45 | 24.72 |
| 25 | 11.67 | 10.03 | 11.70 | 23.75 |
| 26 | 2.90 | 8.77 | 11.40 | 0.30 |

（要么是剔除了一个系统性的原因，要么是重新规划了这个过程）的情况下才能重新计算中间线和最高线。当将控制限与过程要求相比较时，要在质量角度考虑四种状态及其相关措施：

1.过程受控以及控制限在过程要求范围之内。措施：不定期地继续监视过程运行情况。

2.过程受控但控制限在过程要求范围之外。措施：重新规划过程或者放宽过程要求。

3.过程不受控但控制限在过程要求范围之内。措施：分析过程并剔除引起系统变化的原因。

4.过程不受控并且控制限也在过程要求范围之外。措施：分析过程并对过程重新验收和（或）重新规划。

其他质量工具也有用，比如，当一个点不受控时可以做一个 RCA 来找寻原因。进程图和价值流图也同样有用。当过程不受控并且控制限也在要求范围之外时，应该了解一下这个过程以及引起过程改变的各种原因；FMEA 和事件学习日志可能会有用。从使用控制图可以得出的结论就是它确认了知识与经验这种客观事物的有用性。也可以使用其他几种专为特定过程及特定数据打造的控制图，我们将在下面提到[81]。对于那种在短时间内就能产生大量数据的过程（比如实时获取的直线加速器射束调整数据）来说，可以使用平均值重组以及标准差表格，因为 p-，np-，c-或者 u-控制图能更好地表示数字或者不一致的部分。到此提到的表格对检查过程运行中的较大变化是很有用的。如果是用作检查过程的慢漂移过程，则要么使用指数权重变化均值（EWMA）或累计相加（CUSUM）表格。一旦得到统计上的控制就可以让进程改进措施发挥作用，要么将变化减到最低，要么将平均值靠近最优值，或者两者同时进行。

# 总结

- 人类的偏见涉及患者的安全，比如证实偏见与后见之明偏见。
- 有多种不同的辅助方法可以减少导致出错的人类偏见。辅助手段有进程图、检查表与设立勿扰区。
- 失效模式及影响分析（FMEA）是一种前瞻性的风险评估工具。
- 根本原因分析（RCA）是一种回顾性的风险评估工具。
- 事件学习系统（ILS）的组成部分包括汇报文化、填写报告方法、具备相关知识人员数据回顾以及反馈报告人。

线值为 23.6h，小于 25h。1 号医生的过程可以说是在控制之内。2 号医生的表现是在要求之外（最高线>25 小时），因此 2 号医生的过程可以说是在可控之外。实际上，在最开始的十个数据点及控制限计算出来之后，应该绘制出每个病例的情况并且观察是否有不受控的行为出现（即数据点落在控制限之外）。因此，应该探究 2 号医生的第 14 及第 26 例患者，还要确认并修复任何导致不受控行为出现的原因所在。反过来讲，第 19 例患者在 25h 要求范围之外，但是在控制限制范围之内，而且也在系统噪声范围内，因此可能找不到引起其超过要求范围的原因。

可以继续在图中绘制其他病例。只有过程变化了

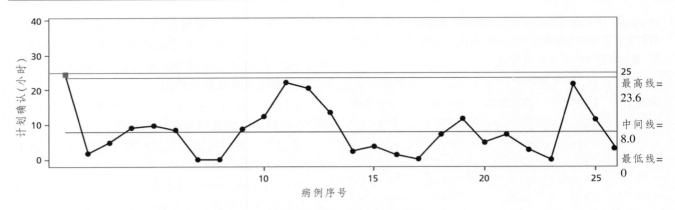

图 20-4　1号医生的单一控制图。

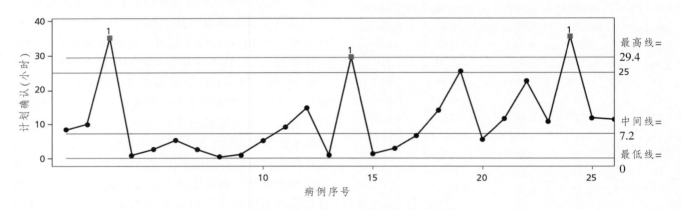

图 20-5　2号医生的单一控制图。

- 计划－实施－学习－施行质量改善模式被称作PDSA，用于质量改善工作。
- 六西格玛是另一种质量改善方法，它使用确认、测量、分析、改进、控制，缩写为 DMAIC。它同样依据数据，数据需要直接从科室领导输入；需要为质量改善的财务支持。
- 过程的多样性要加以控制从而产生一个可预测过程。
- 过程控制就是使用控制图进行数据分析的过程。
- 单一控制图是控制图的一种，可以用于分析任何种类的持续性数据。

# 思考题

**20-1**　解释证实偏见与后见之明偏见。在何时或何地人类的这些偏见可能会出现？

**20-2**　如果你使用例 20-2 中的进程图解决患者摆位遇到的问题，还需要加入其他哪些值得调查的步骤？在例中原有的过程步骤中你还可以加入矩形或者其他步骤。

**20-3**　为临床流程创制一个进程图。邀请一个同事由他自己为相同的临床流程创制一个进程图。比较这两个图，你能得到什么结论？

**20-4**　FMEA 和 RPN 代表什么意思？用你自己的话来描述 FMEA。

**20-5**　假定治疗一名前列腺患者用常规分割VMAT 方法，摆位片是 CBCT，请使用例 20-2 中的进程图，你自己对治疗室中的患者摆位制作一个失效模式及影响分析。将它与治疗计划 CT 相比较。重点是"摆位可否接受？"这一步。你的风险优先等级值最高值是多少？为降低风险优先等级值你可能做什么？

**20-6**　列举根本原因分析(RCA)的步骤。

**20-7**　PDSA 和 DMAIC 分别什么意思？它们代表的是什么？两者有何不同？

**20-8**　为下列两组数据创制一个单一控制图。用前五个数据点计算 CL。创建这些数据的过程，包括与临床极限±5.0 的比较，你能得出什么结论？

| 示例 | 数据列 1 | 数据列 2 |
| --- | --- | --- |
| 1 | 0.00 | 1.39 |
| 2 | 0.50 | −1.14 |
| 3 | −0.25 | −0.50 |
| 4 | 4.40 | 0.77 |
| 5 | 0.35 | 0.04 |
| 6 | 2.44 | 3.14 |
| 7 | −0.86 | 1.93 |
| 8 | 3.52 | 4.23 |
| 9 | −1.01 | 2.68 |
| 10 | 0.65 | 2.03 |

**20-9** 从网址 https://rpop.iaea.org/RPOP/RPoP/Content/AdditionalResources/Publications/5 RadiologicalAccidents/index.htm IAEA 分析中挑选一个放疗事故。然后对这个事故计算你自己的 RCA。

（牟忠德 译　张彬 冯平柏 校）

# 参考文献

1 Pawlicki, T., Dunscombe, P. B., Mundt, A. J., and Scalliet, P. *Quality and Safety in Radiotherapy*. Boca Raton, FL, CRC Press, 2011.

2 Munoz, M. I., Bouldi, N., Barcellini, F., and Nascimento, A. Designing the safety of healthcare: Participation of ergonomic to the design of cooperative systems in radiotherapy. *Work.* 2012; **41**(Suppl 1):790–796.

3 Chan, A. J., Islam, M. K., Rosewall, T., Jaffray, D. A., Easty, A. C., and Cafazzo, J. A. The use of human factors methods to identify and mitigate safety issues in radiation therapy. *Radiother. Oncol.* 2010; **97**(3):596–600.

4 Chan, A. J., Islam, M. K., Rosewall, T., Jaffray, D. A., Easty, A. C., Cafazzo, J. A. Applying usability heuristics to radiotherapy systems. *Radiother. Oncol.* 2012; **102**(1):142–147.

5 Rasmussen, J. Skills, rules, and knowledge: Signals, signs, and symbols, and other distinctions in human performance models. *IEEE Trans. Cybern.* 1983; **13**(3):257–266.

6 Leveson, N. G., and Turner, C. S. An investigation of the Therac-25 accidents. *IEEE Computer.* 1993; **26**(7):18–41.

7 Bogdanich, W. Radiation offers new cures, and ways to do harm. *New York Times*, 2010 (January 23), http://www.nytimes.com/2010/01/24/health/24radiation.html?pagewanted=all&_r=0, accessed September 15, 2015.

8 Reason, J. *The Human Contribution: Unsafe acts, accidents, and heroic recoveries.* Farnham, U. K., Ashgate Publishing, 2008.

9 Tversky, A., and Kahneman, D. Judgment under uncertainty: Heuristics and biases. *Science.* 1974; **185**(4157):1124–1131.

10 Battmann, W., and Klumb, P. Behavioural economics and compliance with safety regulations. *Safety Science.* 1993; **6**:35–46.

11 Ariely, D. *Predictably Irrational.* New York, HarperCollins, 2008.

12 Kahneman, D. *Thinking, Fast and Slow.* London, Macmillan, 2011.

13 Evans, J.S. Dual-processing accounts of reasoning, judgment, and social cognition. *Annu. Rev. Psychol.* 2008; **59**:255–278.

14 Ariely, D., and Norton, M. I. How actions create: Not just reveal: Preferences. *Trends Cogn. Sci.* 2008; **12**(1):13–16.

15 Johansson, P., Hall, L., Sikström, S., and Olsson, A. Failure to detect mismatches between intention and outcome in a simple decision task. *Science.* **310**(5745):116–119.

16 Fischhoff, B., and Beyth, R. I knew it would happen: Remembered probabilities of once-future things. *Organ. Behav. Hum. Perform.* 1975; **13**(1):1–16.

17 Henriksen, K., and Kaplan, H. Hindsight bias, outcome knowledge and adaptive learning. *Qual. Saf. Health Care.* 2003; **12**(Suppl II):ii46–ii50.

18 Koehler, J. J. The influence of prior beliefs on scientific judgments of evidence quality. *Organ. Behav. Hum. Decis. Process.* 1993; **56**:28–55.

19 Hart, S. G., and Staveland, L. E. Development of NASA-TLX (Task Load Index): Results of empirical and theoretical research. *Advances in Psychology.* 1988; **52**:139–183.

20 Mazur, L. M., Mosaly, P., Jackson, M., et al. Quantitative assessment of workload and stressors in clinical radiation oncology. *Int. J. Radiat. Oncol. Biol. Phys.* 2012; **83**(5):e571–e576.

21 Mazur, L. M., Mosaly, P. R., Hoyle, L. M., Jones, E. L., and Marks, L. B. Subjective and objective quantification of physician's workload and performance during radiation therapy planning tasks. *Pract. Radiat. Oncol.* 2013; **3**(4):e171–e177.

22 Mazur, L. M., Mosaly, P. R., Hoyle, L. M., Jones, E. L., Chera, B. S., and Marks, L. B. Relating physician's workload with errors during radiation therapy planning. *Pract. Radiat. Oncol.* 2014; **4**(2):71–75.

23 Reason, J. Beyond the organisational accident: The need for "error wisdom" on the frontline. *Qual. Saf. Health Care.* 2004; **13**(Suppl II):ii28–ii33.

24 Gawande, A. *The Checklist Manifesto: How to get things right.* New York, Metropolitan Books, 2010.

25 Levin, D. C. A surgical safety checklist to reduce morbidity and mortality in a global population (Letter to the Editor). *N. Engl. J. Med.* 2009; **360**(5):2374.

26 Miller, G. A. The magical number seven, plus or minus two: Some limits to our capacity for processing information. *Psychological Review.* 1956; **63**(2):84–97.

27 Breen, S. L., and Zhang, B. Audit of an automated checklist for quality control of radiotherapy treatment plans. *Radiother. Oncol.* 2010; **97**:579–584.

28 Fong de los Santos, L., Evans, S., Ford, E. C., et al. Medical physics practice guideline Task Group 4a: Development, implementation, use and maintenance of safety checklists. *J. Clin. Appl. Med. Phys.* 2015; **16**(3).

29 Meginniss, A., Damian, F., and Falvo, F. Time out for patient safety. *J. Emerg. Nurs.* 2012; **38**:51–53.

30 Gillespie, B. M., Chaboyer, W., Wallis, M., and Fenwick, C. Why isn't "time out" implemented? An exploratory study. *Qual. Saf. Health Care.* 2010; **19**:103–106.

31 Trbovich, P. L., Griffin, M. C., White, R. E., Bourrier, V., Dhaliwal, D., and Easty, A. C. The effects of interruptions on oncologists' patient assessment and medication ordering practices. *J. Healthc. Eng.* 2013; **4**(1):127–144.

32 Brundage, M. D., Dixon, P. F., Mackillop, W. J. et al. A real-time audit of radiation therapy in a regional cancer center. *Int. J. Radiat. Oncol. Biol. Phys.* 1999; **43**:115–124.

33 Boxer, M., Forstner, D., Kneebone, A. et al. Impact of a real-time peer-review audit on patient management in radiation oncology. *J. Med. Imaging Radiat. Oncol.* 2009; **53**:405–411.

34 Marks, L. B., Adams, R. D., Pawlicki, T., et al. Enhancing the role of case-oriented peer review to improve quality and safety in radiation oncology: Executive summary. *Pract. Radiat. Oncol.* 2013; **3**:149–156.

35 Halvorsen, P. H., Das, I. J., Fraser, M., et al. AAPM Task Group 103 report on peer review in clinical radiation oncology physics. *J. Clin. Appl. Med. Phys.* 2005; **6**(4):50–64.

36 Lawrence, Y. R., Whiton, M. A., Symon, Z., et al. Quality Assurance Peer Review Charts Rounds in 2011: A survey of academic institutions in the United States. *Int. J. Radiat. Oncol. Biol. Phys.* 2012; **84**(3):590–595.

37 Hoopes, D. J., Johnstone, P. A., Chapin, P. S., et al. Practice patterns for peer review in radiation oncology. *Pract. Radiat. Oncol.* 2015; **5**:32–38.

38 Tucker, A. L., and Edmondson, A. C. Why hospitals don't learn from errors: Organizational and psychological dynamics that inhibit system change. *Calif. Manage. Rev.* 2003; **45**:55–72.

39 Banja, J. The normalization of deviance in healthcare delivery. *Bus. Horiz.* 2010; **53**(2):139–152.

40 Tague, N. R. *The Quality Toolbox.* Milwaukee, WI, ASQ Quality Press, 2005.

41 Thomadsen, B., Brown, D., Ford, E., Huq, M. S., and Rath, F. Risk assessment using the TG-100 methodology. In B. Thomadsen, P. Dunscombe, E. Ford, S. Huq, T. Pawlicki, and S. Sutlief (eds.). Quality and safety in radiotherapy: Learning the new approaches in task group 100 and beyond. *Med. Phys. Monograph.* 2013; **36**:95–112.

42 Ford, E. C., Gaudette, R., Myers, L., et al. Evaluation of safety in a radiation oncology setting using failure mode and effects analysis. *Int. J. Radiat. Oncol. Biol. Phys.* 2009; **74**(3):852–858.

43 Ciocca, M., Cantone, M. C., Veronese, I., et al. Application of failure mode and effects analysis to intraoperative radiation therapy using mobile electron linear accelerators. *Int. J. Radiat. Oncol. Biol. Phys.* 2012; **82**(2):e305–e311.

44 Perks, J. R., Stanic, S., Stern, R. L., et al. Failure mode and effect analysis for delivery of lung stereotactic body radiation therapy. *Int. J. Radiat. Oncol. Biol. Phys.* 2012; **83**(4):1324–1329.

45 Denny, D. S., Allen, D. K., Worthington, N., and Gupta, D. The use of failure mode and effect analysis in a radiation oncology setting: The Cancer Treatment Centers of America experience. *J. Healthc. Qual.* 2014; **36**(1):18–28.

46 Ford, E. C., Smith, K., Terezakis, S., et al. A streamlined failure mode and effects analysis. *Med. Phys.* 2014; **41**(6):061709.

47 Masini, L., Donis, L., Loi, G., et al. Application of failure mode and effects analysis to intracranial stereotactic radiation surgery by linear accelerator. *Pract. Radiat. Oncol.* 2014; **4**(6):392–397.

48 Leveson, N. A new accident model for engineering safer systems. *Safety Science.* 2004; **42**:237–270.

49 Leveson, N. *Engineering a Safer World: Systems thinking applied to safety.* Cambridge, MA, MIT Press, 2012.

50 Jing, G. G. Flip the switch: Root cause analysis can shine the spotlight on the origin of a problem. *Quality Progress.* 2008; **October**:50–55.

51 Ford, E. C., Fong de Los Santos, L., Pawlicki, T., Sutlief, S., and Dunscombe, P. Consensus recommendations for incident learning database structures in radiation oncology. *Med. Phys.* 2012; **39**(12):7272–7290.

52 Ford, E. C., Smith, K., Harris, K., and Terezakis, S. Prevention of a wrong-location misadministration through the use of an intradepartmental incident learning system. *Med. Phys.* 2012; **39**(11):6968–6971.

53 Terezakis, S. A., Harris, K. M., Ford, E., et al. An evaluation of departmental radiation oncology incident reports: Anticipating a national reporting system. *Int. J. Radiat. Oncol. Biol. Phys.* 2013; **85**(4):919–923.

54 Clark, B. G., Brown, R. J., Ploquin, J., and Dunscombe. P. Patient safety improvements in radiation treatment through 5 years of incident learning. *Pract. Radiat. Oncol.* 2013; **3**(3):157–163.

55 Yang, R., Wang, J., Zhang, X., et al. Implementation of incident learn-ing in the safety and quality management of radiotherapy: The primary experience in a new established program with advanced technology. *Biomed. Res. Int.* 2014; 392596.

56 Kusano, A. S., Nyflot, M. J., Zeng, J., et al. Measurable improvement in patient safety culture: A departmental experience with incident learning. *Pract. Radiat. Oncol.* 2014; **5**(3):e229–e237.

57 Rahn, D. A. 3rd, Kim, G. Y., Mundt, A. J., and Pawlicki, T. A real-time safety and quality reporting system: Assessment of clinical data and staff participation. *Int. J. Radiat. Oncol. Biol. Phys.* 2014; **90**(5):1202–1207.

58 Smith, K. S., Harris, K. M., Potters, L., et al. Physician attitudes and practices related to voluntary error and near-miss reporting. *J. Oncol. Pract.* 2014; **10**(5):e350–e3577.

59 Frankel, A. S., Leonard, M. W., and Denham, C. R. Fair and just culture, team behavior, and leadership engagement: The tools to achieve high reliability. *Health. Serv. Res.* 2006; **41**(4 Pt 2):1690–1708.

60 Austin, J. M., D'Andrea, G., Birkmeyer, J. D., et al. Safety in numbers: The development of leapfrog's composite patient safety score for U.S. hospitals. *J. Patient Saf.* 2014; **10**:64–71.

61 Hofstede, G. *Culture's Consequences: International differences in work-related values.* New York, Sage Publications, 1980.

62 Gladwell, M. *Outliers.* New York, Little, Brown and Company, 2008.

63 Donabedian, A. Evaluating the quality of medical care. *Milbank Memorial Fund Q.* 1966; **44**:166–206.

64 Kehoe, T., and Rugg, L.-J. From technical quality assurance of radiotherapy to a comprehensive quality of service management system. *Radiother. Oncol.* 1999; **51**:281–290.

65 Houston, A. *A Total Quality Management Process Improvement Model.* San Diego, California: Navy Personnel Research and Development Center, pp. vii–viii, OCLC 21243646, AD-A202 154, 1988.

66 Shewhart, W. A. *Statistical Method from the Viewpoint of Quality Control.* Washington, D. C., Dover Publications, 1939.

67 Deming, W. E. *The New Economics.* Cambridge, MA, MIT Press, 1993.

68 Kapur, A., and Potters, L. Six sigma tools for a patient safety-oriented, quality-checklist driven radiation medicine department. *Pract. Radiat. Oncol.* 2012; **2**(2):86–96.

69 Potters, L., and Kapur, A. Implementation of a "no fly" safety culture in a multicenter radiation medicine department. *Pract. Radiat. Oncol.* 2012; **2**:18–26.

70 Kim, C. S., Hayman, J. A., Billi, J. E., Lash, K., and Lawrence, T. S. The application of lean thinking to the care of patients with bone and brain metastasis with radiation therapy. *J. Oncol. Practice.* 2007; **3**(4):189–193.

71 Shewhart, W. A. *Statistical Methods from the Viewpoint of Quality Control.* New York, Dover Publications, 1986.

72 Pawlicki, T., Whitaker, M., and Boyer, A. L. Statistical process control for radiotherapy quality assurance. *Med. Phys.* 2005; **32**(9):2777–2786.

73 Breen, S. L., Moseley, D. J., Zhang, B., and Sharpe, M. B. Statistical process control for IMRT dosimetric verification. *Med. Phys.* 2008; **35**(10):4417–4425.

74 Gérard, K., Grandhaye, J. P., Marchesi, V., Kafrouni, H., Husson, F., and Aletti P. A comprehensive analysis of the IMRT dose delivery process using statistical process control (SPC). *Med. Phys.* 2009; **36**(4):1275–1285.

75 Ung, N. M., and Wee, L. Fiducial registration error as a statistical process control metric in image-guidance radiotherapy with fiducial markers. *Phys. Med. Biol.* 2011; **56**(23):7473–7485.

76 Nordström, F., af Wetterstedt, S., Johnsson, S., Ceberg, C., and Bäck, S. J. Control chart analysis of data from a multicenter monitor unit verification study. *Radiother. Oncol.* 2012; **102**(3):364–370.

77 Sanghangthum, T., Suriyapee, S., Srisatit, S., and Pawlicki, T. Ret-

rospective analysis of linear accelerator output constancy checks using process control techniques. *J. Appl. Clin. Med. Phys.* 2013; **14**(1):4032.

78 Sanghangthum, T., Suriyapee, S., Kim, G. Y., and Pawlicki, T. A method of setting limits for the purpose of quality assurance. *Phys. Med. Biol.* 2013; **58**(19):7025–7037.

79 Gagneur, J. D., and Ezzell, G. A. An improvement in IMRT QA results and beam matching in linacs using statistical process control.

*J. Appl. Clin. Med. Phys.* 2014; **15**(5):4927.

80 Keen, J., and Page, D. J. Variability from the differences between successive readings. *J. R. Stat. Soc. Ser. C Appl. Stat.* 1953; **2**(1):13–23.

81 Wheeler, D. J., and Chambers, D. S. *Understanding Statistical Process Control*. Knoxville, TN, SPC Press, 1992.

82 Pawlicki, T., Yoo, S., Court, L. E., et al. Moving from IMRT QA measurements toward independent computer calculations using control charts. *Radiother. Oncol.* 2008; **89**(3):330–337.

# 附录:思考题答案

## 第1章:原子结构和放射性衰变

1-1　$Z=8$;$A=17$;质量亏损=0.141367u;$E_b$=131.6 MeV;
$(E_b)_{avg/nucleon}$=7.74MeV

1-2　15.999u

1-3　W:58.2keV;H:10.1keV

1-4　e:0.51MeV;p:937.7MeV

1-5　$2.37\times10^{24}$ 次衰变;0.85g

1-6　同位素:${}^{14}_{6}C,{}^{15}_{6}C,{}^{14}_{7}N,{}^{15}_{7}N,{}^{16}_{8}O,{}^{17}_{8}O$
同中子异核素:${}^{14}_{6}C,{}^{15}_{7}N,{}^{16}_{8}O,{}^{15}_{6}C,{}^{16}_{7}N,{}^{17}_{8}O$
同量异位素:${}^{14}_{6}C,{}^{14}_{7}N,{}^{15}_{6}C,{}^{15}_{7}N,{}^{16}_{7}N,{}^{16}_{8}O$

1-7　28.6 天;42.9 天

1-8　1600 年

1-9　基本上 100%

1-10　9.5ng;$N=1.78\times10^{13}$ 个原子;49.0ng

1-11　37%

1-12　1MeV;$\lambda=1.24\times10^{-3}$ nm;$v=2.4\times10^{20}$/s
15MeV;$\lambda=0.08\times10^{-3}$ nm;$v=36.3\times10^{20}$/s

1-13　${}^{126}_{53}I \rightarrow {}^{126}_{54}Xe + {}^{0}_{-1}\beta + \ddot{v}$
${}^{126}_{53}I \rightarrow {}^{126}_{54}Te + {}^{0}_{-1}\beta + v$
${}^{126}_{53}I + {}^{0}_{-1}e \rightarrow {}^{126}_{54}Te + v$

1-14　$6.15\times10^{14}$ 个原子;$9.2\times10^{-8}$g

1-15　691×10³MBq

1-16　${}^{131}I$ 负电子衰变;${}^{125}I$ 电子捕获及可能发生正电子衰变

1-17　160

1-18　0.018MeV;0.018MeV

1-19　1.98MeV;0.96MeV

## 第2章:X射线和γ射线与物质的相互作用

2-1　$I=(1/10)I_0$ $I_{0_e}^{-\mu(TVL)}$

ln(I/10)=2.30 log(I/10)=-μ(TVL)
-2.30=-μ(TVL)
TVL=2.30/μ

2-2　—

2-3　0.59

2-4　2.5cm

2-5　2keV;25keV

2-6　138keV;12keV;逐渐减少

2-7　86.5keV

2-8　Δλ=0.002 43(1-cosΦ)
当 Φ ≥ 60°,cosΦ ≤ 0.5
Δλ ≥ 0.001 24nm
对于高能光子,λ≪Δλ,因此可以被忽略
λ'=λ+Δλ≈Δλ
hv≤1.24/0.001 24nm≤1000keV，能量低于电子对产生的阈值。

2-9　13.2cm

2-10　0.9cm²/g

2-11　1000cm 厚的吸收体不会将射线中的所有光子衰减掉。线性衰减系数是用来描述单位距离内部分光子的衰减情况的,并且在吸收体较薄时才成立。因此这里厚度为 1000cm 的吸收体应被考虑成更厚的材料,并另行讨论。

2-12　如果使射线穿过软吸收体,可获得更好的均匀系数。对于高能光子组成的射线,比低能射线会产生更多的衰减。这一现象对于电子对作用占主导的高能光子束,使其衰减系数随能量的增加而增加。

2-13　对于 6MV 的光子束,散射剂量更依赖于射野的大小。

## 第3章:粒子辐射与物质的相互作用

3-1　3.3

3-2　2.04keV/cm

3-3　5150IP/cm

3-4    3cm；10cm

3-5    0.054；0.180

3-6    碰撞阻止本领描述的射线是因弹性及非弹性碰撞导致的总的能量损失率。在碰撞作用中损失的能量将通过电离和激发作用在粒子行径附近产生剂量。

# 第4章：放射设备

4-1    $1.25×10^{18}$；20kW（20 000J/s）

4-2    11.3°

4-3    250keV；0.023；0.005nm

4-4    0.58cm；10.6cm

4-5    a）0.98 cm；b）减小 34%（0.53cm）

4-6    1137Ci/g

4-7    参照思考题 1-12；$λ=0.21×10^{-3}$nm

4-8    1.005；1.15；7.09

4-9    7.4cm；14.22~15.78MeV（±5.2%）

4-10   磁控管将直流能源转换成高频能源。中央阴极被铜制的外围阳极包围，形成一个圆形的谐振腔。磁控管被放置在均匀的磁场中，电子从中央阴极发射出来，在直流脉冲和磁场的双重作用下，沿着复杂的摆线路径向阳极运动。这个过程在磁场中产生的高频能量，被束缚在谐振腔内。通过在腔内安插一根环形天线，将高频能量引出，传输到加速器的波导管内。从另一角度来看，速调管并不是高频能源产生设备，而是一个微波放大器。速调管需要一个低能射频振荡器（驱动）为第一个空腔（聚束腔）提供射频能源。当电子到达第二个空腔（捕获腔）时被减速，减少的能量被转换成脉冲形式的微波能源。

4-11   在驻波直线加速器中，微波到达加速管末端将被反射回来。反向的微波与向前的波相干扰，实现叠加或者抵消。所得驻波的幅度是原始波的两倍，而波峰的强度以波的相位速度沿着波导管行进。在交替的金属盘之间，波的幅度总是处于或接近零。

# 第5章：电离辐射的测量

5-1    $69×10^{15}$IP；$1.11×10^{-2}$C；$48.4×10^{-2}$J/$m^3$；$37.4×10^{-2}$J/kg；$37.4×10^{-2}$Gy

5-2    65.7R/min

5-3    $7.8×10^{10}$ MeV/$m^2$·s；$15.6×10^{11}$MeV/$m^2$

5-4    $2.28×10^{15}$ 个光子/$m^2$；$2.28×10^{15}$MeV/$m^2$

5-5    7.4

5-6    0.28nA

5-7    47pFd

5-8    300 R 或者 $7.7×10^{-2}$C/kg

5-9    10J/kg；8J

5-10   0.85

5-11   2.5cSv

5-12   0.014℃

5-13   $9.6×10^{17}$

5-14   1.5mm A1；2.25mm A1；0.7

# 第6章：MV级X射线和电子束剂量的校准

6-1    75.2R/min；0.95Gy/min

6-2    2.04；4.37；0.963

6-3    0.12%

6-4    0.996

6-5    1.009

6-6    80.7%；0.972

# 第7章：中心轴上点剂量的计算

7-1    28.2%；129cGy

7-2    1.272

7-3    353.6cGy

7-4    268cGy；102cGy

7-5    89%初级；11% 散射

7-6    $10.1×10.1cm^2$；274cGy；95cGy

7-7    以 2.12 倍的系数增长

7-8    0.763cGy/MU；262 MU

7-9    5.28min；0.76rev/min

7-10   0.54

7-11   61.0

# 第8章：外照射的剂量计算

8-1    $\dfrac{(20×20×15)}{(10×10×15)}×\dfrac{5^3}{4^3}=4×1.95=7.8$，或因子近似等于 8。

8-2 初级剂量、射线路径上的散射剂量、头部散射剂量以及多余的带电粒子的剂量。剂量计算的不准确性在患者皮肤表面以及高密度与低密度组织交界处(或金属植入物)具有不可忽略的作用。

8-3 a)$Dose_{point}=Dose_{primary} + Dose_{scatter}$,

b)$Dose_{point}=70cGy + 30cGy=100cGy$

8-4 $Dose_{Q}=0.03×Dose_{P}+Dose_{scatter}=0.03×200cGy+2cGy=8cGy$；约五个半值层厚度的物块在放疗中产生的散射剂量约为初级剂量的3%,剂量在开野的情况下迅速跌落,只有1%的直接射线能量转换为散射剂量。

8-5 由于概率密度函数传输系数的随机抽样性,利用蒙特卡罗方法计算得到的剂量分布与统计的不确定性有关。其他的剂量计算方法与系统的不确定性有关。

8-6 蒙特卡罗法对电子束的计算要比光子束快得多,这主要由于电子在其传播方向上直接沉积能量,并且为了得到可靠的统计结果时,也不需要太多的历史数据。

# 第9章:外照射治疗计划的设计与执行

9-1 ——

9-2 对于正向计划,设计者必须确定好射野的权重(每个射野的剂量分配),而对于逆向计划,计算机程序(优化算法)会确定射野的权重。在目前的实践中,无论是正向还是逆向调强,设计者都必须确定好射野的角度 (或旋转容积调强中旋转的弧度)

9-3 DRR 表示数字重建射线影像。DRR 是计算机生成的 X 线图像,用于与治疗机上捕获的患者治疗体位的平面图像进行对比,利用一个虚拟的 X 射线源对患者的 CT 扫描进行光线追踪,并计算衰减的射线,从而生产 DRR 图像。

9-4 射野方向观(BEV)表示假设你从放射设备(就比如你是放射源)朝向患者的位置上观看(通过射线准直器),这样就能显示出射线方向上所能看到的东西。

9-5 GTV=肿瘤靶区,代表体格检查及影像中显而易见的病变。

CTV=临床肿瘤靶区,代表依据肿瘤转移理论规定的包含微小病变结构在内的靶区。

PTV=计划靶区,它不仅仅代表了体格检查的肿瘤区,还包含了在治疗过程中为了确保 GTV 和 CTV 达到剂量要求的扩充区域。它包含了患者的摆位误差。

ITV=内靶区,代表将肿瘤运动及正常组织运动考虑进来的靶区。例如对于胸部的肿瘤,内靶区可以通过四维 CT 扫描来确定。

PRV=计划范围内的正常组织和器官的体积,包含了正常的组织器官及其在放疗中因患者的摆位误差及运动导致的扩大区域。

9-6 累积剂量矩阵:

| 0 | 0 | 0 | 0 | 0 | 20 | 20 | 0 | 0 | 0 |
|---|---|---|---|---|---|---|---|---|---|
| 0 | 0 | 0 | 0 | 0 | 45 | 45 | 0 | 0 | 0 |
| 0 | 0 | 0 | 0 | 0 | 90 | 90 | 0 | 0 | 0 |
| 35 | 65 | 120 | 160 | 175 | 330 | 315 | 120 | 85 | 40 |
| 35 | 65 | 120 | 160 | 175 | 365 | 350 | 120 | 85 | 40 |
| 35 | 65 | 120 | 160 | 175 | 330 | 315 | 120 | 85 | 40 |
| 0 | 0 | 0 | 0 | 0 | 90 | 90 | 0 | 0 | 0 |
| 0 | 0 | 0 | 0 | 0 | 45 | 45 | 0 | 0 | 0 |
| 0 | 0 | 0 | 0 | 0 | 15 | 15 | 0 | 0 | 0 |

归一后的剂量矩阵:皮肤是矩阵中最重要的一项;加粗的虚线代表了危及器官;加粗的实线代表了计划靶区。

| 0 | 0 | 0 | 0 | 0 | 5 | 5 | 0 | 0 | 0 |
|---|---|---|---|---|---|---|---|---|---|
| 0 | 0 | 0 | 0 | 0 | 12 | 12 | 0 | 0 | 0 |
| 0 | 0 | 0 | 0 | 0 | 25 | 25 | 0 | 0 | 0 |
| 10 | 18 | 33 | 44 | 48 | 90 | 86 | 60 | 23 | 11 |
| 10 | 18 | 33 | 44 | 48 | 100 | 96 | 60 | 23 | 11 |
| 10 | 18 | 33 | 44 | 48 | 90 | 86 | 60 | 23 | 11 |
| 0 | 0 | 0 | 0 | 0 | 25 | 25 | 0 | 0 | 0 |
| 0 | 0 | 0 | 0 | 0 | 12 | 12 | 0 | 0 | 0 |
| 0 | 0 | 0 | 0 | 0 | 4 | 4 | 0 | 0 | 0 |

剂量体积直方图

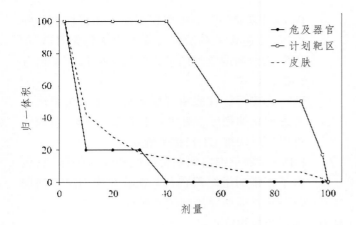

图例：
- 危及器官
- 计划靶区
- 皮肤

9–7 目标函数或者价值函数指的是一种数学表达式，用来量化某些参数的目标值和实际值之间的差异。它主要应用于优化算法中。对于放射治疗，目标函数或者价值函数代表了治疗计划中描述的剂量与计算得到的剂量的差异。这种优化算法分为确定性的（如梯度递减发）及随机性的（如模拟退火伐）两大类。

9–8 $(15×2)×(15×2)×9=8100$，或 8000 多个可调参数。

9–9 脑< 6000cGy（<3%出现坏死症状），脊髓<5000cGy（<0.2%脊髓病），耳蜗平均<4500cGy（< 30%感觉神经性听力损失），喉<6600cGy（<20%声带功能障碍），腮腺<2500cGy（<20%长期唾液分泌功能< 25%）。

对于 SRS Tx，脑=V12<5~10mL（<20%出现坏死症状），脊髓<1300cGy（1%脊髓病），耳蜗<1400cGy（<25%感觉神经性听力损失）。

# 第10章：医学成像基础

10–1 从 Hubbell 和 Seltzer 表格（见第 10 章参考文献 1）中可以得到相关组织的质量衰减系数：

| | 密度 | $(\mu/\rho)$20 keV | $(\mu/\rho)$40 keV |
|---|---|---|---|
| 乳腺组织 | 0.9g/cm³ | $6.89×10^{-1}$cm²/g | $2.53×10^{-1}$cm²/g |
| 钙化 | 1.5g/cm³ | $1.31×10^{1}$cm²/g | $1.83×10^{0}$cm²/g |

当能量为 20keV 时，
- 乳腺组织：$I/I_0=\exp(-0.9×6.89×10^{-1}×5)=0.0450$
- 钙化：$I/I_0=\exp(-0.9×6.89×10^{-1}×4.9-1.5×1.31×10^{-1}×0.1)=0.0067$

当存在钙化时，20keV 的射线强度衰减 0.0067/0.0450，即没有钙化时的校正因子为 0.149。

当能量为 40keV 时，
- 乳腺组织：$I/I_0=\exp(-0.9×2.53×10^{-1}×5)=0.3202$
- 钙化：$I/I_0=\exp(-0.9×2.53×10^{-1}×4.9-1.5×1.83×10^{0}×0.1)=0.2490$

当存在钙化时，40keV 的射线强度衰减 0.2490/0.3202，即没有钙化时的校正因子为 0.778。

10–2 在例 10–3 中，我们发现数字温度计通过 16 位二进制将动态温度（140°）分成了 216 等分，因此精度为 0.002°。如果我们减少二进制的数位至 8 位，那么将有 $2^8=256$ 个等级，因此精度为 0.5°。

10–3 典型的 CT 图像数据是 512×512×12 位=$3×10^6$ 位。如果我们改用两个字节来代表图像，则 512×512×2=500kB=0.5MB。这是一个容易记忆的数字。

10–4 如果视野大小为 50cm，每个像素的大小约为 1mm×1mm。放射治疗计划中典型的剂量矩阵范围在 2mm×2mm 至 5mm×5mm 之间。

# 第11章：诊断影像及其在肿瘤放射治疗中的应用

11–1 4.2MB

11–2 2.5lp/mm

11–3 空气–1000；骨+1000

11–4 0.23%

11–5 160μs

11–6 63.9MHz

# 第12章：肿瘤精准治疗：影像引导与自适应放疗

12–1 如果选择的插值太大，则 CT 图像的部分数据是抽样不全的。在一些较老的四维图像采集设备中，在冠状位和矢状位的重建图像中就会出现空白间隔，获得的横断位图像也是不完整的。

12–2 最大密度投影图像包含了 GTV 在呼吸运动中的范围。附加的 CTV 边缘并不能考虑到某些射线无法到达的地方，例如照射到胸腔壁或肺叶边界时，根据 GTV 扩充的 CTV 就无法涵盖每个呼吸时相的范围。因此需要通过最大密度投影图像建一个 ITV,将靶区的最大范围包含进去。

12-3　假设 ITV 是个半径为 1cm 的球面涵盖的范围,则对于总的扩充为 0.86cm 时,PTV 的半径应为 1.86cm,体积约为 27cm³。不考虑系统的不确定性,可将 PTV 的半径定为 1.33cm,体积约为 9.85cm³。

12-4　因为直线加速器治疗机头需要安装屏蔽设备,所以在紧急情况下要使机架停止旋转就需要相当大的作用力,因此机架的旋转速度受到了限制。

12-5　典型的四维 CT 数据集由 10 个三维 CT 数据集构成。每个数据集相当于每个不同的呼吸周期,因此当扫描长度为 30cm,层厚为 2.5mm 时,将会生成 120 幅断层图像,对于四维 CT 来说就会生成 1200 幅独立的断层图像。可以发现,对于患者较大区域的扫描将产生相当大数量的断层图像。对于上述例子,若将代替肿瘤运动的光圈考虑进来,则会生成 2000 幅 CT 断层图像。

# 第13章:计算机系统

13-1　a)ROM

13-2　c)输入,处理,输出,存储

13-3　d)安全套接层协议

13-4　a)100TB,千(K)是 $10^3$,兆(M)是 $10^6$,千兆(G)是 $10^9$,兆兆(T)是 $10^{12}$

13-5　b)像素,1280 列乘以 800 行的像素

13-6　十进制:59037

13-7　二进制:111 1100 1011

13-8

```
        1  0  0  1  1     19
           1  0  1    ×5
    ─────────────────────────
        1  0  0  1  1
        0  0  0  0  0
     1  0  0  1  1  0  0
    ─────────────────────────
     1  0  1  1  1  1  1     95
```

13-9　每秒 1Mb 的网络需 2.36min
　　　每秒 1Gb 的网络需 0.14s

13-10　3616 个 CT 数据需要 64GB 的存储设备
　　　56 514 个 CT 数据需要 1TB 的存储设备

# 第14章:放射肿瘤信息学

14-1　感兴趣的特殊区域的信息和知识的表达(领域知识)

14-2　概念以及概念间的关系很好地定义可以对信息、调查、临床表现进行收集、组织及特征化。

14-3　DICOM-RT 作为 DICOM 3 标准的扩展,包括:RT 图像、RT 计划、RT 剂量、RT 结构集和 RT 治疗记录。

14-4　有一些与 4D-CT 和治疗计划相关的例子,例如,相标记 CT 图像、剂量分布和呼吸追踪。而且在以后这些可能最终被整合到 DICOM-RT 标准中。

14-5　结构数据库的一个主要优势是更容易在多个患者间做纵向研究。空白文本框能够让用户输入信息。

14-6　困难是用户不愿意适应改变,使用软件困难,不清楚新的流程。

14-7　软件是服务,基础设施是服务,平台也是服务。

# 第15章:质子放射治疗物理学

15-1　相对论质量是:

$$m=\frac{E_{tot}}{c^2}$$

其中 $E_{tot}=KE+m_0c^2$

质子的动能是 250MeV,静质量能量是 931MeV,因此总能量是 1181MeV。因此质子的相对论质量是静质量的 1181/931=1.27 倍。

15-2　从表 15-2 可以看出,140MeV 的质子束在 10cm×10cm 野中为 10.2cm。120MeV 的低能量为 6.9cm,它不能充分地覆盖靶区。

15-3　从图 15-2 看出,最高能量的质子束的权重达到 40% 才能产生图中的扩展布拉格峰。

15-4　拖尾半径是增加了补偿滤过的厚度,来解释质子的不确定性、运动和多重散射。使用式子:

$$SR=\sqrt{(IM+SM)^2+(0.03×射程)^2}$$

拖尾半径为:

$$SR=\sqrt{(1.0+0.5)^2+(0.03×8.0)^2}$$
$$=1.5cm$$

15-5　CT 编号到阻止本领的转换带来了 2%~3% 的

不确定性;质子散射效应的不确定性影响质子的射程的 3%。

15-6 计算剂量率的系数有相对输出系数(对不同的固定 RMW 和最大射程没有变化的次级散射器的光束能量,每 MU 的剂量的改变),SOBP 系数(随 SOBP 宽度变化的每 MU 的剂量变化),射程移位器系数(随射程移位器厚度变化的每 MU 的剂量变化),SOPB 偏中心系数(随偏离 SOBP 中心的光束方向上测量点位置变化的每 MU 的剂量变化),偏心比,野尺寸系数(随着开野尺寸变化的每 MU 的剂量变化),平方反比系数(参考计算点的距离来校正剂量计算点的实际距离),补偿器和患者散射系数(补偿器和患者不均匀结构导致的散射占的比例)。

## 第16章:插植治疗的源和剂量计算

16-1 —

16-2 a)一旦子体处于长期平衡状态,它们的活度等于它们的母体(10mCi)。
b)$6.5\times10^{-8}$g(0.65ng)

16-3 $2.6\times10^{-4}$cm³。否,RaSO₄ 中混有惰性的"滤过"材料。

16-4 1.76mCi;0.63mCi

16-5 1.27cGy·cm²/h

16-6 1.61mCi

16-7 0.19R/h

16-8 a)1.98cGy/h;0.32cGy/h
b)1.85cGy/h;0.30cGy/h

## 第17章:近距离治疗计划

17-1 2.1cm

17-2 33,303cGy(利用空气比释动能计算方法)

17-3 24.4h;483cGy

17-4 1.1mR/h

17-5 5.26cGy/h;197d

## 第18章:辐射防护

18-1 $5\times10^{-5}$;是

18-2 0.45Sv(45rem);0.05Sv(5rem);0.045Sv(4.5rem)

18-3 0.16mGy/h;2.1cm;1.4cm

18-4 165cm 的水泥墙;90cm

18-5 35cm

18-6 80cm;否

18-7 如果患者数目的 1/3 达到跳数的 3 倍,直线加速器的工作效率会提高一倍。十分之一值层应该还能满足,但是这种计算应该是 IMRT 的部分过程。

## 第19章:质量保证

19-1 a)剂量降低 4%
b)剂量降低 0.1%

19-2 146 跳

19-3 793cGy

19-4 71mR

19-5 ±3.3%。否,超过了±3.3%的标准。

19-6 —

19-7 降低放射性污染扩散的风险

19-8 凹凸缝效应

19-9 0.4%或 0.8cGy;否

## 第20章:患者安全与质量改善

20-1 证实偏见是一种喜好某种信息以证实已有观点的倾向。后见之明偏见是认为过去发生的事件比它们真正的模样更可预测。这些偏见与分析相关。

20-2 在进程图中增加一个 CT 模拟机方框会很有帮助。在 CT 模拟中放置移动装置会导致患者治疗过程中其摆位出现问题。

20-3 你会发现人们对临床工作流程有不同的理解。因此,除了直接参与流程中的人员之外,跨学科的团队在建立流程图过程中也是非常重要的。

20-4 FMEA=失效模式及影响分析;RPN=风险优先等级值

20-5 此题没有唯一的正确答案。此处给出一种答案:
最大的 RPN 是与 CT 不匹配的 CBCT 的失效模式(RPN=189)。移位前 CBCT 与 CT 的匹配

| 潜在失效模式 | 失效模式的影响 | O | S | D | 风险优先等级值 |
|---|---|---|---|---|---|
| CBCT 质量差与 CT 不匹配(如解剖结构识别错误) | 患者偏移是错的或者不是最佳的 | 2 | 9 | 3 | 54 |
| CBCT 质量好但是与 CT 不匹配(如解剖结构识别错误) | 患者偏移是错的或不是最佳的 | 3 | 9 | 7 | 189 |
| CBCT 质量好且与 CT 匹配,但是对比软件计算的偏移错误 | 患者偏移错误或不是最佳的 | 1 | 9 | 10 | 90 |

性由第二位独立的有资历人员检查时,发现值会降低。在科室中有足够训练和资格评估程序时,发生值会降低。若实施这两种降低措施,O 会是 2,D 是 3,新的 RPN 为 54。需要注意的是这些减少出错策略对这种失效模式,即"CBCT 质量好且与 CT 匹配,但是对比软件计算的偏移错误"不起作用。为了减少这种失效模式,可以利用其他具体的机器和软件 QA 检查。

20-6　(1)搜集信息,(2)识别原因,(3)提出补救措施建议,(4)实施有效的解决方案和监测方案。

20-7　PDSA=计划-实施-学习-施行;DMAIC=确认,测量,分析,改进,控制。这些都是利用数据驱动技术和科学过程的质量提高方法。DMAIC 是六西格玛的核心,在质量提高上是比 PDSA 更结构化的方法。六西格玛也包括质量提高措

施的高级管理和经济收益的具体关系。

20-8　数据列 1(见图表)过程是可控且能连续执行,但是不能满足±5.0 的临床要求。数据列 2(见图表)在±5.0 范围内,但是过程不稳定,特别是 8 号示例不可控。

20-9　—

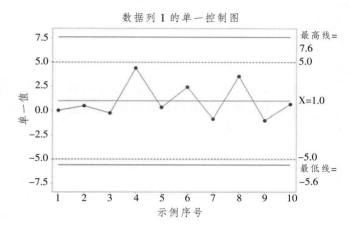

数据列 1 的单一控制图

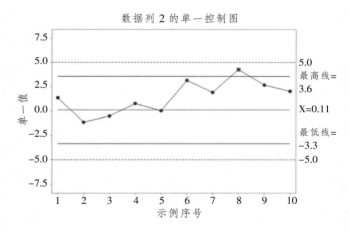

数据列 2 的单一控制图

(牟忠德 译　翟振宇 尹丽 何侠 校)

# 索  引

**B**

巴黎系统　219
半导体剂量计　64
半经验法　108
半值层　17
被动散射模式　195
本体论　186
比释动能　61
布拉格－戈瑞空腔理论　65

**C**

插植定位成像法　224
超高压治疗机　38
超声系统　168
传输介质　183
传统 X 射线管　33
磁共振成像　156
磁共振影像引导放射治疗　169
磁控管　43

**D**

带电粒子　27
单光子发射计算机断层扫描　155
等中心治疗机　40
低级语言　180
低能 X 射线治疗机　37
点扫描　197
电磁应答器　169
电离室　78,246,251
电子对效应　24
电子回旋加速器　50
电子能级　3
电子平衡　56

电子束　259
电子衰减系数　16
电子源　33
断层放疗　130
多层螺旋 CT 扫描　164
多叶准直器　257

**E**

二为基数　173
二维校准　166

**F**

发光剂量计　64
发射型计算机断层扫描　155
反应概率　25
放射平片　147
放射性核素的人工生产　12
放射性铜管　209
放射性平衡　10
放射性衰变　5
放射性药物治疗　228
放射源　267
放射照相胶片剂量计　62
非放射影像引导放射治疗　168
辐射剂量　61
辐射强度　54
辐射显色胶片剂量计　63
辐射相互作用　30
辐射照射量　54
辐射质　67
辐射阻止本领　31
妇科肿瘤高/低剂量率组织间插植　227

**G**

盖革－米勒计数器　246

高级语言 180
高剂量率前列腺癌治疗 227
高能射线束的侧向失衡 105
功函数 74
功能磁共振成像 158
钴源治疗机 38
光电效应 20
光核反应 25
光子束 258
光子束的计算算法 108
光子注量 54,55
光子注量率 54

**H**

核稳定性 5
核医学 153
呼吸减幅 164
化学剂量计 64
患者数据 107
毁灭作用 28

**J**

机器人治疗 132
机器校准 92
激光 261
计算机断层扫描 148
计算机剂量学 221
计算机语言 180
剂量当量 66
监测电离室 48
简单反投影法 151
接触治疗机 37
接口 183
解析法 108
界面效应 105
近距离放射源 209
静电计 251
矩阵技术 108
均整器 47

**K**

康普顿效应 21

克拉克松法 108
空气剂量 74
库仑作用 27
宽束几何 15

**L**

镭源 203
量热剂量计 62
临床光子线射野部分 105
临界射线机 37
漏射线的次级屏蔽 241
螺旋CT 150
螺旋断层放疗 132

**M**

脉冲形成网络 43
曼彻斯特系统 219
密封型放射源 244
模拟机 118
模数转换 175

**N**

内存 177
能量注量 54
能量注量率 54
逆向计划 126

**P**

碰撞相互作用 28
碰撞阻止本领 28
偏转磁铁 45
平均自由程 17
平行板室 60
谱分布 67

**Q**

前列腺癌粒子插植 225
浅层治疗机 37
腔内照射施源器 216
确定性效应 234

**R**

韧致辐射 30

乳腺癌近距离治疗　228

## S

三维插植治疗　225
三维积分法　110
三维校准　166,167
散射箔　47
散射线的次级屏蔽　240
扫描束　195
闪烁探测器　64
射线半影　39
射线质　78
射野扫描系统　252
射野数据　106
深部治疗机　38
施源器　267
十分之一值层　26
十为基数　173
输入/输出设备　178
数据压缩　183
数码成像　140
数模转换　175
数字 X 射线接收器　148
数字 X 线片　147
水剂量校准系数　83
瞬态平衡　10
速调管　44
随机误差　165
随机性效应　234

## T

弹性相互作用　29
调强放射治疗　128,265
调制器　43
体表影像引导放射治疗　168
天然放射性核素　12
同量异位素　2
同位素　2
同位素远距离治疗机　38
同质异能素　2
同中子异位素　2
图像处理　178

## W

外推室　60
外照射治疗　116
网络　182
微波能源处理设备　44
微分散射空气比法　109
位　174

## X

希沃特积分　211
系统误差　165
线性衰减系数　16
相干散射　20
小型密封 γ 放射源　238
校正因子　59
校准系数　74
信息流　188
信息学　189
虚拟模拟技术　118
序列断层放疗　131
血管内近距离治疗　229
巡检仪　253

## Y

眼部照射器　209
医用电子加速器　42
荧光储存技术　147
影像对比度　139
有效测量点　84
有效原子序数　58
原射线屏蔽　239
原子　1
原子核　1
原子衰减系数　16

## Z

窄束几何　15
兆伏级 X 射线治疗机　38
真空泵　45
正电子发射断层扫描　155
正向计划　124

直线加速器　40

指型电离室　58

质量亏损和结合能　2

质量衰减系数　16

质量阻止本领　65

质子放疗　198

质子束　193

治疗床　48

治疗累积剂量　223

中央处理器　178

中子的防护　243

中子探测器　246

中子源　209

锥形束 CT　167

锥形束断层 CT　150

准直器　39,48

自由空气电离室　56

字　174

字节　174

组织间插植　218

组织间插植施源器　218

$^{125}$I　208

$^{131}$Cs　208

$^{137}$Cs　204

$^{137}$Cs 远距离治疗机　40

$^{182}$Ta　206

$^{192}$Ir　207

$^{198}$Au　208

$^{241}$Am　209

$^{60}$Co　206

AAPM 协议　80

CT 扫描门控技术　164

IAEA 校准协议　88

Quimby 系统　219

X 射线　33

X 射线靶　47

X 射线管电压　34

X 射线能谱　34

X 线束　260

α 衰变　8

β 衰变　8

### 其他

$^{103}$Pd　208

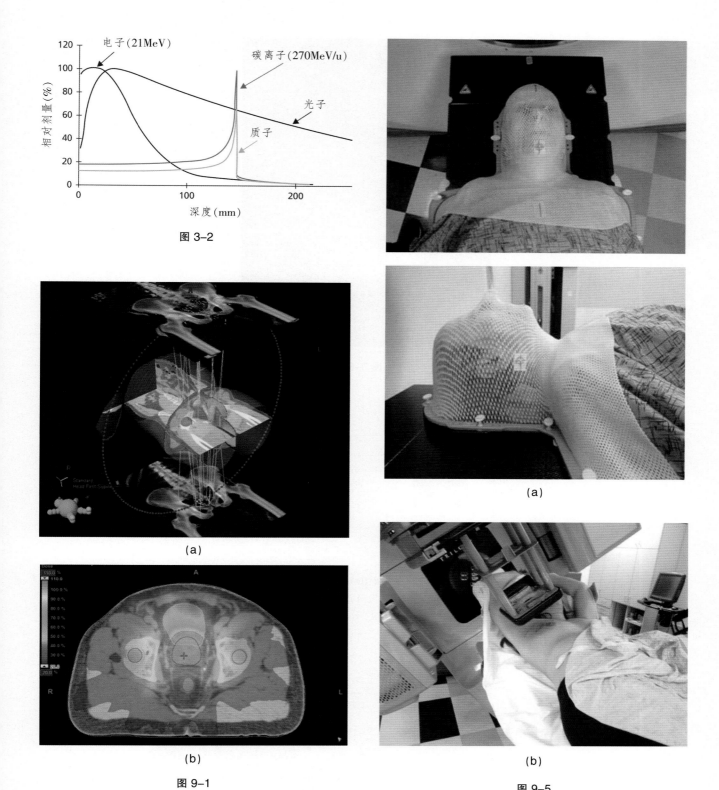

图 3-2

(a)

(b)

图 9-1

(a)

(b)

图 9-5

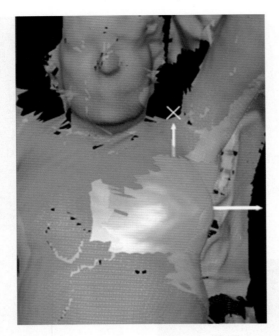

图 9–6

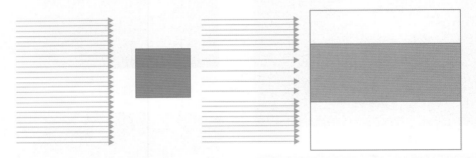

图 10–1

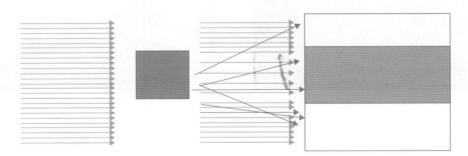

图 10–2

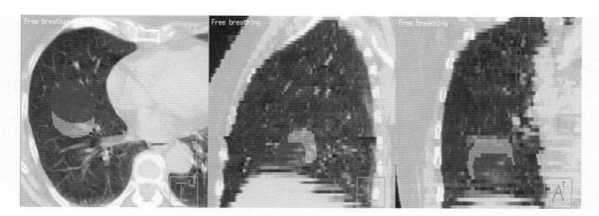

图 12-1

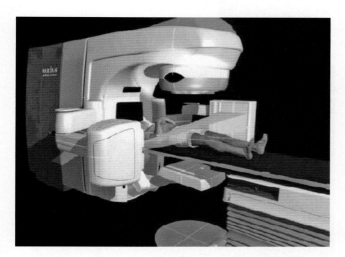

图 12-7

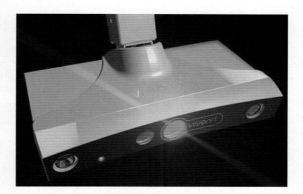

图 12-11

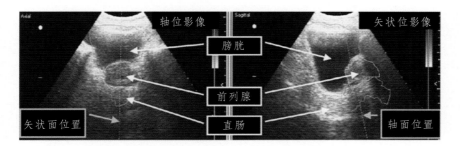

图 12-12

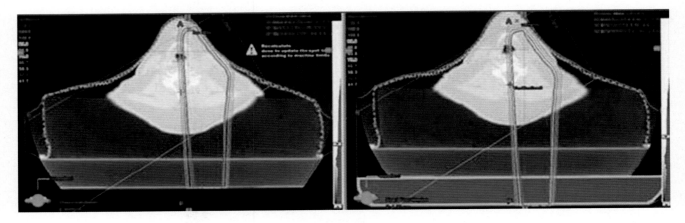

图 15-10

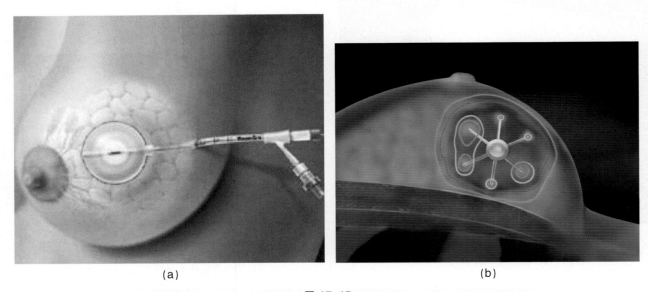

(a)                                 (b)

图 17-15